全国高等职业院校临床医学专业医防融合案例教材

基本公共卫生服务实务

（供临床医学、预防医学、中医学等专业用）

主　审　肖　雪

主　编　史卫红　马涵英

副主编　任天成　王翔宇　范腾阳

编　者　（以姓氏笔画为序）

马涵英（首都医科大学附属北京安贞医院）

王翔宇（齐鲁医药学院）

史卫红（江苏医药职业学院）

任天成（南京医科大学附属江宁医院）

许　烨（盐城市第二人民医院）

祁　祥（盐城市盐都区潘黄街道社区卫生服务中心）

杨喜艳（长沙卫生职业学院）

肖　雪（遵义医科大学）

范腾阳（遵义医科大学附属医院）

庞姗姗（东南大学医学院附属盐城医院）

姚静静（漯河医学高等专科学校）

顾　涛（盐城市第四人民医院）

钱晓娟（江苏医药职业学院）

徐玉国（盐城市盐都区卫生健康委员会）

温　芬（盐城市第一人民医院）

中国健康传媒集团

中国医药科技出版社

内 容 提 要

高等职业医学院校的临床专业定位是面向基层医疗卫生机构，培养基本医疗和基本公共卫生服务能力并重、实施医防融合服务模式的助理全科医生。本教材以国家基本公共卫生服务规范为核心依据，将基本理论、基本知识和基本技能进行整合，科学设计课程，合理选取教学内容，精选出与基层全科医疗实践紧密结合的基本公共卫生服务实训内容，增加学生的实践活动体验。本教材为书网融合教材，即纸质教材有机融合电子教材、教学配套资源（PPT、微课、视频、图片等）、题库系统、数字化教学服务（在线教学、在线作业、在线考试），使教学资源更加多样化、立体化。

本教材主要供高等职业院校临床医学、预防医学、中医学等专业师生教学使用，也可作为助理全科医生培训参考用书。

图书在版编目（CIP）数据

基本公共卫生服务实务/史卫红，马涵英主编 . —北京：中国医药科技出版社，2024.7
ISBN 978 - 7 - 5214 - 4769 - 9

Ⅰ. R199.2

中国版本图书馆 CIP 数据核字（2024）第 GN4006 号

美术编辑　陈君杞
版式设计　友全图文

出版　**中国健康传媒集团** | 中国医药科技出版社
地址　北京市海淀区文慧园北路甲 22 号
邮编　100082
电话　发行：010 - 62227427　邮购：010 - 62236938
网址　www.cmstp.com
规格　889mm×1194mm $^1/_{16}$
印张　17 $^1/_4$
字数　507 千字
版次　2024 年 7 月第 1 版
印次　2024 年 7 月第 1 次印刷
印刷　天津市银博印刷集团有限公司
经销　全国各地新华书店
书号　ISBN 978 - 7 - 5214 - 4769 - 9
定价　**58.00 元**

获取新书信息、投稿、为图书纠错，请扫码联系我们。

数字化教材编委会

主　编　史卫红　马涵英

副主编　任天成　王翔宇　范腾阳

编　者　(以姓氏笔画为序)

马涵英（首都医科大学附属北京安贞医院）

王翔宇（齐鲁医药学院）

史卫红（江苏医药职业学院）

任天成（南京医科大学附属江宁医院）

许　烨（盐城市第二人民医院）

祁　祥（盐城市盐都区潘黄街道社区卫生服务中心）

杨喜艳（长沙卫生职业学院）

范腾阳（遵义医科大学附属医院）

庞姗姗（东南大学医学院附属盐城医院）

姚静静（漯河医学高等专科学校）

顾　涛（盐城市第四人民医院）

钱晓娟（江苏医药职业学院）

徐玉国（盐城市盐都区卫生健康委员会）

温　芬（盐城市第一人民医院）

在健康中国国家战略背景下，基层医疗卫生机构的主要工作任务是为居民提供基本医疗和基本公共卫生服务，促进基本公共卫生服务均等化。高等职业医学院校的临床专业定位是面向基层医疗卫生机构，培养基本医疗和基本公共卫生服务能力并重、实施医防融合服务模式的助理全科医生。本教材以国家基本公共卫生服务规范为核心依据，追踪基层医疗卫生服务的最新政策和相关研究进展，突出了基层医疗卫生机构实施医防融合服务模式所需具备的基本理论和知识体系。本教材在编写上主要体现如下特点。

1. 编写理念新　根据 2016 年《健康中国 2030 规划》和 2019 年《关于实施健康中国行动的建议》核心政策文件精神，落实和深化"以健康为中心""以基层为重点""预防为主""中西医并重"的要求编写本教材。教材编写根据助理全科医生岗位实际工作需要，以岗位胜任力培养为主线，反映了基层医务人员（主要包括全科医生和社区护士）为社区居民提供全程、全周期医防融合的健康管理服务模式。在健康中国国家战略背景下，紧跟二十大提出的创新医防协同、医防融合机制，推动全面建立中国特色优质高效的医疗卫生服务体系，为人民群众提供全方位全周期的健康服务。

2. 编写案例精　精选实施基本卫生公共服务项目的服务过程中，融入医防融合思维和服务模式的典型案例，根据个体具体健康状况与疾病所处阶段，有针对性地提供医疗服务和公共卫生服务，在健康服务的全过程中融入三级预防。书中通过配套资源解析案例中如何通过医防融合的服务模式提升基层医疗服务的质量和效能。

3. 编写内容实　紧密对接助理全科医生培养标准和基层岗位任务，包括基本公共卫生服务的基本知识、基本技能和基本方法。以最新的政策和慢病的防治指南为依据，把 14 项基本公共卫生服务的内容按服务的人群和属性进行重新梳理和整合，融入医防融合的思维和服务模式。

4. 编写定位准　以《高等职业学校临床医学专业教学标准》依据，以《临床类执业助理医生资格考试大纲》（2024 版）和《助理全科医生规范化培养标准》为参考，本着"贴近学情、符合行情、对接岗位"的原则，坚持"必须、够用、实用"为度、适度拓展知识面提升可持续发展能力的原则，科学设计课程，合理选取教学内容，并精选出与基层全科医疗实践紧密结合的基本公共卫生服务实训内容，增加学生的实践活动体验。

本教材的编写队伍由全科医学和公共卫生领域的教学、临床一线和卫生健康委员会的研究人员组成，团队梯队结构合理。本着严谨、科学、求实的态度，在编写前，对当地疾病控制中心、卫生健康委员会、社区服务中心、乡镇卫生院等单位进行了大量的调研，对各位编者付出的辛勤劳动一并深表感谢！

由于编者的水平、能力经验所限，书中难免存在疏漏和不足之处，热切希望有关专家学者、师生多提宝贵意见，反馈使用信息，我们将虚心接受并不断完善教材内容。

编　者
2024 年 6 月

CONTENTS 目录

第一章 国家基本公共卫生服务概述

PPT

学习目标

1. 通过本章学习，重点把握三级预防策略和基本公共卫生服务项目内容。

2. 学会运用医防融合的思维和服务模式，把三级预防策略融入基本公共卫生服务的具体实施过程。

3. 具有医防融合的思维模式，运用医防融合服务机制与模式实施以基层为重点，从以治病为中心向以健康为中心的服务模式的转变。

4. 树立大卫生、大健康观念，培养学生建立基层服务意识；深刻理解"把以治病为中心"转变为"以人民健康为中心"的重要意义。

案例导入

案例 某全科医生率领家医团队开展某社区医防融合慢病管理模式下家庭医生服务，糖尿病签约一个，履约一个，个性化服务，多专业共管，分工明确，及时反馈交流，聚焦效果，重视质量。线下团队定期深入社区开展义诊、筛查、咨询、健康教育及行为指导。与定点医院内分泌科建立了高效、畅通的双向转诊通道。线上 APP 采用智能血糖仪实时上传血糖、互动交流预约就诊、疾病相关知识的咨询等，随时线上学习相关知识技能，如饮食、运动、心理等糖尿病相关知识教育指导，定期参与娱乐控糖学习活动，提升患者依从性、就诊效率和自我管理能力。以 2 周为周期，健康管理师要总结、评估、分析并反馈院内、院外数据。两年半的时间进行数据统计，系统、规范地管理糖尿病患者人数 1450 人，规范管理率 64.02%，HbA1c 达标率（<7%）由基线 38.1% 提升至 75.32%，参加共同照护患者家庭医生签约率 100%，患者满意度 95%。

问题 1. 该项目是否属于国家基本公共卫生服务的内容？

2. 家医团队采取了怎样的服务模式对社区糖尿病进行干预？

健康是人类生存发展的要素，也是人类一切社会活动的基础。人民健康是民族昌盛和国家富强的重要标志，而疾病预防是最经济、最有效的健康策略。我国贯彻预防为主的方针，坚持防治结合、联防联控、群防群控，倡导健康文明的生活方式，预防控制重大疾病，加快推动从"以治病为中心"转变为"以人民健康为中心"。《"健康中国 2030"规划纲要》提出：要全面推进医防融合，优化生命全周期、健康全过程服务的目标，并加强疾病预防控制机构对医疗机构疾病预防工作的技术指导和监督。国家基本公共卫生服务项目是我国政府为了实现人人享有基本医疗卫生服务的目标，尊重国民健康权、体现社会公平的重大决策项目；是促进基本公共卫生服务逐步均等化的重要内容，也是我国公共卫生制度建设的重要组成部分。

第一节 公共卫生服务项目 📱微课

一、公共卫生服务概述

国家基本公共卫生服务项目于 2009 年在全国范围内启动，原卫生部首次组织调研制定了《国家基本公共卫生服务规范（2009 年版）》（简称《规范》），作为乡镇卫生院、村卫生室和社区卫生服务中心（站）等城乡基层医疗卫生机构为居民免费提供基本公共卫生服务项目的参考依据。2009 年《关于促进基本公共卫生服务逐步均等化的意见》指出，通过实施国家基本公共卫生服务项目和重大公共卫生服务项目，明确政府责任，对城乡居民健康问题实施干预措施，减少主要健康危险因素，有效预防和控制主要传染病及慢性病，提高公共卫生服务和突发公共卫生事件应急处置能力，使城乡居民逐步享有均等化的基本公共卫生服务。实施国家重大公共卫生服务项目，有效预防控制重大疾病及其危险因素，进一步提高突发重大公共卫生事件处置能力。主要包括加强公共卫生服务体系建设、健全公共卫生经费保障机制、建立健全基本公共卫生服务绩效考核制度，完善考核评价体系和方法等。

二、公共卫生概念

公共卫生是关系到一个国家或地区人民大众健康的公共事业，具体包括对重大疾病尤其是传染病（例如结核、艾滋病和非典型肺炎等）的预防、监控和治疗；对食品、药品、公共环境卫生的监督管理，以及相关的免疫接种、卫生宣传和健康教育等。公共卫生具体的职责包括预防疾病发生和传播、保护环境免受破坏、意外伤害的预防、促进和鼓励健康行为、对灾难和突发公共卫生事件要作出应急反应，并帮助社会从灾难和突发事件中恢复，保证卫生保健服务的可及性和有效性，加强公共卫生监督与执法，监控、分析和评价健康状况，监测和控制对公众健康有风险和威胁的因素等。

公共卫生服务是指由政府、社会组织和专业机构等多方力量共同提供的，以预防、控制疾病和促进健康为目的的系统性、综合性健康服务。公共卫生服务的核心是通过群体性健康干预措施，减少环境和行为对健康的负面影响，提升人群的整体健康水平，预防疾病的发生和传播，改善生活环境，从而提高居民的生活质量和预期寿命。它是一种成本低、效果好的服务，但社会效益回报周期相对较长，它与普通意义上的医疗服务是有一定差距的。

三、实施公共卫生服务的意义

1. 实施公共卫生项目是促进基本公共卫生服务逐步均等化的重要内容，是增进人民健康、实现卫生公平的重大举措 基本公共卫生服务均等化是指每个居民，无论其性别、年龄、种族、居住地、职业、收入水平都能平等地获得基本公共卫生服务，居民在获取相关的基本公共卫生服务时，机会是均等的。基本公共卫生服务均等化可从两个角度理解：从保障公民健康权益的角度看，意味着人人享有服务的权利是相同的；从服务的内容看，是根据居民的健康需要和政府的财政承受能力确定的，既有面向人群的公共卫生服务，也有面向个体的公共卫生服务，目前国家提供的基本公共卫生服务中很多内容是针对重点人群的，如老年人、孕产妇、0~6 岁儿童、高血压等慢性病患者，具体到某个人，如果不属于这些人群，则不需要这些服务。在这个意义上，均等化并不意味着每个人都必须得到完全相同、没有任何差异的基本公共卫生服务。

实现基本公共卫生服务均等化，目标是保障城乡居民获得最基本、最有效的基本公共卫生服务，逐步缩小城乡居民基本公共卫生服务差距，使大家都能享受到基本公共卫生服务，最终使老百姓不得病、少得病、晚得病、不得大病。

2. 实施公共卫生项目是深化医药卫生体制改革的重要工作　以基层为重点，坚持预防为主是我国医药卫生体制改革的核心理念，是实现人人享有卫生保健的最佳途径。按照"保基本、强基层、建机制"的改革要求，基层医疗卫生服务必须做强，分级诊疗才能有效推进，基层首诊才能真正实现。医药卫生事业关系人民的健康和幸福，是重大的民生问题。通过深化医药卫生体制改革，可以加快医药卫生事业发展，适应人民群众日益增长的医药卫生需求，不断提高人民群众健康素质，提高人民生活质量。

3. 实施公共卫生项目是党和政府的一项惠民工程　通过项目的实施，能够进一步落实大卫生、大健康理念和预防为主的方针，推进医防融合的基层医疗服务模式，不断提升人民群众的健康获得感、幸福感和生活质量。基本公共卫生服务是各级财政共同提供经费保障，是党和政府实施的惠民政策，项目本质就是政府购买公共卫生服务，交由基层医疗卫生机构实施，让居民享受国家基本卫生保健制度。

4. 实施公共卫生服务项目是"三级预防"策略实施的重要保证　通过实施国家基本公共卫生服务项目和重大公共卫生服务项目，明确政府责任，完善公共卫生服务体系，对城乡居民健康问题实施干预措施，减少主要健康危险因素，有效预防和控制主要传染病及慢性病，提高公共卫生服务和突发公共卫生事件应急处置能力。

5. 实施公共卫生服务项目对增强国际竞争力具有重要作用　健康的人口是国家发展的基础，通过提升公共卫生服务水平，可以增强国家的国际竞争力和综合国力。其广泛实施不仅能够有效提升居民的健康水平，对社会的可持续发展和国家的长远发展具有深远的意义。

四、公共卫生服务项目

公共卫生服务项目是政府和相关机构根据公共卫生服务的目标和任务，结合国家和地区的实际情况，制定和实施的一系列具体措施和活动。根据服务内容和目标的不同，公共卫生服务项目可以分为基本公共卫生服务项目和重大公共卫生服务项目两大类。

(一) 国家基本公共卫生服务项目

自 2009 年中国启动国家基本公共卫生服务项目以来，该项目至今已经经历了 3 次修订，免费服务项目不断增加，制度也更加完善。

1. 基本公共卫生服务　是指由疾病预防控制机构、城市社区卫生服务中心、乡镇卫生院等城乡基层医疗卫生机构向全体居民提供的、公益性的公共卫生干预措施，其主要目的是预防、控制疾病。

2. 基本公共卫生服务项目

(1) 概念　基本公共卫生服务项目是针对当前城乡居民存在的主要健康问题，以儿童、孕产妇、老年人、慢性疾病患者、肺结核患者和严重精神障碍患者为重点人群，由基层医疗机构［乡镇卫生院、村卫生室、社区服务中心（站）］负责组织实施，面向全体居民免费提供的最基本的公共卫生服务。基本公共卫生服务项目所规定的服务内容由国家为城乡居民免费提供，所需经费由政府承担，居民接受服务项目内的服务不需要再缴纳费用。

基本公共卫生服务项目是国家根据经济社会发展状况，考虑政府财政的最大支持能力，先确定对国家基本公共卫生服务项目的经费补偿标准。在此基础上，国家找出对居民健康影响大、具有普遍性和严重性的主要公共卫生问题，根据居民的健康需求、实施健康干预措施的可行性及其效果等多种因素，选择和确定优先的国家基本公共卫生服务项目，努力做到把有限的资源应用于与居民健康关系最密切的问题上，使基本公共卫生项目工作取得最佳效果。

（2）实施单位　基本公共卫生服务主要由乡镇卫生院、村卫生室、社区卫生服务中心（站）负责具体实施。村卫生室、社区卫生服务站分别接受乡镇卫生院和社区卫生服务中心的业务管理，合理承担基本公共卫生服务任务。

（3）内容　国家基本公共卫生项目是根据社会经济发展状况、主要公共卫生问题和干预效果确定的，随着社会经济发展、公共卫生服务需要和财政承受能力等因素可以适时调整。地方政府可以根据当地公共卫生问题、经济发展水平和财政承受能力等因素，在国家基本公共卫生服务项目基础上增加服务内容。

《国家基本公共卫生服务规范》明确了服务对象、服务内容、服务流程、服务要求、工作指标。凡是中华人民共和国的公民，无论是城市或农村、户籍或非户籍的常住人口，都能享受国家基本公共卫生服务。不同的服务项目有不同的服务对象，可分为以下几种。①面向所有人群的公共卫生服务：统一建立居民健康档案、健康教育服务、传染病及突发公共卫生服务事件报告和处理以及卫生监督协管服务。②面向特殊人群的公共卫生服务：预防接种、孕产妇与儿童健康管理、老年人健康管理、中医药健康管理等。③面向患病人群的公共卫生服务：高血压患者、2型糖尿病患者、严重精神障碍患者、肺结核患者健康管理等。

2017年2月国家卫生计生委印发了《国家基本公共卫生服务规范》（第三版），2017年8月，确定了《2017年国家基本公共卫生服务项目一览表》，服务内容由2016年版的12类增加至14类，增加了免费提供避孕药具和健康素养促进行动，这14项主要类别、服务对象和项目内容具体如下。①建立居民健康档案：服务对象为辖区内常住居民，包括居住半年以上非户籍居民；项目内容包括建立健康档案和健康档案维护管理。②健康教育：服务对象为辖区内常住居民；项目内容包括提供健康教育资料、设置健康教育宣传栏、开展公众健康咨询服务、举办健康知识讲座、开展个体化健康教育。③预防接种：服务对象为辖区内0~6岁儿童和其他重点人群；项目内容包括预防接种管理、预防接种、疑似预防接种异常反应处理。④0~6岁儿童健康管理：服务对象为辖区内常住的0~6岁儿童；项目内容包括新生儿家庭访视、新生儿满月健康管理、婴幼儿健康管理、学龄前儿童健康管理。⑤孕产妇健康管理：服务对象为辖区内常住的孕产妇；项目内容包括孕早期健康管理、孕中期健康管理、孕晚期健康管理、产后访视、产后42天健康检查。⑥老年人健康管理：服务对象为辖区内65岁及以上常住居民；项目内容包括生活方式和健康状况评估、体格检查、辅助检查、健康指导。⑦慢性病（高血压/2型糖尿病）患者健康管理：服务对象为辖区内35岁及以上常住居民中原发性高血压患者/辖区内35岁及以上常住居民中2型糖尿病患者；项目内容包括检查发现、随访评估和分类干预、健康体检。⑧严重精神障碍患者健康管理：服务对象为辖区内常住居民中诊断明确、在家居住的严重精神障碍患者；项目内容包括患者信息管理、随访评估和分类干预、健康体检。⑨肺结核患者健康管理：服务对象为辖区内确诊的常住肺结核患者；项目内容包括筛查及推介转诊、第一次入户随访、督导服药和随访管理、结案评估。⑩中医药健康管理：服务对象为辖区内65岁及以上常住居民和0~36个月儿童；项目内容包括老年人中医体质辨识、儿童中医调养。⑪传染病及突发公共卫生事件报告和处理：服务对象为辖区内服务人口；项目内容包括传染病疫情和突发公共卫生事件风险管理、传染病和突发公共卫生事件的发现和登记、传染病和突发公共卫生事件相关信息报告、传染病和突发公共卫生事件的处理。⑫卫生计生监督协管：服务对象为辖区内居民；项目内容包括食源性疾病及相关信息报告、饮用水卫生安全巡查、学校卫生服务、非法行医和非法采供血信息报告、计划生育相关信息报告。⑬免费提供避孕药具：项目内容包括省级卫生计生部门作为本地区免费避孕药具采购主体依法实施避孕药具采购，省、地市、县级计划生育药具管理机构负责免费避孕药具存储、调拨等工作。⑭健康素养促进：项目内容包括健康促进县（区）建设、健康科普、健康促进医院和戒烟门诊建设、健康素养和烟草流行监测、12320 热线咨询服务、重点疾病、重点领域和重点人群的健康教育。

2019 年 9 月国家卫生健康委印发的《关于做好 2019 年基本公共卫生服务项目工作的通知》指出，从 2019 年起将原重大公共卫生服务和计划生育项目中的妇幼卫生、老年健康服务、医养结合、卫生应急、孕前检查等内容纳入基本公共卫生服务。对于新划入基本公共卫生服务的内容，将地方病防治、职业病防治、重大疾病及危害因素监测等 3 项重点工作按项目单列，明确资金和任务；其他疾病预防控制、妇幼健康服务、老年健康与医养结合服务、食品安全保障、卫生监督管理、卫生应急队伍建设、人口监测与计划生育服务、健康素养促进等工作，由国家卫生健康委提供工作规范和绩效评价指标，由各省结合本地实际实施，在实施中要做好项目衔接，确保相关工作的连续性。新划入的基本公共卫生服务相关工作共包括 19 项工作。地方病防治、职业病防治和重大疾病及危害因素监测等 3 项工作为每年确保完成的工作，其余 16 项工作由各省结合本地实际实施。通知还强调，在开展儿童健康管理过程中，落实国家卫生健康委办公厅关于《做好 0～6 岁儿童眼保健和视力检查有关工作的通知》，规范开展 0～6 岁儿童眼保健和视力检查有关工作；加强儿童肥胖筛查和健康指导，积极开展儿童肥胖防控。

（4）意义　基本公共卫生服务项目覆盖我国人口，与人民群众的生活和健康息息相关。实施项目可促进居民健康意识的提高和不良生活方式的改变，逐步树立起自我健康管理的理念；可以减少主要健康危险因素，预防和控制传染病及慢性病的发生和流行；可以提高公共卫生服务和突发公共卫生服务应急处置能力，建立起维护居民健康的第一道屏障，对于提高居民健康素质有重要促进作用。

（二）重大公共卫生服务项目

1. 概念　重大公共卫生服务项目是国家和地区针对主要传染病、慢性病、地方病、职业病等重大疾病和严重威胁妇女、儿童等重点人群的健康问题以及突发公共卫生事件预防和处置需要，制定和实施的公共卫生服务项目，可以根据实际情况适时充实调整。

2. 内容　是针对全国性或跨区域的特定重大公共卫生问题，由政府和相关部门集中资源和力量实施的重点项目。主要包括纳入国家免疫规划的常规免疫及国家确定的群体性预防接种和重点人群应急接种所需疫苗和注射器购置，艾滋病、结核病、血吸虫病、棘球蚴病防控，精神心理疾病综合管理，重大慢性病防控管理模式和适宜技术探索等，由国家负责组织实施。

这些项目通常涉及范围广、投入大、对社会和居民健康有重大影响。主要包括以下几个方面。①重大传染病防控：如艾滋病、结核病、乙型肝炎等重大传染病的预防控制和治疗服务。②重大慢性病防治：如心脑血管疾病、癌症等重大慢性病的综合防治措施。③妇幼健康行动计划：包括降低孕产妇和儿童死亡率，改善妇女儿童健康状况的各项措施。④地方病和职业病防治：针对地方性疾病和职业病开展的专项防治工作，如碘缺乏病、职业中毒等。⑤环境与健康监测：监测环境污染对居民健康的影响，开展环境污染治理和健康风险评估。

通过实施基本公共卫生服务项目和重大公共卫生服务项目，政府和相关机构能够有效预防和控制疾病的发生和传播，提高居民的健康水平，保障公共卫生安全，促进社会的和谐发展。

第二节　我国公共卫生服务的发展历史与现状

一、我国公共卫生服务发展的历程

中华人民共和国成立以来，我国的公共卫生服务的发展可以分为以下四个主要阶段：起步阶段、改革阶段、发展阶段和新医改以来的深化阶段。

（一）公共卫生的起步阶段

中华人民共和国成立初期，我国政府制订了"面向工农兵、预防为主、团结中西医、卫生工作与群众运动相结合"的卫生公共方针，为我国的卫生事业发展指明了方向。其中"预防为主"的原则，贯穿了我国公共卫生事业发展的全过程。大力开展以预防为主的公共卫生运动，控制传染病的传播。在全国范围内组建了卫生防疫体系，国家卫生部公共卫生局于1953年更名为卫生防疫司。

为了预防和消除传染病、地方病，改善中国居民健康状况，创造了"赤脚医生""合作医疗"和"三级卫生网"的中国农村卫生事业的"三大法宝"，走出了一条具有鲜明中国特色的公共卫生发展道路。推广"赤脚医生"制度，培训大量农村医疗卫生人员，基本满足了农村基本医疗和卫生需求，在短期内解决了中国农村基层的卫生问题，为早期的中国公共卫生发展作出了巨大贡献。"合作医疗"是以大病统筹为主的农民医疗互助共济制度，由农民自愿参加，个人缴费、集体扶持和政府资助多方筹资，缓解了农民因病致贫和因病返贫的现象，该制度可帮助农村居民能够看得起病，尤其是大病重病。"三级卫生网"是指在农村县、乡、村逐级建立起来的农村卫生服务体系，以县级医疗卫生机构为龙头，乡镇卫生院为主体，村卫生室为基础，共同承担农村县域内预防保健、基本医疗、卫生监督、健康教育、计划生育技术指导等任务，以实现"小病不出村、一般疾病不出乡、大病基本不出县"的目标。世界卫生组织和世界银行将"三大法宝"誉为"花最少的钱，实现最大的健康收益"。

（二）公共卫生的改革阶段

1978—2000年，在此阶段，中国经济由计划体制转型为市场经济体制，经济体制和社会结构发生重大变化，中国的卫生事业发展方向也发生了转变，由之前的以"预防为主"逐渐转变为更加重视效率的"重医轻防"。同时，各级医疗卫生机构被赋予更多的自主权，逐步实现"自主经营、自负盈亏"的局面。但此转变对公共卫生事业来说，并不是一个好消息。由于政府投入不足、公共卫生服务项目又缺少盈利点，不少基层医疗卫生机构入不敷出，导致大量优质劳动力从基层医疗卫生机构流向大医院、大城市，为经济发达地区的大医院开展更多的、经济效益高的项目提供了基础，形成了卫生资源配置的"倒三角"。为解决医疗资源分布不均的问题，通过改革医疗服务价格和医疗保险制度，推动城市和农村医疗资源的重新配置。1980年代末期，探索和推行城镇职工基本医疗保险制度，开始建立社会医疗保险体系的雏形。

（三）公共卫生的发展阶段

2001—2009年，随着经济快速发展，社会对医疗卫生服务的需求不断增加，医疗卫生体制改革进一步深化。2003年启动的新型农村合作医疗制度逐步覆盖全国。2007年开始推广城镇居民基本医疗保险，覆盖城镇无业居民和儿童，完善社会保障体系。加大对公共卫生服务的投入，提升疾病预防控制能力，强化公共卫生应急体系建设。

2002年成立国家疾控中心，剥离了原卫生防疫站的卫生监督职能，重新设置卫生监督所，在原有五大卫生基础上，新增了慢病调查、妇幼保健等职能，初步形成四级疾病预防控制体系。中国公共卫生事业经过十几年不懈的努力，专业人才培养力度不断加大，硬件实力有了极大的提升，传染病网络直报系统基本建立并投入使用，还相继颁布了一系列有关突发公共卫生、食品安全、动物疫情的应急预案和法律法规，为长期的机制建设奠定了基础。

（四）新医改以来的深化阶段

2009年至今，国务院启动了新一轮医药卫生体制改革，全面提升医疗卫生服务质量和效率。建立覆盖城乡居民的基本医疗卫生制度，确保人人享有基本医疗卫生服务。推进城乡居民医保制度并轨，实施医保支付方式改革，提高医保基金使用效率。加强基层医疗卫生服务体系建设，提高基层医疗服务能力，促进分级诊疗制度实施。加强公共卫生服务均等化，特别是重大疾病防控和健康管理服务，提升全民健康水平。推进"互联网＋医疗健康"发展，优化医疗服务流程，提高医疗服务质量和效率。

为建设"公平可及的公共卫生服务体系"，实现"基本公共卫生服务均等化"的目标，2009 年启动了"国家基本公共卫生服务项目"。为了更好地管理和规范基本公共卫生服务，国家卫生健康委员会分别于 2009、2011 和 2017 年发布了三版《国家基本公共卫生服务规范》，项目内容也从 2009 年的 9 大类 22 项增加至 2021 年的 12 大类 41 项，人均财政补助标准由 2009 年的 15 元提高到 2022 年的 84 元。现阶段提供的公共卫生服务项目既有针对当前城乡居民存在的主要健康问题的基本公共卫生服务内容，也有针对主要传染病、慢性病、地方病、职业病等重大疾病和严重威胁妇女、儿童等重点人群的健康问题以及突发公共卫生事件预防和处置需要，制定和实施的重大公共卫生服务项目。

从《2019 年中国妇幼健康事业发展报告》中可以看到，基本公共卫生服务在妇幼健康领域所取得的重大成就。第一，加大妇幼健康投入力度，建立了包括孕产妇健康管理、0~6 岁儿童健康管理、预防接种等内容在内的基本公共卫生服务制度。自 2009 年至 2018 年，儿童死亡率下降明显，新生儿死亡率从 9‰降到了 3.9‰，婴儿死亡率从 13.8‰降到了 6.1‰，5 岁以下儿童死亡率从 17.2‰降到了 8.4‰；孕产妇死亡率稳步下降，从 2009 年的 31.9/10 万降至 2018 年的 18.3/10 万，且城乡和地区差距逐渐缩小。第二，建立解决妇女儿童重大健康问题的政策支持制度，优先保障贫困地区妇女儿童。①住院分娩项目的实施，自 2009 年起，将农村孕产妇住院分娩补助项目纳入重大公共卫生服务项目，对农村孕产妇住院分娩进行定额补助，部分地区实行免费住院分娩，逐步建立起了规范的孕产妇管理制度和服务模式，有效保障了孕产妇和新生儿健康。②积极开展妇女常见病防治，树立个人是健康第一责任人意识。③推进妇女重大疾病防治，实施农村妇女乳腺癌和宫颈癌筛查项目，不断提高早诊早治率。第三，加强妇幼保健机构的中西医科室设置及相关适宜技术的推广，落实妇幼保健工作中的中西医并重方针。

这些阶段的改革和发展措施，为中国公共卫生事业的进步和人民健康水平的提高奠定了坚实的基础。

二、我国公共卫生事业面临的挑战

（一）基本公共卫生服务要求需满足

随着中国人口老龄化的加剧，老年人对医疗和公共卫生服务的需求不断增加，这对现有的公共卫生服务提出了更高的要求。①城乡差距：城乡之间、地区之间的公共卫生服务资源分布不均，农村和偏远地区居民的公共卫生服务需求难以得到充分满足。②慢性病和传染病并存：慢性病发病率逐年上升，同时传染病防控仍需加强，这种双重疾病负担对公共卫生服务提出了巨大挑战。

（二）基本公共卫生服务质量需提升

尤其在基层和偏远地区，公共卫生专业人员的数量和素质还需提升，专业技术和服务能力有待加强。①服务标准化缺乏：缺乏统一的公共卫生服务标准，服务质量参差不齐，影响了整体服务水平。公共卫生服务的标准化程度不高，不同地区、不同机构的服务质量差异较大，需要制定和实施统一的服务标准和规范。②培训和继续教育不足：对公共卫生服务人员的培训和继续教育不够系统和全面，影响了其专业水平的提升。公共卫生从业人员的专业素质和技能水平参差不齐，需要加强培训和继续教育，提高服务质量和专业水平。

（三）基本公共卫生服务效率需提高

公共卫生资源配置不均衡，部分地区和单位存在资源浪费现象，而另一些地区则资源不足，影响服务效率。①信息化水平低：公共卫生服务的信息化建设相对滞后，数据共享和管理效率低下，导致服务流程繁琐、效率低。信息技术在公共卫生服务中的应用不足，数据共享和信息传递不畅，影响了服务效率和决策质量。需要加强信息化建设，实现数据的互联互通。②管理机制欠完善：公共卫生服务管理机制和运行模式需进一步优化，以提升服务效率和质量。公共卫生服务的管理和流程存在冗余和低效问题，需要引入现代化管理手段和技术，提高服务的运转效率。

中国公共卫生事业在满足需求、提升质量、提高效率和完善体系方面面临多重挑战。这些挑战需要通过综合措施加以解决，包括加大投入、优化资源配置、提升专业人员素质、加强信息化建设和完善管理机制等，以实现公共卫生服务的全面提升和均衡发展。

第三节　我国实施基本公共卫生服务的策略

一、实施医防融合服务模式，形成一体化的健康管理体系

《"健康中国2030"规划纲要》提出以人民健康为中心，全面推进健康中国建设。《"十四五"国民健康规划》要求，加强重大慢性病健康管理，提升医疗机构医防融合能力，促进医防融合体系建设，推动医防融合高质量发展，以基层为重点，实施三级预防策略，形成医防融合的服务体系和模式，推进分级诊疗落地，促进优质医疗资源下沉。

首先，加强初级预防，着重于健康教育、环境改善和生活方式调整。通过宣传健康知识、推广健康生活习惯，降低疾病发生的风险。同时，提高社区卫生服务的覆盖面，确保居民能够便捷地获得预防保健服务。其次，通过二级预防，增强疾病早期筛查和及时诊治的能力。按照《国家基本公共卫生服务规范》和《健康中国行动（2019—2030年）》，加强疾病的早期筛查和诊断。通过定期体检、健康监测和风险评估，早期发现和干预潜在健康问题，防止疾病进一步发展。基层医疗机构将加强与专业医院的合作，共享医疗资源和技术，提高诊疗效率和精准度。依据《深化医药卫生体制改革的意见》和《医联体建设与发展规划（2017—2020年）》，促进基层医疗机构与专业医院的合作，共享医疗资源和技术，提高诊疗效率和精准度。最后，三级预防阶段，注重疾病的康复和慢性病管理。通过为康复患者提供持续的健康指导和随访服务，帮助他们恢复健康，预防并发症的发生。同时，建立慢性病管理档案，利用信息化手段，实现个性化的健康管理服务，服务过程中把三级预防策略融入工作的全过程。

医防融合模式的核心在于将预防保健与医疗服务有机结合，打破两者之间的界限，形成一体化的健康管理体系。通过整合资源、优化流程和提升服务水平，实现从"治病为中心"向"以健康为中心"的全面转变，为居民提供全方位、全生命周期的健康保障。

二、推行家庭医生签约服务，促进分级诊疗落地

我国推行家庭医生签约服务始于2016年，转变基层医疗卫生服务模式，实行家庭医生签约服务，强化基层医疗卫生服务网络功能，是深化医药卫生体制改革的重要任务，也是新形势下更好维护人民群众健康的重要途径。家庭医生签约服务是实现分级诊疗的关键，主要由各类基层医疗卫生机构提供。

（一）家庭医生签约服务的背景

首先，当前我国人口的老龄化、城镇化和慢性病高发等，以医院和疾病为中心的医疗卫生服务模式难以满足群众对长期、连续健康照顾的需求。其次，居民看病就医集中到大医院，不利于改善就医环境、均衡医疗资源、合理控制医疗费用。通过家庭医生签约服务实现以基层首诊的分级诊疗制度。再次，实践证明，在基层推进家庭医生签约服务是新形势下保障和维护群众健康的重要途径。家庭医生以人为中心，面向家庭和社区，以维护和促进整体健康为方向，为群众提供长期签约式服务，有利于转变医疗卫生服务模式，推动医疗卫生工作重心下移、资源下沉，让群众拥有健康守门人，增强群众对改革的获得感，为实现基层首诊、分级诊疗奠定基础。

（二）家庭医生签约服务的目的

通过推进家庭医生签约服务可以强化全科医生制度建设，鼓励群众增加对基层医疗卫生服务的利用，促进基层首诊、分级诊疗的实现，落实健康中国规划和人人享有基本医疗卫生服务的目标。为群众提供综合、连续、协同的基本医疗卫生服务，增强人民群众的获得感。

（三）家庭医生签约服务的签约对象

家庭医生签约服务对象主要是家庭医生团队所在基层医疗卫生机构服务区域内的常住人口。现阶段，家庭医生签约服务重点人群包括老年人、孕产妇、儿童、残疾人、贫困人口、计划生育特殊家庭成员以及高血压、糖尿病、结核病和严重精神障碍患者等。

（四）家庭医生签约服务的内容

（1）基本医疗服务　常见病和多发病的中西医诊治、合理用药、就医指导等。

（2）公共卫生服务　国家基本公共卫生服务项目和规定的其他公共卫生服务。

（3）健康管理服务　对签约居民开展健康状况评估，在评估的基础上制定健康管理计划，包括健康管理周期、健康指导内容、健康管理计划成效评估等，并在管理周期内依照计划开展健康指导服务等。

（4）健康教育与咨询服务　根据签约居民的健康需求、季节特点、疾病流行情况等，通过门诊服务、出诊服务、网络互动平台等途径，采取面对面、社交软件、电话等方式提供个性化健康教育和健康咨询等。

（5）优先预约服务　通过互联网信息平台预约、现场预约、社交软件预约等方式，家庭医生团队优先为签约居民提供本机构的专科科室预约、定期家庭医生门诊预约、预防接种以及其他健康服务的预约服务等。

（6）优先转诊服务　家庭医生团队要对接二级及以上医疗机构相关转诊负责人员，为签约居民开通绿色转诊通道，提供预留号源、床位等资源，优先为签约居民提供转诊服务。

（7）出诊服务　在有条件的地区，针对行动不便、符合条件且有需求的签约居民，家庭医生团队可在服务对象居住场所按规范提供可及的治疗、康复、护理、健康指导及家庭病床等服务。

（8）药品配送与用药指导服务　有条件的地区，可为有实际需求的签约居民配送医嘱内药品，并给予用药指导服务。

（9）长期处方服务　家庭医生在保证用药安全的前提下，可为病情稳定、依从性较好的签约慢性病患者酌情增加单次配药量，延长配药周期，原则上可开具4~8周长期处方，但应当注明理由，并告知患者关于药品储存、用药指导、病情监测、不适随诊等用药安全信息。

（10）中医药"治未病"服务　根据签约居民的健康需求，在中医医生的指导下，提供中医健康教育、健康评估、健康干预等服务。

（五）家庭医生签约服务的方式

1. 家庭医生是为群众提供签约服务的第一责任人 现阶段家庭医生主要包括：①全科医生（含助理全科医生和中医类别全科医生）；②乡镇卫生院医生和乡村医生；③符合条件的专科医生。

2. 实行团队签约服务 家庭医生团队主要由家庭医生、社区护士、公卫医生（含助理公卫医生）等组成，有条件的地区还可以吸收药师、健康管理师、心理咨询师、社（义）工等加入团队。家庭医生将负责团队成员的任务分配和管理，其他专科医生和卫技人员也要与团队紧密配合，共同为签约居民提供优质的服务。

3. 签订服务协议 根据服务半径和服务人口，合理划分签约服务责任区域，居民可以自愿选择1个家庭医生团队签订服务协议。服务协议将明确签约服务的内容、方式、期限和双方的责任、权利、义务及其他有关事项。每次签约的服务周期原则上为一年，期满后居民可根据服务情况选择续约，或另选其他家庭医生团队签约。鼓励和引导居民就近签约，也可跨区域签约，建立有序竞争机制。

加强医院与基层医疗机构对接，让居民自愿选择一个家庭医生团队＋一个二级医院＋一个三级医院或者村医＋一个卫生院＋一个县医院，即"1＋1＋1"组合签约服务模式，在组合之内可自行选择就医机构，逐步过渡到基层首诊，在组合外就诊应通过家庭医生转诊，形成有序就医格局。

家庭医生团队为居民提供约定的签约服务包，分为基础服务包和个性化服务包两种类型。家庭医生团队按约定的服务包项目和频次提供服务。基础服务包：含基本医疗服务项目、基本公共卫生服务项目和健康管理服务。个性化服务包：含基本医疗服务项目、基本公共卫生服务项目和健康管理增值服务，根据重点人群分类设置增值服务项目。签约居民可结合自身需求，自愿选择签约一种或多种类型服务包。

（六）家庭医生签约服务的激励机制

建立科学的绩效考核机制是促进家庭医生提供优质服务的关键。首先是完善绩效考核标准。其次是开展定期考核。最后要建立挂钩机制、发挥社会监督作用。建立以签约居民为主体，向社会公开的反馈评价体系，畅通公众监督渠道，使家庭医生团队的服务质量和水平能够得到居民的及时反馈和评价，并作为绩效考核的重要依据和居民选择家庭医生团队的重要参考。对成绩突出的家庭医生及其团队，按照国家规定给予表彰表扬，大力宣传先进典型。拓展国内外培训渠道，建立健全二级以上医院医生定期到基层开展业务指导与家庭医生定期到临床教学基地进修制度。加强家庭医生及其团队成员的继续医学教育，提高签约服务质量。

（七）强化签约服务的技术支撑

1. 加强技术支持 整合二级以上医院现有的医疗资源，面向基层医疗卫生机构开放。加强家庭医生签约服务必需设施设备配备，有条件的地方可为家庭医生配备统一的着装、出诊装备、交通工具等。基层医疗卫生机构要对家庭医生团队提供必需的业务和技术支持。

2. 发挥信息化支撑作用 构建完善的区域医疗卫生信息平台，实现签约居民健康档案、电子病历、检验报告等信息共享和业务协同。通过远程医疗、即时通信等方式，加强建设二级以上医院医生与家庭医生双向信息交流的技术平台。通过移动客户端等多种方式搭建家庭医生与签约居民的交流平台，为信息咨询、互动交流、患者反馈、健康管理等提供便利。积极利用移动互联网为签约居民提供在线预约诊疗、候诊提醒、划价缴费、诊疗报告查询、药品配送和健康信息收集等服务。

三、深化医防融合，完善基本公共卫生服务机制与模式

深化医防融合，完善基本公共卫生服务机制与模式，需综合运用《"健康中国2030"规划纲要》

等政策文件。通过加强健康教育、早期筛查、疾病管理，推动医疗资源整合，实现从"治病为中心"向"以健康为中心"的转变，提供全方位、全生命周期的健康保障。

（一）资源共享与整合

1. 建立医疗联合体　实现医疗资源的纵向整合，提升医疗服务的可及性和效率。共享疾病筛查、诊断和治疗数据，促进信息互通。

2. 联合培训与业务协作　定期开展联合培训，提高医务人员的公共卫生知识和技能，增强公共卫生人员的临床诊疗能力，促进双方的专业互补和合作。医疗机构和公共卫生机构在疾病预防控制、健康教育、慢病管理等方面开展业务协作，形成联动机制，共同推进健康管理工作。

（二）推广医防融合的服务模式

1. 社区卫生服务中心　在社区卫生服务中心推广医防融合服务模式，提供包括预防、保健、诊疗、康复、健康教育和计划生育技术服务在内的综合性健康服务。

2. 家庭医生签约服务　通过家庭医生签约服务模式，提供连续、综合的健康管理和医疗服务。家庭医生在提供基本医疗服务的同时，注重居民的疾病预防和健康管理。

3. 慢病管理与健康促进　对高血压、糖尿病等慢性病患者进行系统管理，包括定期随访、健康教育、用药指导和生活方式干预等，控制病情发展，减少并发症。在社区开展健康促进活动，如健康讲座、体检、健身活动等，增强居民的健康意识和自我管理能力，预防疾病的发生。

（三）完善基本公共卫生服务机制

1. 政策支持与制度建设　制定和完善相关政策法规，确保基本公共卫生服务的资金投入、人员配置和运行机制，提供稳定的政策支持。建立健全基本公共卫生服务的管理制度，如服务标准、质量控制、绩效评估等，确保服务规范化和高效化。

2. 多元化服务供给　探索多种形式的服务供给模式，如通过政府购买服务、社会力量参与等方式，提高服务供给的灵活性和多样性。

3. 个性化服务　根据居民的健康需求，提供个性化的健康服务，如定制化的健康管理计划、精准的健康干预措施等，提高服务的针对性和有效性。

（四）加强服务质量管理

1. 质量管理体系建设　制定基本公共卫生服务的标准，明确服务内容、流程和质量要求，确保服务的规范化和标准化。

2. 服务标准制定　建立质量监督与评估体系，通过第三方评估、居民满意度调查等方式，对基本公共卫生服务进行监督和评估，及时发现和改进问题。

3. 绩效考核与激励机制　建立绩效考核机制，对基层医疗卫生机构和医务人员的工作进行考核，确保其提供高质量的服务。通过绩效奖励、表彰等方式，激励医务人员积极参与基本公共卫生服务，提升服务质量和效果。

（五）强化健康教育与健康促进

1. 健康教育　通过各种途径，如社区讲座、宣传资料、网络平台等，向居民普及健康知识，增强其健康意识和自我保健能力。

2. 健康促进　定期组织健康教育活动，如健康讲座、义诊、健康咨询等，帮助居民了解健康知识和预防措施。实施各类健康促进项目，如慢病管理项目、母婴健康项目、老年人健康项目等，改善居民的健康状况。倡导健康的生活方式，如合理饮食、适量运动、戒烟限酒等，预防疾病的发生。

第四节　公共卫生服务实施的成效及展望

一、公共卫生服务实施的成效

近年来，公共卫生服务的实施在我国取得了显著成效，对提高全民健康水平、延长寿命、降低疾病负担起到了积极作用。以下从健康指标改善、服务覆盖面扩大、预防和控制能力提升、健康素养提高、信息化建设等方面进行总结。

（一）健康指标改善

公共卫生服务的实施显著改善了居民的健康指标。根据国家统计数据，中国居民的人均预期寿命从 2000 年的 71 岁提高到 2020 年的 77 岁，婴儿死亡率和孕产妇死亡率显著下降。慢性病的早期发现和管理使得高血压、糖尿病等疾病的控制率提高，有效减少了并发症的发生。

（二）服务覆盖面扩大

随着公共卫生服务网络的不断完善，服务的覆盖面大幅扩大。全国已建立了广泛的基层卫生服务体系，包括社区卫生服务中心、乡镇卫生院等，基本公共卫生服务项目逐步扩展到城乡居民。特别是对老年人、孕产妇、儿童等重点人群的健康管理，得到了更全面和精准的服务。

（三）预防和控制能力提升

通过实施一系列公共卫生服务项目，我国的疾病预防和控制能力显著提升。重大传染病如艾滋病、结核病的防控效果明显，疫苗接种率稳步提高，传染病的发病率和流行范围得到了有效控制。同时，慢性病的防控力度也在不断加大，健康档案的建立和健康管理服务的推广，提升了居民对慢性病的防控意识和能力。

（四）健康素养提高

公共卫生服务的实施还有效提高了居民的健康素养。通过健康教育和健康促进活动的开展，居民对健康知识的了解和健康行为的实践显著增加。健康素养水平的提高，不仅有助于疾病的预防和自我管理，还增强了居民参与健康管理的主动性和积极性。

（五）信息化建设增强

信息化建设在公共卫生服务中发挥了重要作用。全国范围内的健康信息平台建设和电子健康档案的推广应用，实现了健康数据的互联互通和共享，提升了服务的精准性和效率。通过信息化手段，居民可以方便地获取个人健康信息和服务，医疗机构也能够更好地进行健康管理和疾病监测。

总体来看，我国在公共卫生服务的实施在提高居民健康水平、延长寿命、降低疾病负担方面取得了显著成效。然而，为了实现全民健康的目标，仍需进一步深化改革，加强医疗机构与公共卫生机构的合作，优化资源配置，提高服务质量，持续改进和创新服务模式，更好地满足人民群众的健康需求，实现"健康中国"的宏伟目标。

二、未来公共卫生服务的展望

2020 年 3 月，首次提出打造"人类卫生健康共同体"的倡议，这是重大理论创新，也是人类命运共同体的重要组成部分。该倡议的核心内涵是：将人类的卫生健康作为一个有机整体，保障人类共同的卫生健康福祉。该倡议是超越了本国优先、零和博弈的视角，是站在全人类高度、面向全人类未来提出的、重大的理论创新。打造全人类卫生健康共同体，是人类命运共同体在公共卫生领域的具体体现与实践，是人类命运共同体的重要组成。从全人类的共同健康福祉出发，坚持与国际社会和世界卫生组织交流合作，搭建行之有效的全球卫生合作体系，共同解决人类面临的公共卫生问题，帮助卫生系统相对薄弱的国家和地区，保证全人类的健康身体与安全稳定生存环境，为全球公共卫生事业保驾护航。

（一）全球卫生合作与治理

未来的公共卫生服务将更加注重全球卫生合作与治理。各国需要共同应对传染病、环境污染和气候变化等全球性卫生挑战。通过加强国际合作，分享卫生信息和资源，推动全球卫生政策的协调与统一，提高全球卫生应急反应能力，共同保障人类的卫生健康福祉。

（二）跨国健康信息共享

信息化技术的发展将推动全球健康信息的共享和互通。未来应建立全球健康信息平台，实现各国健康数据的实时共享和分析。通过大数据和人工智能技术的应用，全球各地能够更及时地发现和应对公共卫生威胁，提高全球卫生监测和预警能力。

（三）强化疾病预防和健康促进

未来公共卫生服务将更加注重疾病预防和健康促进。各国应加强合作，共同推广健康生活方式和预防措施，降低全球疾病负担。通过联合开展健康教育和健康促进活动，提高全球居民的健康素养，促进健康行为的养成，减少疾病的发生和传播。

（四）实现卫生资源的公平分配

为了保障全球卫生健康福祉，未来应努力实现卫生资源的公平分配。国际社会需要加强对贫困和发展中国家的卫生援助，提供技术支持和资金援助，帮助这些国家提升卫生服务能力。通过全球卫生资源的合理配置，缩小各国和各地区之间的卫生差距，实现卫生公平。

（五）应对全球卫生突发事件

全球化时代，各国的卫生安全息息相关。未来公共卫生服务的发展需要提高应对全球卫生突发事件的能力。建立全球卫生应急预案和协调机制，加强国际卫生应急演练和培训，提升应对跨国传染病、自然灾害等突发事件的合作能力，保障全球卫生安全。

（六）推动可持续发展

公共卫生服务的发展需要与可持续发展目标相结合。未来应推动卫生与环境、经济、社会等领域的协调发展，促进健康城市和健康社区的建设。通过改善环境卫生、提高食品和饮用水安全、减少环境污染等措施，创造健康的生活环境，保障人类的健康福祉。

将人类的卫生健康作为一个有机整体，保障人类共同的卫生健康福祉，是未来公共卫生服务发展的重要方向。通过全球卫生合作与治理、跨国健康信息共享、强化疾病预防和健康促进、实现卫生资源的公平分配、应对全球卫生突发事件、推动可持续发展和创新全球健康治理模式，未来公共卫生服务将更加有效地保障全球居民的健康福祉，实现全球卫生健康的共同目标。

展望未来，公共卫生服务的发展将朝着更加全面、精准和高效的方向迈进。我国通过深化医防融合、加强信息化建设、提高服务覆盖面和公平性、注重健康教育和健康促进、加强慢性病和老年病管理、应对突发公共卫生事件和推动健康政策和制度创新，未来公共卫生服务将更好地满足人民群众的健康需求，实现"健康中国"的美好愿景。

医防融合知识拓展

"健康中国"战略提出，要从"以治病为中心"向"以健康为中心"转变。落实预防为主，医疗和预防有效融合。慢性病已成为影响人民群众健康的公共卫生问题，医防融合成为优化慢病管理模式的新理念。基层卫生服务机构的基本职能定位就是"医防一体"，是落实医防融合的前沿阵地。

典型案例中，在全科医生、护士、医务社工等团队成员基础上，以糖尿病专业团队照护模式为策略，整合优质健康管理资源，综合运用信息化和人工智能等新技术手段，对糖尿病患者的管理和服务从院内延伸至院外，从线下扩展到线上，形成院内院外一体化、线下线上一体化的全病程规范化的预防—治疗—管理新型医防融合慢病管理模式。即主动服务，预防为主，防治结合，实现预防、治疗及管理一体化。构建和推进了基层社区卫生服务新型医防融合慢病管理模式，并取得了较好效果。

（史卫红 马涵英）

目标检测

答案解析

一、单项选择题

1. 预防接种属于（ ）
   A. 第一级预防 　　　　B. 临床前期预防 　　　　C. 第三级预防
   D. 临床期预防 　　　　E. 第二级预防

2. 目前不属于国家基本公共卫生服务项目的是（ ）
   A. 卫生监督协管 　　　　B. 建立居民健康档案 　　　　C. 0~6 岁儿童健康管理
   D. 1 型糖尿病患者健康管理 　E. 传染病及突发公共卫生事件报告处理

3. 家庭签约服务的第一责任人是（ ）
   A. 家庭医生 　　　　B. 社区护士 　　　　C. 公共卫生医生
   D. 中医类别医生 　　　　E. 营养师

4. 家庭医生团队的组成人员是（ ）
   A. 家庭医生、社区护士、公共卫生医生
   B. 社区护士、营养师、健康管理师
   C. 公共卫生医生、社区护士、营养师
   D. 中医类别医生、心理咨询师
   E. 营养师、健康管理师

5. 建设健康中国的战略主题是（ ）
   A. 普及知识、提升素养 　　B. 自主自律、健康生活 　　C. 早期干预、完善服务
   D. 公平公正、科学发展 　　E. 共建共享、全民健康

6. 用巴氏涂片法对 18~65 岁有性生活的女性行宫颈癌的筛检，从疾病的预防策略角度看，这属于（ ）
   A. 第一级预防 　　　　　　　　B. 第一级预防合并第二级预防
   C. 第三级预防 　　　　　　　　D. 第二级预防
   E. 第二级预防合并第三级预防

7. 在职业病的危害防治和职业人群健康监护中，不属于第一级预防措施的是（ ）
   A. 加强通风排毒 　　　　　　　　B. 改革工艺，采用无毒原料

C. 生产过程机械化、自动化、密闭化　　　D. 制订职业接触限值

E. 定期对工人进行体检

8. 全球卫生战略是（　　）

A. 2000 年人人享有卫生保健　　　　　B. 21 世纪人人享有卫生保健

C. 改进卫生公平　　　　　　　　　　D. 增加期望寿命，提高生活质量

E. 共建共享、全民健康

9. 现阶段我国的卫生工作方针不包括（　　）

A. 以农村为重点　　　B. 以改革创新为动力　　　C. 中西医并重

D. 预防为主　　　　　E. 将健康融入所有政策，人民共建共享

10. 家庭签约服务的时间通常是（　　）

A. 一年　　　　　　　B. 两年　　　　　　　C. 三年

D. 四年　　　　　　　E. 终身制

二、简答题

1. 国家基本公共卫生服务项目的内容是什么？

2. 家庭医生签约服务的主要内容是什么？

三、案例解析题

针对本章案例导入，请回答全科医生团队运用医防融合的服务模式进行慢病的精细化管理的相关问题。

1. 如何实施医防融合慢病管理模式下家庭医生服务？

2. 医防融合慢病管理模式下服务取得了怎样的效果？

3. 对于医防融合慢病管理模式你是怎么理解的？

书网融合……

重点小结　　　微课　　　习题

第二章 流行病学基本知识和 SPSS 概述及处理实例

学习目标

1. 通过本章学习，重点掌握流行病学概念、疾病分布内涵及筛检试验的评价。
2. 能够运用常见流行病学方法开展基层公共卫生服务研究，并利用统计方法及 SPSS 软件对结果进行正确分析、解释和应用。
3. 具备疾病预防理念，可利用筛检进行疾病的二级预防；理解公共卫生监测的重要性。
4. 培养学生科学严谨的求知精神及养成批判性思维。

案例导入

案例 为了解某地区自然人群的乙型肝炎病毒（HBV）感染状况、流行特征及免疫情况，该地区通过抽样调查开展了乙肝流行病学调查研究。HBV 感染分布特征如下：本调查共调查男性 960 人、女性 1328 人，男性和女性 HBsAg 阳性数分别为 196 人和 124 人，HBV 阳性数分别为 342 人和 584 人。HBsAg 阳性构成比以 20~岁年龄组最高，为 12.4%（20/161），其次是 30~岁年龄组，为 12.3%（54/438），10 岁以下年龄组最低，为 1.3%（1/79）；城市 HBsAg 流行率为 10.0%（69/692），农村 HBsAg 流行率为 9.7%（155/1590），城乡差异无统计学意义（$\chi^2 = 0.027$，$P > 0.869$）。

问题 1. 这是何种类型的流行病学研究？

2. 什么是疾病的三间分布特征？从以上疾病的分布特征能得到哪些线索？

3. 利用 SPSS 软件分析男性和女性 HBsAg 和 HBV 感染率有无差异？并对结果进行解释。

第一节 流行病学基本知识

流行病学（epidemiology）是研究防治疾病和促进健康的策略与措施的科学，是一门实用、独立的学科，被作为方法学广泛应用于许多医学领域中，逐渐成为现代医学的基础学科。随着国家对基本公共卫生服务的日益重视，流行病学研究方法已经成为基本公共卫生服务工作的重要组成部分，可以为基本公共卫生工作的有效实施提供科学的理论依据。

一、流行病学概述

（一）流行病学定义

目前较为公认的流行病学定义是："流行病学是研究人群中疾病与健康状况的分布及其影响因素，研究防治疾病及促进健康的策略和措施，并不断对方法和措施进行评价的一门学科"。简言之，流行病学的定义概括为：揭示现象—找出原因—提出策略和措施。

（二）流行病学的用途

1. 描述疾病和健康状态的分布　流行病学研究的起点即三间分布，通过疾病或健康状态在不同人群、不同地区、不同时间的分布特点和规律，提供疾病病因线索，阐明与疾病或健康状况发生和流行有关的因素，可以发现高危人群、合理配置卫生资源、有效采取防控措施，从而促进人群健康。

2. 用于疾病防治效果评价　随着科学技术的不断发展，新的疾病防治药品或技术层出不穷。如在临床实践中涉及对治疗药品或方法的不良反应的评价以及疾病的预后分析等，对一种新的疫苗效果的评价等都可以用流行病学的方法予以评价。

3. 用于疾病监测　疾病监测是指收集、核查、分析疾病的动态分布及其影响因素的资料，并将有关信息及时传达给有关部门和个人，以便采取适宜的干预策略。疾病监测所获得的信息可以为制定、完善和评价疾病预防控制及其他公共卫生措施与策略提供科学依据。

4. 研究疾病的自然史　应用流行病学方法可以阐明疾病的自然史，了解自然史有助于疾病的临床诊断、治疗，也有助于其预防和控制。

（三）流行病学的基本特征

1. 群体特征　流行病学的研究对象是群体，即从人群的各种分布现象入手，将分布作为研究一切问题的起点，不仅仅考虑个体疾病的治疗问题。流行病学是从宏观的角度认识疾病和健康，从群体的角度观察事物的发展变化，这是流行病学区别于其他医学学科的最显著的特点之一，群体和分布是流行病学中两个最基本的概念。

2. 比较的特征　流行病学研究自始至终贯穿着比较的思想，比较是流行病学分析的核心，只有通过对比分析，才能发现疾病发生的原因和评价研究结果。即使是一般的描述结果，也必须与相应的人群、时间和地点的结果比较才能说明问题，才有意义。

3. 社会医学和生态学特征　人群健康同环境有着密切的关系，人不仅具有生物属性，同时具有社会属性，因此人类健康和疾病受到自然环境和社会环境因素的制约。近年来有人在"生物—心理—社会医学模式"的基础上又提出了"生物—心理—社会—生态环境模式"，即在进行流行病学研究时要注意社会医学和生态学的特征。

4. 现场特征　流行病学调查必须在现场进行，并在现场实践中得到发展和完善。没有现场调查，就不能得到充分、准确的信息，也就很难提出符合实际情况的防治策略和措施。也即没有现场研究就不会有流行病学。

5. 概率论和数理统计学特征　流行病学在描述人群疾病发生的强度或死亡发生的危险度时，往往使用频率指标，计算频率指标要求有足够合理的数量，合适的数量要依靠统计学原则来确定。运用流行病学方法进行病因研究、临床试验和预防措施效果评价时，需要借助数理统计学的原理和方法对资料进行分析。

二、流行病学的主要研究方法

流行病学的研究方法按照设计类型可分为三大类，即观察性研究、实验性研究和理论性研究（图 2-1）。

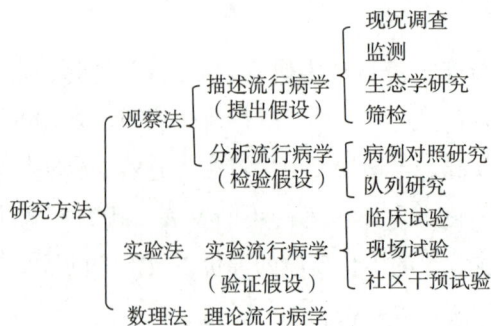

图 2-1　流行病学研究方法分类

（一）观察性研究

观察性研究是指研究人员在不对研究对象施加任何影响的情况下，对获得的调查资料进行分析研究的一种方法。观察性研究主要包括描述性研究和分析性研究。

描述性研究主要描述疾病或健康状况的分布，揭示现象，为病因研究提供线索，即提出假设，因此是流行病学调查的第一步，也是分析流行病学研究的基础。描述性研究最常用的方法有现况调查、个案调查、病例报告、生态学研究等。

分析性研究主要包括病例对照研究和队列研究。病例对照研究是选定患有某特定疾病和不患有该病但具有可比性的两组人，通过调查既往可能的危险因素的暴露史，比较两组的暴露比，从而推断暴露因素与疾病有无关联和关联大小的研究方法。队列研究是选定暴露与未暴露于某因素的两组人群，随访观察一定时间，比较两组人群某疾病的结局，从而判断该因素与发病或死亡有无关联及关联大小的研究方法。

（二）实验性研究

实验性研究是指在研究人员的控制下，对研究对象随机分为对照组和实验组，对实验组施加或消除某种因素或措施，随访观察一定时间，比较两组人群的结局，以判断此因素或措施对研究对象的影响。实验性研究根据其研究对象不同可分为临床试验、现场试验和社区干预试验三种类型。

（三）理论性研究

理论性研究又称为数学模型研究，它是将流行病学调查所得到的数据，通过运用不同的数字符号来代表疾病的多个病因以及机体与环境的各项危险因素，然后抽象地通过数学公式来模拟疾病的发生和流行，以探讨疾病流行的规律。该方法可以定量地反映出病因、机体与环境因素的变化对疾病发生的影响及其动态的变化。

三、疾病的分布

疾病的分布（distribution of disease）是指疾病或健康状态在不同地区、不同时间、不同人群发生的频率。疾病的分布是流行病学的一个重要概念，是流行病学研究的起点和基础，通过研究疾病的分布，可以了解疾病流行规律，揭示某因素与疾病的关系，为进一步研究指明方向。

（一）描述疾病分布的常用指标

为定量研究疾病与健康状态的分布特征，需要将流行病学调查资料按照不同人群、时间、地区特征分组，计算相应的频率指标（如发病率、死亡率、罹患率等），然后进行描述分析。

1. 发病指标

（1）发病率（incidence rate）　是指在一定时间内（一般为 1 年）某人群某病发生新病例的频率。计算公式为：

$$发病率 = \frac{一定时期内某人群中某病新病例数}{该人群同期暴露人口数} \times K \qquad (2-1)$$

$$K = 100\%、1000‰或 10\ 000/万\cdots\cdots$$

发病率是疾病流行强度的指标，反映疾病对人群健康的影响程度。通过发病率比较可了解疾病的流行特征，探索病因，提出病因假说及评价防治措施的效果等。

计算发病率时，分母中规定的暴露人口是观察时间内观察地区所有可能发生某病的人口数。发病率的分子是指观察期内该地新发生的某病病例数。

发病率可按年龄、性别、职业、地区及不同人群而分别统计计算。不同来源的发病率资料对比时，应考虑年龄、性别等的构成，对发病率进行标化，否则会造成偏倚。

（2）罹患率（attack rate）　与发病率一样，也是测量新发病例的指标。多用于某一局限范围内较短期间内新发病例的频率。观察时间以日、周、旬、月为单位，也可以一个流行期为阶段，使用比较灵活。

$$罹患率 = \frac{观察期内某病新病例数}{同期暴露人口数} \times K \qquad (2-2)$$

$$K = 100\%、1000‰或 10\ 000/万\cdots\cdots$$

在探讨疾病暴发或流行的病因时经常用到罹患率，它可以根据暴露程度精确测量发病概率，在食物中毒、职业中毒或传染病暴发及流行中，经常使用。

（3）患病率（prevalence rate）　又称现患率，是指某人群在某特定时间内某病现患（新、旧）病例的频率。

$$患病率 = \frac{某人群某特定时间内的新旧病例数}{该人群同期平均人口数} \times K \qquad (2-3)$$

$$K = 100\%、1000‰或 10\ 000/万\cdots\cdots$$

患病率常用于现况调查，调查时间不宜太长，应在一至数月内完成，一般不超过一年为宜。按某一时刻计算的患病率称为"时点患病率"。按一段时间计算的患病率称为"期间患病率"。

引起患病率升高的主要因素是：①新病例增加；②治疗水平提高，病程延长；③未愈者的寿命延长；④病例迁入；⑤健康者迁出；⑥易感者迁入；⑦诊断水平提高；⑧报告率提高等。反之，则引起患病率降低。

（4）感染率（infection rate）　是指在某个时间内所检查的人群中，某病现有感染者所占的比率。

$$某病感染率 = \frac{某病感染人数}{受检人数} \times 100\% \qquad (2-4)$$

感染率常用于研究某些传染病或寄生虫病的感染情况和防治措施的效果，也可以估计疾病的流行态势，为制订防治措施提供依据。特别是对隐性感染率高的疾病调查，如乙型病毒性肝炎、脊髓灰质炎、流行性乙型脑炎等，常用此指标。

2. 死亡指标

（1）死亡率（mortality rate）　是指某人群在一定时间内的总死亡人数与该人群同期平均人口数之比。

$$死亡率 = \frac{某人群某年总死亡人数}{该人群同年平均人口数} \times K \qquad (2-5)$$

$$K = 100\% 、1000\%或 10\,000/万……$$

其分子是某人群某年的死亡人数，分母是该人群同期平均人口数。观察时间常为一年。

死亡率反映一个人群总死亡水平，是衡量人群因病伤死亡危险大小的指标。是一个国家或地区文化、卫生水平的综合反映。上述方法计算的死亡率是死于各种原因的死亡率，称为普通死亡率或粗死亡率（crude death rate）。可以按照不同病种、性别、年龄、职业等计算死亡率。

（2）婴儿死亡率（infant death rate） 是指年内周岁内婴儿的死亡数占年内活产数的比值。一般以千分率表示。

$$婴儿死亡率 = \frac{某年未满 1 周岁婴儿死亡数}{同年活产数} \times 1000\% \qquad (2-6)$$

婴儿死亡率是反映社会经济及卫生状况的一项敏感指标，是妇幼卫生保健工作的常用指标。婴儿死亡率就是一种死亡率，与粗死亡率相比，不受人口构成影响，各国之间可以直接比较。

（3）病死率（fatality rate） 是指表示一定时间内（通常为 1 年）患某种疾病的人群中因该病而死亡的频率。

$$某病病死率 = \frac{一定时期内某病死亡人数}{同期确诊的某病病例数} \times 100\% \qquad (2-7)$$

病死率是疾病死亡率的一项重要指标，反映疾病的严重程度，也可以用来评价医院的医疗水平和工作质量。多用于急性传染病。

（4）生存率（survival rate） 是常用于评价某些慢性疾病如癌症、心血管病等疾病远期疗效的指标。

$$n 年存活率 = \frac{随访满 n 年存活的病例数}{随访满 n 年的病例数} \times 100\% \qquad (2-8)$$

研究存活率必须有随访制度。首先确定起算时间及结算时间。一般以确诊日期、手术日期、住院日期为起算时间。结算时间通常以 5 年计算，即 5 年存活率。

（二）疾病的流行强度

疾病的流行强度是某病在某地某人群中一定时期内发病数量的变化及病例间联系程度。常用于描述疾病流行强度的术语有散发、暴发、流行和大流行。

1. 散发 指某种疾病在某地区的发病率呈历年来的一般水平，病例间无明显传播关系。历年来一般是指当地近三年该病的发病率平均水平。散发一般多用于区、县以上范围，不适于小范围的人群。疾病呈散发的原因主要有：①该病常年流行或因疫苗接种，人群有一定的免疫力，如麻疹；②以隐性感染为主的传染病，如流行性乙型脑炎、脊髓灰质炎等；③潜伏期长的疾病，如麻风病等；④传播机制不易实现的传染病，如炭疽、斑疹伤寒等。

2. 暴发 某种疾病在一个局部地区或集体单位中，短时间内突然出现很多相同的病例，称为暴发。多数患者出现在该病的最长潜伏期内，有相同的传染源或传播途径。如食物中毒、麻疹、水痘、手足口病、甲型病毒性肝炎等的暴发。

3. 流行 某种疾病在某地区、某时期的发病率明显超过历年来的散发水平（3～10倍）时，称为流行。流行与散发是相对的，流行出现时各病例之间呈现明显的时间和空间的联系，应根据不同时期、不同病种等具体情况作出判断。

4. 大流行 大流行有些疾病在流行时，蔓延迅速，涉及地域广，往往在比较短的时间内越过省界、国界，甚至洲界形成世界性流行，称之为大流行。如流行性感冒、霍乱、鼠疫，历史上曾多次发生过世界性的大流行。随着世界经济的快速发展，交通日益便捷，人群和物资流动空前加快，病原体和传染源的快速移动使得疾病短时间传遍全球。

（三）疾病的分布

疾病在人群、时间、地区上的三间分布特征，是病因的外在表现，是形成病因假设的重要线索，是探索流行因素和制定防治对策的前提。

1. 人群分布 人群的年龄、性别、职业、种族、婚姻状况、家庭情况以及行为生活方式等特征，常常影响着疾病的分布，有时也可成为疾病的危险因素。研究疾病的人群分布有助于探讨疾病病因，为防治工作提供依据。

（1）年龄 在研究疾病的人群分布中，年龄是最重要的因素之一，几乎各种疾病的发病率或死亡率均与年龄有密切的关系。大多数疾病在不同年龄组其发病率不同。一般各种慢性病随年龄的增加而发病率增高，心脑血管疾病、恶性肿瘤、糖尿病等。白血病在儿童期和老年期均较多见。发病后有持久免疫力的传染病，如麻疹、百日咳、水痘等，大多在儿童中发病率高，尤其学龄前儿童发病率最高。有一些传染病如脊髓灰质炎、流行性乙型脑炎、流行性脑脊髓膜炎等，人群中普遍存在隐性感染，成年人多已获得免疫，故这些传染病的发病率以儿童年龄组为高。

（2）性别 许多疾病存在着性别差异。疾病的性别差异主要是由于男女接触致病因子的机会、遗传特征、内分泌代谢、生理解剖特点和内在素质不同所致。例如，血吸虫病、钩端螺旋体病往往是男性高于女性。我国癌症死亡率除乳腺癌、宫颈癌外，一般是男性高于女性。明显高的有膀胱癌、胃癌、肝癌，可能与男性接触致癌因子机会较多有关。如肺癌，男女发病率不同可能是由于男性吸烟者所占比例高于女性所致。地方性甲状腺肿女性多于男性，其原因可能与女性需碘量较多，但供给量又不足有关。胆囊炎、胆石症则以中年肥胖女性较多，可能与女性的生理特点有关系。

（3）职业 许多疾病的发生与职业密切相关，是由于机体所处职业环境中的致病因素，如紧张程度、物理因素、化学因素、生物因素等不同导致。如煤矿工易患硅肺；脑力劳动者易患冠心病；炼焦工人易患肺癌；售货员易患静脉曲张等。同一职业，但工种不同其发病率也不同。传染病的发生与职业也有密切关系，如皮毛厂工人易患炭疽；农牧场工人易患布鲁菌病；我国江苏、浙江及四川农民易患钩虫病；北方伐木工人易患森林脑炎。

（4）种族和民族 由于不同种族、民族的人群，其所处的自然环境、风俗习惯、生活方式、宗教信仰及遗传等因素的不同，这些因素均影响着疾病的发生。如马来西亚居住有三种民族，患淋巴瘤较多；印度人患口腔癌多；而中国人以患鼻咽癌和肝癌较多。我国回族、哈萨克族，男性胃癌死亡率高于其他民族，提示与饮食习惯有关；牧区少数民族农民的冠心病发病率高于同地区的汉族农民，与少数民族的高脂饮食有关。

（5）家庭 家庭的年龄结构、文化水平、经济及卫生状况、风俗习惯、嗜好等均与疾病的发生密切相关。家庭成员之间接触的密切程度，与某些传染病的传播相关，如病毒性肝炎、细菌性痢疾等。许多慢性病存在家族聚集性。婚姻状况、妊娠、分娩、哺乳等对女性健康有明显影响。已婚妇女宫颈癌发病率明显高于单身妇女，未婚女性和高龄分娩者易患乳腺癌。

（6）行为 不良行为和不良生活方式与许多疾病，尤其是慢性病的发生密切相关。吸烟、酗酒、吸毒、不洁性行为、静坐生活方式等可增加某些疾病发生的危险。据世界卫生组织报告，在发达国家和部分发展中国家，危害人类健康和生命的主要原因，是恶性肿瘤、冠心病、脑卒中、高血压、糖尿病等慢性非传染性疾病，而这些疾病的发生与发展，60%～70%是由社会因素和不健康的生活方式与不良行为习惯造成的。

2. 地区分布　疾病的发生往往受地区的自然环境和社会条件的影响，地区差异反映了不同地区致病因子的差别，因此，研究疾病地区分布常可对疾病的病因、流行因素等提供线索，以便制订防治对策。

（1）疾病在国家间的分布　疾病在世界各国的分布并不均衡，例如乳腺癌在北美洲、北欧、西欧发病最多，东欧次之，亚洲和非洲各国较少。肝癌多见亚洲、非洲。胃癌死亡率日本和智利等国家较高，澳大利亚、美国较低。霍乱在印度高发，病毒性肝炎在我国和亚裔人群高发。黄热病的分布与埃及伊蚊的分布一致，主要流行于南美洲和非洲；登革热流行于热带、亚热带。

（2）疾病在国家内的分布　疾病在一个国家内的不同地区分布也有差别。血吸虫病在我国长江以南曾广泛流行，长江以北则未见此病。这是因为北方干燥、寒冷、缺乏钉螺滋生繁殖条件所致。食管癌在我国北方多于南方，而北方又以太行山脉地区的山西、河南、河北三省交界处为圆心，死亡率以同心圆向周围扩散，逐渐降低。我国鼻咽癌主要分布于华南，而以广东省为高发区。大骨节病主要分布于东北、华北、西北等省、市、自治区，我国南方则无此病。地方性甲状腺肿（缺碘性）则以山区最多，流行地区的土壤、水和食物中含碘量均低于一般地区。原发性肝癌主要分布于东南沿海各地，以上海、福建、江苏、广西、浙江等省市死亡率最高。

（3）疾病的城乡分布　城乡在经济发展、自然环境、卫生条件、风俗习惯、人口流动等方面有较大差异，导致疾病在城乡间分布不同。城市交通方便，人口稠密，居住拥挤，因此呼吸道传染病如流行性感冒、流行性脑脊髓膜炎、百日咳等经常有散发和流行。在偏僻农村交通不便，人口稀少，居住分散、呼吸道传染病往往不易发生流行。但一旦有患者或携带者传入，也可以引起大规模流行。城市工业集中，排放烟尘及有害气体，加之汽车尾气排放，致使呼吸系统疾病和交通事故高于农村，尤其肺癌死亡率城市高于农村。

3. 时间分布　描述疾病分布的时间单位因病种而不同，其变化的形式主要有短期波动、季节性、周期性和长期变异。

（1）短期波动　是指人群中某种疾病在较短时间内发病数突然增多的现象。其含义与暴发相近，区别在于暴发常用于少量人群，而短期波动常用于较大数量的人群。

疾病的短期波动或暴发一般具有比较明确的原因，系由于人群中大多数人在短时间内接触或暴露于同一致病因素所致，常见于因食物或水源被污染而引起的食物中毒、麻疹、伤寒、痢疾等。由于潜伏期不同，发病有先有后。先发病者为短潜伏期患者，后发病者为长潜伏期患者，大多数病例发生日期往往在最短和最长潜伏期之间，即常见潜伏期。发病高峰与该病的常见潜伏期基本一致。因此，可从发病高峰推算暴露日期，从而找出引起暴发的原因。

（2）季节性　疾病在每年一定季节内呈现发病率升高的现象，称为季节性。疾病呈现季节性变化的原因受气象条件、媒介昆虫、人群风俗习惯、生产条件等诸多因素的影响。研究疾病的季节性不但可探讨流行因素、传染源，还可为防治对策的制订提供依据。季节性有两种表现形式，即严格的季节性和季节性升高。如流行性乙型脑炎在我国北方8、9、10三个月为发病高峰季节，在此前后很少发生，而南方稍早。其主要原因与乙型脑炎病毒在媒介昆虫体内繁殖特性及蚊虫滋生条件有关，也与猪的病毒血症时间密切相关。呼吸道传染病季节性高峰一般多在冬春季节，如流行性脑脊髓膜炎发病高峰在1～4月。肠道传染病终年均可发生，季节性高峰为夏秋季。

（3）周期性　疾病依规律性的时间间隔发生流行的现象，称为周期性。呈现周期性流行的疾病主要是呼吸道传染性疾病。例如流行性感冒每隔 10～15 年出现一次世界性的大流行；流行性脑髓膜炎 7～9 年流行一次；百日咳 3～4 年一次。麻疹疫苗普遍使用前，在城市中常常表现为 2 年一次流行高峰。自 1965 年广泛推广使用麻疹疫苗后，我国麻疹的发病率显著降低，周期性流行已不明显。

（4）长期变异　在一个相当长时间内（通常为几年或几十年），疾病的病原体、临床表现、发病率、死亡率等，随着社会生活条件改变、医疗技术的进步和自然条件的变化而发生显著变化，与原来有很大的不同，称之为长期变异。

经过长期变异，我国疾病谱发生显著变化，慢性非传染性疾病如心血管疾病、肿瘤等在死因顺位中上升。传染性疾病中，如伤寒、细菌性痢疾、霍乱、炭疽等，既往我国经常发生流行或大流行，经过大力防治，这些疾病的发病率明显下降；但是有一些传染病如甲型病毒性肝炎、乙型病毒性肝炎、肺结核、艾滋病等，发病情况仍然十分严峻，仍需持续关注。

四、筛检

（一）筛检的概念

筛检（screening）是运用快速、简便的检验、检查或其他措施，在健康人群中，发现那些表面健康，但可疑有病或有缺陷的人。用于筛检的试验称为筛检试验。筛检只是初步检查，并不是对疾病作出诊断，对筛检结果阳性或可疑阳性者需进一步做确诊检查，进而对确诊者进行治疗。筛检试验流程如图 2-2 所示。

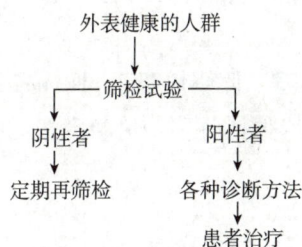

图 2-2　筛检试验流程

（二）筛检的目的

1. 早期发现可疑患者，做到早诊断、早治疗　目的是提高疾病治愈率，实现疾病的二级预防，如高血压、糖尿病、直肠癌、乳腺癌、宫颈癌等的筛检。

2. 筛查疾病的危险因素，发现高危人群　对高危人群从病因学的角度采取措施，实现早期干预，降低人群的发病率，达到疾病的第一级预防的目的。如筛检疾病易感基因和有害基因，预防相关疾病；筛查高血压预防脑卒中，筛查高胆固醇血症预防冠心病等。

3. 识别疾病早期阶段，了解疾病自然史，进行疾病监测　如糖尿病筛检可以发现人群中空腹血糖受损和糖耐量异常者，给予相应的干预措施可以延缓糖尿病发生。

（三）筛检的原则

筛检是一项重大公共卫生实践活动，涉及众多人群，需要巨大物力财力的投入，必须权衡利弊得失，估计成本效益，制定好周密的计划，一般要遵循以下原则。

1. 被筛检的疾病或缺陷是当地重大的公共卫生问题，如得不到控制可能会引起严重后果。

2. 对被筛检的疾病或缺陷有进一步确诊的方法与条件，并具有有效的治疗方法。

3. 筛检试验必须快速、简便、经济、可靠、安全、有效，并易为群众接受。

4. 对疾病的自然史有足够的了解。

5. 要考虑整个筛检的成本和收益问题。

（四）筛检试验的效果评价

筛检试验评价指标主要从真实性、可靠性和收益三方面来考虑。

1. 真实性（validity）　又称效度或准确性，是指测量值与实际值（金标准的测量值）符合的程度，即正确地判定受试者有病与无病的能力。符合的程度越高，试验的价值越大。金标准是指当前医学界公认的诊断疾病最可靠的方法，又称标准诊断。评价试验真实性的指标有灵敏度、特异度、假阳性率、假阴性率、约登指数和似然比。筛检试验的真实性评价整理见表 2 - 1。

表 2 - 1 筛检试验的真实性评价整理

筛检试验	金标准确诊		合计
	患者	非患者	
阳性	a	b	$a + b$
阴性	c	d	$c + d$
合计	$a + c$	$b + d$	N

（1）灵敏度（sensitivity） 又称真阳性率，指筛检试验判断为阳性人数占真正患者数的百分比。

$$灵敏度 = \frac{a}{a + c} \times 100\% \tag{2-9}$$

（2）特异度（specificity） 又称真阴性率，指筛检试验判断为阴性人数占真正非患者数的百分比。

$$特异度 = \frac{d}{b + d} \times 100\% \tag{2-10}$$

（3）假阴性率（false negative rate） 又称漏诊率，指真患者被筛检试验判断为阴性占真患者的百分比。假阴性率与灵敏度相对应，即灵敏度 = 1 - 假阴性率。

$$假阴性率 = \frac{c}{a + c} \times 100\% \tag{2-11}$$

（4）假阳性率（false positive rate） 又称误诊率，是指非患者被筛检试验判断为阳性占非患者的百分比。假阳性率与特异度相对应，即特异度 = 1 - 假阳性率。

$$假阳性率 = \frac{b}{b + d} \times 100\% \tag{2-12}$$

（5）约登指数（Youden's index） 也称为正确指数，表示筛检方法发现真正患者与非患者的总能力。

$$约登指数 = （灵敏度 + 特异度） - 1 \tag{2-13}$$

（6）似然比（likelihood ratio） 指患者中某种试验结果出现的概率与非患者中该试验结果出现的概率之比。似然比的计算不受患病率的影响，只与灵敏度和特异度有关，包括阳性似然比和阴性似然比。

1）阳性似然比（positive likelihood ratio） 是试验结果真阳性率与假阳性率之比，说明患者中出现某种试验结果阳性的概率是非患者出现阳性的多少倍。比值越大，试验结果阳性时为真阳性的概率越大，筛检试验的效果越好。

$$阳性似然比 = \frac{真阳性率}{假阳性率} = \frac{灵敏度}{1 - 特异度} \tag{2-14}$$

2）阴性似然比（negative likelihood ratio） 是试验结果假阴性率与真阴性率之比，说明患者中出现某种试验结果阴性的概率是非患者出现阴性的多少倍。比值越小，试验结果阴性时为真阴性的可能性越大，筛检试验的效果越好。

$$阴性似然比 = \frac{假阳性率}{真阴性率} = \frac{1 - 灵敏度}{特异度} \tag{2-15}$$

2. 可靠性（reliability） 亦称信度或重复性、精确性，是指试验在相同条件下重复测量同一受试对象获得相同结果的稳定程度。

影响试验可靠性的因素有：①受试对象自身生物学变异；②观察者变异；③试验方法或仪器本身

的变异。

评价筛检试验可靠性的指标有：变异系数、符合率、Kappa 值。

（1）标准差和变异系数　该指标适用于作计量资料的的可靠性分析。

（2）符合率　又称粗一致率，适用于计数资料的可靠性分析。它是指两次检测结果相同的人数占受试者总数的百分比。筛检试验可靠性评价的整理见表 2 - 2。

表 2 - 2　筛检试验可靠性评价整理

第二次试验	第一次试验		合计
	阳性	阴性	
阳性	a	b	$a+b$
阴性	c	d	$c+d$
合计	$a+c$	$b+d$	n

$$符合率 = \frac{a+d}{n} \times 100\% \tag{2-16}$$

（3）Kappa 值　适用于计数资料的可靠性分析。表示不同观察者对同一批结果的判定和同一观察者在不同情况下对同一批结果的判定的一致程度，价值越高一致性越好。

3. 收益（yield）　又称收获量，指经筛检后能使多少原来未发现的患者得到诊断和治疗。收益可从发现新病例的数量、预后改善情况以及社会效益、经济效益等方面进行评价。

预测值（predictive value）是评价筛检收益的重要指标，表示筛检试验结果判断正确的概率，表明试验结果的实际临床意义。其包括阳性预测值和阴性预测值。

（1）阳性预测值（positive predictive value）　指试验结果阳性人数中真阳性人数所占的比例。

$$阳性预测值 = \frac{a}{a+b} \times 100\% \tag{2-17}$$

（2）阴性预测值（negative predictive value）　指试验结果阴性人数中真阴性人数所占的比例。

$$阴性预测值 = \frac{d}{c+d} \times 100\% \tag{2-18}$$

当患病率一定时，筛检试验的灵敏度愈高，阴性预测值愈高；试验的特异度愈高，阳性预测值愈高。当灵敏度和特异度一定时，患病率愈高，阳性预测值越高，阴性预测值越低，反之亦然。

五、公共卫生监测

（一）公共卫生监测概念

公共卫生监测是长期、连续、系统地收集有关健康事件、卫生问题的资料，经过科学分析、解释后获得重要的公共卫生信息，并及时将信息反馈给相关机构（如决策者、卫生部门工作者和公众等），用以指导制定、完善和评价公共卫生干预措施与策略的过程。

公共卫生监测的三个基本含义包括：①只有长期、连续、系统地收集资料，才能发现疾病和健康状况的分布规律和发展趋势；②只有将原始资料整理、分析、解释后，才能转化为有价值的信息；③只有将信息及时反馈给有关部门和人员后，才能在预防和控制疾病时得以最有效利用。

公共卫生监测的三个阶段是收集整理、分析解释、反馈利用。信息收集是基础，利用是目的。

（二）公共卫生监测的用途

公共卫生监督的目的是为决策者提供科学依据并评价决策效果，其主要用途有：①确定主要的公共卫生问题，掌握其分布和发展趋势；②查明健康相关事件发生的原因，并采取干预措施；③评价公共卫生干预措施的效果；④预测疾病流行发展趋势；⑤研究相关健康问题的影响因素，制订公共卫生策略和措施。

（三）公共卫生监测的种类和内容

1. 疾病监测　是长期地、连续地收集、核对、分析疾病的动态分布和影响因素的资料，并将信息及时上报和反馈，以便及时采取干预措施。包括传染病监测、慢性非传染性疾病监测、死因监测、医院感染监测等。

（1）传染病监测　包括疾病发生、诊断、三间分布、免疫水平、耐药性、干预措施等。世界卫生组织规定的国际监测传染病为天花、野毒株引起的脊髓灰质炎、新亚型病毒引起的人类流感和严重急性呼吸综合征（SARS）四种。

（2）慢性非传染性疾病监测　随着疾病谱的改变，疾病监测的范围扩大到非传染病，病种有很多，例如恶性肿瘤、心脑血管病、职业病、出生缺陷、伤害等。监测内容根据监测目的而异，包括以下几个方面：①监测群体中慢性病的发病和死亡水平的变化情况；②针对慢性病的主要危险因素，在群体中进行行为危险因素及其有关知识和态度的监测；③监测支持人们行为改变的政策、媒体导向和支持措施等社会环境因素的变化情况。由于很多非传染病特别是慢性病的发生都与个人行为有着密切关系，行为危险因素的监测已成为疾病监测的一个组成部分，包括中国在内的越来越多的国家意识到行为危险因素监测的重要性，均建立了本国的行为危险因素监测系统。

（3）死因监测　是通过连续、系统地收集人群死亡资料，并进行综合分析，研究死亡水平、死亡原因及变化趋势。人群死亡率和死因分布，可以反映人群健康水平，可以为确定不同时期的主要死因和疾病防治重点提供依据，如全国的孕产妇和 5 岁以下儿童的死亡监测。

（4）医院感染监测　可以为预防、控制和管理医院感染提供科学依据。我国于 2009 年 12 月实施的《医院感染监测规范》中规定，医院建立医院感染监测与通告制度，及时诊断医院感染病例，分析危险因素，采取针对性的预防控制措施。

2. 症状监测　又称综合征监测或症候群监测，是指通过长期、连续、系统地收集特定临床综合征或与疾病相关现象的发生频率，从而对某类疾病的发生或流行进行早期探查、预警和作出快速反应的监测方法。常用的症状监测主要有流感样病例监测、发热监测、腹泻监测等。

症状监测不依赖特定的诊断，是强调非特异症状为基础的监测，不仅包括临床症状或综合征监测，也有门诊就医情况，药店非处方药、医疗相关用品销售量，学生或职工的缺勤率等的监测。

3. 行为和行为危险因素监测　如今，慢性病、伤害和性传播疾病等已成为影响人群健康的主要卫生问题，因此吸烟、饮酒、不良饮食习惯、体力活动、不安全性行为、吸毒、汽车安全驾驶、安全头盔使用等成为公共卫生监测的组成部分。

4. 其他公共卫生监测　为解决不同的公共卫生问题，可以开展出生缺陷监测、环境监测、学校卫生监测、药物不良反应监测、营养和食品安全监测、突发公共卫生事件监测和计划生育监测等。

第二节　SPSS 概述及处理实例 微课

社会科学软件统计包（statistics package for social science，SPSS）于 20 世纪 60 年代由美国斯坦福大学的 3 位研究生研制开发。1984 年，SPSS 中心推出了基于 DOS 系统的微机版本。20 世纪 90 年代以后，随着 Windows 系统的逐渐盛行，SPSS 也适时地推出了基于 Windows 操作平台的新版本。2009 年 7 月，IBM 公司收购 SPSS 公司，同时将 SPSS 更名为 IBM SPSS。到如今，SPSS 软件已经成为国际上最有影响力的统计软件之一，并广泛应用于医学领域。

SPSS 是世界上最早采用图形菜单驱动界面的统计软件，他最突出的特点就是操作界面极为友好，输出结果美观漂亮，是非专业统计人员的首选统计软件。本节内容以 SPSS 26.0 为蓝本，以医学领域的相关资料为例子，简单直观地介绍其基本使用方法。

一、SPSS 统计软件界面及常用功能菜单

（一）SPSS 统计软件界面

1. 数据编辑窗口　是 SPSS 的基本界面，打开软件后默认显示。该窗口可以进行数据的录入、编辑以及变量属性的定义和编辑、建立新的数据文件、编辑和显示已有的数据文件等功能。建立的数据文件保存格式为：＊.sav。"＊"号代表任意命名的文件名，"sav"表示数据文件的扩展名。数据编辑窗口由数据视图窗口和变量视图窗口组成，在窗口左下角有转换标签，两个窗口切换单独显示。数据窗口用于显示和编辑数据（图 2-3），变量窗口用于定义、显示和编辑变量特征。

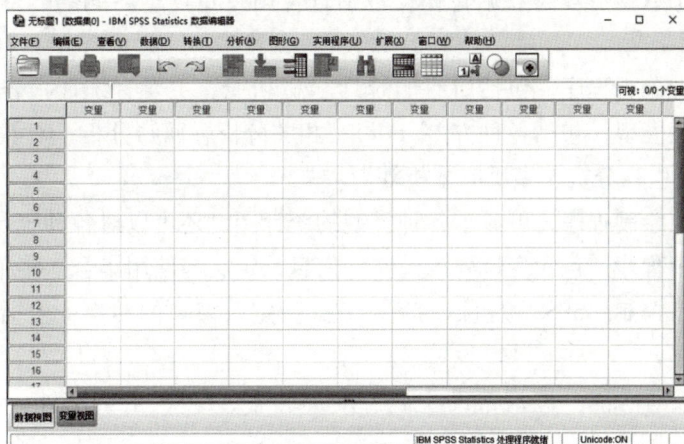

图 2-3　数据编辑窗口

2. 结果输出窗口　只要运行某个统计分析过程，就会显示该窗口（图 2-4）。该窗口右侧为内容窗，显示统计分析的具体输出结果，包括统计图、统计表和文字说明。左侧是标题窗，又称导航窗，显示输出结果的目录，可通过单击目录来展开右边窗口中的统计分析结果。当输出内容过多时，可通过点击各标题左侧的"＋"或"－"以显示或隐藏右侧内容窗中的相应内容。所有的显示结果均可以文件的形式保存，其保存格式为：＊.spo。"＊"号代表输出结果的文件名，"spo"表示输出结果文件的扩展名。

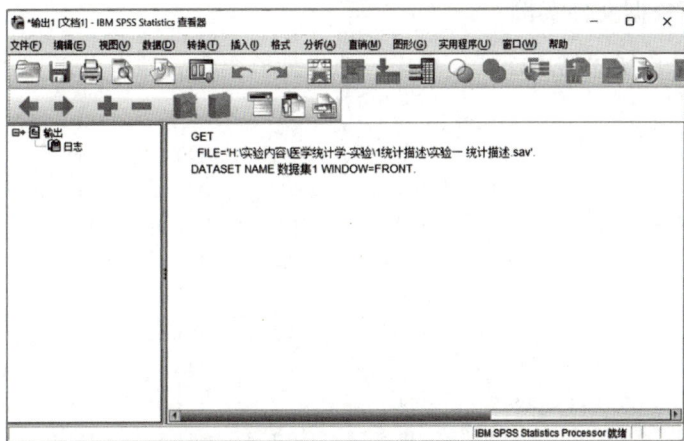

图 2-4　结果输出窗口

（二）SPSS 窗口菜单

1. 文件菜单 文件操作，用于文件的存取及打印和外部数据的读取，以及对文件的新建、打开、保存、另存为、打印等功能。

2. 编辑菜单 文本编辑，可以撤销或恢复前一次或多次的操作，包括数据的复制、剪切、粘贴、清除文件或数据、查找及定义系统参数等基本的数据编辑功能。

3. 视图菜单 窗口外观控制，用于数据的外观设置。可控制状态栏、工具栏、表格线的显示或隐藏、字体设置等。

4. 数据菜单 数据文件的建立与编辑，具备数据整理的部分功能，包括插入新观测和新变量、数据排序、选取、合并、拆分，对变量值的选择和加权等功能应注意：对变量值的加权处理（weight cases）功能在频数分布资料中非常重要。

5. 转换菜单 用于数据整理及数据转换，包括计算新变量、重新编码、自动编码、排序、重置缺失值、对数据进行计数等。

6. 分析菜单 统计分析程序，包括所有的统计分析功能。主要有统计报告、统计描述、均值比较、一般（广义）线性模型（包括各种方差分析）、相关分析、回归分析、对数线性模型、聚类与判别分析、非参数检验、生存分析、多反应分析等。

7. 图形菜单 图表绘制程序，可显示各种类型的统计图，还可以对各种统计图形进行编辑处理。

8. 实用菜单 实用程序，包含变量列表、文件信息、定义与使用集合、菜单编辑器等。

9. 窗口菜单 窗口控制，SPSS 主窗口的呈现方式设定及窗口的转换，包括窗口最小化、激活窗口等。

10. 帮助菜单 帮助功能。包括帮助主题、培训教程、SPSS 主页网址、语句指南、统计学指导等。

二、SPSS 统计软件数据文件的建立

（一）建立 SPSS 数据文件的步骤

在 SPSS 中，用户必须按照规定的格式要求输入数据才能进行正确的统计分析。SPSS 中不同过程定义输入数据的格式要求也不相同。主要过程有：①打开数据编辑窗口；②定义变量；③按照分析过程所需要的格式输入分析数据；④对输入后数据建立文件名并存盘保存；⑤保存后的 SPSS 数据文件可根据用户需要随时打开、调用并进行分析。

（二）建立 SPSS 数据文件实例

例 2-1 从某年某地居民健康档案信息中，随机抽取 100 名健康男孩身高（cm）的数据如下，请建立 SPSS 数据文件。

144.5	148.8	134.4	148.8	137.9	151.3	140.8	149.8	143.6	149.0
145.2	141.8	146.8	135.1	150.3	133.1	142.7	143.9	142.4	139.6
151.1	144.0	145.4	146.2	143.3	156.3	141.9	140.7	145.9	144.4
141.2	141.5	148.8	140.1	150.6	139.5	146.4	143.8	150.0	142.1
143.5	139.2	144.7	139.3	141.9	147.8	140.5	138.9	148.9	142.1
150.8	144.5	137.1	147.1	142.9	134.9	143.6	142.3	143.3	140.2
125.9	132.7	152.9	147.9	141.8	141.4	140.9	141.4	146.7	138.7
160.9	154.2	137.9	139.9	149.7	147.5	136.9	148.1	144.0	137.4
144.7	138.5	138.9	137.7	138.5	139.6	143.5	142.9	146.5	145.4
129.4	142.5	141.2	148.9	154.0	147.7	152.3	146.6	139.2	139.9

具体操作步骤如下。

1. 打开数据编辑窗口。

2. 定义变量　在主窗口中单击进入变量视图。

定义变量名：身高，根据数据信息定义变量类型为数值型，调整小数点位数为 1（图 2 - 5）。

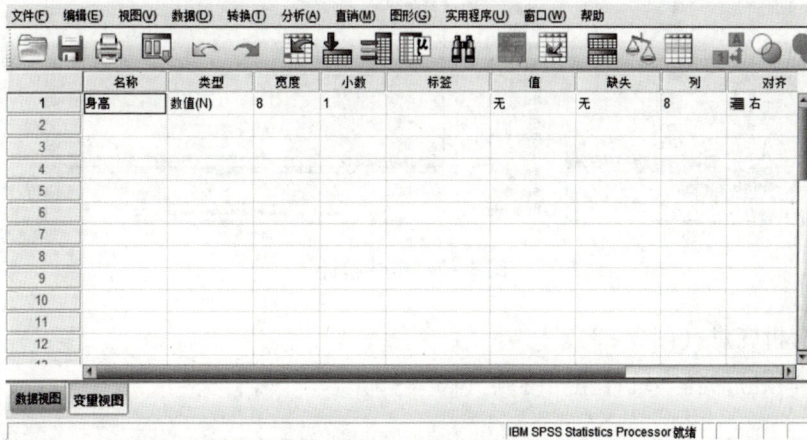

图 2 - 5　定义变量

3. 输入数据　单击数据视图标签。在变量列中已经显示刚才定义好的变量"身高"，并可以在相应的单元格中输入数据。以列为单位录入一个变量的所有值（图 2 - 6）。

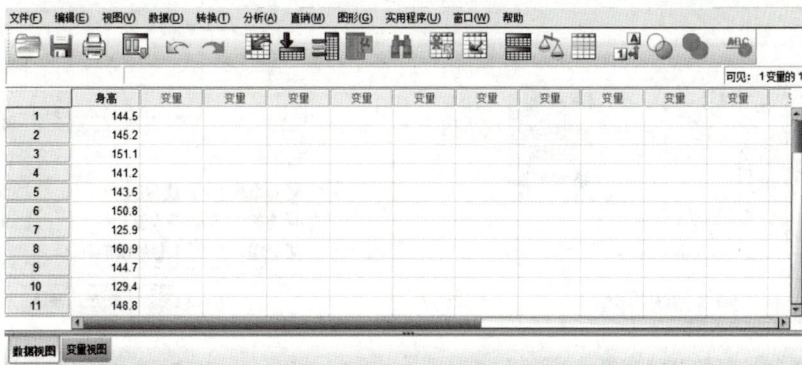

图 2 - 6　输入数据

4. 保存已建立的数据文件　上述步骤全部完成后，需要保存输入的变量及数据。单击"文件"菜单栏→单击"保存"项→显示"另存为"对话框→选择适当的文件保存目录并输入文件名→单击"保存"按钮。

5. 打开已建立的数据文件　双击 SPSS 图标→显示新的 SPSS 主窗口→单击"文件"菜单栏→单击"打开"项→单击"数据"项→显示"打开数据"对话框→找到 SPSS 数据文件的目录路径及文件名→选定→单击"打开"按钮→在主窗口中显示已经建立的数据文件。

三、SPSS 统计软件常用统计学方法操作步骤

（一）描述性统计

例 2 - 2　请对例 2 - 1 数据进行统计描述。

SPSS 操作步骤如下。

1. 单击分析—描述统计—频率（图2-7）。

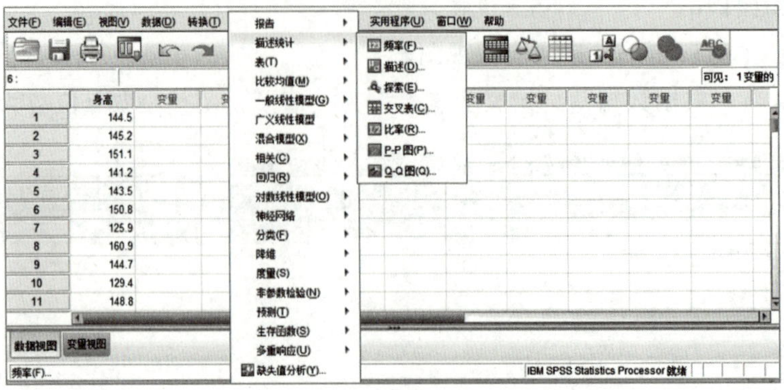

图 2-7　描述统计

2. 选择频数分析变量（图2-8）。
3. 统计—选择相应的基本统计量—继续（图2-9）。

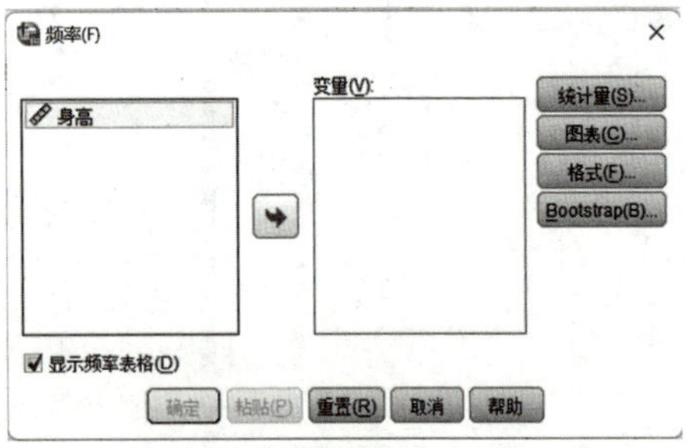

图 2-8　频数分析变量

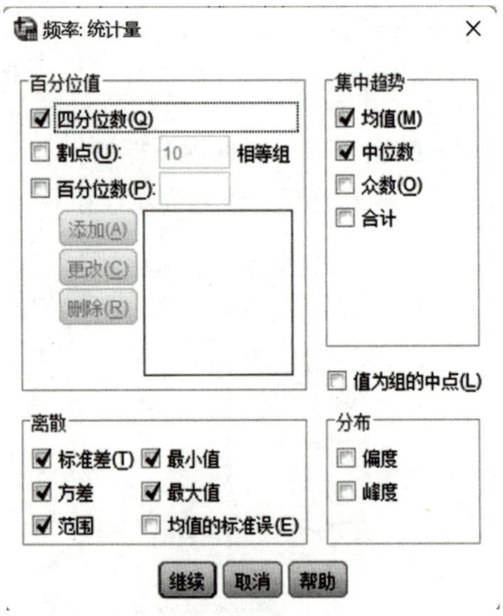

图 2-9　统计量指标

4. 图表—选择直方图—在直方图中显示正态曲线—继续（图2-10）。
5. 单击确定，完成统计分析并保存结果文件（图2-11）。

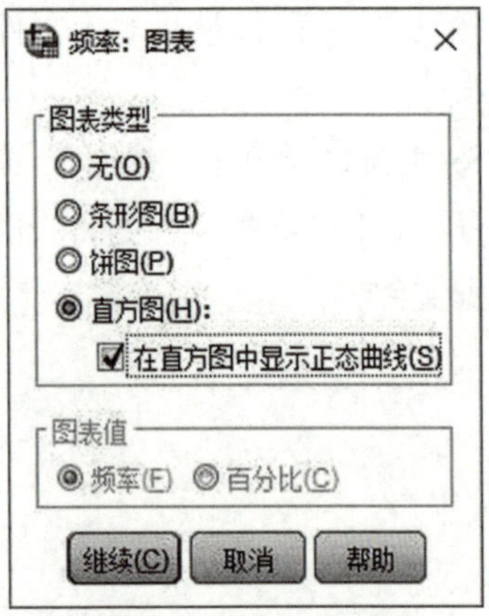

图 2-10　直方图选择

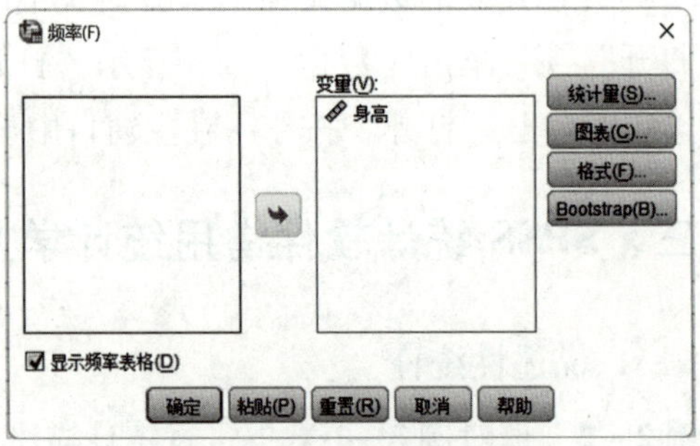

图 2-11　确定完成分析

6. 结果分析（图 2 - 12、图 2 - 13）。

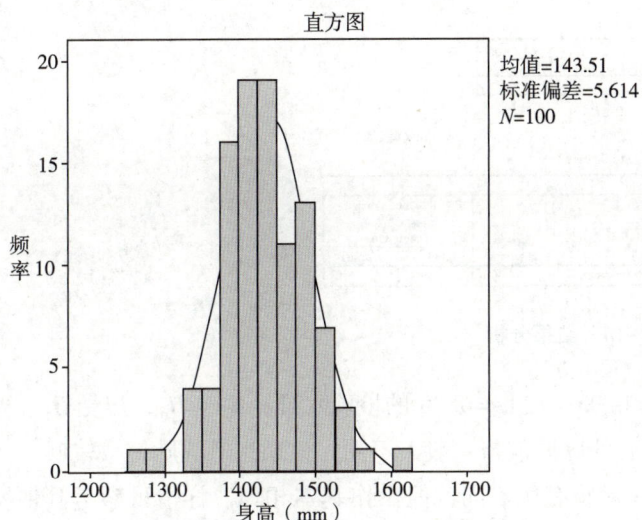

均值=143.51
标准偏差=5.614
N=100

图 2 - 12 直方图结果

统计量

身高（cm）

N	有效	100
	缺失	0
均值		143.512
中值		143.300
标准差		5.6139
方差		31.515
全距		35.0
极小值		125.9
极大值		160.9
百分位数	25	139.900
	50	143.300
	75	147.400

图 2 - 13 统计描述结果

由图形上看，可以认为该资料近似正态分布，可用均数描述其集中趋势，标准差描述其离散趋势，均数为 143.512cm，标准差为 5.614cm。

（二）常用假设检验方法

1. t 检验 主要用于定量资料两个总体均数的比较。t 检验主要有三种类型。

（1）单样本 t 检验 用于样本均数与总体均数的比较。条件是样本来自正态分布总体。

（2）独立样本 t 检验 用于完全随机设计两个样本均数的比较。条件是两样本所代表的总体服从正态分布且两总体方差相等。

（3）配对样本 t 检验 用于配对设计两样本均数的比较。条件是差值 d 的总体服从正态分布。

例 2 - 3 已知正常人的脉搏平均为 72 次/分，现某护士测得 10 例某病患者的脉搏（次/分）分别为：54、67、68、78、70、66、67、70、65、69。试问此病患者的脉搏与正常人有否显著性差异？

（1）资料分析 本例属于样本均数与总体均数的比较，经正态性检验服从正态分布，选择单样本 t 检验。

（2）操作步骤

1）定义变量名 脉搏，按顺序输入数据。

2）单击 Analyze 菜单选 Compare Means 中的 One - sample T Test···项，从对话框左侧的变量列表中选择变量脉搏，使之进入 Test Variables 框；在检验值（Test value）框内输入 72。单击 OK（图 2 - 14、图 2 - 15）。

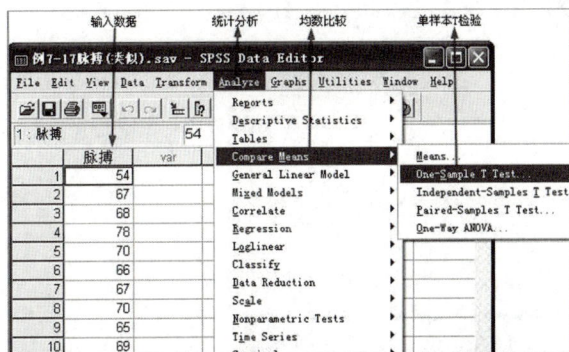

图 2 - 14 单样本 t 检验

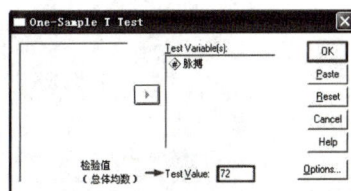

图 2 - 15 设定检验值

（3）结果分析（图2-16）。

图2-16 结果分析

因检验结果为：$t = 2.453$，$P = 0.037$，$P < 0.05$，按 $\alpha = 0.05$ 的检验水准，拒绝 H_0，接受 H_1，差异有统计意义，即根据本资料可以认为该病患者的脉搏数与一般人不同，该病患者的脉搏数较低。

其他两种 t 检验的数据输入模式与单样本 t 检验有所不同，但操作基本相似。详情可参考其他统计专业书籍。

2. χ^2 检验 主要用于两个或多个率或构成比的比较。χ^2 检验主要有三种类型。

（1）四格表资料 χ^2 检验 用于推断两个总体率或构成比是否相同。

（2）配对四格表资料 χ^2 检验 用于推断配对设计四格表资料的两个总体率或构成比是否相同。

（3）行×列表资料 χ^2 检验 用于推断多个总体率或构成比是否相同。

例2-4 某社区卫生服务中心为了研究吸烟与慢性支气管炎的关系，采集了本社区部分居民的吸烟情况及其慢性支气管炎的患病情况，详细数据如表2-3所示。请问吸烟者与不吸烟者的慢性支气管炎患病率有无差别？

表2-3 某社区部分吸烟者与不吸烟者的慢性支气管炎患病率

分组	患病人数	未患病人数	合计	患病率（%）
吸烟者	43 (a)	162 (b)	205 $(a+b)$	21.0
不吸烟者	13 (c)	121 (d)	134 $(c+d)$	9.7
合计	56 $(a+c)$	283 $(b+d)$	339 (n)	16.5

（1）资料分析 本例属 2×2 表频数分布比较，选择四格表 χ^2 检验。

（2）操作步骤

1）定义三个变量 分组变量（吸烟者 $=1$，不吸烟者 $=2$）为 r、结果（患病 $=1$，未患病 $=2$）为 c 和频数变量 f，切换到数据视图，输入数据，并保存数据文件（图2-17）。

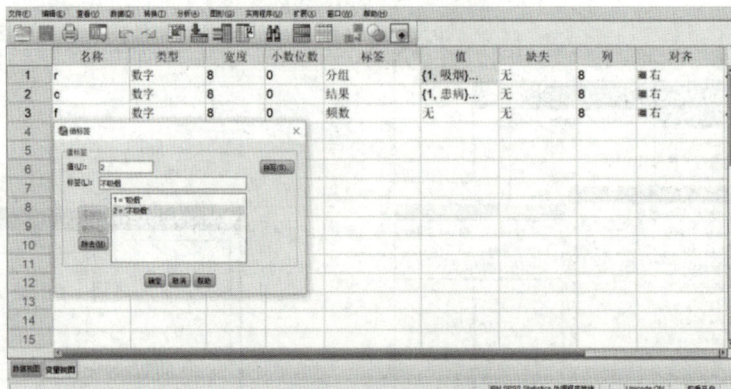

图2-17 定义变量及变量值

2）单击"数据"选"个案加权"，弹出"个案加权"对话框，选频数（f）进入"频数变量"框，点击确定（图 2 - 18、图 2 - 19）。

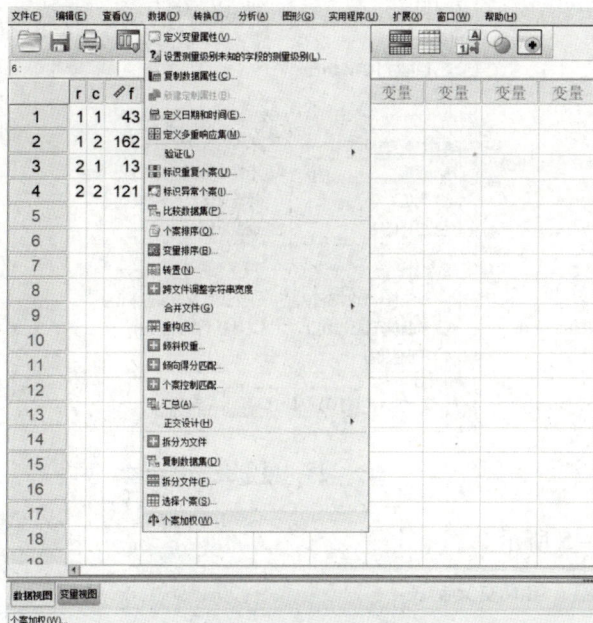

图 2 - 18　个案加权

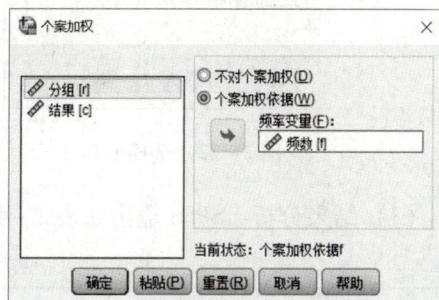

图 2 - 19　频数加权

3）单击"分析"选"描述统计"中的"交叉表"…项，弹出"交叉表"对话框。在对话框中，选分组（r）进入"行"框，选结果（c）进入"列"框（图 2 - 20、图 2 - 21）。

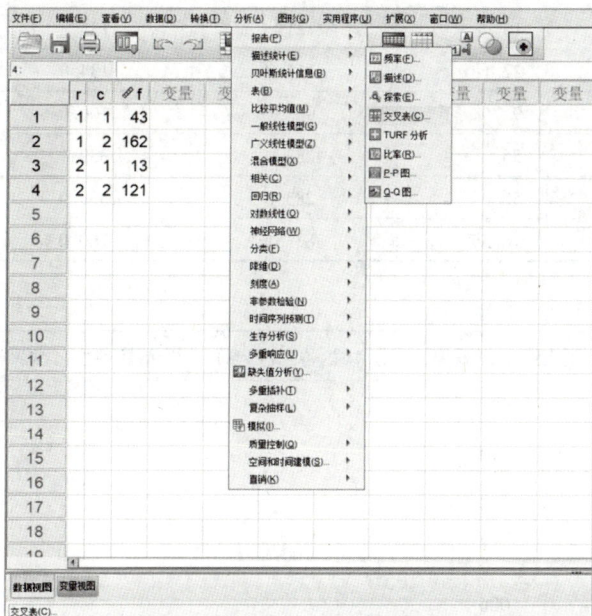

图 2 - 20　交叉表

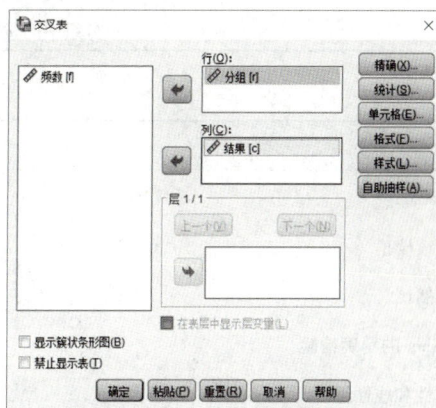

图 2 - 21　设定行和列变量

4）单击"统计"钮，弹出"交叉表 统计"对话框，选择"卡方"，点击"继续"。单击"单元格"钮，弹出"交叉表：单元格"对话框，选择"实测"和"期望"，百分比中的"行"，点击"继续"按钮，返回对话框。最后单击"确定"（图 2 - 22、图 2 - 23）。

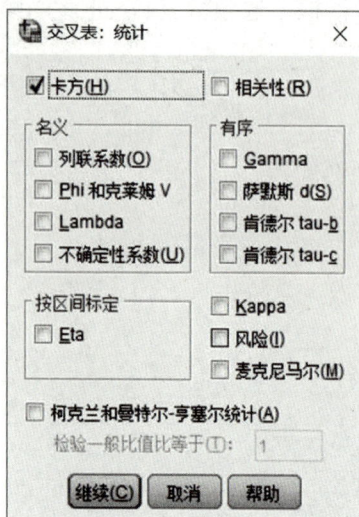

图 2－22　选择卡方

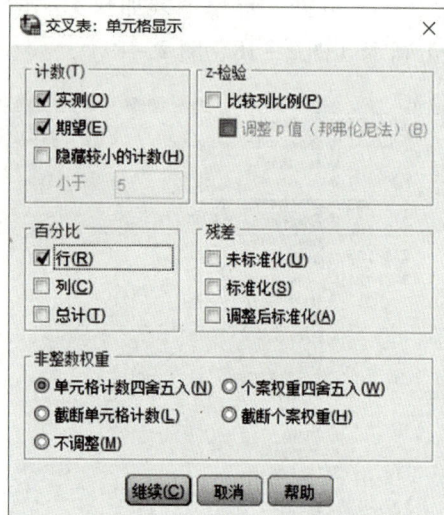

图 2－23　设定单元格内容

（3）结果分析　SPSS 输出如表 2－4 和表 2－5 所示。

表 2－4　分组 * 结果交叉制表

			结果		合计
			患病	不患病	
分组	吸烟	计数	43	162	205
		期望的计数	33.9	171.1	205.0
		分组中的%	21.0%	79.0%	100.0%
	不吸烟	计数	13	121	134
		期望的计数	22.1	111.9	134.0
		分组中的%	9.7%	90.3%	100.0%
合计		计数	56	283	339
		期望的计数	56.0	283.0	339.0
		分组中的%	16.5%	83.5%	100.0%

表 2－5　χ^2 检验

	值	df	渐进 Sig.（双侧）	精确 Sig.（双侧）	精确 Sig.（单侧）
Pearsonχ^2	7.469[a]	1	.006		
连续校正[b]	6.674	1	.010		
似然比	7.925	1	.005		
Fisher 的精确检验				.007	.004
线性和线性组合	7.447	1	.006		
有效案例中的 N	339				

[a]. 0 单元格（0.0%）的期望计数少于 5。最小期望计数为 22.14。[b]. 仅对 2×2 表计算。

因 $n=339$，最小理论数为 22.14，故采用 Pearson χ^2 检验，$\chi^2=7.469$，双侧 P 值为 0.006，按 $\alpha=0.05$ 的检验水准，拒绝 H_0，接受 H_1，差异有统计学意义，可认为吸烟者与不吸烟者慢性气管炎患病率是不同的，吸烟者慢性气管炎患病率高于不吸烟者。

注意事项：

（1）当 $n \geqslant 40$，且任一格的理论数 $T \geqslant 5$，采用 Pearson χ^2 检验。

（2）当 $n \geqslant 40$，且任一格的理论数 $5 > T \geqslant 1$，采用连续性校正 χ^2 检验。

（3）当 $n < 40$，或任一格的理论数 $T \leqslant 1$ 时，采用 Fisher 精确概率检验。

其他两种 χ^2 检验的数据输入模式与四格表 χ^2 检验类似，但操作略有不同。详情可参考其他统计专业书籍。

医防融合知识拓展

通过对于该地区乙型肝炎病毒流行情况的调查，可以快速掌握乙肝病毒在该地区的人群、地区和时间分布情况，进而展开分布差异性研究，如乙肝病毒感染男性和女性是否有差异，不同年龄是否有差异，城市和农村是否有差异等。了解这些特征后，可以更有针对性地开展重点人群和重点地区乙肝的防治工作，最终达到促进人群健康的目的。

（王翔宇　徐玉国）

目标检测

答案解析

一、单项选择题

1. 流行病学主要应用于（　　）

　　A. 研究疾病或健康状况的分布特征及其影响因素，并研究防治疾病及促进健康的策略和措施

　　B. 疾病诊断、治疗与防治措施的效果评价

　　C. 疾病防治和健康促进，卫生决策和评价

　　D. 为临床医学实践提供科学基础

　　E. 揭示群体的疾病自然史和个体的疾病自然史

2. 以下不属于流行病学研究重要观点的是（　　）

　　A. 群体　　　　　　　　　　B. 对比　　　　　　　　　　C. 概率论

　　D. 救死扶伤　　　　　　　　E. 社会医学的观点

3. 某县历年麻疹发病率均在 5/10 万 ~ 8/10 万，去年该县麻疹发病率为 7.5/10 万，判断其流行强度为（　　）

　　A. 散发　　　　　　　　　　B. 暴发　　　　　　　　　　C. 流行

　　D. 大流行　　　　　　　　　E. 地方性

4. 2016 年某监测点的胃癌监测数据，1 月 1 日该监测点人口数为 9.9 万，12 月 31 日该监测点人口数 10.1 万，1 月 1 日记录的胃癌病例 120 人，2016 年年内胃癌新发病例 200 人，同年胃癌死亡人数为 50 人。则 2016 年胃癌的死亡率为（　　）

　　A. 50.1/10 万　　　　　　　B. 49.5/10 万　　　　　　　C. 121.2/10 万

　　D. 202.0/10 万　　　　　　E. 50.0/10 万

5. 队列研究属于（　　）

　　A. 实验性研究　　　　　　　B. 描述性研究　　　　　　　C. 分析性研究

　　D. 理论性研究　　　　　　　E. 相关性研究

6. 为了解某市某社区人群高血压及糖尿病患病率及相关危险因素，随机抽取该社区 60 岁以上常住居民 1014 人，问卷有效率 98.6%，其中有 145 人患有糖尿病，275 人患有高血压，可以得出本地区（　　）

A. 高血压发病率为27.1%　　B. 高血压患病率为27.1%　　C. 糖尿病患病率为14.3%

D. 糖尿病患病率为14.5%　　E. 糖尿病发病率为14.5%

7. 特异度又叫作（　　）

A. 误诊率　　　　　　　B. 真阳性率　　　　　　　C. 漏诊率

D. 真阴性率　　　　　　E. 假阴性率

8. 疾病监测的目的不包括（　　）

A. 描述疾病分布　　　　B. 预测疾病流行　　　　　C. 验证病因假设

D. 制订预防措施　　　　E. 评价预防效果

二、简答题

1. 流行病学的基本特征有哪些？
2. 流行病学的主要研究方法有哪些？
3. 反映疾病流行强度的指标有哪些？
4. 筛检试验的评价指标有哪些？

三、SPSS 统计软件分析题

1. 某乡镇卫生院为研究健康成年女性体温正常值，随机抽取某社区100名健康成年女性测试其体温，下列是上午10点左右收集的腋窝温度（℃）数据，试进行统计描述。

37.0　36.9　37.2　37.1　37.0　36.8　36.8　37.4　37.0　36.8

37.2　37.0　37.0　36.9　36.8　37.1　37.1　36.8　37.4　37.4

37.3　37.4　37.2　37.1　37.1　36.8　36.8　37.0　37.0　36.9

37.3　37.2　36.9　37.0　36.8　37.1　37.0　37.1　37.1　37.2

37.5　37.0　37.3　37.3　37.0　37.1　37.0　37.0　37.3　37.1　37.1

37.2　37.2　36.9　37.0　37.1　37.0　36.9　37.0　37.0　36.9

36.5　36.8　37.0　36.6　37.0　37.2　36.7　37.2　36.9　37.3

36.8　36.7　37.1　37.1　37.0　36.9　37.2　36.9　36.7

36.9　36.8　36.7　36.9　37.1　36.9　37.0　36.9　37.3　37.0

37.0　37.0　37.3　37.1　37.2　36.6　36.6　36.9　36.9　36.9

2. 某地卫生部门为调查本地甲、乙两个社区60岁以上老年人高血压患病情况，随机从两个社区抽取部分老年人进行研究，数据如表2-6所示。请问两个社区老年人高血压患病率有无差别？

表2-6　甲、乙社区60岁以上老年人高血压患病情况

社区	高血压	正常血压	合计
甲	316	940	1256
乙	252	830	1082

书网融合……

重点小结　　　　　微课　　　　　习题

第三章 全人群的健康管理服务

第一节 居民健康档案的建立与管理

PPT

学习目标

1. 通过本节的学习，能够掌握居民健康档案的服务对象和内容，建档流程和要求，为居民提供连续、协调、全周期的健康服务。

2. 学会向居民阐述健康档案的概念、目的和意义，以居民健康档案的使用原则为工作指引，具备规范建档和使用档案为居民提供全方位、全周期的防、治、保、康、健、教于一体的健康服务的能力。

3. 培养以人为本，兼顾家庭和社区，树立大卫生、大健康的观念，在工作中大力推进"以治病为中心"向"以人民健康为中心"转变。

案例导入

案例 患者，男，83岁，高血压病史10余年，近来感觉头晕、头痛，到居住地卫生服务站测量血压，医生要求他休息一会，他说家离这里很近，几分钟就能走到，一点都不累，不用休息，医生说休息一会才能准确测量血压。经询问后得知，患者是外地农村人，配偶去世多年，只有一个女儿，居住于该社区的女儿家一年余，未曾建立健康档案，服用降压药5年，无其他疾病，其父亲有高血压病史。

问题 1. 患者需要建立健康档案吗？

2. 建立健康档案对患者的健康管理有何意义？

一、居民健康档案概述

(一) 居民健康档案的概念和分类

居民健康档案指医疗卫生机构记录的以居民个人健康为核心、贯穿居民整个生命过程、包含居民接受的各项卫生服务、健康状况的发展变化及各种健康相关因素的系统文件。建立居民健康档案是社区开展卫生服务的重要组成部分，不仅是为居民提供综合性、连续性、协调性卫生保健服务的重要依据，也可以帮助医疗工作者全面掌握社区居民的健康状况和疾病构成，了解社区主要健康问题及疾病的流行病学特征，为社区筛选高危人群、开展疾病管理、采取有针对性预防措施提供依据。

居民健康档案包括个人健康档案、家庭健康档案和社区健康档案。个人健康档案指居民个人从出生到死亡的整个过程中，接受的各项卫生服务、健康状况的发展变化以及各种健康相关因素记录的总和。个人健康档案包括普通居民健康档案和特殊人群健康档案，特殊人群主要指0~6岁儿童、孕产妇、老年人、慢性疾病患者（如高血压病、糖尿病等）、严重精神障碍患者、肺结核患者等。家庭健康档案是以家庭为单位，记录家庭整体和家庭成员在医疗卫生服务中有关健康状况、疾病动态、预防保健服务等的文件材料。社区健康档案是以社区为单位，通过入户调查，收集有关资料，记录社区基本情况、健康主要特征、社区卫生服务资源及社区居民的健康状况的资料库。

（二）建立居民健康档案的目的和意义

1. 为居民提供规范科学的健康管理　居民健康档案详细记录了居民健康问题及相关危险因素，有助于社区卫生服务人员与居民的良好沟通，正确理解个人及家庭的健康问题，便于为居民提供预防、医疗、保健、康复、健康教育、计划生育技术服务，使医务人员能够正确进行临床决策，通过长期管理患者，及时发现患者的疾病及健康危险因素，为居民及家庭提供科学规范的健康管理。

2. 为开展社区规范化卫生服务提供依据　居民健康档案不仅记载了居民的个人健康状况以及相关因素，还记载了社区卫生服务资源、社区居民健康状况及社区环境信息等，有利于诊断社区的主要卫生问题，掌握社区的卫生资源，为制定社区规范化卫生服务提供依据。根据居民健康档案，实行双向转诊和会诊服务，为协调性医疗提供参考资料。

3. 继续教育和科研数据的来源　居民健康档案长期系统地记录居民个人及家庭信息，为继续教育积累了丰富的临床经验，提供了良好素材和证据。系统、规范、完整的居民健康档案是进行科学研究的第一手资料。

4. 医疗纠纷的法律凭证　居民健康档案的记录具有全面性、客观性和公正性，是解决医疗纠纷时的重要法律依据。

5. 为评价社区卫生服务质量和技术水平提供依据　居民健康档案具有完整性、准确性、规范性和逻辑性，能够反映医务人员的思维判断、理论知识和技术水平等综合素质，可作为考核与评价社区卫生服务质量和技术水平的重要依据。

（三）居民健康档案的使用原则

1. 逐步完善的原则　居民健康档案记录的内容是长期连续的随访观察，应随着居民生存时间的延长逐步完善，要通过综合分析才能作出全面、准确的判断。

2. 前瞻性原则　居民健康档案记录的重点是过去曾经影响、现在仍然影响、将来还会影响个体和家庭健康的问题及其影响因素。随着个体和家庭所面临问题的变化而变化，因此在描述问题时，应该遵循前瞻性原则，注意收集的信息资料要与问题密切相关，并及时更新和保存。

3. 动态性原则　居民健康档案中尚不能包含全部影响个体或家庭的健康资料，因此应用中应对一些不符合实际或已经发生变迁的资料进行及时更新和补充。

4. 客观性和准确性原则　居民健康档案需要长期保存，反复使用，因此应该通过家庭访视、社区调查等获得更多的客观资料，并准确记录社区居民或其家属提供的主观资料。

5. 保密性原则　居民健康档案可能涉及个人和家庭的隐私问题，因此应该充分保障当事人的权利和要求，不得以任何形式泄露。

6. 自愿性原则　加大政府宣传力度，积极引导城乡居民自愿参与建立居民健康档案。

7. 突出重点和循序渐进原则　优先为0～6岁儿童、孕产妇、老年人、慢性疾病患者等建立居民健康档案，逐步扩展到全体社区居民。

8. 规范建档和有效使用原则　规范建立居民健康档案，及时更新、有效使用、科学管理居民健康档案，保证居民健康档案的完整性、连续性和有效性。

9. 资源整合和信息共享原则　以基层医疗卫生服务机构为基础，充分利用相关的卫生资源，共同建立和享有居民健康档案的信息，使其逐步实现电子信息化。

二、居民健康档案内容

（一）个人健康档案

个人健康档案内容包括个人基本信息、健康体检、重点人群健康管理记录以及其他卫生服务记录（接诊、转诊、会诊记录）等内容。

1. 个人基本信息　反映居民个人固有特征，贯穿整个生命过程，内容相对稳定，且客观性较强（表 3 - 1、表 3 - 2）。

（1）人口学资料　包括年龄、性别、民族、血型、身份证号码、户籍住址或常住地址、教育程度、职业、婚姻状况、社会经济状况、医疗费支付形式、联系方式（个人及亲属联系人电话）等。

（2）既往健康状况　包括药物过敏史、暴露史、疾病诊疗史、手术史、外伤史和输血史等。

（3）家庭生活史　包括家族史、家庭遗传疾病史、家庭成员的主要疾病史、目前健康状况、家庭主要生活事件等。

（4）生活环境　厨房排风设施、燃料类型、饮用水、厕所、禽畜栏等情况。

表 3 - 1　居民健康档案封面

编号□□□□□□ - □□□ - □□□ - □□□□□

居民健康档案

姓名：
现住址：
户籍地址：
联系电话：
乡镇（街道）名称：
村（居）委会名称：

建档单位：
建档人：
责任医生：
建档日期：　　年　　月　　日

表 3 - 2　个人基本信息表

姓　名：

编号□□□ - □□□□□

性别	1 男　2 女　9 未说明的性别　0 未知的性别　□		出生日期	□□□□ □□ □□
身份证号			工作单位	
本人电话		联系人姓名		联系人电话	
常住类型	1 户籍　2 非户籍　　　　　　　　□		民　族	01 汉族　99 少数民族_____　□
血　　型	1 A 型　2 B 型　3 O 型　4 AB 型　5 不详/RH：1 阴性　2 阳性　3 不详			□/□
文化程度	1 研究生　2 大学本科　3 大学专科和专科学校　4 中等专业学校　5 技工学校　6 高中　7 初中 8 小学　9 文盲或半文盲　10 不详			□
职　　业	0 国家机关、党群组织、企业、事业单位负责人　1 专业技术人员　2 办事人员和有关人员 3 商业、服务业人员　4 农、林、牧、渔、水利业生产人员　5 生产、运输设备操作人员及有关人员 6 军人　7 不便分类的其他从业人员　8 无职业			□
婚姻状况	1 未婚　2 已婚　3 丧偶　4 离婚　5 未说明的婚姻状况			□
医疗费用 支付方式	1 城镇职工基本医疗保险　2 城镇居民基本医疗保险　3 新型农村合作医疗 4 贫困救助　5 商业医疗保险　6 全公费　7 全自费　8 其他_____			□/□/□
药物过敏史	1 无　2 青霉素　3 磺胺　4 链霉素　5 其他_____			□/□/□/□

暴露史	1 无　2 化学品　3 毒物　4 射线		□/□/□
既往史	疾病	1 无　2 高血压　3 糖尿病　4 冠心病　5 慢性阻塞性肺疾病　6 恶性肿瘤　7 脑卒中　8 严重精神障碍 9 结核病　10 肝炎　11 其他法定传染病　12 职业病　13 其他_____ □ 确诊时间　年　月/□ 确诊时间　年　月/□ 确诊时间　年　月 □ 确诊时间　年　月/□ 确诊时间　年　月/□ 确诊时间　年　月	
	手术	1 无　2 有：名称①_____　时间_____　/名称②_____　时间_____	□
	外伤	1 无　2 有：名称①_____　时间_____　/名称②_____　时间_____	□
	输血	1 无　2 有：名称①_____　时间_____　/名称②_____　时间_____	□
家族史	父亲	□/□/□/□/□/□	母亲	□/□/□/□/□/□
	兄弟姐妹	□/□/□/□/□/□	子女	□/□/□/□/□/□
	1 无　2 高血压　3 糖尿病　4 冠心病　5 慢性阻塞性肺疾病　6 恶性肿瘤　7 脑卒中 8 严重精神障碍　9 结核病　10 肝炎　11 先天畸形　12 其他_____			
遗传病史	1 无　2 有：疾病名称_____		□
残疾情况	1 无残疾　2 视力残疾　3 听力残疾　4 言语残疾　5 肢体残疾 6 智力残疾　7 精神残疾　8 其他残疾_____		□/□/□/□/□/□
生活环境*	厨房排风设施	1 无　2 油烟机　3 换气扇　4 烟囱	□
	燃料类型	1 液化气　2 煤　3 天然气　4 沼气　5 柴火　6 其他	□
	饮水	1 自来水　2 经净化过滤的水　3 井水　4 河湖水　5 塘水　6 其他	□
	厕所	1 卫生厕所　2 一格或二格粪池式　3 马桶　4 露天粪坑　5 简易棚厕	□
	禽畜栏	1 无　2 单设　3 室内　4 室外	□

注：资料来源于《国家基本公共卫生服务规范》（第三版）。

填表说明

（1）本表用于居民首次建立健康档案时填写。如果居民的个人信息有所变动，可在原条目处修改，并注明修改时间或重新填写。若失访，在空白处写明失访原因，若死亡，写明死亡日期和死亡原因。若迁出，记录迁往地点基本情况、档案交接记录。0~6 岁儿童无须填写该表。

（2）性别　按照国标分为男、女、未知的性别及未说明的性别。

（3）出生日期　根据居民身份证的出生日期，按照年（4 位）、月（2 位）、日（2 位）顺序填写，如 19490101。

（4）工作单位　应填写目前所在工作单位的全称。离退休者填写最后工作单位的全称，下岗待业或无工作经历者需具体注明。

（5）联系人姓名　填写与建档对象关系紧密的亲友姓名。

（6）民族　少数民族应填写全称，如彝族、回族等。

（7）血型　在前一个"□"内填写与 ABO 血型对应编号的数字，在后一个"□"内填写与"RH"血型对应编号的数字。

（8）文化程度　指截至建档时，本人接受国内外教育所取得的最高学历或现有水平所相当的学历。

（9）药物过敏史　表中药物过敏主要列出青霉素、磺胺或者链霉素过敏，如有其他药物过敏，请在其他栏中写明名称。

（10）既往史

1）疾病　填写现在和过去曾经患过的某种疾病，包括建档时还未治愈的慢性病或某些反复发作的疾病，并写明确诊时间，如有恶性肿瘤，请写明其具体的部位或疾病名称，如有职业病，请填写具体名称。对于经医疗单位明确诊断的疾病都应以一级及以上医院的正式诊断为依据，有病史卡的以卡上的疾病名称为准，没有病史卡的应有证据证明是经过医院明确诊断的。可以多选。

2）手术　填写曾经接受过的手术治疗。如有，应填写具体手术名称和手术时间。

3）外伤　填写曾经发生的后果比较严重的外伤经历。如有，应填写具体外伤名称和发生时间。

4）输血　填写曾经接受过的输血情况。如有，应填写具体输血原因和发生时间。

（11）家族史　指直系亲属（父亲、母亲、兄弟姐妹、子女）中是否患过所列出的具有遗传性或遗传倾向的疾病或症状。有则选择具体疾病名称对应编号的数字，可以多选。没有列出的请在"其他"中写明。

（12）生活环境　农村地区在建立居民健康档案时需根据实际情况选择填写此项。

2. 健康体检表　包括一般健康检查、生活方式、实验室检查和辅助检查及其疾病用药情况、健康评价等。健康体检表应在居民首次建立健康档案时，或老年人、慢性病患者、严重精神障碍患者和肺结核患者等在接受年度健康检查时填写（表 3-3）。

表3-3　健康体检表

姓名：　　　　　　　　　　　　　　　　　　　　　　　　　　　　　编号□□□-□□□□□

体检日期	年　月　日		责任医生		
内容	检查项目				
症状	1 无症状　2 头痛　3 头晕　4 心悸　5 胸闷　6 胸痛　7 慢性咳嗽　8 咳痰　9 呼吸困难　10 多饮　11 多尿 12 体重下降　13 乏力　14 关节肿痛　15 视力模糊　16 手脚麻木　17 尿急　18 尿痛　19 便秘　20 腹泻 21 恶心呕吐　22 眼花　23 耳鸣　24 乳房胀痛　25 其他　　　　□/□/□/□/□/□/□/□				

一般状况	体　温	℃		脉率		次/分钟	
	呼吸频率			血压	左侧	/	mmHg
					右侧	/	mmHg
	身　高			体重			
	腰　围			体质指数（BMI）			
	老年人健康状态 自我评估 *	1 满意　2 基本满意　3 说不清楚　4 不太满意　5 不满意					□
	老年人生活自理 能力自我评估 *	1 可自理（0~3分）　2 轻度依赖（4~8分）　3 中度依赖（9~18分） 4 不能自理（≥19分）					□
	老年人 认知功能 *	1 粗筛阴性 2 粗筛阳性，简易智力状态检查，总分_____					□
	老年人 情感状态 *	1 粗筛阴性 2 粗筛阳性，老年人抑郁评分检查，总分_____					□

生活方式	体育锻炼	锻炼频率	1 每天　2 每周一次以上　3 偶尔　4 不锻炼		□
		每次锻炼时间	分钟	坚持锻炼时间	年
		锻炼方式			
	饮食习惯	1 荤素均衡　2 荤食为主　3 素食为主　4 嗜盐　5 嗜油　6 嗜糖			□/□/□
	吸烟情况	吸烟状况	1 从不吸烟　2 已戒烟　3 吸烟		□
		日吸烟量	平均___支		
		开始吸烟年龄	_____岁	戒烟年龄	_____岁
	饮酒情况	饮酒频率	1 从不　2 偶尔　3 经常　4 每天		□
		日饮酒量	平均___两		
		是否戒酒	1 未戒酒　2 已戒酒，戒酒年龄：_____岁		□
		开始饮酒年龄	_____岁	近一年内是否曾醉酒　1 是　2 否	□
		饮酒种类	1 白酒　2 啤酒　3 红酒　4 黄酒　5 其他		□/□/□/□
	职业病危害 因素接触史	1 无　2 有（工种_____从业时间_____年） 毒物种类 粉尘_____防护措施　1 无　2 有 放射物质_____防护措施　1 无　2 有 物理因素_____防护措施　1 无　2 有 化学物质_____防护措施　1 无　2 有 其他_____防护措施　1 无　2 有			□ □ □ □ □ □

脏器功能	口腔	口唇 1 红润　2 苍白　3 发绀　4 皲裂　5 疱疹 齿列 1 正常　2 缺齿　3 龋齿　4 义齿（假牙） 咽部 1 无充血　2 充血　3 淋巴滤泡增生	□ □/□/□ □
	视力	左眼_____右眼_____（矫正视力：左眼_____右眼_____）	
	听力	1 听见　2 听不清或无法听见	□
	运动功能	1 可顺利完成　2 无法独立完成任何一个动作	□

续表

查体	眼底*	1 正常　2 异常_____	□
	皮肤	1 正常　2 潮红　3 苍白　4 发绀　5 黄染　6 色素沉着　7 其他_____	□
	巩膜	1 正常　2 黄染　3 充血　4 其他_____	□
	淋巴结	1 未触及　2 锁骨上　3 腋窝　4 其他_____	□
	肺	桶状胸：1 否　2 是	□
		呼吸音：1 正常　2 异常	□
		啰音：1 无　2 干啰音　3 湿啰音　4 其他_____	□
	心脏	心率：_____次/分钟　心律：1 齐　2 不齐　3 绝对不齐	□
		杂音：1 无　2 有_____	□
	腹部	压痛：1 无　2 有	□
		包块：1 无　2 有	□
		肝大：1 无　2 有	□
		脾大：1 无　2 有	□
		移动性浊音：1 无　2 有_____	□
	下肢水肿	1 无　2 单侧　3 双侧不对称　4 双侧对称	□
	足背动脉搏动*	1 未触及　2 触及双侧对称　3 触及左侧弱或消失　4 触及右侧弱或消失	□
	肛门指诊*	1 未及异常　2 触痛　3 包块　4 前列腺异常　5 其他	□
	乳腺*	1 未见异常　2 乳房切除　3 异常泌乳　4 乳腺包块　5 其他	□/□/□/□
	妇科*　外阴	1 未见异常　2 异常_____	□
	阴道	1 未见异常　2 异常_____	□
	宫颈	1 未见异常　2 异常_____	□
	宫体	1 未见异常　2 异常_____	□
	附件	1 未见异常　2 异常_____	□
	其他*		
辅助检查	血常规*	血红蛋白_____ g/L　白细胞_____×10⁹/L　血小板_____×10⁹/L　其他_____	
	尿常规*	尿蛋白_____　尿糖_____　尿酮体_____　尿潜血_____其他_____	
	空腹血糖*	_____ mmol/L 或 _____ mg/dl	
	心电图*	1 正常　2 异常_____	□
	尿微量白蛋白*	_____ mg/dl	
	大便潜血*	1 阴性　2 阳性	□
	糖化血红蛋白*	_____%	
	乙型肝炎表面抗原*	1 阴性　2 阳性	□
	肝功能*	血清丙氨酸氨基转移酶_____ U/L　血清天冬氨酸氨基转移酶_____ U/L 白蛋白_____ g/L　　　　　　　　　总胆红素_____ μmol/L 结合胆红素_____ μmol/L	
	肾功能*	血清肌酐_____ μmol/L　尿素氮_____ mmol/L 血钾浓度_____ mmol/L　血钠浓度_____ mmol/L	
	血脂*	总胆固醇_____ mmol/L　三酰甘油_____ mmol/L 血清低密度脂蛋白胆固醇_____ mmol/L 血清高密度脂蛋白胆固醇_____ mmol/L	
	胸部 X 线片*	1 正常　2 异常_____	□
	B 超*	腹部 B 超　1 正常　2 异常_____	
	宫颈涂片*	其他　1 正常　2 异常_____	□
	其他*	1 正常　2 异常_____	□

续表

现存主要健康问题	脑血管疾病	1 未发现　2 缺血性卒中　3 脑出血　4 蛛网膜下腔出血　5 短暂性脑缺血发作 6 其他_____				□/□/□/□/□
	肾脏疾病	1 未发现　2 糖尿病肾病　3 肾功能衰竭　4 急性肾炎　5 慢性肾炎 6 其他_____				□/□/□/□/□
	心脏疾病	1 未发现　2 心肌梗死　3 心绞痛　4 冠状动脉血运重建　5 充血性心力衰竭 6 心前区疼痛　7 其他				□/□/□/□/□/□
	血管疾病	1 未发现　2 夹层动脉瘤　3 动脉闭塞性疾病　4 其他				□/□/□
	眼部疾病	1 未发现　2 视网膜出血或渗出　3 视乳头水肿　4 白内障　5 其他_____				□/□/□/□
	神经系统疾病	1 未发现　2 有_____				□
	其他系统疾病	1 未发现　2 有_____				□

		入/出院日期	原因	医疗机构名称	病案号
住院治疗情况	住院史	/			
		/			
	家庭病床史	建/撤床日期	原因	医疗机构名称	病案号
		/			
		/			

	药物名称	用法	用量	用药时间	服药依从性 1 规律　2 间断　3 不服药
主要用药情况	1				
	2				
	3				
	4				
	5				
	6				

	名称	接种日期	接种机构
非免疫规划预防接种史	1		
	2		
	3		

健康评价	1 体检无异常 2 有异常 　异常 1 _____ 　异常 2 _____ 　异常 3 _____ 　异常 4 _____	□

健康指导	1 纳入慢性病患者健康管理 2 建议复查 3 建议转诊 □/□/□	危险因素控制： 1 戒烟　2 健康饮酒　3 饮食　4 锻炼 5 减体重（目标____ kg） 6 建议接种疫苗_____ 7 其他_____	□/□/□/□/□/□/□

注：资料来源于《国家基本公共卫生服务规范》（第三版）。

填表说明

（1）本表用于老年人、高血压、2 型糖尿病和严重精神障碍患者等的年度健康检查。一般居民的健康检查可参考使用，肺结核患者、孕产妇和 0~6 岁儿童无须填写该表。

（2）表中带有 * 号的项目，在为一般居民建立健康档案时不作为免费检查项目，不同重点人群的免费检查项目按照各专项服务规范的具体说明和要求执行。对于不同的人群，完整的健康体检表指按照相应服务规范要求做完相关检查并记录的表格。

（3）一般状况体质指数（BMI）＝体重（kg）/身高的平方（m²）。

老年人生活自理能力评估：65 岁及以上老年人需填写此项。

老年人认知功能粗筛方法：告诉被检查者"我将要说三件物品的名称（如铅笔、卡车、书），请您立刻重复"。过 1 分钟后请其再次重复。如被检查者无法立即重复或 1 分钟后无法完整回忆三件物品名称为粗筛阳性，需进一步进行"简易智力状态检查量表"检查。

老年人情感状态粗筛方法：询问被检查者"你经常感到伤心或抑郁吗"或"你的情绪怎么样"。如回答"是"或"我想不是十分好"，为粗筛阳性，需进一步行"老年抑郁量表"检查。

（4）生活方式

1）体育锻炼　指主动锻炼，即有意识地为强体健身而进行的活动。不包括因工作或其他需要而必须进行的活动，如为上班骑自行车、做强体力工作等。锻炼方式填写最常采用的具体锻炼方式。

2）吸烟情况　"从不吸烟者"不必填写"日吸烟量""开始吸烟年龄""戒烟年龄"等，已戒烟者填写戒烟前相关情况。

3）饮酒情况　"从不饮酒者"不必填写其他有关饮酒情况项目，已戒酒者填写戒酒前相关情况，"日饮酒量"折合成白酒量（啤酒/10＝白酒量，红酒/4＝白酒量，黄酒/5＝白酒量）。

4）职业暴露情况　指因患者职业原因造成的化学品、毒物或射线接触情况。如有，需填写具体化学品、毒物、射线名或填不详。

5）职业病危险因素接触史　指因患者职业原因造成的粉尘、放射物质、物理因素、化学物质的接触情况。如有，需填写具体粉尘、放射物质、物理因素、化学物质的名称或填不详。

（5）脏器功能

1）视力　填写采用对数视力表测量后的具体数值（五分记录），对佩戴眼镜者，可戴其平时所用眼镜测量矫正视力。

2）听力　在被检查者耳旁轻声耳语"你叫什么名字"（注意检查时检查者的脸应在被检查者视线之外），判断被检查者听力状况。

3）运动功能　请被检查者完成以下动作："两手摸后脑勺""捡起这支笔""从椅子上站起，走几步，转身，坐下。"判断被检查者运动功能。

（6）查体　如有异常请在横线上具体说明，如可触及的淋巴结部位、个数；心脏杂音描述；肝脾肋下触诊大小等。建议有条件的地区开展眼底检查，特别是针对高血压或糖尿病患者。

1）眼底　如果有异常，具体描述异常结果。

2）足背动脉搏动　糖尿病患者必须进行此项检查。

3）乳腺　检查外观有无异常，有无异常泌乳及包块。

4）妇科　外阴记录发育情况及婚产史（未婚、已婚未产或经产式），如有异常情况请具体描述。

阴道记录是否通畅，黏膜情况，分泌物量、色、性状以及有无异味等。

宫颈记录大小、质地、有无糜烂、撕裂、息肉、腺囊肿；有无接触性出血、举痛等。

宫体记录位置、大小、质地、活动度；有无压痛等。

附件记录有无块物、增厚或压痛；若扪及肿块，记录其位置、大小、质地；表面光滑与否、活动度、有无压痛以及与子宫及盆壁关系。左右两侧分别记录。

（7）辅助检查　该项目根据各地实际情况及不同人群情况，有选择地开展、老年人，高血压、2 型糖尿病和严重精神障碍患者的免费辅助检查项目按照各项规范要求执行。

尿常规中的"尿蛋白、尿糖、尿酮体、尿潜血"可以填写定性检查结果，阴性填"－"，阳性根据检查结果填写"＋""＋＋""＋＋＋"或"＋＋＋＋"，也可以填写定量检查结果，定量结果需写明计量单位。

大便潜血、肝功能、肾功能、胸部 X 线片、B 超检查结果若有异常，请具体描述异常结果。其中 B 超写明检查的部位。65 岁及以上老年人腹部 B 超为免费检查项目。

其他：表中列出的检查项目以外的辅助检查结果填写在"其他"一栏。

（8）现存主要健康问题　指曾经出现或一直存在，并影响目前身体健康状况的疾病。可以多选。若有高血压、糖尿病等现患疾病或者新增的疾病需同时填写在个人基本信息表既往史一栏。

（9）住院治疗情况　指最近 1 年内的住院治疗情况。应逐项填写。日期填写年月，年份应写 4 位。如因慢性病急性发作或加重而住院/家庭病床，请特别说明。医疗机构名称应写全称。

（10）主要用药情况　对长期服药的慢性病患者了解其最近 1 年内的主要用药情况，西药填写化学名及商品名，中药填写药品名称或中药汤剂，用法、用量按医生医嘱填写，用法指给药途径，如口服、皮下注射等。用量指用药频次和剂量，如每日三次，每次5mg 等。

用药时间指在此时间段内一共服用此药的时间，单位为年、月或天。服药依从性是指对此药的依从情况，"规律"为按医嘱服药，"间断"为未按医嘱服药，频次或数量不足，"不服药"即为医生开了处方，但患者未使用此药。

（11）非免疫规划预防接种史　填写最近 1 年内接种的疫苗的名称、接种日期和接种机构。

（12）健康评价　无异常是指无新发疾病原有疾病控制良好无加重或进展，否则为有异常，填写具体异常情况，包括高血压、糖尿病、生活能力，情感筛查等身体和心理的异常情况。

（13）健康指导　纳入慢性病患者健康管理是指高血压、糖尿病、严重精神障碍患者等重点人群定期随访和健康体检。减体重的目标是指根据居民或患者的具体情况，制定下次体检之前需要减重的目标值。

3. 重点人群健康管理记录　国家基本公共卫生服务规范要求对辖区内 35 岁及以上的高血压患者和 2 型糖尿病患者、严重精神障碍患者和肺结核患者等重点人群进行季度随访和分类干预管理，对辖区内孕产妇、0~6 岁儿童及 65 岁及以上老年人进行定期健康保健管理，并记录重点人群健康管理信息（表 3－4）。

表 3 – 4　产后访视记录表

姓名：　　　　　　　　　　　　　　　　　　　　　　　　　　　　　　　　编号□□□－□□□□□

随访日期	年　　月　　日		
分娩日期	年　　月　　日	出院日期	年　　月　　日
体温（℃）			
一般健康情况			
一般心理状况			
血压（mmHg）			
乳房	1 未见异常　2 异常		□
恶露	1 未见异常　2 异常		□
子宫	1 未见异常　2 异常		□
伤口	1 未见异常　2 异常		□
其他			
分类	1 未见异常　2 异常		□
指导	1 个人卫生　2 心理　3 营养　4 母乳喂养　5 新生儿护理与喂养 6 其他		□/ □/ □/ □/ □/ □
转诊	1 无　2 有　　　　　　　　原因： 机构及科室：＿＿＿＿＿＿＿＿＿＿		□
下次随访日期			
随访医生签名			

注：资料来源于《国家基本公共卫生服务规范》（第三版）。

填表说明

（1）本表为产妇出院后一周内由医务人员到产妇家中进行产后检查时填写。

（2）一般健康状况　对产妇一般情况进行检查，具体描述并填写。

（3）一般心理状况　评估产妇是否有产后抑郁的症状。

（4）血压　测量产妇血压，填写具体数值。

（5）乳房、恶露、子宫、伤口　对产妇进行检查，若有异常，具体描述。

（6）分类　根据此次随访情况，对产妇进行分类，若为其他异常，具体写明情况。

（7）指导　可以多选，未列出的其他指导请具体填写。

（8）转诊　若有需转诊的情况，具体填写。

（9）随访医生签名　随访完毕，核查无误后随访医生签名。

4. 接诊记录　又叫问题描述及进展记录，是以问题为导向的记录方式核心部分，常采用 SOAP 形式进行描述，记录患者每次就诊时的详细情况。S（subjective data）：主观资料，主要包括患者的主诉、现病史、既往史、家族史等，尽可能按患者的原意表达。O（objective data）：客观资料，是医务人员在诊疗过程中观察收集到的资料，包括体格检查、实验室检查、辅助检查、心理测量等。A（assessment）：健康问题的评估，是 SOAP 中最关键的一部分，医生根据所掌握的主、客观资料，对患者健康问题作出诊断、鉴别诊断、推测问题的轻重程度及预后等，该问题可能涉及生物、心理及社会各方面的问题；P（plan）：健康问题的处理计划，是根据生物—心理—社会医学模式，以患者为中心，针对问题而提出的诊断、治疗、康复、保健、预防及健康教育等计划。举例见表 3 – 5、表 3 – 6。

表 3 – 5　接诊记录表（SOAP 记录）

姓名：　　　　　　　　　　　　　　　　　　　　　　　　　　　　　　　　编号□□□－□□□□□

就诊者的主观资料：

就诊者的客观资料：

评估：

处理计划：

　　　　　　　　　　　　　　　　　　　　　　　　　　　　　　　医生签字：

　　　　　　　　　　　　　　　　　　　　　　　　　　　　　　　接诊日期：　年　　月　　日

注：资料来源于《国家基本公共卫生服务规范》(第三版)。

填表说明

(1) 本表供居民由于急性或短期健康问题接受咨询或医疗卫生服务时使用，以能够如实反映居民接受服务的全过程为目的，根据居民接受服务的具体情况填写。

(2) 就诊者的主观资料　包括主诉、咨询问题和卫生服务要求等。

(3) 就诊者的客观资料　包括查体、实验室检查、影像检查等结果。

(4) 评估　根据就诊者的主、客观资料作出的初步印象、疾病诊断或健康问题评估。

(5) 处理计划　指在评估基础上制定的处理计划，包括诊断计划、治疗计划、患者指导计划等。

表3-6　高血压患者首诊 SOAP 书写格式与记录的内容范例

S	男性，45岁，头痛、头晕2月，饮酒史10余年，近5年来每天2餐饮（白）酒，每次2盅（约2两），口味重，喜咸食，母亲死于脑卒中
O	身高170cm，体重85kg，面红体胖，性格开朗，血压165/108mmHg，心率95次/分，眼底动脉变细缩窄，反光增强
A	根据患者主诉资料和体格检查结果，初步印象：原发性高血压2级中危
P	诊断计划： 完善心电图检查、心脏彩超、尿常规、血糖、血脂及肾功能检查 治疗计划： 1. 规律口服降压药物 2. 低盐饮食，食盐不超5g/d 3. 低脂饮食，增加膳食纤维摄入量 4. 控制饮酒 5. 控制体重，增加运动量 健康教育计划： 1. 有关高血压知识指导、高血压危险因素评价 2. 生活方式和行为指导：低盐低脂清淡饮食 3. 自我保健知识指导：控制体重，适当运动 4. 患者家属的教育：促进良好行为习惯

医生签字：

接诊时间：

5. 会诊转诊记录　会诊记录是医生根据居民健康情况需要接受会诊服务时使用。会诊医生应填写患者会诊的主要情况（会诊原因）、主要处理和指导意见，填写会诊医生所在医疗卫生机构名称并签署会诊医生姓名，来自同一医疗卫生机构的会诊医生可以只填写一次机构名称，然后在同一行依次签署姓名。

双向转诊记录由转诊医生填写，内容包括初步印象（根据患者病情作出的初步判断）、主要现病史（患者转诊时存在的主要临床问题）、主要既往史（患者既往存在的主要疾病史）、主要检查结果（患者检查的主要结果）、治疗经过（经治医生对患者实施的主要诊治措施）以及下一步治疗方案及康复建议（经治医生对患者转出后需要进一步治疗及康复提出的指导建议）等（表3-7、表3-8）。

表3-7　双向转诊单（转出）

存　根

患者姓名_____　性别_____　年龄_____　档案编号_____　家庭住址_____　联系电话_____

于____年____月____日因_____病情需要，转入_____单位_____科室_____接诊医生

转诊医生（签字）：

年　月　日

双向转诊（转出）单

_____（机构名称）：

现有患者_____　性别_____　年龄_____　因病情需要，需转入贵单位，请予以接诊

初步印象：

主要现病史（转出原因）：

主要既往史：
治疗经过：

转诊医生（签字）：
联系电话：
_____（机构名称）
年　月　日

填表说明
（1）本表供居民双向转诊转出时使用，由转诊医生填写。
（2）初步印象　转诊医生根据患者病情作出的初步判断。
（3）主要现病史　患者转诊时存在的主要临床问题。
（4）主要既往史　患者既往存在的主要疾病史。
（5）治疗经过　经治医生对患者实施的主要诊治措施。

表3-8　双向转诊单（回转）

存根

患者姓名_____性别_____年龄_____病案号_____家庭住址_____联系电话_____
于____年____月____日因病情需要，转回_____单位_____接诊医生

转诊医生（签字）：
年　月　日

双向转诊（回转）单

_____（机构名称）：
现有患者_____因病情需要，现转回贵单位，请予以接诊
诊断结果_____住院病案号_____
主要检查结果：

治疗经过、下一步治疗方案及康复建议：

转诊医生（签字）：
联系电话：
_____（机构名称）
年　月　日

填表说明
（1）本表供居民双向转诊回转时使用，由转诊医生填写。
（2）主要检查结果　填写患者接受检查的主要结果。
（3）治疗经过　经治医生对患者实施的主要诊治措施。
（4）康复建议　填写经治医生对患者转出后需要进一步治疗及康复提出的指导建议。

6. 居民健康档案信息卡　为正反两面，根据居民信息如实填写，应与健康档案对应项目的填写内容一致。过敏史：主要指青霉素、磺胺、链霉素过敏，如有其他药物或食物等其他物质（如花粉、酒精、油漆等）过敏，请写明过敏物质名称（表3-9）。

表3-9　居民健康档案信息卡

（正面）

姓名		性别		出生年月	年　月　日
健康档案编号				□□□-□□□□□	
ABO 血型		□A □B □O □AB		RH 血型	□Rh 阴性 □Rh 阳性 □不详
慢性病患病情况： □无 □高血压 □糖尿病 □脑卒中 □冠心病 □哮喘 □职业病 □其他疾病					

过敏史：

（反面）

家庭住址		家庭电话	
紧急情况联系人		联系人电话	
建档机构名称		联系电话	
责任医生或护士		联系电话	
其他说明：			

填表说明

（1）居民健康档案信息卡为正反两面，根据居民信息如实填写，应与健康档案对应项目的填写内容一致。

（2）过敏史 过敏主要指青霉素、磺胺、链霉素过敏，如有其他药物或食物等其他物质（如花粉、酒精、油漆等）过敏，请写明过敏物质名称。

（二）家庭健康档案

家庭健康档案是以家庭为单位，记录家庭整体和家庭成员在医疗卫生服务中的有关健康状况、疾病动态、预防保健服务等的文件材料。家庭是个人生长发育的基本场所，是健康或疾病发生发展、传播的重要背景，家庭与居民的健康状况息息相关。家庭健康档案包括家庭基本资料、家系图、家庭评估资料、家庭主要问题目录及描述、家庭成员的个人健康档案和家庭的健康指导计划。

1. 家庭基本资料 包括家庭住址、家庭成员的姓名、年龄、性别、教育程度、职业、宗教信仰、建档医生和护士姓名、建档日期等。

2. 家系图 是以符号的形式描述家庭结构、家庭成员间关系、病患间的遗传关系等。它能简练地记录家庭的综合资料，帮助医生快速掌握大量的家庭信息和家庭成员的健康状况。

绘制家系图需遵循以下原则：①绘制顺序一般从家庭中首次就诊的患者这一代开始，然后向上及向下延伸绘制，也可以从最年轻一代开始，或从中间开始。②家系图应该描述夫妻双方3代或3代以上的家庭成员。③按辈分从上到下分级排列；同辈中，年长者在左，年幼者在右；夫妇绘制时男在左，女在右；同代人绘制在一个水平线上，符号大小相等。④每个人的符号旁边标记年龄、出生或死亡日期、遗传病、慢性病、重大生活事件及发生时间等。⑤用虚线画出共同居住的家庭成员。

从家系图可以了解家庭的结构类型、遗传病的发病情况、家庭成员慢性病患病情况等。家系图常用符号及含义如图3-1所示。家系图示例如图3-2所示。

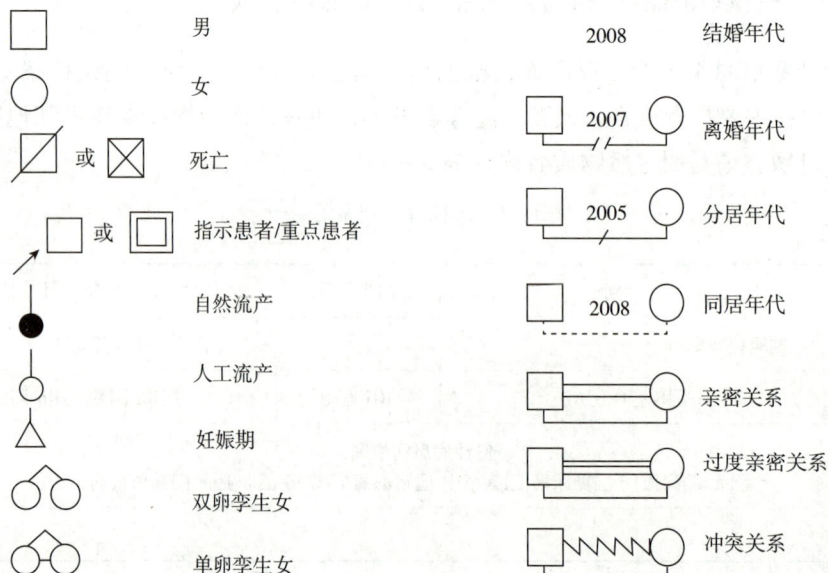

图3-1 家系图符号及含义

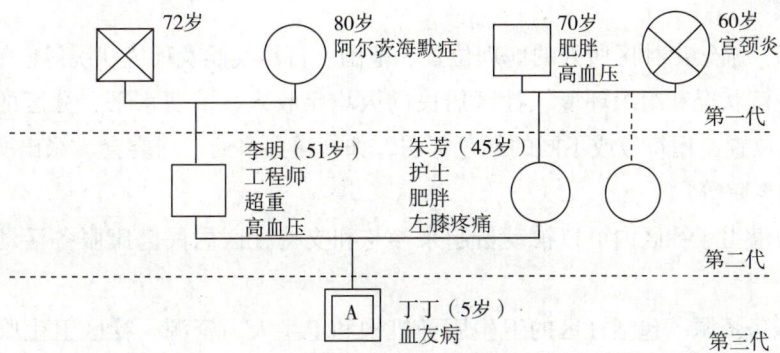

图 3-2 家系图示例

3. 家庭功能评价 目前常用的家庭功能评价方法有家系图、家庭圈、家庭关怀度指数测评量表（APGAR）等。家系图客观反映家庭成员间的关系，家庭圈和家庭关怀指数是家庭成员主观上对家庭功能的感觉和相互关系的满意度。

家庭圈是家庭成员主观上对家庭和家庭关系的看法。这种主观看法只代表当前的认识，会随时间而不断地发生变化和修正。家庭圈的画法是让家庭成员独立在 5~10 分钟内画完，首先画一个大圈代表家庭，再在大圈里边画小圈代表家庭角色，小圈大小代表地位，小圈距离代表家庭成员关系亲密程度（图 3-3）。

家庭关怀度指数测评量表是一种检测家庭功能的调查问卷，是家庭成员对家庭功能的主观评价（表 3-10）。

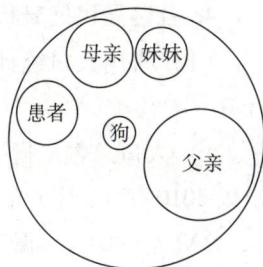

图 3-3 家庭圈

表 3-10 家庭关怀度测量表

名称	含义	得分
适应度	家庭遭遇危机时，利用家庭内、外资源解决问题的能力	0~2
合作度	家庭成员分担责任和共同作出决定的程度	0~2
成熟度	家庭成员通过互相支持所达到的身心成熟程度和自我实现的程度	0~2
情感度	家庭成员间相爱的程度	0~2
亲密度	家庭成员间共享相聚时光、金钱和空间的程度	0~2

以上 5 个问题有三个共选答案，若答"经常这样"得 2 分，"有时这样"得 1 分，"几乎很少"得 0 分。将 5 个问题得分相加，总分 7~10 分表示家庭功能良好，4~6 分表示家庭功能中度障碍，0~3 分表示家庭功能严重障碍。通过分析每个问题得分情况，能够辨别家庭功能障碍是哪一方面的问题。受测者与家庭其他成员间的个别关系，分为良好、较差、恶劣 3 种程度。

4. 家庭主要问题目录及描述 家庭主要问题目录包括影响该家庭健康的任何生理问题、心理问题、社会事件、经济变化等方面的重大事件，如失业、丧偶、负债等问题。健康问题可涉及家庭结构、家庭功能及家庭生活周期各个方面，应详细描述其发生、发展、处理、转归等内容。

5. 家庭成员的个人健康档案 家庭成员个人健康档案应纳入家庭健康档案中，构成完整的家庭健康档案，描述家庭成员健康资料。

6. 家庭的健康指导计划 家庭的健康指导计划往往通过汇总家庭健康档案中的各项信息，分析主要的家庭健康问题，从而提出针对性的家庭健康问题的干预指导计划、建议、措施等。

（三）社区健康档案

社区健康档案是以社区为单位，通过入户调查，收集有关资料，记录社区基本资料及当地居民的健康状况的资料库。社区健康档案包括社区基本资料、社区卫生服务资源、社区卫生服务状况及居民健康状况。

1. 社区基本资料

（1）自然环境　描绘出社区所处的地理位置、范围、自然气候及环境状况等。

（2）社区的经济状况和组织环境　社区居民的人均年收入、消费水平、社区的产业情况等；社区各种组织机构的位置，用符号或不同的颜色标明，如街道办事处、居委会、派出所、学校、志愿者协会、福利院、敬老院等。

（3）社区动员潜力　社区内可以被动员起来参与和支持社区居民健康服务活动的人力、物力和财力等。

2. 社区卫生服务资源　包括社区的卫生服务机构和卫生人力资源。社区卫生服务机构指社区内直接或间接服务于居民的专业卫生机构。社区卫生人力资源是指社区医务人员的数量、年龄结构、专业结构、职称结构等。

3. 社区卫生服务状况　主要记录社区卫生机构的服务范围、服务项目、门诊疾病种类和数量、病床数、转诊人次和病种、住院人数、住院率、住院时间、家访人次、家访原因、家访问题分类及处理等。

4. 社区居民健康状况

（1）常用人口统计指标　人口统计指标主要用于人口普查、人口抽样调查和人口登记的统计计算。

1）人口总数　指一个国家或地区在某一特定时间的人口数。例如，我国第六次人口普查时，规定以 2010 年 11 月 1 日零时作为普查标准时点，统计该标准时点的全国人口总数为 13.39 亿。

2）人口构成　属于统计学中的构成比指标，是指一个国家或地区的人口总数中，按年龄、性别、职业、文化程度等人口学基本特征计算其在总人口中的分布情况。例如年龄构成比、性别比等。

3）人口生育　是反映人口生育状况的统计指标。例如粗出生率、总生育率、人口自然增长率、人工流产率等。

$$粗出生率 = \frac{同年活产数}{某年年平均人口数} \times K$$

$$K = 100\%, 1000\text{‰}, 10000/万, \cdots\cdots$$

$$粗死亡率 = \frac{同年内死亡人数}{某年年平均人口数} \times K$$

$$K = 100\%, 1000\text{‰}, 10000/万, \cdots\cdots$$

$$人口自然增长率 = 粗出生率 - 粗死亡率$$

4）人口死亡　是反映社会卫生状况和居民健康水平的重要基础指标。例如粗死亡率、年龄别死亡率、婴儿死亡率、死因构成比、死因顺位等。死因顺位是将各类死因构成比的大小按由高到低排列的位次。

5）人口寿命　是指一个人从出生到死亡所经历的时间。人口寿命指标反映了人群的健康状况和经济发展水平。

（2）社区人口资料　社区人口数量来自村委会或居民委员会或当地派出所获得人口学资料，是社区卫生服务规划和制定政策的依据。人口构成包括社区人口性别、年龄、文化、职业、婚姻、民族等。

（3）疾病谱　指社区内各种疾病的病例数占社区全部病例数的构成比，由高到低排列即组成疾病谱，从而掌握社区居民的主要健康问题，为制定重点疾病防治计划提供依据。

（4）社区死亡资料　根据社区居民的具体情况计算死亡率、婴儿死亡率、特殊人群死亡率、社区死因谱、社区死亡顺位等死亡指标。

（5）危险因素调查及评估　通过个人健康档案资料和调查问卷等形式收集社区人群疾病相关危

险因素的资料，并对危险因素进行分析，从而帮助社区居民及时改变不良的行为生活方式。

三、居民健康档案管理服务规范

（一）服务对象

辖区内常住居民（指居住半年以上的户籍及非户籍居民），以 0～6 岁儿童、孕产妇、老年人、慢性病患者、严重精神障碍患者和肺结核患者等人群为重点。

（二）服务内容

1. 居民健康档案的内容　包括个人基本信息、健康体检、重点人群健康管理记录和其他医疗卫生服务记录。

（1）个人基本情况　包括姓名、性别等基础信息和既往史、家族史等基本健康信息。

（2）健康体检　包括一般健康检查、生活方式、健康状况及其疾病用药情况、健康评价等。

（3）重点人群健康管理记录　包括国家基本公共卫生服务项目要求的 0～6 岁儿童、孕产妇、老年人、慢性病、严重精神障碍和肺结核患者等各类重点人群的健康管理记录。

（4）其他医疗卫生服务记录　包括上述记录之外的其他接诊、转诊、会诊记录等。

2. 居民健康档案的建立

（1）辖区居民到乡镇卫生院、村卫生室、社区卫生服务中心（站）接受服务时，由医务人员负责为其建立居民健康档案，并根据其主要健康问题和服务提供情况填写相应记录，同时为服务对象填写并发放居民健康档案信息卡。建立电子健康档案的地区，逐步为服务对象制作发放居民健康卡，替代居民健康档案信息卡，作为电子健康档案进行身份识别和调阅更新的凭证。

（2）通过入户服务（调查）、疾病筛查、健康体检等多种方式，由乡镇卫生院、村卫生室、社区卫生服务中心（站）组织医务人员为居民建立健康档案，并根据其主要健康问题和服务提供情况填写相应记录。

（3）已建立居民电子健康档案信息系统的地区应由乡镇卫生院、村卫生室、社区卫生服务中心（站）通过上述方式为个人建立居民电子健康档案。并按照标准规范上传区域人口健康卫生信息平台，实现电子健康档案数据的规范上报。

（4）将医疗卫生服务过程中填写的健康档案相关记录表单，装入居民健康档案袋统一存放。居民电子健康档案的数据存放在电子健康档案数据中心。

3. 居民健康档案的使用

（1）已建档居民到乡镇卫生院、村卫生室、社区卫生服务中心（站）复诊时，在调取其健康档案后，由接诊医生根据复诊情况，及时更新、补充相应记录内容。

（2）入户开展医疗卫生服务时，应事先查阅服务对象的健康档案并携带相应表单，在服务过程中记录、补充相应内容。已建立电子健康档案信息系统的机构应同时更新电子健康档案。

（3）对于需要转诊、会诊的服务对象，由接诊医生填写转诊、会诊记录。

（4）所有的服务记录由责任医务人员或档案管理人员统一汇总、及时归档。

4. 居民健康档案的终止和保存　居民健康档案的终止缘由包括死亡、迁出、失访等，均需记录日期。对于迁出辖区的还要记录迁往地点的基本情况、档案交接记录等。

纸质健康档案应逐步过渡到电子健康档案，纸质和电子健康档案，由健康档案管理单位（即居民死亡或失访前管理其健康档案的单位）参照现有规定中的病历的保存年限、方式负责保存。

（三）服务流程　📱微课1

1. 确定建档对象流程　如图 3-4 所示。

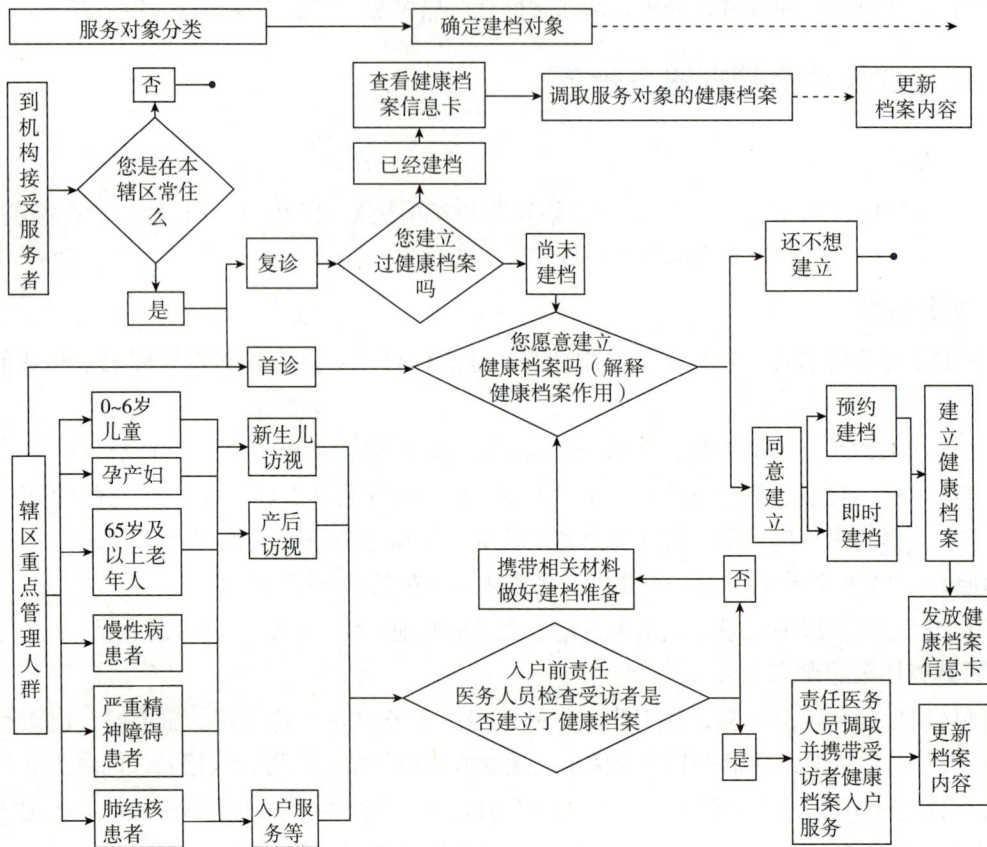

图 3 - 4　确定建档对象流程

2. 居民健康档案管理流程　如图 3 - 5 所示。

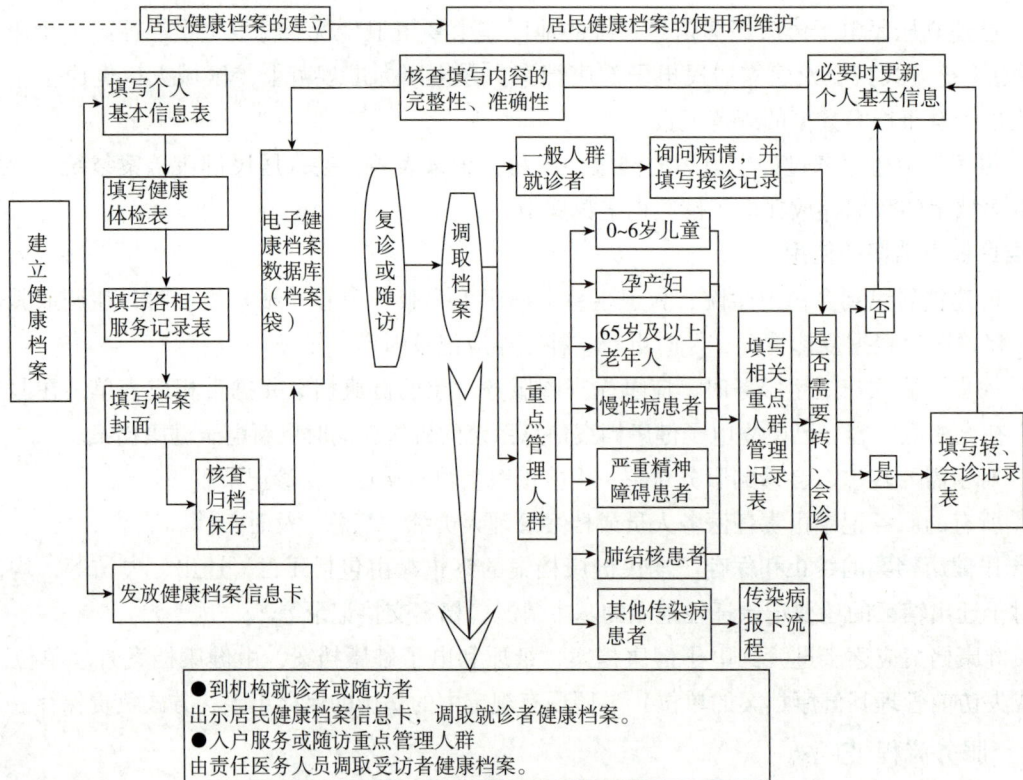

图 3 - 5　居民健康档案管理流程

（四）服务要求

1. 乡镇卫生院、村卫生室、社区卫生服务中心（站）负责首次建立居民健康档案、更新信息、保存档案；其他医疗卫生机构负责将相关医疗卫生服务信息及时汇总、更新至健康档案；各级卫生计生行政部门负责健康档案的监督与管理。

2. 健康档案的建立要遵循自愿与引导相结合的原则，在使用过程中要注意保护服务对象的个人隐私，建立电子健康档案的地区，要注意保护信息系统的数据安全。

3. 乡镇卫生院、村卫生室、社区卫生服务中心（站）应通过多种信息采集方式建立居民健康档案，及时更新健康档案信息。已建立电子健康档案的地区应保证居民接受医疗卫生服务的信息能汇总到电子健康档案中，保持资料的连续性。

4. 统一为居民健康档案进行编码，采用 17 位编码制，以国家统一的行政区划编码为基础，以村（居）委会为单位，编制居民健康档案唯一编码。同时将建档居民的身份证号作为身份识别码，为在信息平台上实现资源共享奠定基础。居民健康档案编码采用 17 位编码制，第一段为 6 位数字，表示县及县以上的行政区划，统一使用《中华人民共和国行政区划代码》（GB 2260）；第二段为 3 位数字，表示乡镇（街道）级行政区划，按照国家标准《县以下行政区划代码编码规则》（GB/T 10114—2003）编制；第三段为 3 位数字，表示村（居）民委员会等，具体划分为：001～099 表示居委会，101～199 表示村委会，901～999 表示其他组织；第四段为 5 位数字，表示居民个人序号，由建档机构根据建档顺序编制。在填写健康档案的其他表格时，必须填写居民健康档案编号，只需填写后 8 位编码。

5. 按照国家有关专项服务规范要求记录相关内容，记录内容应齐全完整、真实准确、书写规范、基础内容无缺失。各类检查报告单据和转、会诊的相关记录应粘贴留存归档，如果服务对象需要可提供副本。已建立电子版化验和检查报告单据的机构，化验及检查的报告单据交居民留存。

6. 健康档案管理要具有必需的档案保管设施设备，按照防盗、防晒、防高温、防火、防潮、防尘、防鼠和防虫等要求妥善保管健康档案，指定专（兼）职人员负责健康档案管理工作，保证健康档案完整、安全。电子健康档案应有专（兼）职人员维护。

7. 积极应用中医药方法为居民提供健康服务，记录相关信息纳入健康档案管理。

8. 电子健康档案在建立完善、信息系统开发、信息传输全过程中应遵循国家统一的相关数据标准与规范。电子健康档案信息系统应与新农合、城镇基本医疗保险等医疗保障系统相衔接，逐步实现健康管理数据与医疗信息以及各医疗卫生机构间数据互联互通，实现居民跨机构、跨地域就医行为的信息共享。

9. 对于同一个居民患有多种疾病的，其随访服务记录表可以通过电子健康档案实现信息整合，避免重复询问和录入。

（五）工作指标

1. 健康档案建档率 = 建档人数/辖区内常住居民数 ×100%。

注：建档指完成健康档案封面和个人基本信息表，其中 0～6 岁儿童不需要填写个人基本信息表，其基本信息填写在"新生儿家庭访视记录表"上。

2. 电子健康档案建档率 = 建立电子健康档案人数/辖区内常住居民数 ×100%。

3. 健康档案使用率 = 档案中有动态记录的档案份数/档案总份数 ×100%。

注：有动态记录的档案是指 1 年内与患者的医疗记录相关联和（或）有符合对应服务规范要求的相关服务记录的健康档案。

医防融合知识拓展

在辖区内居住半年以上的户籍及非户籍常住居民，尤其以0~6岁儿童、孕产妇、老年人、慢性病患者、严重精神障碍患者和肺结核患者等人群为重点，都应建立居民健康档案。本节案例导入中，经过全科医生的耐心解释，患者明白自己需要建立健康档案。居民的健康档案详细记录了居民的健康问题及相关危险因素，这有助于医生为居民提供预防、医疗、保健、康复、健康教育等综合性、长期负责式照顾，实施医防融合的服务模式。经过本次建档，医生对患者的健康状况进行了全面了解，发现患者为高血压患者，但未规律服用降压药物，医生向患者及其女儿详细解释了降压药物的作用及使用注意事项，指导其女儿协助管理患者定期服药，并将其纳入高血压规范化管理，经定期复查，患者头晕、头痛改善，血压控制平稳。

（姚静静　杨喜艳）

目标检测

答案解析

一、单项选择题

1. 居民健康档案建立的对象是（　　）

    A. 辖区所有人员

    B. 辖区部分人员

    C. 辖区内居住半年以上的户籍居民

    D. 辖区内居住半年以上的户籍和非户籍居民

    E. 0~24个月儿童、孕产妇、老年人和慢性病

2. 居民健康档案的内容包括（　　）

    A. 居民个人基本信息　　　B. 居民健康体检　　　C. 其他医疗卫生服务记录

    D. 重点人群健康档案记录　　E. 以上都对

3. 健康档案的建档率是指（　　）

    A. 辖区内常住居民数与建档人数百分比

    B. 建档人数与辖区内常住居民数百分比

    C. 应建档人数与已经建档人数百分比

    D. 已经建档人数与未建档人数百分比

    E. 已经建档人数与应建档人数百分比

4. 家庭健康档案的内容不包括（　　）

    A. 家庭主要问题目录　　　B. 家庭评估资料　　　C. 家庭基本资料

    D. 家系图　　　　　　　　E. 详细记录每一个家庭成员的经济收入及来源

5. 健康档案建档的重点对象是（　　）

    A. 0~6岁儿童　　　　　　B. 老年人　　　　　　C. 孕产妇

    D. 重症精神疾病　　　　　E. 以上均是

6. 居民健康档案的管理特点是（　　）

    A. 集中存放在社区卫生服务中心（站）　　　　B. 居民保管

    C. 就近医院保管　　　　　　　　　　　　　　D. 依据方便程度存放

    E. 统一编号居委会保管

7. 指一个国家或地区在某一特定时间的人口数，这个指标是（ ）

    A. 人口生育率   B. 发病率   C. 死亡率

    D. 人口总数   E. 构成比

8. 居民健康档案的使用原则（ ）

    A. 逐步完善的原则   B. 资料收集前瞻性原则   C. 客观性和准确性原则

    D. 保密性原则   E. 以上都对

9. 人口自然增长率的公式是（ ）

    A. 粗出生率 + 粗死亡率   B. 粗出生率 – 粗死亡率   C. 人口构成比 – 人口死亡率

    D. 人口构成比 + 人口死亡率   E. 以上都不对

10. 居民健康档案个人信息包括（ ）

    A. 性别和年龄   B. 既往史   C. 家族史

    D. 生活环境   E. 以上都是

二、简答题

1. 为什么要建立居民健康档案?

2. 居民健康档案包括哪些内容?

三、案例解析题

针对本节案例导入，请运用相关知识回答以下问题。

1. 患者需要建立健康档案吗?

2. 建立健康档案对患者的健康管理有何意义?

第二节　健康教育与健康素养促进行动

PPT

学习目标

1. 通过本节学习，重点把握健康教育和健康促进的内容。

2. 具有健康教育和健康促进的相关知识，具备运用健康教育的相关知识开展健康教育服务的能力。

3. 树立大卫生、大健康观念，将人文关怀和医防融合内化于开展健康教育服务的全过程。

案例导入

案例　禽流感病毒属于甲型流感病毒，人感染 H7N9 禽流感病毒可能会引起严重的急性呼吸道疾病甚至死亡，在疫苗尚未正式面世前，采取系列、有序的健康教育实践活动是控制人禽流感流行的最有效措施。某市选取某社区对居民进行普及人禽流感防控知识的健康教育工作，形式包括：①制作宣传栏、在门栋或电梯口的多媒体显示屏滚动播放视频；②小区摆设临时流动咨询点，制作小册子、小折页等免费发放给居民；③开展健康教育讲座；④通过网站、微信公众号等新媒体方式发布相关科学知识；⑤宣传 12320 公共卫生热线，其可为咨询者提供卫生防病等健康教育方面的咨询服务。健康教育工作实施后，该社区居民关于禽流感传播途径的知晓率提高至 87.94%，其他禽流感防控知识的知晓率也分别提高了 12.13%~46.77% 不等。居民对此次健康教育活动的满意度为 98.80%。

问题 1. 该社区针对人禽流感防控开展的健康教育服务都包括哪些健康教育方法？

2. 除了上述健康教育方法，还可以采用哪些措施来预防人禽流感的危害？

随着我国经济社会的快速发展，城市化、老龄化和生态恶化形势严峻，不健康的生活方式普遍存在，居民健康素养依然有待提高，新发传染病不断出现，旧传染病死灰复燃、慢性非传染性疾病和精神性疾病等健康问题持续流行，人们对健康教育的需求日益增长。

一、健康教育概述

（一）健康教育的概念

健康教育是指通过有计划、有组织、有系统的社会教育活动，使人们自觉地采纳有益于健康的行为和生活方式，消除或减轻影响健康的危险因素，预防疾病，促进健康，提高生活质量。

（二）健康教育的意义

1. 健康教育是疾病预防与控制的重要手段 人们在与疾病斗争的漫长过程当中，发现生活方式与行为是影响健康的重要因素。世界卫生组织把健康教育与健康促进作为当前预防和控制疾病的三大措施之一，是全世界减轻疾病负担的重要策略。当今全球面临着人口老龄化问题，高血压、糖尿病、恶性肿瘤、心血管疾病等慢性非传染性疾病的患病率逐年增高，并且有年轻化的趋势。健康教育作为一个非常有效的卫生干预措施，面临着更大的机遇与挑战。

2. 健康教育是一项投入少、产出高、效益大的保健措施 从成本效益的角度来看，健康教育是一项低投入、高产出、高效益的保健措施。只需要较少的有效健康教育的投入，就可以获得极高的健康效益，大大地减少医疗费用的支出。从而能够节省大量的社会资源、医疗资源，创造巨大的经济效益。

3. 健康教育是增强居民自我保健意识和技能的重要渠道 随着医学模式的不断转变，人类的疾病谱和死因谱也在发生着变化，逐渐从传染性疾病转变为慢性非传染性疾病。慢性非传染性疾病的重要影响因素就是不良的个人生活方式与行为习惯。通过普及医药科学知识，教育和引导人民群众破除迷信，摒弃陋习，积极参与全民健身活动，促进合理营养，养成良好的卫生习惯和文明的生活方式，培养健康的心理素质。

4. 健康教育是落实初级卫生保健的重要步骤 初级卫生保健是社区内的个人和家庭能够普遍获得的基本卫生保健。初级卫生保健既是国家卫生体系的核心组成部分，也是社区总体社会和经济发展的不可分割内容。而健康教育是完成初级卫生保健工作的先导和基础，是投资最少、影响面最广、意义最深远的一个步骤。

（三）健康教育的内容

1. 宣传普及《中国公民健康素养——基本知识与技能》（2024年版），配合相关部门开展公民健康素养促进行动。

2. 对特殊人群进行健康教育，如妇女、老年人、0~6岁儿童家长、青少年、农民工、残疾人等。

3. 开展健康生活方式和可干预危险因素的健康教育，如合理膳食营养、增加适当运动、控制体重、保持心理平衡、改善睡眠、限盐控烟限酒、控制网络成瘾等。

4. 开展重点疾病健康教育，如高血压、糖尿病、冠心病、恶性肿瘤、流感、手足口病、结核病、狂犬病、肝炎、艾滋病等。

5. 开展公共卫生问题健康教育，如食品卫生、饮水卫生、环境卫生、学校卫生、职业卫生等。

6. 开展应对突发公共卫生事件应急处置健康教育，如防灾减灾、家庭急救等。

7. 宣传普及医疗卫生法律法规及相关政策。

（四）健康教育的重点场所及人群分类

1. 重点场所健康教育

（1）学校健康教育 是指通过学校、家长和学校所属社区内所有成员的共同努力，为学生提供完整的、有益的经验和知识体系。主要包括设置健康教育课程，创造安全、健康的校园环境，提供适当的健康服务，动员家庭与社区成员的共同参与，促进学生健康。

（2）社区健康教育 社区是以某种经济的、文化的、种族的或某种社会凝聚力，使人们生活在一起的一种社会组织。社区健康教育是指以社区为单位，以社区人群为教育对象，以促进社区居民健康为目标，有组织、有计划、有评价的健康教育活动。

（3）医院健康教育 泛指医疗保健机构及工作人员在临床与预防保健实践过程中，伴随医疗保健活动开展的健康教育。医院健康教育的概念有狭义和广义之分。狭义的医院健康教育是指医护人员针对患者及家属开展疾病的预防、治疗与康复的健康教育和健康传播活动，又称临床健康教育或患者健康教育。广义的医院健康教育又称医院健康促进，健康教育和能改善患者、医护人员及社区居民等健康相关行为的政策、法规、经济及组织等环境支持的综合。

（4）家庭健康教育 家庭是基本的社会单元，家庭成员的健康也是和家庭息息相关的，尤其是良好的家庭健康教育对家庭成员健康的影响尤为重要。家庭健康教育是通过对家庭成员进行有目的、有计划、有组织的教育活动，促使家庭成员自觉地采纳有益于健康的行为和生活方式，消除或减轻影响健康的危险因素，以达到预防疾病、促进家庭健康、提高生活质量的目的。

（5）工作场所健康教育 工作场所中存在职业性有害因素，职业性有害因素是指在生产过程和生产环境中，危害职业人群健康和安全的不良因素，包括化学因素、物理因素、生物因素。工作场所健康促进是指通过健康教育和企业管理策略、支持性环境、职工参与、卫生服务等干预手段，以期改善劳动条件，改变职工不良的生活方式与习惯，控制健康危险因素，降低伤病及缺勤率，促进职工健康，提高职工生命质量。

2. 重点人群的健康教育

（1）儿童健康教育 儿童时期是人生长发育的重要时期，这个时期形成的健康生活方式与行为习惯会对人一生的健康产生重要影响。儿童的健康成长是整个社会发展的重要因素，因此儿童时期健康教育尤为重要。

（2）孕产妇健康教育 孕产期是女性生命中的一个特殊而重要的时期。孕产妇健康教育在促进妊娠期妇女身心健康、提高母婴健康水平、促进医疗工作开展等方面都具有重要意义。因此，应该重视并加强孕产妇健康教育工作。

（3）老年人健康教育 老年人在生理和心理方面有其特点。通过健康教育，增强老年人对疾病了解、促进健康生活方式养成、提升心理健康水平以及加强社交与互动。这些方面共同作用，有助于老年人更好地照顾自己的身体和心理健康，享受更健康和幸福的晚年生活。因此，社会各界应共同重视并加强老年人健康教育工作。

（4）慢性病患者健康教育 慢性病是指病程长、进展缓慢、需要长期治疗和管理的疾病，如心血管疾病、糖尿病、慢性呼吸系统疾病等。慢性病具有病程长、复发率高、致残致死率高等特点，给患者的身体健康和生活质量带来严重影响。慢性病患者健康教育是通过合理饮食、适量运动、戒烟限酒、心理调适和规范用药等措施，可以有效控制慢性病的发展进程，减少并发症的发生，提高患者的生存率和生命质量。

二、健康促进概述

（一）健康促进的概念

1986 年首届国际健康促进大会发表的《渥太华宪章》首次提出"健康促进"的概念："健康促进是指促使人们提高、维护和改善他们自身健康的过程。"《健康新地平线》中："健康促进是指个人与家庭、社区和国家一起采取措施，鼓励健康的行为，增强人们改变和处理自身健康问题的能力"。

（二）健康促进的基本策略

健康促进的三个基本策略：倡导、赋权和协调。一个核心策略：社会动员。

1. 倡导　良好的健康是社会、经济和个人发展的主要资源，也是生活质量的重要部分。政治、经济、社会、文化、环境、行为和生物学因素均可促进健康或损害健康。健康促进行动目的是通过对健康的支持，使上述因素有利于健康。

2. 赋权　健康促进的重点在于实现健康方面的平等。健康促进行动的目标，在于缩小目前健康状况的差别，并保障同等机会和资源，以促使所有人能充分发挥健康的潜能，这些包括在选择健康措施时，能获得支持环境的稳固基础、知识、生活技能以及机会。除非人们有可能控制这些决定健康的条件，否则不能达到他们最充分的健康潜能。在这方面男女应该平等享有。

3. 协调　健康的必要条件和前景不可能仅由卫生部门承诺，更为重要的是健康促进需要协调所有相关部门的行动，包括政府、卫生和其他社会经济部门、非政府与志愿者组织、地区行政机构、商矿企业和新闻媒介部门。社会各界人士作为个人、家庭和社区参与。各专业与社会团体以及卫生人员的主要责任在于协调社会不同部门共同参与卫生工作。应考虑一个国家和地区的社会、文化和经济体制的差异和实施的可能性，以使健康促进策略和规划适合当地的需求。

4. 社会动员　联合国儿童基金会（UNICEF）在倡导、赋权和协调三个基本策略基础上进一步提出，社会动员是健康促进的核心策略。

（三）健康促进的活动领域

《渥太华宣言》指出健康促进的五大活动领域是：制定促进健康的公共政策、创造支持性环境、加强社区的行动、发展个人技能、调整卫生服务方向。

1. 制定促进健康的公共政策　健康促进超越了保健范畴，它把健康问题提到了各个部门、各级领导的议事日程上，使他们了解他们的决策对健康后果的影响并承担健康的责任。健康促进的政策由多样而互补的各方面综合而成，它包括立法、财政措施、税收和组织改变。这种协调行动使健康、收入和社会政策更趋平等。同时保证了更安全、更健康的商品供应和服务、更健康的公共服务和更清洁、更愉悦的环境。健康促进政策需要确定在非卫生部门中采纳健康的公共政策的障碍及克服的方法。其目的必须使决策者也能较易作出更健康的选择。

2. 创造支持性环境　人类与其生存的环境是密不可分的，这是对健康采取社会—生态学方法的基础。总的指导原则是需要促进相互维护，社区和自然环境需要彼此保护。应该强调保护世界自然资源是全球的责任。生活、工作和休闲模式的改变对健康有重要影响。健康促进在于创造一种安全、舒适、满意、愉悦的生活和工作条件。系统地评估环境的迅速改变对健康的影响，特别是在技术、工作、能源生产和城市化的地区是极为重要的，并且必须通过健康促进活动以保证对公众的健康产生积极有利的影响。任何健康促进策略必须提出：保护自然，创造良好的环境以及保护自然资源。

3. 加强社区的行动　健康促进工作是通过具体和有效的社区行动，包括确立优先、作出决策、设计策略及其执行，以达到更健康的目标。在这一过程中核心问题是赋予社区以当家作主，积极参与和主宰自己命运的权力。社区开发在于利用社区现有的人力、物力资源，以增进自我帮助和社会支持并形成灵活的体制，促进公众参与卫生工作和指导卫生工作的开展，这就要求充分、连续地获得卫生信息和学习机会以及资金的支持。

4. 发展个人技能 健康促进通过提供信息、健康教育和提高生活技能以支持个人和社会的发展。这样做的目的是使群众能更有效地维护自身的健康和他们生存的环境并作出有利于健康的选择。促成群众终生学习，了解人生各个阶段和处理慢性疾病和伤害是极为重要的。学校、家庭、工作场所和社区都有责任这样做。这种活动需要通过教育的、职业的、商业的和志愿者团体以及在这些机构内部来完成。

5. 调整卫生服务方向 健康促进在卫生服务中的责任是要求个人、社区组织、卫生专业人员，卫生服务机构和政府共同承担。他们必须在卫生保健系统中共同工作以满足健康的需求。

卫生部门的作用不仅仅是提供临床与治疗服务而必须坚持健康促进的方向。这就要求卫生服务部门态度和组织的转变，并立足于把一个完整的人的总需求作为服务对象。

（四）卫生宣教、健康教育和健康促进区别和联系

人们经常把卫生宣教、健康教育和健康促进三者概念混淆不清。其实，卫生宣教、健康教育和健康促进三者有很重要的区别。它们的关系可以这样理解：健康教育包含卫生宣教，健康促进是健康教育的发展。

1. 卫生宣教 指卫生宣传教育机构及工作人员通过宣传单、宣传栏、电视、广播、网络等手段，把医疗卫生知识和技术传播给广大人民群众的工作。卫生宣教的重点更侧重于卫生知识的传播，只是把信息简单的传播出去，忽视了信息的回收和效果的反馈，而单纯的卫生宣教难以使人们达到改变行为，获得健康的目的。当然，卫生知识的传播也是很有必要的，但人们为了获得健康而改变行为时，更需要得到社会、物质、政策和环境的支持。现在的卫生宣教成为健康教育工作的一种重要手段。

2. 健康教育 是在卫生宣教的基础之上发展起来的，但它并不是简单的、单向的卫生知识的传播，而是有计划、有组织、有评价、有系统的社会教育活动，通过给人们提供知识、技术和服务，促进个体、群体乃至社会的行为改变，强调的是信与行。健康教育的重点是行为干预，促使个体和群体改变不良的生活方式与习惯，养成有利于健康的行为和生活方式。

3. 健康促进 是指运用行政的或组织的手段，对社会各相关部门以及社区、家庭和个人的健康有害行为进行干预，共同维护良好的社会、自然环境，以促进人群健康。健康教育的是健康促进的基础，健康促进不仅涵盖了健康教育信息传播和行为干预的内容，更注重行为干预所必需的政策支持、组织支持、经济支持等各种行政策略。

综上所述，卫生宣教是健康教育的重要手段，健康教育是在卫生宣教基础之上的深化与拓展。健康促进是健康教育的战略指导和政策支持，通过健康教育对人群进行卫生知识的传播和不良健康行为的干预，使其采纳有益于健康的建议，同时还要借助健康促进中政策、组织和环境的支持，以期改变人们的生活方式与行为。卫生宣教是健康教育的重要手段，健康教育是健康促进的基础，而健康促进又是健康教育的重要保障。

三、健康传播和健康传播材料 📱微课2

（一）传播的概述

传播（communication）一词来源于拉丁文 communis（共享），含有交流、沟通、交往、通信、通

知、传达、口信、联络等不同含义。

1988 年我国出版的第一部《新闻学字典》将传播定义为"传播是一种社会性传递信息的行为，是个人之间、集体之间以及个人与集体之间交换、传递新闻、事实、意见的信息过程"。1993 年出版的《健康传播学》将传播定义为："传播是遵循一系列共同规则互通信息的过程"。1999 年出版的《传播学教程》中提出："传播，即社会信息的传递或社会信息系统的运行"。上述定义对传播进行了不同角度的界定，反映出传播的特征有社会性、普遍性、互动性、符号性、共享性等。

1. 传播的要素 一次完整的传播活动的基本要素主要包括有：①传播者，又称传者，是指在传播过程中的信息发出者。传播者可以是个人，也可以是一个群体、团队、组织或机构，如广播电台、电视台、报社等。②信息，是指传播者要传递的内容，由一组相关联的信息符号构成。③传播媒介，又称传播渠道，是信息的载体，是连接各种传播要素的中间桥梁，如电视、收音机、报纸、宣传栏等。④受传者，又称受者，是信息的接受者和反馈者，如听众、观众等。⑤传播效果，是指受传者接收信息后的反应，包括在知识、态度、情感、行为等方面的变化。

2. 传播的模式

（1）拉斯韦尔五因素模式 1948 年美国著名的社会学家、政治学家哈罗德·拉斯韦尔（H. D. Lasswell）在《社会传播的结构与功能》一文中，提出了一个被誉为传播学研究经典的传播过程文字模式，即"一个描述传播行为的简便方法，就是回答下列五个问题：①谁（who）？②说什么（says what）？③通过什么渠道（through what channel）？④对谁（to whom）？⑤取得什么效果（with what effect）？"这就是拉斯韦尔五因素传播模式（图 3 - 6），又称 5W 模式。拉斯韦尔五因素传播模式把复杂的传播现象用五个部分高度概括，虽然不能解释和说明一切传播现象，但抓住了问题的主要方面，为传播学的研究奠定了理论基础。

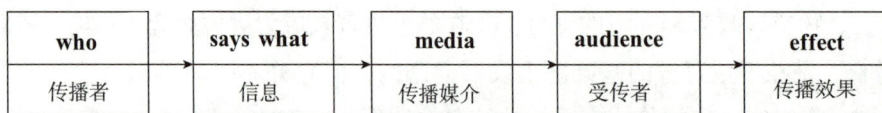

图 3 - 6　拉斯韦尔五因素传播模式

（2）施拉姆双向传播模式 美国传播学者威尔伯·施拉姆（Wilbur Schram）用双向传播模式将传播描述为一种有反馈信息交流过程（图 3 - 7）。施拉姆传播模式中有两个重要的传播要素：传播符号（communication symbol）是信息的载体；反馈（feedback）是指受传者在传播过程中对收到的信息作出来的反应。

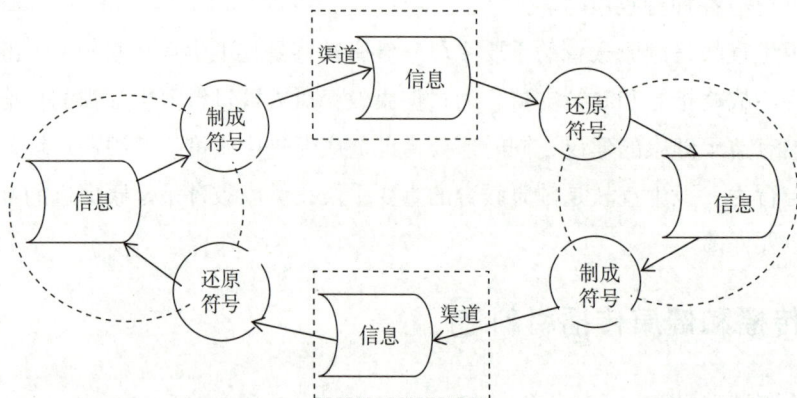

图 3 - 7　威尔伯·施拉姆（Wilbur Schram）双向传播模式

（二）健康传播的形式

1. 人际传播

（1）人际传播的概念　人际传播是指个人与个人之间（也可以是两个或者多个人）直接信息交流。人际传播的主要形式是面对面的直接传播，也可以借助物质媒介间接传播。

（2）人际传播的特点　①人际传播是全身心的传播，需要有多种感官来传递和接收信息。②人际传播信息交流比较完整、全面、接近事实。人们可以通过情感、动作等表达出文字、语言表达不出来的信息。③人际传播以个体化信息为主，情感信息交流占大部分。④人际传播中交流双方互为传播者和受传者，信息交流充分，能够得到及时反馈。⑤人际传播相比其他传播形式，信息量较小、传播范围小、速度慢。

（3）健康教育中的人际传播形式　人际传播在健康教育中有着广泛的作用，是进行说服教育、劝导他人改变态度的重要策略。健康教育中人际传播的形式如下。①咨询：健康教育者为咨询者解答面临的健康问题，帮助他们形成正确的健康观。②交谈或个别访谈：针对受教育者的具体情况，传递健康知识，帮助其改变相关态度。③劝服：针对受访者存在的健康问题，说服其转变不利于健康的行为、态度等。④指导：通过传授健康知识和技术，帮助受传者学习和掌握自我保健技能。

2. 大众传播

（1）大众传播的概念　是指职业传播机构和人员通过传播媒介向社会大众传播信息的过程，传播媒介可以是电视、广播、网络、书籍、报刊等。

（2）大众传播的特点　①传播者是职业性的传播机构和人员，控制传播的过程和内容。②传播的信息是公共的、公开的，面向全社会人群。③受众是社会大众，人数众多，分布广泛。④传播是单向的，信息反馈速度缓慢。⑤以先进技术分发系统和设备，决定着信息的物理形式、时空范围、速度和数量。

（3）大众传播的选择原则　①针对性原则即针对目标人群状况，选择传播媒介。②速度快原则即将健康信息以最快的速度、最畅通的渠道传递给目标人群。③可及性原则即根据媒介在当地的覆盖情况、受众对媒介的拥有情况和使用习惯来选择媒介。④经济性原则即从经济适用的角度考虑媒介的选择，量力而行。⑤综合性原则即采用多渠道的组合策略，达到优势互补，保证传播目标实现。

3. 群体传播　群体是两个或两个以上的具有共同认同感的人所组成的集合，群体内的成员相互作用和影响，共享特定的目标和期望。群体传播是指一小群人的传播信息的活动。群体传播的范畴介于人际传播和大众传播之间。群体可以是自然形成的社会群体形式，如家庭、班集体等，也可以是为了某个目标而组成的活动群体，如健康知识培训班、高血压防治小组等。群体传播适用于不同目的的健康教育和健康促进活动。

4. 组织传播　组织是一个开放的社会技术系统，它由两个分系统组成，一是"目标与价值"系统，二是"管理"系统，它从外部环境中接受能源、信息和材料，转变之后再向外部环境输出。组织传播是指组织所进行的传播信息的活动，包括组织内传播和组织外传播。

（三）健康传播材料的制作与使用

健康传播材料是指在健康教育与健康促进活动过程中使用的传播材料，包括平面印刷材料，如宣传单、报纸、宣传手册、宣传画、宣传栏等；声像材料，如录音、微课、短视频及公众号等；以及印有健康教育知识的雨伞、水杯、笔记本等实物材料。

1. 健康教育材料的制作步骤　根据目标人群的现状，制定健康传播计划，使用合适的健康传播材料，帮助人群改变不良生活方式与习惯，采纳健康生活方式。制作健康传播材料步骤如下。

（1）分析目标人群需求，确定信息　根据目标人群的特点和需求，确定健康传播材料的信息。

（2）制定计划　根据目标人群的需求，确定健康教育内容，制定健康教育传播材料制作计划，包括目标人群、材料内容、发放方式、预试验、材料生产和经费预算等。

（3）形成初稿　根据确定的健康传播信息内容和制定计划，形成健康教育材料初稿。

（4）预试验　在健康传播材料最终定稿之前，选取一部分目标人群投入使用，收取反馈信息，根据反馈材料对健康教育材料进行修改。

（5）生产与发放　经过预试验确定健康教育材料终稿，按计划进行生产与发放。

（6）监测与评价　监测健康教育材料的发放与使用情况，对材料质量、发放与使用情况、传播效果进行评价，总结经验，用以指导新的健康教育传播资料的制作。

2. 健康传播材料的使用技巧　在健康教育活动中适当地使用健康教育宣传材料，可以使教育对象通过多种渠道获取完整准确的健康教育标准化信息，保证健康传播效果。健康教育材料的使用技巧根据教育对象不同可分为以下几种。

（1）面向个体的材料　发放给个体或者家庭使用的健康教育传播材料一般包括健康教育处方、图片、折页、小册子等，应当具体指导健康教育材料的使用方法。主要技巧有：①向教育对象强调使用健康教育材料的重要性，引起对方注意。②帮助教育对象理解材料的重点内容，加深印象。③讲解材料中操作技巧，使教育对象能遵照相关步骤自行操作。④在患者复诊或家访时，了解材料使用情况，给予再次指导。

（2）面向群体的材料　在进行健康教育讲座、培训时，经常使用的宣传材料主要有挂图、幻灯片、投影片、模型等，使用这些材料的技巧有：①距离适当，受教者能够看清楚展示的文字、画面等。②介绍健康教育内容时，要站在一侧，以防挡住材料内容。③让受教者提出问题，对不清楚的地方着重讲解。④活动结束前，总结重点，加深印象。

（3）面向大众的材料　在公共场所张贴宣传画、布置宣传栏等，要注意：①地点便利，选择经常通过又易于驻足的地点，如公交站等。②位置适当，挂贴的高度接近平视的范围。③光线充足，挂贴在有阳光或者灯火照射的地方。④定期更换，根据季节、疾病流行特征等更换适宜的健康教育内容。⑤维护和保管，发现有损坏时，及时修补或更换。

四、健康相关行为

（一）行为的概述

1. 行为的概念　行为是指有机体在各种内外部刺激影响下产生的活动。这里所说的活动既包括生理反应，也包括心理反应。美国心理学家 Woodworth 提出了著名的"S-O-R模式"（图3-8），"S"（stimulation）是指各种内外部的刺激，"O"（organization）代表有机体，"R"（reaction）指的是行为反应。

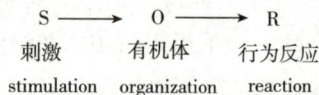

$$S \longrightarrow O \longrightarrow R$$

刺激　　　有机体　　行为反应
stimulation　organization　reaction

图3-8　S-O-R模式

人的行为是指具有认知、思维能力、情感、意志等心理活动的人，在内外界环境因素刺激下所作出的能动反应。这种反应可能是外显的，能够被人观察到的，比如语言、动作、表情等；也可能是内隐的，不能够被直接观察到的，比如思想、意识。这些一般要通过测量和观察其外显行为来进行推测。

2. 行为的分类　人类行为与其他动物的根本区别在于人既有生物性，又有社会性。按照人类行为属性，可将行为划分为本能行为和社会行为。其中本能行为是与生俱来的，由其生物属性所决定的，是满足人类生理需求的最基本行为。人类的本能行为如下。①生存本能：人类为了满足基本生存所进行的饮食、睡眠等各种有关活动。②种族保存本能：人类为了繁衍种族而进行的性行为。③自我防御本能：在面对外界威胁时，为了身心安全进行防御、反抗或躲避等行为。④好奇和追求刺激：人类不会停止对未知世界的探索。人类行为的社会性是人与动物的本质区别。

3. 行为的特征　主要包括以下几个方面。①人的行为具有目的性。②人的行为具有可塑性，行为的可塑性在年幼时表现更为明显，尤其是父母的教育，可以影响一生。家庭健康教育尤为重要。③人的行为具有差异性。④人的行为具有适应性，人为了更好的生存会从生理、心理、行动等方面作出改变，与环境达到和谐统一。

（二）健康相关行为

良好的行为与生活方式可以促进健康，不良的生活方式与行为会危害健康。健康相关行为指的是个体或群体与健康和疾病有关的行为。包括任何与疾病预防、促进健康有关的行为。

1. 促进健康行为　是指个体或群体的客观上有利于自身和他人健康的行为，其主要特点如下。

（1）有利性　个体行为有益于自己、他人和全社会的健康。

（2）规律性　个体行为有规律地重复发生而不是偶然行为。

（3）和谐性　个体行为表现与其所处的环境相和谐。

（4）一致性　个体外在行为表现和内在心理情绪一致，不冲突。

（5）适宜性　个体行为强度在常态水平和有利方向上。

2. 促进健康行为的类别

（1）基本健康行为　是指日常生活中有益于健康的基本行为，如平衡膳食、积极锻炼、合理作息等。

（2）预警行为　是指事件发生之前的预防和事件发生以后的正确处理，如驾车使用安全带、意外事故预防等。

（3）戒除不良嗜好　是指戒除日常生活中对自己或他人健康有害的个人偏好，如戒烟、戒酒、戒毒、戒除药品滥用等。

（4）避开环境危害　即通过各种方式避开环境带来的危害，如离开污染环境、采取措施减轻环境污染、积极应对各种引起心理应激的生活事件等。

（5）合理利用卫生保健服务　即通过正确的、合理的方式利用卫生保健服务来促进身心健康的行为，如定期体检、预防接种、遵从医嘱、积极康复等。

3. 危害健康行为　是指偏离个人、他人乃至社会的健康期望，不利于自身和他人健康的一组行为，其主要特点如下。

（1）危害性　个体行为对自己、他人和全社会的健康有害。

（2）潜伏期长　个体行为形成以后，要经过很长一段时间才会有明显的致病作用。

（3）习得性　危害健康的行为是个体后天的生活经历中学会的。

（4）广泛性　危害健康的行为广泛存在于人们的日常生活当中，对健康的危害也是广泛的。

危害健康的行为的类别包括：①不良生活方式与习惯；②致病行为模式，是导致某种特异性疾病发生的行为模式；③不良疾病行为，发生在个体从疾病感知到痊愈的过程中，其表现形式有疑病、恐病、不及时就诊、讳疾忌医、不遵医嘱等；④违规行为，是指违反法律法规、道德规范并危害健康的行为，如药物滥用、性乱等。

（三）行为改变的知信行模式

20世纪60年代英国学者柯斯特提出知信行理论模式（knowledge attitude/belief practice，KAP）

是用来解释个人如何通过知识和信念促使健康行为改变的最常用模式。该理论将人类行为的改变分为获取知识（knowledge）、产生信念（attitude）和形成行为（practice）三个连续过程。

知是知识和学习，信是信念和态度，行是行动。知信行理论模式的三个要素之间是存在因果关系的，知识和学习是行为改变的基础，信念和态度是行为改变的动力和关键，知识和信念引起的行为改变是最终目标。只有当人们获得了健康教育相关知识，并对知识进行积极的思考，有了正确的态度和信念，才有可能改变行为，主动形成有益于健康的行为。

以吸烟有害健康为例，健康教育者通过多种途径和方式将烟草的有害成分、吸烟的危害、戒烟的好处，以及如何戒烟的知识传递给群众，群众对接收的信息积极思考，加强维护自身和他人的责任感，逐步形成吸烟有害健康、有必要戒烟的信念时，戒烟就可能成功。

（四）纠正成瘾行为的健康教育与健康促进

世界卫生组织，将成瘾定义为："由于对自然或人工合成的药物的重复使用所导致的一种周期性慢性的着迷状态，并引起无法控制想再度使用的欲望。同时会产生想要增加该药物用量的倾向、耐受性、戒断症状等现象，因而对药物所带来的效果产生心理与生理上的依赖。"

日常生活中常见的成瘾性行为有吸烟、酗酒和游戏成瘾。成瘾性行为，也叫依赖性行为，是依赖综合征的一种行为表现，是由于物质使用障碍所导致的，并且会对人类健康造成极大的危害。

1. 吸烟行为的干预 吸烟或二手烟可以致癌，如肺癌、口腔癌及食管癌等，也可以导致心脑血管疾病如心肌梗死、脑卒中等。对生殖系统的影响如月经紊乱、不孕不育、宫外孕、胎儿畸形等。同时，二手烟可以增加儿童及成年人患多种疾病的风险。

快速干预措施主要是用"5A"模式：询问（ask），了解患者的吸烟情况；建议（advise），用明确的语言建议吸烟者戒烟；评估（assess），明确吸烟者戒烟的意愿；辅导（assist），帮助吸烟者戒烟，可以向愿意戒烟者制定戒烟计划、提供戒烟方法和技巧、推荐戒烟药物；安排（arrange），吸烟者开始戒烟后，应安排不少于 6 个月的长期随访。强化干预措施主要包括咨询、行为干预和药物治疗。据研究表明，戒烟干预的强度越大，戒烟效果越明显。

2. 酗酒行为的干预 乙醇是一种可以使人产生依赖的成瘾物质，酗酒是指过量的、无节制地饮酒。酗酒会导致急慢性酒精中毒、酒精性脂肪肝、严重时还会导致酒精性肝硬化。长期过量饮酒是导致心脑血管疾病的高危因素；也会导致一些意外事故的发生。

利用多种传播方式宣传酗酒对自己、对家庭、对社会的危害，让人民群众了解相关知识；针对易感人群进行有针对性的健康教育活动，使他们自觉抵制滥用现象；如不能避免饮酒，尽量每天不超过两标准杯（每标准杯乙醇含量 10g）；妊娠期、哺乳期、服药、开车、机器操作期间坚决不能饮酒；针对有酒瘾者，帮助他们认清乙醇的危害，树立戒酒的意愿和信心，通过多种途径，如替代药物治疗、心理治疗等戒除酒瘾。

3. 网络成瘾行为的干预 网络成瘾体现在：对游戏失去控制力，比如对玩游戏的频率、强度、持续时间、终止时间、情境等缺乏自控力；对游戏的重视程度不断提高，以致于游戏优先于其他生活兴趣和日常活动；尽管有负面效果出现，但依旧持续游戏甚至加大游戏力度。这种行为模式的严重程度足以导致个人、家庭、社会、教育、职业或其他重要功能领域受到严重损害，并通常明显持续至少 12 个月。

网络成瘾的预防如下：①防沉迷 APP，限制上网时间。在手机（电脑）上安装防沉迷软件，限制上网时间。②回归现实生活，增加社交活动。③多读纸质书。除了可以防止网络成瘾，对保护视力也有积极作用。④制定明确的工作或学习目标，努力坚持达到目标。⑤业余时间增加合理运动，锻炼身体可以强健体魄。⑥开发新的兴趣爱好，如弹琴、画画、跳舞等，转移对网络的注意力。

4. 健康素养基本知识与技能

（1）健康素养的概念 健康素养是指个人获取和理解基本健康信息和服务，并运用这些信息和服务作出正确决策，以维护和促进自身健康的能力。健康素养是衡量健康教育的一项重要指标，而健康教育则是提高健康素养的一项主要方法。

（2）健康素养的现状 提高公民健康素养已经在世界各个国家引起高度重视，实现这一目标不仅需要政府来作出努力，同时更需要个人对健康负责任，除了健康素养知识的学习以外，关键要知行合一，认真遵循，才可以终身受益，最终达到提高国民健康素养，提高全民族健康素质的目标。《中国公民健康素养——基本知识与技能》（2024年版）列出了我国居民应该知晓和掌握的基本健康知识与技能，共有66条（表3-11）。健康素养包括三个主要方面：基本健康知识和理念素养、健康生活方式与行为素养、基本技能素养。其中基本健康知识和理念素养（24条）：涉及健康基础知识、健康观念等。健康生活方式与行为素养（28条）：涉及合理饮食、适量运动、戒烟限酒、心理平衡等健康行为。基本技能素养（14条）：包括健康自我监测、紧急自救等基本技能。

表3-11 中国公民健康素养基本知识与技能

基本知识和理念（24条）	1. 健康不仅仅是没有疾病或虚弱，而是身体、心理和社会适应的良好状态。预防是促进健康最有效、最经济的手段。 2. 公民的身心健康受法律保护，每个人都有维护自身健康和不损害他人健康的责任。 3. 主动学习健康知识，践行文明健康生活方式，维护和促进自身健康。 4. 环境与健康息息相关，保护环境，促进健康。 5. 无偿献血，助人利己。 6. 每个人都应当关爱、帮助、不歧视病残人员。 7. 定期进行健康体检。 8. 血压、体温、呼吸和心率是人体的四大生命体征。 9. 传染源、传播途径和易感人群是传染病流行的三个环节，防控传染病人人有责。 10. 儿童出生后应按照免疫程序接种疫苗，成年人也可通过接种疫苗达到预防疾病的效果。 11. 艾滋病、乙肝和丙肝通过血液、性接触和母婴三种途径传播，日常生活和工作接触不会传播。 12. 出现咳嗽、咳痰2周以上，或痰中带血，应及时检查是否得了肺结核；坚持规范治疗，大部分肺结核患者能够治愈。 13. 家养犬、猫应接种兽用狂犬病疫苗；人被犬、猫抓伤、咬伤后，应立即冲洗、消毒伤口，并尽早注射狂犬病人免疫球蛋白（或血清或单克隆抗体）和人用狂犬病疫苗。 14. 蚊子、苍蝇、老鼠、蟑螂等会传播多种疾病。 15. 不加工、不食用病死禽畜。不猎捕、不买卖、不接触、不食用野生动物。 16. 关注血压变化，控制高血压危险因素，高血压患者要做好自我健康管理。 17. 关注血糖变化，控制糖尿病危险因素，糖尿病患者要做好自我健康管理。 18. 关注肺功能，控制慢性阻塞性肺疾病危险因素，慢性阻塞性肺疾病患者要做好自我健康管理。 19. 积极参加癌症筛查，及早发现癌症和癌前病变。 20. 预防骨质疏松症，促进骨骼健康。 21. 关爱老年人，预防老年人跌倒，识别老年性痴呆。 22. 关爱青少年和女性生殖健康，选择安全、适宜的避孕措施，预防和减少非意愿妊娠，保护生育能力。 23. 劳动者依法享有职业健康保护的权利；劳动者要了解工作岗位和工作环境中存在的危害因素（如粉尘、噪声、有毒有害气体等），遵守操作规程，做好个人防护，避免职业健康损害。 24. 保健食品不是药品，正确选用保健食品。
健康生活方式与行为（28条）	25. 体重关联多种疾病，要吃动平衡，保持健康体重，避免超重与肥胖。 26. 膳食应以谷类为主，多吃蔬菜、水果和薯类，注意荤素、粗细搭配，不偏食，不挑食。 27. 膳食要清淡，要少盐、少油、少糖，食用合格碘盐。 28. 提倡每天食用奶类、大豆类及其制品，适量食用坚果。 29. 生、熟食品要分开存放和加工，生吃蔬菜水果要洗净，不吃变质、超过保质期的食品。 30. 珍惜食物不浪费，提倡公筷分餐讲卫生。 31. 注意饮水卫生，每天足量饮水，不喝或少喝含糖饮料。 32. 科学健身，贵在坚持。健康成年人每周应进行150~300分钟中等强度或75~150分钟高强度有氧运动，每周应进行2~3次抗阻训练。 33. 不吸烟（含电子烟），吸烟和二手烟暴露会导致多种疾病。电子烟含有多种有害物质，会对健康产生危害。 34. 烟草依赖是一种慢性成瘾性疾病。戒烟越早越好。任何年龄戒烟均可获益，戒烟时可寻求专业戒烟服务。 35. 少饮酒，不酗酒。

续表

健康生活方式与行为 （28 条）	36. 重视和维护心理健康，遇到心理问题时应主动寻求帮助。 37. 每个人都可能出现焦虑和抑郁情绪，正确认识焦虑症和抑郁症。 38. 通过亲子交流、玩耍促进儿童早期发展。发现心理行为发育问题应及时就医。 39. 劳逸结合，起居有常，保证充足睡眠。 40. 讲究个人卫生，养成良好的卫生习惯，科学使用消毒产品，积极预防传染病。 41. 保护口腔健康，早晚刷牙，饭后漱口。 42. 科学就医，及时就诊，遵医嘱治疗，理性对待诊疗结果。 43. 合理用药，能口服不肌内注射，能肌内注射不输液，遵医嘱使用抗微生物药物。 44. 遵医嘱使用麻醉药品和精神药品等易成瘾性药物，预防药物依赖。 45. 拒绝毒品。 46. 农村使用卫生厕所，管理好禽畜粪便。 47. 戴头盔、系安全带；不超速、不酒驾、不分心驾驶、不疲劳驾驶；儿童使用安全座椅，减少道路交通伤害。 48. 加强看护和教育，预防儿童溺水，科学救助溺水人员。 49. 冬季取暖注意通风，谨防一氧化碳中毒。 50. 主动接受婚前和妊娠前保健，适龄生育，妊娠期遵医嘱规范接受产前检查和妊娠风险筛查评估，住院分娩。 51. 孩子出生后应尽早开始母乳喂养，满 6 个月时合理添加辅食。 52. 青少年要培养健康的行为生活方式，每天应坚持户外运动 2 小时以上，应较好掌握 1 项以上的运动技能，预防近视、超重与肥胖，避免网络成瘾和过早性行为。
基本技能 （14 条）	53. 关注健康信息，能够正确获取、理解、甄别、应用健康信息。 54. 会阅读食品标签，合理选择预包装食品。 55. 会识别常见危险标识，远离危险环境。 56. 科学管理家庭常用药物，会阅读药品标签和说明书。 57. 会测量脉搏、体重、体温和血压。 58. 需要紧急医疗救助时，会拨打 120 急救电话。 59. 妥善存放和正确使用农药，谨防儿童接触。 60. 遇到呼吸、心搏骤停的伤病员，会进行心肺复苏，学习使用自动体外除颤器（AED）。 61. 发生创伤出血时，会进行止血、包扎；对怀疑骨折的伤员不要随意搬动。 62. 会处理烧烫伤，会用腹部冲击法排出气道异物。 63. 抢救触电者时，要首先切断电源，不要直接接触触电者。 64. 发生建筑火灾时，拨打火警电话 119，会自救逃生。 65. 发生滑坡、崩塌、泥石流等地质灾害和地震时，选择正确避险方式，会自救互救。 66. 发生洪涝灾害时，选择正确避险方式，会自救互救。

（3）健康素养促进项目管理规范　2009 年全国开始实施《国家基本公共卫生服务项目》，随着经济社会发展、公共卫生服务的需要等因素，《国家基本公共卫生服务项目》的范围也在不断扩大。2019 年对新划入基本公共卫生服务的健康素养促进项目等 19 项制定了管理工作规范，供相关机构开展工作时参照。该项目的目标为：通过组织实施健康素养促进项目，采取健康促进县（区）和健康促进场所建设、健康科普和健康传播，对重点人群、重点问题、重点领域开展有针对性的健康教育等措施，普及健康生活方式，建设促进健康的支持性环境，到 2020 年，居民健康素养水平达到 20%，影响健康的社会、环境等因素得到进一步改善。推动无烟环境创建，开展简短戒烟干预及戒烟门诊建设，普及烟草危害宣传，确保实现《"健康中国 2030"规划纲要》中关于"到 2030 年，15 岁以上人群吸烟率降低至 20%"的目标。

五、健康教育服务规范

（一）服务对象

辖区常住居民。

（二）服务内容

1. 服务形式及要求

（1）提供健康教育资料 ①发放印刷资料，印刷资料包括健康教育折页、健康教育处方和健康手册等。放置在乡镇卫生院、村卫生室、社区卫生服务中心（站）的候诊区、诊室、咨询台等处。每个机构每年提供不少于12种内容的印刷资料，并及时更新补充，保障使用。②播放音像资料，音像资料为视听传播资料，如各种影音视频资料。机构正常应诊的时间内，在乡镇卫生院、社区卫生服务中心门诊候诊区、观察室、健教室等场所或宣传活动现场播放。每个机构每年播放音像资料不少于6种。

（2）设置健康教育宣传栏 乡镇卫生院和社区卫生服务中心宣传栏不少于2个，村卫生室和社区卫生服务站宣传栏不少于1个，每个宣传栏的面积不少于2m²。宣传栏一般设置在机构的户外、健康教育室、候诊室、输液室或收费大厅的明显位置，宣传栏中心位置距地面1.5~1.6m高。每个机构每2个月最少更换1次健康教育宣传栏内容。

（3）开展公众健康咨询活动 利用各种健康主题日或针对辖区重点健康问题，开展健康咨询活动并发放宣传资料。每个乡镇卫生院、社区卫生服务中心每年至少开展9次公众健康咨询活动。

（4）举办健康知识讲座 定期举办健康知识讲座，引导居民学习、掌握健康知识及必要的健康技能，促进辖区内居民的身心健康。每个乡镇卫生院和社区卫生服务中心每月至少举办1次健康知识讲座，村卫生室和社区卫生服务站每两个月至少举办1次健康知识讲座。

（5）开展个体化健康教育 乡镇卫生院、村卫生室和社区卫生服务中心（站）的医务人员在提供门诊医疗、上门访视等医疗卫生服务时，要开展有针对性的个体化健康知识和健康技能的教育。

2. 服务流程 健康教育服务流程如图3-9所示。

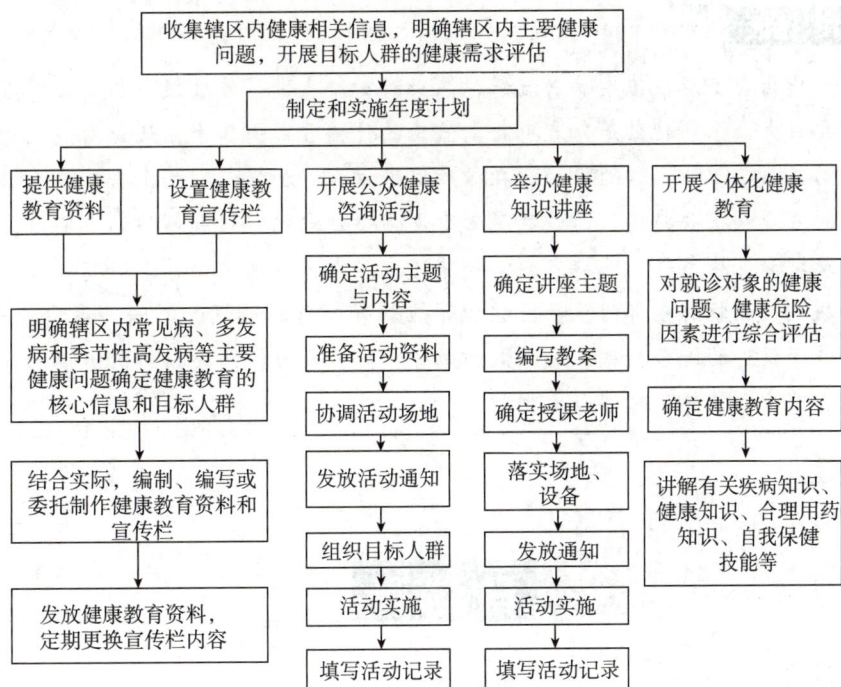

图3-9 健康教育服务流程

3. 服务要求

（1）乡镇卫生院和社区卫生服务中心 应配备专（兼）职人员开展健康教育工作，每年接受健康教育专业知识和技能培训不少于8学时。树立全员提供健康教育服务的观念，将健康教育与日常提供的医疗卫生服务结合起来。

（2）场地要求 具备开展健康教育的场地、设施、设备，并保证设施设备完好，正常使用。

（3）制定健康教育年度工作计划 保证其可操作性和可实施性。健康教育内容要通俗易懂，并确保其科学性、时效性。健康教育材料可委托专业机构统一设计、制作，有条件的地区，可利用互联网、手机短信等新媒体开展健康教育。

（4）有完整的健康教育活动记录和资料 包括文字、图片、影音文件等，并存档保存。每年做好年度健康教育工作的总结评价。

（5）加强协作 加强与乡镇政府、街道办事处、村（居）委会、社会团体等辖区其他单位的沟通和协作，共同做好健康教育工作。

（6）充分发挥健康教育专业机构的作用 接受健康教育专业机构的技术指导和考核评估。

（7）加强宣传 充分利用基层卫生和计划生育工作网络和宣传阵地，开展健康教育工作，普及卫生计生政策和健康知识。

（8）运用中医理论知识 在饮食起居、情志调摄、食疗药膳、运动锻炼等方面，对居民开展养生保健知识宣教等中医健康教育，在健康教育印刷资料、音像资料的种类、数量、宣传栏更新次数以及讲座、咨询活动次数等方面，应有一定比例的中医药内容。

（三）工作指标

1. 发放健康教育印刷资料的种类和数量。
2. 播放健康教育音像资料的种类、次数和时间。
3. 健康教育宣传栏设置和内容更新情况。
4. 举办健康教育讲座和健康教育咨询活动的次数和参加人数。

医防融合知识拓展

本章典型案例中出现了急性传染病禽流感，应针对禽流感进行健康教育与健康促进。在健康教育方面：首先，需要让大众了解什么是禽流感及禽流感的传播方式；其次，认识禽流感的症状及预防禽流感的措施；最后，指导职业人群的防护。在健康促进方面：加强监测和报告，建立禽流感疫情监测和报告系统；及时发现和报告疫情。通过健康教育增强公众意识；强调预防的重要性，鼓励公众采取预防措施。改善环境和卫生条件，保持室内空气流通，经常开窗通风。科学研究和技术支持，加强合作和协调，医疗机构、动物防疫部门、社区组织等应加强合作和协调，共同开展禽流感的防控工作。通过健康教育和健康促进的综合措施，加强医防融合，可以有效提高公众对禽流感的认识和了解，增强自我防护意识，减少禽流感的传播和发生。

（杨喜艳 姚静静）

目标检测

答案解析

一、单项选择题

1. 健康促进的基本策略不包括（   ）
    A. 倡导　　　　　　　B. 赋权　　　　　　　C. 协调
    D. 社会动员　　　　　E. 社区行动

2. 健康相关行为是指（ ）

    A. 与疾病有关的行为　　　B. 与健康有关的行为　　　C. 与健康和疾病有关的行为

    D. 促进健康的行为　　　　E. 危害健康的行为

3. 以下属于健康促进健康行为的是（ ）

    A. 经常怀疑自己有某种疾病　　　　　　B. 驾车不系安全带

    C. 定期体检　　　　　　　　　　　　　D. 常吃油炸食品

    E. 熬夜打游戏

4. 下列不属于医院健康教育的是（ ）

    A. 随诊教育　　　　　　B. 候诊教育　　　　　　C. 咨询教育

    D. 随访教育　　　　　　E. 以上都不对

5. 乡镇卫生院和社区卫生服务中心每（ ）最少更换1次健康教育宣传栏内容

    A. 半个月　　　　　　　B. 1个月　　　　　　　C. 2个月

    D. 3个月　　　　　　　E. 6个月

6. 乡镇卫生院、社区卫生服务中心门诊候诊区、观察室、健教室等场所或宣传活动现场每年播放音像资料不少于（ ）

    A. 4种　　　　　　　　　B. 6种　　　　　　　　　C. 9种

    D. 12种　　　　　　　　E. 16种

二、简答题

1. 健康促进的五大活动领域是什么？

2. 什么是拉斯韦尔五因素传播模式？

3. 健康教育与健康促进的关系是什么？

三、案例解析题

针对本节案例导入，请运用相关知识回答以下问题。

1. 该社区针对人禽流感防控开展的健康教育服务都包括哪些健康教育方法？

2. 除了上述健康教育方法，还可以采用哪些措施来预防人禽流感的危害？

书网融合……

重点小结　　　　微课　　　　微课　　　　习题

第四章 重点人群的健康管理服务

第一节 预防接种服务

PPT

学习目标

1. 通过本节学习，重点掌握预防接种分类、疫苗分类、预防接种服务规范。

2. 学会运用国家免疫规划疫苗儿童免疫程序规范相关知识，在预防接种中融入医防融合理念和服务模式，防止预防接种的不良反应。

3. 具有预防接种的知识和技能，运用疫苗接种的相关知识对重点人群进行健康教育，主动服务重点人群。

4. 预防接种工作中融入医防融合理念，把三级预防融入工作的全过程。培养规范、严谨的职业精神和发现问题、分析问题、前置解决问题的科学精神。

案例导入

案例 患儿，男，3月6天。主因"发热2天"就诊。患儿因2天前肌内注射接种百白破三联疫苗后出现发热，最高38.6℃，哭闹、吃奶费力，尿便正常。无流涕、无咳嗽咳痰，无恶心呕吐、无腹泻。既往体健，出生时无异常，无药物及食物过敏史。查体：皮温高，左上臂外侧三角肌注射局部出现红肿、压痛，直径10mm。心率110次/分，律齐，未及杂音，双肺呼吸音清，腹软，无压痛。

问题 1. 患儿发热最可能的原因是什么？应该怎样处理？

      2. 百白破三联疫苗的接种时间和方法是什么？

      3. 百白破三联疫苗有哪些禁忌证？

一、预防接种概述

广义的预防接种不仅包括儿童的计划免疫，还包括成年人的常规接种和应急接种，以及免疫血清类制品的临床治疗和免疫预防等。这种免疫方式可以有效预防和控制传染病的流行，保护公众健康。例如，脊髓灰质炎、麻疹等传染病曾在全球范围内肆虐，但通过广泛的疫苗接种，这些疾病的发病率已经大大降低，这正是预防接种实施带来的巨大成就。

我国1978年开始在全国推行计划免疫。2008年原卫生部颁布《扩大国家免疫规划实施方案》，将甲型肝炎、流行性脑膜炎等15种传染病疫苗纳入国家免疫规划。2021年进一步规范儿童计划免疫，出台国家免疫规划疫苗儿童免疫程序及说明（2021年版）。国家疾病预防控制局、国家卫生健康委员会《预防工作规范》（2023年版）。

（一）预防接种的概念

预防接种是用人工制备的抗原或抗体，通过适当的途径，有针对性地接种到机体，使个体或群体产生对某种传染病的主动免疫或被动免疫。抗原是指疫苗类制剂，如乙肝疫苗、卡介苗和麻疹疫苗等；预防接种的抗原通常包括灭活疫苗、减毒活疫苗、类毒素、亚单位疫苗、基因工程疫苗等。抗体是指免疫血清制剂，如乙肝免疫球蛋白、破伤风抗毒素和狂犬病血清等。抗原通过注射、口服或喷雾等方式进入人体，刺激机体的免疫系统产生相应的抗体和记忆细胞。当人体再次接触相同的病原体时，记忆细胞会迅速激活并产生大量抗体，从而有效地阻止病原体对人体的侵害。

（二）预防接种的意义

预防接种的意义在于构建一个强有力的公共健康屏障，有效抵御各种传染病的侵袭，保障人民群众的生命安全和身体健康。

1. 预防疾病　预防接种是预防和控制传染病最经济、最有效的手段。通过接种疫苗，人体可以获得对特定疾病的免疫力，从而大大降低感染疾病的风险。

2. 减少疾病传播　当人群中大部分个体都获得了对某种疾病的免疫力时，该疾病在人群中的传播就会受到很大程度的抑制，进而达到控制和消灭该疾病的目的。

3. 降低疾病负担　传染病不仅给患者带来身体上的痛苦，还可能导致严重的经济负担。预防接种可以减少因疾病导致的医疗费用、误工损失等，降低社会和个人的经济负担。

4. 保护弱势群体　儿童、老年人、妊娠期妇女等人群由于身体免疫力较弱，更容易受到传染病的侵袭。预防接种可以为这些人群提供额外的保护，降低他们感染疾病的风险。

5. 促进全球公共卫生　在全球化的今天，传染病的传播速度非常快。预防接种不仅有助于保护本国人民的生命安全，还有助于防止疾病的跨国传播，促进全球公共卫生事业的发展。

（三）预防接种的分类

1. 按接种原理分类

（1）主动免疫　又称自动免疫，给易感者接种特异抗原，以刺激机体产生抗体而产生免疫反应。主动免疫对机体产生的免疫效果须经数天或更长时间才出现，但对随后的感染有高度的预防能力，能长久甚至终生保持。主动免疫按照获得方式的不同，可分为天然主动免疫和人工主动免疫。①天然主动免疫主要是指机体自然感染疾病后获得的免疫能力，如小儿罹患麻疹后，获得对麻疹病毒的免疫力，可终身不再患麻疹。天然主动免疫免疫时间长，免疫效果好。②人工主动免疫是指在不让机体发生疾病及潜在的并发症的前提下，通过疫苗的接种，使机体获得类似于自然患病所获得的免疫记忆。如对健康儿童接种麻疹疫苗，使机体产生抗麻疹的抗体，从而获得对麻疹疾病的预防。与天然主动免疫相比，人工主动免疫因受疫苗剂型、剂量、接种途径及机体年龄、健康状况等多方面因素影响，免疫效果稳定性相对较差。

（2）被动免疫　直接给易感者相应的抗体、致敏淋巴细胞或其产物所获得的特异性免疫能力。其特点是效应快，不需经过潜伏期，一经输入，立即可获得免疫力，但维持时间短。被动免疫也可分为天然被动免疫和人工被动免疫。①天然被动免疫是指机体天然情况下被动获得的免疫力，主要指妊娠后期母亲抗体通过胎盘传递给胎儿，使足月婴儿具有与母亲相同的抗体。如母体内的抗体 IgG 可经胎盘传给胎儿，使胎儿获得一定的免疫力，并可在生后 6 月龄以内保护婴儿减少发生某些感染性疾病的机会。②人工被动免疫是用人工方法给机体直接输入免疫物质（如抗毒素、丙种球蛋白、抗菌血清、抗病毒血清）而获得免疫力。这种免疫力效应快，但维持时间短。一般用于暂时的治疗，或在特殊情况下用于紧急预防。

2. 按接种要求分类

（1）计划内疫苗　国家规定纳入计划免疫，属于免费疫苗，从宝宝出生后必须进行接种，如卡介苗、乙肝疫苗、脊髓灰质炎疫苗等。

（2）计划外疫苗　自费疫苗，可以根据宝宝自身情况、各地区不同状况及家长经济状况而定，如 HIB 疫苗、水痘疫苗、肺炎疫苗等。

3. 按接种情形分类

（1）常规接种 接种单位按照国家免疫规划疫苗儿童免疫程序、疫苗使用指导原则、疫苗使用说明书，在相对固定的接种服务周期时间内，为接种对象提供的预防接种服务。

（2）临时接种 在出现自然灾害、传染病流行等情况时，按应急接种、补充免疫或群体性预防接种方案，在适宜的地点和时间，设立临时预防接种点，对目标人群开展预防接种服务。如群体性预防接种是指在特定范围和时间内，针对可能受某种传染病威胁的特定人群，有组织地集中实施的预防接种活动。补充免疫（原称为"强化免疫"）是一种较常采用的群体性预防接种形式。

（3）应急接种 在传染病疫情开始或有流行趋势时，为控制传染病疫情蔓延，对目标人群开展的预防接种活动。

（四）疫苗的分类

1. 减毒活疫苗 通过改进"野"病毒或细菌而制备，将病原微生物在人工培育的条件下，促使产生定向变异，使其最大限度地丧失致病性，但仍保留一定的剩余毒力、免疫原性及繁殖能力，所得到的疫苗株微生物保留了复制（生长）和引起免疫的能力，但通常不致病。减毒活疫苗一般只需接种一次，且用量较小，免疫效果巩固，维持时间长。但减毒活疫苗须在低温条件下保存及运输，有效期相对较短，存在毒力返祖的风险。

常用的减毒活疫苗包括皮内注射用卡介苗（简称卡介苗，BCG）、口服脊髓灰质炎减毒活疫苗（简称脊灰疫苗，OPV）、麻疹腮腺炎风疹联合减毒活疫苗（简称麻腮风疫苗，MMR）、甲型肝炎减毒活疫苗（简称甲肝减毒活疫苗，HepA-L）、乙型脑炎减毒活疫苗（简称乙脑减毒活疫苗，JE-L）、水痘减毒活疫苗等。

2. 灭活疫苗 细菌、病毒或立克次体的培养物，经化学或物理方法灭活，使之完全丧失对原来靶器官的致病力，而仍保存相应抗原的免疫原性。灭活疫苗既可由整个病毒或细菌组成，也可由他们的裂解片段组成。灭活疫苗免疫效果相对较差，维持时间短，但较稳定易于保存。

目前常用的灭活疫苗有吸附百日咳白喉破伤风联合疫苗（简称百白破疫苗，DPT）及吸附白喉破伤风联合疫苗（简称白破疫苗，DT）、流行性感冒裂解疫苗、甲型肝炎灭活疫苗、狂犬病疫苗等。

3. 多糖疫苗 由构成某些细菌表膜的长链糖分子组成的灭活亚单位疫苗。纯化多糖疫苗引起的免疫反应是典型的非 T 细胞依赖型免疫反应，也就是这些疫苗能够在没有辅助 T 细胞的帮助下刺激 B 细胞。2 岁以下儿童对多糖疫苗不一定都产生免疫，可能是由于免疫系统未发育成熟。

多糖疫苗主要有 A 群脑膜炎球菌多糖疫苗（简称 A 群流脑疫苗）和 A＋C 群脑膜炎球菌多糖疫苗（简称 A＋C 群流脑疫苗）、肺炎双球菌多糖疫苗（简称肺炎疫苗）、伤寒 Vi 多糖疫苗、B 型嗜血流感杆菌疫苗等。

4. 基因工程疫苗 用细胞与分子生物学工程技术研制，通过基因工程生产，这些制品有时被称作重组疫苗。主要有重组抗原疫苗、重组载体疫苗、DNA 疫苗、转基因植物疫苗等。重组酵母乙肝疫苗就是利用基因工程技术将乙肝病毒表面抗原基因克隆进入酵母菌中，经纯化加佐剂吸附后制成。

5. 亚单位疫苗 去除病原体中与激发保护性免疫无关的甚至有害的成分，保留有效免疫原成分的疫苗。例如，从乙肝病毒表面抗原阳性者血浆中提取表面抗原制成的乙肝疫苗；通过选择合适的裂解剂和裂解条件，将流感病毒膜蛋白 HA 和 NA 裂解下来，制成的流感病毒亚单位佐剂疫苗。亚单位疫苗不良反应减少而保护效果相对较好。

二、国家免疫规划疫苗儿童免疫程序

（一）起始免疫年龄要求

国家免疫规划疫苗儿童免疫程序的起始年龄要求是基于不同疫苗的最小接种年龄而定的。以下是一些主要疫苗的起始接种年龄。

1. 乙肝疫苗（HepB）　第 1 剂在新生儿出生后 24 小时内接种。

2. 卡介苗（BCG）　出生时接种 1 剂。

3. 脊灰灭活疫苗（IPV）和二价脊灰减毒活疫苗（bOPV）　2 月龄开始接种。

4. 百白破疫苗（DTaP）和百破疫苗（DT）　3 月龄开始接种。

5. 麻腮风疫苗（MMR）　8 月龄开始接种。

6. 乙脑减毒活疫苗（JE-L）　8 月龄开始接种。

7. A 群流脑多糖疫苗（MPSV-A）　6 月龄开始接种。

8. A 群 C 群流脑多糖疫苗（MPSV-AC）　3 周岁开始接种。

9. 甲肝减毒活疫苗（HepA-L）　18 月龄开始接种。

（二）免疫规划程序

免疫规划程序按照疫苗的种类和接种时间进行安排，确保儿童在不同年龄段能够按时接种相应的疫苗（表 4-1）。

表 4-1　国家免疫规划疫苗儿童免疫程序表（2021 年版）

可预防疾病	疫苗种类	接种途径	剂量	英文缩写	接种年龄														
					出生时	1月	2月	3月	4月	5月	6月	8月	9月	18月	2岁	3岁	4岁	5岁	6岁
乙型病毒性肝炎	乙肝疫苗	肌内注射	10 或 20μg	HepB	1	2					3								
结核病[1]	卡介苗	皮内注射	0.1ml	BCG	1														
脊髓灰质炎	脊灰灭活疫苗	肌内注射	0.5ml	IPV			1	2											
	脊灰减毒活疫苗	口服	1 粒或 2 滴	bOPV					3								4		
百日咳、白喉、破伤风	百白破疫苗	肌内注射	0.5ml	DTaP				1	2	3				4					
	白破疫苗	肌内注射	0.5ml	DT															5
麻疹、风疹、流行性腮腺炎	麻腮风疫苗	皮下注射	0.5ml	MMR								1		2					
流行性乙型脑炎[2]	乙脑减毒活疫苗	皮下注射	0.5ml	JE-L								1			2				
	乙脑灭活疫苗	肌内注射	0.5ml	JE-I								1 2			3				4
流行性脑脊髓膜炎	A 群流脑多糖疫苗	皮下注射	0.5ml	MPSV-A							1		2						
	A 群 C 群流脑多糖疫苗	皮下注射	0.5ml	MPSV-AC												3			4
甲型病毒性肝炎[3]	甲肝减毒活疫苗	皮下注射	0.5 或 1.0ml	HepA-L										1					
	甲肝灭活疫苗	肌内注射	0.5ml	HepA-I										1	2				

注：1. 主要指结核性脑膜炎、粟粒性肺结核等。

2. 选择乙脑减毒活疫苗接种时，采用两剂次接种程序。选择乙脑灭活疫苗接种时，采用四剂次接种程序；乙脑灭活疫苗第 1、2 剂间隔 7~10 天。

3. 选择甲肝减毒活疫苗接种时，采用一剂次接种程序。选择甲肝灭活疫苗接种时，采用两剂次接种程序。

1. 乙肝疫苗（HepB） 我国采用的乙肝疫苗多为基因工程疫苗，有儿童和成年人两种剂型。

（1）接种时间和方法 新生儿应在 24 小时内接种乙型肝炎疫苗，并于生后 1 月龄、6 月龄各接种 1 剂，共 3 针；乙肝疫苗接种部位为上臂外侧三角肌或大腿前外侧中部，肌内注射。母亲 HbsAg 阳性的婴儿，生后 12~24 小时内接种乙肝免疫球蛋白，同时在不同部位接种第一剂乙肝疫苗；或在生后 12 小时内先接种乙肝免疫球蛋白，一个月后再注射第二剂免疫球蛋白，并同时在不同部位接种第一剂乙肝疫苗。

（2）接种禁忌证 患有乙肝病毒携带者、发热、急性或慢性严重疾病，对该疫苗所含任何成分过敏者禁用。

（3）接种反应 乙肝疫苗很少引起不良反应，个别儿童反应轻微，一般 1~2 天消失。

2. 卡介苗（BCC） 属减毒活疫苗，系用人工减毒的牛型结核分枝杆菌制成的活疫苗。

（1）接种时间和方法 新生儿细胞免疫发育成熟，可接种卡介苗，且反应好。结核病流行和高发的地区应在出生后尽早接种卡介苗，最好在生后 24 小时之内接种。卡介苗接种部位为左上臂三角肌附着处，皮内注射，接种剂量 0.1ml，严禁皮下或肌内注射。

（2）接种禁忌证 患有结核病、急性传染病、肾炎、心脏病等急性疾病、严重慢性疾病、慢性疾病急性发作或发热者；对该疫苗所含任何成分过敏者；免疫缺陷、免疫功能低下或正在接受免疫抑制剂的治疗者；患严重湿疹或其他皮肤病者以及妊娠期妇女。

（3）接种反应 卡介苗接种后，2 周左右可出现局部红肿，6~8 周显现结核菌素试验阳性，8~12 周结痂。接种后偶见局部淋巴结炎症、类狼疮反应、瘢痕形成等不良反应发生。

3. 脊髓灰质炎疫苗 有口服脊髓灰质炎减毒活疫苗（OPV）和脊髓灰质炎灭活疫苗两种疫苗（IPV）。

（1）接种时间和方法 正常儿童 2 月龄后即可接种，3 月、4 月龄再各口服 1 剂，口服剂量为糖丸剂型每次 1 粒，液体剂型每次 2 滴，约 0.1ml，4 岁时强化免疫。糖丸剂型，因其遇热失效，应用凉开水送服，口服疫苗后半小时内不要吸吮人乳。脊髓灰质炎灭活疫苗接种部位为大腿前外侧中部或上臂外侧三角肌，肌内注射，接种剂量为 0.5ml。

（2）接种禁忌证 急性疾病、严重慢性疾病、慢性疾病急性发作或发热者；对疫苗的任何一种成分包括辅料以及抗生素过敏者；免疫缺陷、免疫功能低下或正在接受免疫抑制剂的治疗者；妊娠期妇女；腹泻者。

（3）接种反应 脊髓灰质炎疫苗接种后，极少数婴儿可出现低热、恶心、呕吐、腹泻、皮疹，但能自愈。

4. 百白破三联疫苗 有全细胞百白破疫苗和无细胞百白破疫苗 2 种。全细胞百白破疫苗接种不良反应较多，多用无细胞百白破联合疫苗。无细胞百白破疫苗由无细胞百日咳疫苗（属灭活疫苗）、精制白喉类毒素和精制破伤风类毒素按比例配制。

（1）接种时间和方法 正常儿童 3 月龄后即可接种。3 月龄接种第 1 剂，4 月、5 月龄再各接种 1 剂，18 月龄至 2 岁进行强化免疫；接种部位为上臂外侧三角肌或臀部，肌内注射，接种剂量为 0.5ml。

（2）接种禁忌证 急性疾病、严重慢性疾病、慢性疾病急性发作或发热者；对疫苗的任何一种成分过敏者或接种百白破疫苗后发生神经系统反应者；患脑病、未控制的癫痫和其他进行性的神经系统疾病患儿。

（3）接种反应 百白破疫苗接种后，局部可出现红肿、疼痛，伴或不伴有全身不适、低热、倦怠等，偶见过敏性皮疹、血管性水肿。

5. 麻疹疫苗 属减毒活疫苗，是用麻疹病毒减毒株接种鸡胚细胞经培养收获病毒液后冻干制成。

麻风疫苗（MR），即麻疹风疹减毒活疫苗，是用麻疹病毒减毒株和风疹病毒减毒株冻干制成。

（1）接种时间和方法 正常儿童8月龄后即可接种，8月龄后接种1剂；接种部位为上臂外侧三角肌附着处，皮下注射，接种剂量为0.5ml。当针对麻疹疫情开展应急接种时，可根据疫情流行病学特征考虑对疫情波及范围内的6～7月龄儿童接种1剂麻疹疫苗，但不计入常规免疫剂次。

（2）接种禁忌证 急性疾病、严重慢性疾病、慢性疾病急性发作或发热者；对疫苗的任何一种成分包括辅料以及抗生素过敏者；免疫缺陷、免疫功能低下或正在接受免疫抑制剂的治疗者；患脑病、未控制的癫痫和其他进行性的神经系统疾病患儿。注射免疫球蛋白者应至少间隔3个月接种本疫苗，接种麻疹疫苗后2周内避免使用免疫球蛋白，以免影响免疫效果。

（3）接种反应 麻疹疫苗接种后，局部一般无反应，少数儿童可在5～12天出现发热（≥38.3℃）及卡他症状，可伴有皮疹，或伴有耳后及枕后淋巴结肿大，2～3天可自行恢复，必要时对症处理。

6. 流脑疫苗 脑膜炎球菌多糖疫苗，简称流脑疫苗。包括A群流脑疫苗和A+C群流脑疫苗，均属多糖疫苗，由菌体去除有害成分而成。

（1）接种时间和方法 A群流脑疫苗适用于6～18月龄的儿童，6月龄可接种第1剂，3个月后接种第2剂；A+C群流脑疫苗适用于2岁以上的儿童和成年人。3岁接种第1剂后，可提供3年以上的保护，6岁可接种第2剂。接种部位均为上臂外侧三角肌下缘，皮下注射，接种剂量为0.5ml。

（2）接种禁忌证 流脑疫苗的禁忌证为急性疾病、严重慢性疾病、慢性疾病急性发作或发热者；对疫苗的任何一种成分过敏者；患脑病、未控制的癫痫和其他进行性的神经系统疾病患儿。

（3）接种反应 流脑疫苗接种后，一般无严重的局部反应和全身反应。个别儿童局部出现红晕、轻微疼痛；偶有过敏反应。一般自行恢复，必要时对症处理。

7. 乙脑疫苗 有乙脑减毒活疫苗和乙脑灭活疫苗两种剂型。灭活疫苗由流行性乙型脑炎病毒灭活后制成，减毒活疫苗由乙脑病毒减毒株接种原代地鼠肾细胞制成。

（1）接种时间和方法 适用于8月龄以上健康儿童和成年人。乙脑减毒活疫苗接种2剂，8月龄接种第1剂，2岁接种第2剂。乙脑灭活疫苗接种4剂，8月龄接种第1剂，第1剂7～10天后接种第2剂，2岁接种第3剂，6岁接种第4剂。接种部位均为上臂外侧皮下注射，接种剂量为0.5ml。

（2）接种禁忌证 乙脑疫苗的接种禁忌证为急性疾病、严重慢性疾病、慢性疾病急性发作或发热者；对疫苗的任何一种成分包括辅料以及抗生素过敏者；免疫缺陷、免疫功能低下或正在接受免疫抑制剂的治疗者；妊娠期妇女。

（3）接种反应 疫苗接种后，一般无不良反应。少数人局部红肿、疼痛，偶见低热和过敏性皮疹。

8. 甲型肝炎疫苗 有减毒活疫苗和灭活疫苗两种剂型，分别由甲肝病毒减毒株和灭活甲肝病毒株制备而成。甲肝减毒活疫苗又可根据保存时间和要求条件分为普通减毒活疫苗和冻干减毒活疫苗。

（1）接种时间和方法 18月龄以上儿童可接种甲肝疫苗。甲肝减毒活疫苗18月龄接种1剂，接种部位为上臂外侧三角肌下缘，皮下注射，接种剂量为0.5ml或1.0ml，按照疫苗说明书使用；甲肝灭活疫苗18月龄接种第1剂，24～30月龄接种第2剂，两剂间隔需至少6个月，接种部位为上臂三角肌肌内注射，接种剂量为0.5ml。

（2）接种禁忌证 甲肝疫苗接种禁忌证为急性疾病、严重慢性疾病、慢性疾病急性发作或发热者；对疫苗的任何一种成分包括辅料以及抗生素过敏者；免疫缺陷、免疫功能低下或正在接受免疫抑制剂的治疗者；妊娠期妇女。

（3）接种反应 接种疫苗后，大多数儿童没有不良反应。少数儿童可能会出现局部红肿、疼痛，头痛、倦怠、发热、恶心和食欲下降少见，偶见皮疹。一般可自行缓解，不需特殊处理，必要时可对症处理。

9. 重点人群接种的疫苗   在重点地区对重点人群预防接种的流行性出血热灭活疫苗、炭疽疫苗（采用皮上划痕接种）和钩端螺旋体疫苗。

（三）预防接种管理

预防接种管理旨在确保疫苗接种工作的系统性和高效性。这不仅涉及对疫苗接种过程的组织、协调、监督和管理，更包含了一系列精细而复杂的操作。

1. 预防接种管理涉及疫苗接种计划的制定和实施   这需要根据国家卫生政策和疫情形势，制定科学合理的疫苗接种计划，明确接种的目标人群、接种时间、接种频次等。例如，在应对新冠疫情的过程中，各国纷纷出台了相应的疫苗接种计划，以确保公众的健康安全。

2. 预防接种管理涵盖了从疫苗采购、储存、运输到接种操作、记录管理等各个环节，确保疫苗的质量和安全   通过遵循规范，可以有效避免疫苗浪费、接种错误等问题，从而最大限度地发挥疫苗的预防作用。确保疫苗的质量安全、数量充足，并及时分发到各级接种点。同时，还需要建立完善的疫苗追溯体系，确保每一支疫苗的来源可追溯、去向可查询。

（1）疫苗采购与储存   疫苗采购必须遵循国家相关法规，确保疫苗的来源可靠、质量上乘。在储存环节，疫苗必须按照规定的温度和湿度条件存放，防止疫苗失效或变质。同时，还应定期对储存设备进行检查和维护，确保设备正常运行。在保证规定温度条件的冷链设施设备的基础上加入管理因素（即人员、管理措施和保障）的工作体系即冷链系统。

（2）冷链设施设备   冷藏车、疫苗运输车、冷库、冰箱、冷藏箱、冷藏包、冰排、冷链温度监测设备和安置设备的房屋等。冰箱补充、更新应首选医用冰箱。各级疾控机构、乡（镇）卫生院、社区卫生服务中心和接种单位有其相应的冷链设施设备，省级疾控机构具有冷藏车、冷库（普通冷库、低温冷库）及其温度监测设备。市、县级疾控机构具有冷库（普通冷库、低温冷库）或冰箱（普通冰箱、冰衬冰箱、低温冰箱）、冷藏车或疫苗运输车和温度监测设备。乡（镇）卫生院、社区卫生服务中心和接种单位具有冰箱、冷藏箱或冷藏包、冰排和温度监测设备。

（3）冷链系统管理的基本要求   冷链设备应按计划购置和下发，建立健全领发手续，做到专物专用，不得存放其他物品。冷链设备要有专门房屋安置，正确使用，定期保养，保证设备的良好状态。应建立健全冷链管理制度，各级疾控机构、乡（镇）卫生院、社区卫生服务中心和接种单位应有专人对冷链设备进行管理与维护。及时填写冷链设备档案表，并在规定时间内通过中国免疫规划信息管理系统进行网络报告。记录储存疫苗的冷链设备的温度，并保存 2 年备查。定期检查、维护和更新冷链设施、设备，确保符合规定要求。冷链设备的报废，严格按照国有资产管理规定执行。

（4）冷链温度监测   普通冷库、低温冷库采用自动温度记录仪进行温度监测。每天上午和下午各测温至少查阅 1 次温度监测记录（间隔不少于 6 小时），填写冷链设备温度记录表。发现异常温度记录要及时评估，根据评估结果采取相应措施。冰箱（包括普通冰箱或冰衬冰箱、低温冰箱）采用温度计进行温度监测。每天上午和下午各测温 1 次（间隔不少于 6 小时），并填写冷链设备温度记录表，每次应测量冰箱内存放疫苗的各室温度，冰箱温度应控制在规定范围，冷藏室 2～8℃，冷冻室低于 −15℃。疫苗运输温度监测中冷链设备温度超出疫苗储存要求时，应及时将可以使用的疫苗转移到其他设备中，不能使用的疫苗按照有关规定进行处置。当冷链设备状况异常时，应及时报告、维修、更换，并做好设备维修记录。疾控机构对疫苗运输过程进行温度监测并记录。记录内容包括疫苗名称、生产企业、供货（发送）单位、数量、批号及有效期、启运和到达时间、启运和到达时的疫苗储存温度和环境温度、运输工具名称和接送疫苗人员签名，并填写相应记录表。

3. 在接种过程中，预防接种管理涉及对接种人员的培训   这包括对接种技术、操作流程、安全注意事项等方面的培训，以确保接种人员能够熟练掌握疫苗接种技能，为公众提供安全、有效的接种服务。

4. 预防接种管理注重开展接种宣传和教育　通过广泛的宣传和教育活动，提高公众对疫苗接种的认识和了解，增强接种意愿和信心，这有助于形成全社会共同关注、支持疫苗接种的良好氛围。

5. 在接种完成后，预防接种管理需要监测疫苗接种效果和不良反应　通过收集和分析相关数据，评估疫苗的安全性和有效性，为后续的疫苗接种工作提供科学依据。同时，对于出现的不良反应，需要及时进行处理和报告，确保公众的健康安全。

6. 预防接种管理需要多方协作和社会共同参与　各级政府、卫生部门、医疗机构、社区组织等多方面的合作与配合，同时也需要每一个人提高认识、积极参与，共同守护我们的健康安全。

（四）预防接种实施

预防接种实施的过程详细而严谨，严格按照国家免疫规划程序和要求进行，确保每一位儿童都能享受到安全、有效、及时的疫苗接种服务。

1. 家长需要按照规定的预约时间，携带儿童前往指定接种点进行接种　在接种点，工作人员会详细登记儿童的基本信息和疫苗接种史，确保信息的准确性和完整性。随后，专业人员会根据儿童的年龄和免疫规划要求，为其选择相应的疫苗进行接种。在接种过程中，工作人员会严格遵守操作规范，确保接种的安全和有效。

2. 预防接种实施包括记录和监测接种情况　每一次接种后，工作人员都会将接种情况详细记录在儿童的接种证上，以便日后查阅和核对。同时，各级卫生部门还会对接种数据进行汇总和分析，以评估免疫规划的实施效果，并及时发现和解决问题。

3. 必须关注未按照推荐年龄及时完成接种的儿童　这些儿童可能由于各种原因错过了正常的接种时间，但他们的免疫需求同样重要。因此，需要根据补种通用原则和每种疫苗的具体补种要求，为他们尽早进行补种。补种工作同样需要严格遵守操作规范，确保接种的安全和有效。

4. 严格预防接种操作规范

（1）严格执行三查七对　三查是指检查受种者健康状况和接种禁忌证，查对预防接种卡（簿）与儿童预防接种证，检查疫苗、注射器外观与批号、有效期；七对是指核对受种对象姓名、年龄、疫苗品名、规格、剂量、接种部位、接种途径。

（2）严格无菌操作　确保接种部位皮肤无疤痕、炎症及其他皮肤病变；用灭菌镊子夹取75%乙醇棉球或用无菌棉签蘸75%乙醇，由内向外螺旋式对接种部位皮肤进行消毒，涂擦直径≥5cm，待晾干后方可注射；接种活疫苗时，只用75%乙醇消毒；疫苗瓶开封后，疫苗应在2小时内用完。接种后剩余疫苗及其他医疗废物应按相关规定处理。

5. 疫苗接种的合适途径　疫苗成分需通过适当途径进入人体发挥其有效作用。预防接种的途径主要有四种，分别是：皮上划痕；注射，包括皮下注射、皮内注射、肌内注射；口服；喷雾吸入等。常用疫苗的接种途径、部位、剂量见表4-2。

表4-2　常用疫苗的接种途径、部位、剂量/剂次

疫苗	接种途径	接种部位	接种剂量/剂次
乙肝疫苗	肌内注射	上臂外侧三角肌/大腿前外侧中部肌肉	酵母苗5μg/0.5ml
卡介苗	皮内注射	上臂外侧三角肌中部略下处	0.1ml
脊髓灰质炎疫苗	口服		1粒
百白破疫苗（无细胞百白破疫苗）	肌内注射	上臂外侧三角肌/大腿前外侧中部肌肉	0.5ml
白破疫苗	肌内注射	上臂外侧三角肌/大腿前外侧中部肌肉	0.5ml
麻风疫苗	皮下注射	上臂外侧三角肌下缘附着处	0.5ml
麻腮风疫苗（麻腮疫苗）	皮下注射	上臂外侧三角肌下缘附着处	0.5ml

续表

疫苗	接种途径	接种部位	接种剂量/剂次
乙脑减毒活疫苗	皮下注射	上臂外侧三角肌下缘附着处	0.5ml
A 群流脑疫苗	皮下注射	上臂外侧三角肌附着处	30μg/0.5ml
A + C 流脑疫苗	皮下注射	上臂外侧三角肌附着处	100μg/0.5ml
甲肝减毒活疫苗	皮下注射	上臂外侧三角肌附着处	1ml
水痘疫苗	皮下注射	上臂外侧三角肌附着处	0.5ml
B 型流感嗜血杆菌	肌内注射	上臂外侧三角肌/大腿前外侧中部肌肉	0.5ml
23 价肺炎	皮下注射	上臂外侧三角肌附着处	0.5ml
甲肝灭活疫苗	肌内注射	上臂外侧三角肌/大腿前外侧中部肌肉	0.5ml
狂犬病疫苗	肌内注射	上臂外侧三角肌/大腿前外侧中部肌肉	0.5ml 或 1.0ml

三、预防接种服务规范

预防接种服务规范对疫苗接种操作提出了明确要求。接种人员必须接受专业培训，掌握正确的接种方法和技巧。在接种过程中，应严格遵守无菌操作原则，确保接种部位清洁、干燥。同时，还应根据接种对象的年龄、身体状况等因素选择合适的疫苗类型和剂量。预防接种服务规范要求建立完善的记录管理制度。接种人员应详细记录接种对象的姓名、年龄、接种时间、疫苗种类等信息，确保接种信息的真实、准确、完整。同时，还应定期对记录进行整理和分析，为疫苗接种工作的改进提供依据。

（一）服务对象

预防接种服务的对象主要包括辖区内 0 ~ 6 岁儿童以及其他重点人群，这些人群由于生理、免疫状态或生活环境等因素，更容易受到传染病的威胁。

1. 0 ~ 6 岁儿童是预防接种服务的重点对象　为了保障儿童的健康成长，我国实行了儿童免疫规划，为适龄儿童提供免费的预防接种服务。这些疫苗包括卡介苗、脊髓灰质炎疫苗、百白破疫苗、麻疹疫苗等，它们分别针对结核病、脊髓灰质炎、百日咳、白喉、破伤风、麻疹等常见传染病。

2. 针对其他重点人群　这些人群可能由于年龄、职业、疾病等原因，更容易感染某些传染病。例如，老年人由于免疫力下降，容易感染流感、肺炎等呼吸道传染病；医务人员由于接触传染病患者的机会较多，需要接种相应的疫苗以保护自身健康；患有慢性疾病的患者由于身体抵抗力较差，也需要接种相应的疫苗以预防并发症的发生。

（二）服务内容

1. 预防接种前期管理　这是整个预防接种服务的基础环节。为了确保儿童能够及时、有效地接种疫苗，首先需要及时为辖区内所有居住满 3 个月的 0 ~ 6 岁儿童建立预防接种证和预防接种卡（簿）等儿童预防接种档案。这些档案详细记录了儿童的接种信息，包括接种时间、疫苗种类、接种单位等，为后续的接种工作提供了重要的参考依据。采取多种适宜的方式通知儿童监护人，告知接种疫苗的种类、时间、地点和相关要求。这包括利用社区广播、宣传栏、微信公众号等多种渠道，确保监护人能够及时获取接种信息。此外，我们每半年对辖区内儿童的预防接种卡（簿）进行核查和整理，查缺补漏，确保儿童的免疫接种工作得到全面的落实。

2. 预防接种内容和要求　根据国家免疫规划疫苗免疫程序，我们对适龄儿童进行常规接种。这些疫苗包括麻疹、乙肝、脊灰等。此外，在部分省份，还对重点人群接种出血热疫苗，以预防和控制出血热的发生。在重点地区，针对高危人群实施炭疽疫苗、钩体疫苗应急接种，以应对突发公共卫生事件。根据传染病控制需要，开展乙肝、麻疹、脊灰等疫苗强化免疫或补充免疫、群体性接种工作和应急接种工作。这些工作通常在疫情高发期或者特定区域进行，以快速提高人群的免疫水平，阻断疫情的传播。

3. 预防接种后高度重视疑似预防接种异常反应的处理工作　一旦发现疑似预防接种异常反应，接种人员将立即按照《全国疑似预防接种异常反应监测方案》的要求进行处理和报告。这个方案详细规定了疑似异常反应的定义、分类、报告流程和处理措施等，确保能够及时、准确地掌握接种情况，保障接种工作的安全和有效。　e 微课1

（三）服务流程

1. 疫苗供应管理　疫苗是预防接种的核心。为了确保疫苗的质量和安全性，需要根据预约情况及时储备疫苗。通过精准的供需预测和严格的库存管理，确保每一支疫苗都能在最需要的时候，以最佳的状态到达患者手中。

2. 预约登记　预防接种服务的起点在于预约登记。患者可以通过电话、在线平台或直接到现场进行预约。在此过程中，接种单位需要登记患者的基本信息，包括姓名、年龄、联系方式等，以确保后续服务的顺利进行。同时，这一步骤也为接种单位提供了关于接种需求的重要数据，有助于接种单位更好地规划疫苗供应。

3. 接种前咨询　在接种前，医务人员会与患者及其家属进行详细的咨询。这不仅是为了了解患者的健康状况和接种意愿，更是为了确保患者充分了解接种的风险和益处，从而作出明智的决策。通过这一步骤，接种单位致力于建立患者与医务人员之间的信任关系，为后续的接种服务打下坚实的基础。

4. 接种操作　是整个服务流程的关键环节。在清洁、安全的接种区域，医务人员会佩戴口罩、手套等个人防护装备，确保接种过程的无菌操作。同时，接种单位会采用先进的接种技术，确保疫苗的有效性和患者的舒适度。

5. 接种后观察　为了确保患者的安全，接种单位在接种区域设立了观察区。患者需要在接种后观察30分钟，以便医务人员及时发现和处理可能出现的不良反应。这一过程不仅体现了接种单位对患者安全的重视，也为接种单位提供了宝贵的反馈数据，有助于接种单位不断改进服务质量。

6. 接种记录和报告　为了确保接种信息的准确性和可追溯性，接种单位会详细记录患者的接种信息，并报告给相关部门。这些信息对于疾病的预防和控制具有重要意义，也为未来的研究和政策制定提供了重要依据。

7. 定期回访和提醒　为了确保患者按时完成全程接种，医疗机构会定期回访患者，提醒接种下一剂疫苗的时间和地点。这一步骤不仅有助于提高接种率，也有助于建立长期的医患关系，为患者提供更为全面的健康服务。

8. 接种宣传和教育　为了提高公众对预防接种的认识和重视程度，接种单位会通过多种渠道发布预防接种宣传资料。这些资料包括宣传海报、宣传册、短视频等，旨在向公众传递科学、准确的预防接种知识，引导公众树立正确的健康观念。

预防接种简易服务流程如图4-1所示。

（四）服务要求

为了确保预防接种服务的专业性和有效性，对接种单位、人员、设施以及管理等方面都提出一系列严格要求。

1. 接种单位的选择是预防接种服务中的关键一环　这些单位必须是区县级卫生行政部门指定的预防接种单位，以确保其具备专业性和权威性。同时，接种单位还必须严格遵守《疫苗储存和运输

预防接种管理	→	预防接种	→	疑似预防接种异常反应处理
1.及时给予辖区内所有居住满3个月的0~6岁儿童建立预防接种证和预防接种卡等儿童预防接种档案。 2.采取预约、通知单、电话、手机短信、网络、广播通知等适宜方式,通知儿童监护人,告知接种疫苗的种类、时间、地点和相关要求。在交通不便的地区,可采取入户巡回的方式进行预防接种。 3.每半年对辖区内儿童的预防接种卡进行1次核查和整理		1.接种前,查验儿童档案,核对受种者信息;询问健康状况以及是否有接种禁忌等,告知受种者或者其监护人所接种疫苗的品种、作用、禁忌、不良反应以及注意事项。如实记录告知和询问情况。 2.接种时,再次查验核对受种者相关信息,核对无误后严格按照规定予以接种。 3.接种后,告知在留观室观察30分钟,及时在档案中做好记录,预约下次接种疫苗事宜		如发现疑似预防接种异常反应,接种人员应按照《全国方案》的要求进行处理的报告

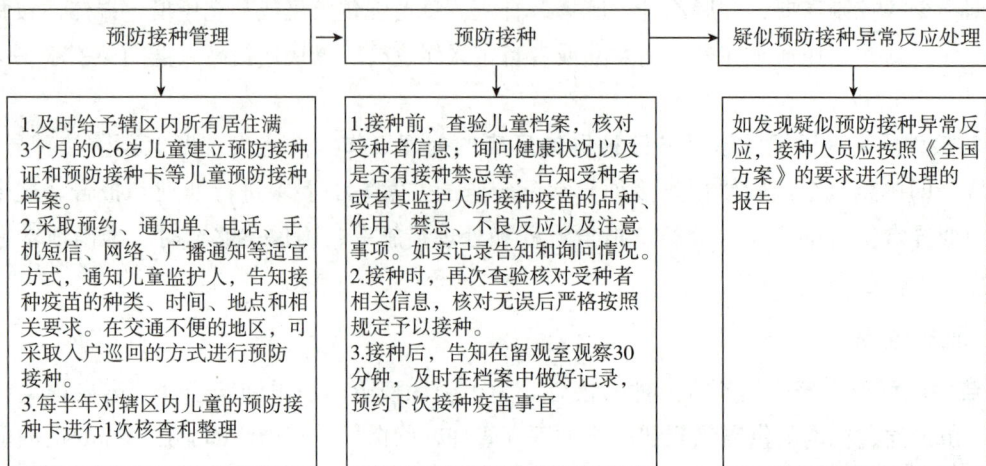

图 4-1 预防接种简易服务流程

管理规范》,配备符合规定的冷藏设施、设备和冷链管理制度。这些设施和设备不仅能够保证疫苗在储存和运输过程中的温度控制,还能有效避免疫苗因温度不当而失效,从而确保接种效果。

2. 承担预防接种工作的人员必须具备相应的专业资格　他们应当是执业医师、执业助理医师、执业护士或者乡村医生,并经过严格的专业培训。这些培训不仅包括疫苗接种技术的学习,还包括对疾病防控知识的了解和掌握。通过培训,接种人员能够熟练掌握疫苗接种的操作流程,确保接种操作的准确性和安全性。

3. 接种点设施和设备方面的严格要求　接种点必须拥有适当的设施和设备,确保接种环境的安全、舒适和卫生。例如,接种点应当设置明显的标识和指引,方便群众前来接种;同时,接种区域应当保持清洁、宽敞,避免拥挤和交叉感染。此外,接种点还需要配备必要的急救设备和药品,以应对可能出现的过敏反应等突发情况。

4. 接种医务人员必须定期接受相关培训和更新知识　这些培训不仅包括新疫苗的学习和推广,还包括对疫苗接种技术的更新和改进。通过培训,接种医务人员能够及时了解最新的疫苗接种技术和研究成果,确保接种操作的准确性和安全性。

在接种信息管理方面,接种点必须建立完善的接种记录和信息管理体系。这包括对接种对象的个人信息、接种时间、疫苗种类、生产厂家等信息的详细记录。同时,接种点还需要及时更新接种记录,确保每位接种对象的接种记录完整准确。这些信息的记录和更新不仅能够为疾病预防和控制提供有力的数据支持,还能够为接种对象的健康管理提供重要的参考依据。

5. 接种点必须建立与公共卫生部门的信息共享机制　这包括定期向公共卫生部门报告接种情况和疫苗使用情况,以及及时接收公共卫生部门发布的疾病预防和控制信息。通过信息共享机制,接种点能够及时了解最新的疾病预防和控制政策和技术,确保预防接种服务的专业性和有效性。同时,这种信息共享还能够促进公共卫生部门与接种点之间的合作与交流,共同推动预防接种服务的发展和提高。

(五) 服务工作指标

建证率 = 年度辖区内已建立预防接种证人数/年度辖区内应建立预防接种证人数 × 100%

某种疫苗接种率 = 年度辖区内某种疫苗实际接种人数/年度辖区内某种疫苗应接种人数 × 100%

医防融合知识拓展

　　预防接种是确保公众能享受到安全、有效、及时的疫苗接种服务。同时，还需要加强对预防接种的宣传和教育，提高公众对预防接种的认识和重视程度，提高整个社会的健康水平和生活质量。预防接种服务规范是确保疫苗接种工作有序进行的基础。通过遵循规范，可以有效避免疫苗浪费、接种错误等问题。在接种过程中，预防接种不良反应，把三级预防融入接种的全过程，从而最大限度地发挥疫苗的预防作用。

（马涵英　史卫红）

目标检测

答案解析

一、单项选择题

1. 我国计划免疫程序规定预防接种的五种疫苗是（ ）
   A. 卡介苗、脊髓灰质炎疫苗、百白破混合制剂、麻疹疫苗、乙肝疫苗
   B. 卡介苗、流感疫苗、白喉疫苗、脊髓灰质炎疫苗、乙肝疫苗
   C. 卡介苗、麻疹疫苗、伤寒疫苗、霍乱疫苗、乙肝疫苗
   D. 麻疹疫苗、流感疫苗、脊髓灰质炎疫苗、天花疫苗、乙肝疫苗
   E. 卡介苗、麻疹疫苗、风疹疫苗、脊髓灰质炎疫苗、乙肝疫苗

2. 在小儿计划免疫中不属于基础免疫制品的是（ ）
   A. 卡介苗　　　　　　　　B. 百白破联合制剂　　　　　C. 脊髓灰质炎疫苗
   D. 麻疹疫苗　　　　　　　E. 流感疫苗

3. 新生儿期应接种的疫苗是（ ）
   A. 麻疹减毒疫苗　　　　　B. 破伤风抗毒素　　　　　　C. 卡介苗
   D. 乙脑疫苗　　　　　　　E. 百白破三联疫苗

4. 小儿第一次口服脊髓灰质炎疫苗的时间为（ ）
   A. 初生　　　　　　　　　B. 生后 1 个月　　　　　　　C. 生后 2 个月
   D. 生后 4~6 个月　　　　　E. 生后 8~12 个月

5. 我国 1 岁以内的小儿必须预防接种的疫苗是（ ）
   A. 麻疹疫苗　　　　　　　B. 流感疫苗　　　　　　　　C. 霍乱疫苗
   D. 天花疫苗　　　　　　　E. 风疹疫苗

6. 按计划免疫的接种程序，8 个月以上婴儿应接种的疫苗是（ ）
   A. 卡介苗　　　　　　　　B. 乙肝疫苗　　　　　　　　C. 脊髓灰质炎疫苗
   D. 百白破三联疫苗　　　　E. 麻疹疫苗

7. 婴儿期预防接种正确的方法是（ ）
   A. 2~3 个月接种卡介苗　　　　　　　　B. 2 个月开始口服脊髓灰质炎疫苗
   C. 4~5 个月注射麻疹疫苗　　　　　　　D. 8~10 个月注射乙肝
   E. 1 岁注射白百破疫苗

8. 不属于预防接种禁忌证的是（ ）
   A. 免疫功能缺陷者　　　　B. 明确过敏史者　　　　　　C. 急性传染病患者
   D. 先天性心脏病患者　　　E. 湿疹皮肤病患者

9. 脊髓灰质炎糖丸疫苗的正确服用方法为（　）

　　A. 热水送服　　　　　B. 母乳送服　　　　　C. 可与食物一起服用

　　D. 凉开水送服　　　　E. 果汁送服

10. 按计划免疫的接种程序，正常婴儿满 3 个月应接种的疫苗是（　）

　　A. 卡介苗　　　　　　B. 乙肝疫苗　　　　　C. 脊髓灰质炎疫苗

　　D. 百白破三联疫苗　　E. 麻疹疫苗

二、简答题

1. 简述疫苗接种服务流程。

2. 简述预防接种管理内容。

三、案例解析题

针对本节案例导入，请运用相关知识回答以下问题。

1. 患儿发热最可能的原因是什么？应该怎样处理？

2. 百白破三联疫苗的接种时间和方法是什么？

3. 百白破三联疫苗有哪些禁忌证？

第二节　0～6 岁儿童健康管理服务

PPT

学习目标

1. 通过本节学习掌握儿童生长发育指标及评价，儿童营养与喂养指导，新生儿家庭访视，婴幼儿和学龄前儿童健康管理内容；熟悉儿童各年龄期的保健特点；了解常见儿童伤害的预防。

2. 学会运用医防融合理念，开展儿童患者"防、治、管"一体化的健康管理服务。

3. 培养正确的儿童均衡营养价值观，树立良好的生活习惯；培养儿童自我保护意识，树立正确的生命价值观。

案例导入

案例　患儿，女，4 岁，幼儿园中班，平常喜欢吃巧克力、冰淇淋、蛋糕等食物，而且在家经常趴着看书，看平板，每天 1 小时，近期患儿发现自己看远处事物看不清楚，吃东西牙齿疼痛，告诉妈妈王女士，王女士遂带患儿到儿童保健门诊就诊。

问题　1. 学龄前儿童保健的内容有哪些？

　　　2. 如何对学龄前儿童出现的健康问题利用医防融合措施进行干预？

一、儿童各年龄期的保健

儿童处于不断的生长发育过程中，不同年龄段的儿童之间差异很大。随着儿童体格生长发育的进展，其各器官、系统和身体各部位逐渐长大，身体各部分比例和器官位置会发生一定变化。不同年龄儿童生理生化正常值不同。儿童的生长发育是个连续渐进的动态过程，不同的年龄段有不同的特点，根据解剖、生理和心理的发育特点，将儿童年龄划分为胎儿期、新生儿期、婴儿期、幼儿期、学龄前期、学龄期、青春期七个时期。

（一）胎儿期特点与保健

1. 胎儿期特点　　胎儿期是指从受精卵形成到胎儿出生，共 40 周。胎儿期的特点是胎儿完全依赖母体而生存，妊娠期妇女的健康状况对胎儿的存活和生长发育起着非常关键的作用，感染、创伤、毒品、药物滥用、营养不良、放射性物质等都可影响胚胎和胎儿的正常发育，导致流产、早产、死胎、宫内发育不良等问题。因此，应做好妊娠前和妊娠期保健，从而保证胎儿的正常发育。

2. 胎儿期保健　　胎儿的发育与妊娠期妇女的躯体健康、营养状况、疾病、生活环境和情绪等密切相关，所以胎儿期的保健也是妊娠期妇女的保健，从而保护胎儿在母体健康生长、安全娩出。胎儿期保健的重点在于预防。

（1）预防遗传性疾病与先天畸形　　提倡和普及男女婚前进行遗传咨询和检查，避免近亲结婚；确诊或疑有遗传性疾病患者的家庭，或连续发生不明原因疾病患者的家庭，或有与遗传有关先天畸形、智能低下患者的家庭是遗传咨询的重点对象。避免接触放射线、烟、酒以及铅、汞、苯、有机磷农药等化学毒物。患有心源性、肾源性疾病、糖尿病、甲状腺功能亢进症、结核病等慢性疾病的妊娠期妇女应该在医生指导下进行治疗，注意妊娠期用药安全，避免药物致畸。对高危产妇应定期进行产前检查，必要时及时就医。烟草、乙醇对胚胎发育的各个阶段都有明显的毒性作用，容易引起流产、早产和胎儿畸形，有吸烟饮酒习惯的妇女必须戒烟戒酒，远离吸烟环境，避免二手烟。

（2）预防感染　　弓形虫、风疹病毒、巨细胞病毒及疱疹病毒是引起宫内感染的常见病原体，会导致胎儿畸形、死亡、早产。应采取预防措施以免造成胎儿畸形和宫内发育不良。分娩时应避免产道感染而影响新生儿健康。

（3）均衡营养、合理膳食　　妊娠期是生命的起始阶段，营养作为最重要的环境因素，对母子双方的近期和远期健康都将产生至关重要的影响。妊娠期胎儿的生长发育、母体乳腺和子宫等生殖器官的发育，以及为分娩后乳汁分泌进行必要的营养储备，都需要额外的营养。因此，妊娠各期妇女膳食应在非妊娠期妇女的基础上，根据胎儿生长速率及母体生理和代谢的变化进行适当的调整。

叶酸对预防神经管畸形和高同型半胱氨酸血症，促进红细胞成熟和血红蛋白合成极为重要，除常吃含叶酸丰富的食物外，还应补充叶酸。为预防早产、流产，满足中期血红蛋白合成增加和胎儿铁储备的需要，妊娠期应常吃含铁丰富的食物，铁缺乏严重者可在医生指导下适量补铁。碘是合成甲状腺素的原料，是调节新陈代谢和促进蛋白质合成的必需微量元素，除选用碘盐外，每周还应摄入 1~2 次含碘丰富的海产品。妊娠早期应维持妊娠前平衡膳食，如果早孕反应严重，可少食多餐，选择清淡或适口的膳食，保证摄入含必要量碳水化合物的食物，以预防酮血症对胎儿神经系统的损害。

妊娠早期胎儿生长发育速度相对缓慢，所需营养与妊娠前无太大差别。妊娠中期开始，胎儿生长发育逐渐加速，母体生殖器官的发育也相应加快，对营养的需要增大，应合理增加食物的摄入量，妊娠期妇女的膳食仍是由多样化食物组成的营养均衡的膳食。自妊娠中期开始，胎儿生长速率加快，应在妊娠前膳食的基础上，增加奶类 200g/d，动物性食物（鱼、禽、蛋、瘦肉）妊娠中期增加 50g/d、妊娠晚期增加 125g/d，以满足对优质蛋白质、维生素 A、钙、铁等营养素和能量增加的需要。建议每周食用 2~3 次鱼类，以提供对胎儿脑发育有重要作用的 n-3 系的长链多不饱和脂肪酸。体重增长是反映妊娠期妇女营养状况的最实用的直观指标，与胎儿出生体重、妊娠并发症等妊娠结局密切相关，为保证胎儿正常生长发育，妊娠期体重增长应保持在适宜的范围。

（二）新生儿期特点与保健

1. 新生儿期特点　　新生儿期是指从胎儿娩出后脐带结扎开始，至出生后 28 天，属于婴儿期的一个阶段。新生儿期是婴儿出生后适应环境的阶段，生理上出现血液循环的改变和自主呼吸的建立，其他功能也逐渐完善。新生儿期的发病率（如早产儿、缺氧、产伤、先天畸形等）和死亡率与其他阶段相比均较高。新生儿死亡率是衡量一个国家和地区的卫生水平、评价妇幼卫生工作的一项重要指标。所以，应加强新生儿保暖、消毒隔离、喂养、清洁卫生，进行先天性遗传代谢性疾病及听力的筛查等。

2. 新生儿期保健　新生儿从完全依赖母体生活的宫内环境到宫外环境生活，需要经历一段时间的调整才能适应宫外环境。新生儿期，特别是生后 1 周内的新生儿发病率和死亡率极高，婴儿死亡中约 2/3 是新生儿，1 周内的死亡率占新生儿的 70% 左右。所以，新生儿保健是儿童保健的重点，而出生后 1 周内的新生儿保健更是重中之重。新生儿保健重点是预防出生时的缺氧、窒息、低体温、寒冷损害综合征和感染。

（1）出生时的护理　产房室温保持在 25～28℃，注意保暖。新生儿娩出后迅速清理口鼻内黏液，保证呼吸道通畅。严格消毒、结扎脐带。记录出生时评分、体温、呼吸、心率、体重和身长。评估正常者可与母亲同室，尽早开奶，生后 2 周是建立母乳喂养的关键时期，产后 1 小时内应帮助新生儿尽早实现第一次吸吮，对成功建立母乳喂养十分重要；评估为高危的新生儿应及时送入新生儿重症监护室。

（2）新生儿居家保健　新生儿居室应阳光充足，通风良好，保持空气新鲜，居室的温度冬季宜保持在 20～22℃，湿度以 55% 为宜，无条件者可用热水袋保暖，夏季应避免室温过高。衣服应色浅、宽松、柔软、易穿、易脱，宽松的衣服可以保持双下肢屈曲姿势，有利于髋关节的发育，四肢可自由活动。指导母亲正确的哺乳方式以维持良好的乳汁分泌，满足新生儿生长所需。母乳不足或者无法进行母乳喂养的婴儿，应指导母亲进行科学人工喂养方法。新生儿皮肤娇嫩，应每天洗澡保持皮肤清洁，根据室温选择合适的衣服与尿布。父母应多与婴儿说话、抚摸、拥抱婴儿以交流感情。可以对新生儿进行皮肤按摩，促进新生儿的循环、呼吸、消化、肌肉的发育，使新生儿保持愉悦的情绪，这也是父母与新生儿之间很好的情感交流方式。

（3）预防疾病、意外伤害和慎用药物　新生儿应每天沐浴，水温为 38～40℃，使用温和无刺激性的沐浴露，应特别注意保持脐带残端清洁和干燥，脐带未脱落前可在洗澡后用 75% 乙醇消毒。选用柔软、浅色、吸水性强的棉质衣物、尿布，便后温水清洗臀部并擦干，尿布要勤洗勤换，防止尿布性皮炎的发生。如颈部、腋下、腹股沟、臀部等部位皮肤潮红时，可用鞣酸软膏涂抹。加强新生儿用具消毒，成年人护理新生儿前要洗手消毒，避免交叉感染。患有呼吸道或消化道感染、皮肤病及其他传染病者，不得接触新生儿。注意防止因被褥蒙头、乳房堵塞口鼻等造成的新生儿窒息等意外。及时接种乙肝疫苗和卡介苗，出院回家前应进行新生儿先天遗传代谢病筛查和听力筛查。新生儿肝功能不成熟，某些药物在体内代谢率低，容易蓄积发生副作用，因此，哺乳期母亲用药应考虑乳汁中药物对新生儿的影响。

（三）婴儿期特点与保健

1. 婴儿期特点　婴儿期生长速度快，需要营养素丰富的食物，但其消化功能尚不完善，所以容易患消化紊乱、腹泻、营养不良等疾病，应提倡母乳喂养，并进行合理的营养指导。这个阶段来自母体的免疫抗体逐渐消失，自身免疫系统尚未完全成熟，抗感染能力弱，易患传染病和感染性疾病，应按时进行预防接种，完成基础免疫程序。婴儿期是视觉、情感、语言发育的关键期，也是感知觉、行为发育的快速期。这个阶段婴儿脑发育很快，1 周岁时已开始学习走路，接触周围事物范围扩大，并能听懂一些话和有意识地发几个音。

2. 婴儿期保健　促进婴儿早期发展是婴儿期保健的重点。主要有提倡母乳喂养、及时添加辅食、实施预防接种、预防感染、早期发现各类发育迟缓，进行残疾筛查和早期干预。良好的生活习惯培养和心理卫生的养成需要从这个阶段开始。

（1）提倡母乳喂养、合理添加辅食和合理断奶　婴儿期对能量和营养素的需要高于其他任何时期。但婴儿消化器官和排泄器官发育尚未成熟、功能不健全，对食物的消化吸收能力及代谢废物的排泄能力仍较低。母乳既可提供优质、全面、充足和结构适宜的营养素，满足婴儿生长发育的需要，又能适应其尚未成熟的消化能力，并促进其器官发育和功能成熟。此外，婴儿需要完成从宫内依赖母体营养到宫外依赖食物营养的过渡，来自母体的乳汁是完成这一过渡最好的食物，母乳喂养能满足婴儿6月龄内全部液体、能量和营养素的需要，母乳中的营养素和多种生物活性物质构成一个特殊的生物系统，为婴儿提供全方位呵护，助其在离开母体保护后，能顺利地适应大自然的生态环境，健康成长。母乳中适宜水平的营养既能提供婴儿充足而适量的能量，又能避免过度喂养，使婴儿获得最佳的、健康的生长速率，为一生的健康奠定基础。因此，对6月龄内的婴儿应给予纯母乳喂养。婴儿6月龄内应纯母乳喂养，无需给婴儿添加水、果汁等液体和固体食物，以免减少婴儿的母乳摄入，进而影响母亲乳汁分泌。

从6月龄起，在合理添加其他食物的基础上，继续母乳喂养至2岁。对于6个月龄以后的婴儿，母乳仍然是重要的营养来源，但单一的母乳喂养已经不能完全满足其对能量以及营养素的需求，必须引入其他营养丰富的食物。与此同时，婴儿胃肠道等消化器官的发育、感知觉以及认知行为能力的发展，也需要其有机会通过接触、感受和尝试，逐步体验和适应多样化的食物，从被动接受喂养转变到自主进食。这一年龄段要顺应婴幼儿需求喂养，有助于健康饮食习惯的形成，并具有长期而深远的影响。适宜的营养和喂养不仅关系到近期的生长发育，也关系到长期的健康。

此期应养成良好进食习惯，进食量顺应儿童的意愿，不要强行喂食。培养定时、定位、自己用餐，不偏食、不挑食、不吃零食，饭前洗手等习惯。在婴儿新食物引入过程中，避免或减少食物过敏的发生。婴儿食物过敏常表现为皮肤、消化道和呼吸系统症状，以皮肤改变为主，湿疹最多见，有时婴幼儿对食物过敏的反应仅表现一种保护性拒食行为。常见的致敏食物有牛奶、鸡蛋，其次为花生、大豆、鱼和橘子。有学者发现在牛奶、鸡蛋、花生三种最常见的致敏食物中，花生过敏最严重，持续时间最长。

（2）坚持户外活动　进行空气浴、日光浴、被动和主动体操，增强体质，有利于婴儿生长发育。2～6个月婴儿可以做婴儿被动操，每天1～2次。婴儿被动操是由成年人给婴儿做四肢伸屈运动，可改善血液循环，促进婴儿大运动的发育。6～12个月婴儿大运动开始发育，可训练婴儿爬、坐、仰卧起身、扶站、双手取物等动作，以促进婴儿运动的发育和智力的发展。

（3）培养良好的生活能力　培养婴儿良好的生活能力，养成有规律的睡眠习惯。儿童居室应安静，光线应柔和，睡前避免过度兴奋，儿童应有自己相对固定的作息时间，保证充足的睡眠时间。训练婴儿按时大小便，1岁左右儿童已经可以表示便意。

（4）预防意外伤害的发生　婴幼儿居室的窗户、楼梯、睡床、阳台等应安置栏杆，防止从高处跌落和坠床。注意防止食物、纽扣、果核、硬币等异物吸入气管。让儿童远离厨房，避免热油、热汤、开水等烫伤。室内电器、电源等应有防触电的安全装置。家长要妥善存放和保管易燃品、易伤品。

（5）促进运动、语言、认知、情绪的发展　父母应多与婴儿说话，抚摸、拥抱和陪伴婴儿有利于情感交流。婴儿正常的、愉悦的情感需要父母的关爱和积极参与，父母及时满足婴儿的需要，婴儿会有安全感，否则会焦虑不安和恐惧。父母多关爱婴儿，避免不良习惯的形成。

（6）按时进行预防接种　按照计划免疫程序，在1岁内完成各种疫苗的基础免疫。

（7）定时进行健康检查　定期进行健康检查，可早期发现问题，早期干预。监测儿童生长发育状况，一般小于6个月的婴儿每1～2个月检查一次，6个月以上，每2～3个月一次，避免营养不良与肥胖。做好常见病、多发病、传染病的防治工作。呼吸道感染、腹泻等感染性疾病，贫血、佝偻病等营养性疾病威胁婴儿健康，应积极预防。

（四）幼儿期特点与保健

1. 幼儿期特点 体格生长发育速度较前相对减缓，智能发育较快，语言思维及自我意识发展迅速。幼儿脑功能发育已较成熟，自我进食欲望强，可以自己用匙进食，但抛洒多。可自由行走、跑、跳、上下楼，活动范围扩大，好奇心增强，接触社会事物增多，社会性明显发展。幼儿探索性行为多，对危险的识别和自我保护的能力有限，意外伤害发生率非常高，应格外注意防护。幼儿注意力持续较短而且容易分散，能听完短小的故事，可重复听过的故事，唱短歌谣，是语言表达的关键期。幼儿期是个性形成的关键期，自我意识形成，表现"自己来"的意志行为，会和家长的意图相违背。消化系统功能仍不完善，对营养的需求量仍然相对较高，断乳和转乳期食物添加须在此期进行，饮食由乳类向成年人饮食过渡，营养障碍性疾病多见，适宜的喂养仍然是保持正常生长发育的重要环节，加强断奶后的营养和喂养指导。免疫功能仍未发育成熟，感染性和传染性疾病的发病率仍较高，应加强预防接种，同时应定期进行体格检查，合理安排生活日程，培养良好的卫生习惯。

2. 幼儿期保健 幼儿的活动逐渐范围扩大，主动观察、认知、进行社交活动的机会逐渐增多。幼儿自我意识得到了进一步的发展，对周围环境好奇心更强，喜欢模仿，但容易被家长过分呵护而抑制其独立能力的发展。幼儿期个性的发展是学龄期儿童的自信、勤奋或依赖、退缩心理状态的基础。

（1）重视与幼儿的语言交流，幼儿通过游戏、讲故事、唱歌等活动学习语言 可以选择促进小肌肉动作协调发育的玩具，如球、拖拉车、木马、滑梯等；形象玩具如积木、娃娃、听诊器、炊具可发展幼儿的想象能力和思维能力。家长应有目的、有计划地进行早期教育，促进幼儿心理行为的发展。

（2）合理安排生活，培养幼儿良好的卫生习惯和独立生活能力 2~3岁大脑皮质的控制功能发育较完善，幼儿可逐渐自己控制排便。培养幼儿独立生活能力，养成良好的生活习惯，为适应幼儿园生活作准备，如睡眠、进食、沐浴、游戏、户外活动等。幼儿注意力持续时间短，安排学习活动不宜过长。

（3）儿童饮食指导 幼儿每天应摄入350~500ml乳类，不能继续母乳喂养的2岁以内幼儿可选择配方奶。注意膳食品种多样化，提倡自然食品、均衡膳食，每天应摄入1个鸡蛋、50g动物性食物、100~150g谷物、150~200g蔬菜、150~200g水果、20~25g植物油。幼儿应进食质地稍软、少盐易消化的家常食物，避免给幼儿吃油炸食品，少吃快餐，少喝甜饮料。12月龄的幼儿应该开始练习自己用餐具进食，培养幼儿的独立能力和正确反应能力。1~2岁幼儿应分餐进食，鼓励自己进食，2岁后的儿童应独立进食。应定时、定点、定量进餐，每次进餐时间为20~30分钟。进食过程中应避免边吃边玩、边看电视，不要追逐喂养，不使用奶瓶喝奶。家长的饮食行为对幼儿有较大影响，避免强迫喂养和过度喂养，预防儿童拒食、偏食和过食。家长少提供高脂、高糖食物、快餐食品、碳酸饮料及含糖饮料。幼儿食物宜单独加工，烹制以蒸、煮、炖、炒为主，注意食物的色、香、味。可让儿童参与食物制作过程，提高儿童对食物的兴趣。根据季节和儿童活动量决定饮水量，以白开水为好，以不影响幼儿奶类摄入和日常饮食为度。家人围坐就餐是儿童学习自主进食的最佳方式，应为儿童提供轻松、愉悦的良好进餐环境和气氛，避免嘈杂的进餐环境，避免进餐时恐吓、训斥和打骂儿童。

婴幼儿食物的制备与保存过程需保证食物、食具、水的清洁和卫生。在准备食物和喂食前，儿童和看护人均应洗手，给儿童提供新鲜的食物，避免食物被污染。禽畜肉类、水产品等动物性食物应保证煮熟，以杀灭有害细菌。剩余食物再食时宜加热避免污染，加热固体食物应彻底、液体食物应煮沸。

（4）定期进行健康检查，预防营养不良、单纯肥胖等疾病　家长配合医生，继续用生长曲线监测儿童身高生长速度，每 3～6 月健康检查 1 次，每年测定一次血红蛋白及尿常规，加强听力、牙齿的检查，发现问题及时解决。注意维生素 D 的补充，坚持户外活动，进行空气浴、日光浴。加强断奶后的营养指导，注意口腔卫生，定期进行预防接种，以降低幼儿期常见病、多发病、传染病的发病率。

（5）注意安全、防止意外发生　婴幼儿食物的制备与保存过程需保证食物、食具、水的清洁和卫生。在准备食物和喂食前，儿童和看护人均应洗手，给儿童提供新鲜的食物，避免食物被污染。禽畜肉类、水产品等动物性食物应保证煮熟，以杀灭有害细菌。剩余食物再食时宜加热避免污染，加热固体食物应彻底、液体食物应煮沸。避免给 3 岁以下儿童提供容易引起窒息和伤害的食物，如小圆形糖果和水果、坚果、果冻、爆米花、口香糖，以及带骨刺的鱼和肉等，防止异物吸入，引起窒息。因幼儿已可自由行走，好奇心强，不宜让幼儿独自外出或留在家中，以免发生意外。监护人应注意避免幼儿活动环境与设施中有致幼儿烫伤、跌伤、溺水、触电的危险因素。

（五）学龄前期特点与保健

1. 学龄前期特点　学龄前期是指从 3 周岁至 6～7 岁入小学前。学龄前期的特点是体格生长稳步增长但速度减慢，智能发育增快，理解能力、语言表达能力增强，求知欲、好奇心、模仿性和可塑性强，自我意识快速发展，伙伴关系开始发展，应重视学前教育。学龄期儿童脑发育接近成年人，动作发育协调，语言、想象力成熟，词汇量增加。情绪开始符合社会规范，社会情感开始发展，逐步产生道德感、美感和理智感。随着思维、语言和社会情感的发展和教育的作用，理性意志（自觉、坚持，自制力等）开始萌芽，个性逐渐形成，性格特点及情绪稳定性进一步分化，此期个性仍有一定可塑性，当儿童主动行为失败后会产生失望和内疚。成年人的态度对发展学龄前期儿童自信心非常重要。这个阶段儿童注意力保持较幼儿时间长。

2. 学龄前期保健　学龄前期儿童智力发展快、独立活动范围进一步扩大，是儿童生长发育的关键时期。保证充足的、合理的营养，注意口腔卫生，每天的进食可安排 3 餐主食、2～3 次乳类与营养点心，餐间控制零食。家长负责为儿童提供安全、营养、易于消化和美味的健康食物，允许儿童决定进食量，规律进餐，让儿童体验饥饿和饱足感。这个阶段也是良好饮食习惯培养的关键时期。

（1）合理膳食　与成年人相比，学龄前儿童对各种营养素需要量较高，消化系统尚未完全成熟，咀嚼能力仍较差，因此其食物的加工烹调应与成年人有一定的差异。与此同时，儿童生活自理能力不断提高，自主性、好奇心、学习能力和模仿能力增强，该时期也是培养良好饮食习惯的重要阶段。家长要有意识地培养孩子规律就餐、自主进食、不挑食的饮食习惯。为适应学龄前儿童心理发育，鼓励儿童参加家庭食物选择或制作过程，增加儿童对食物的认识和喜爱。坚持户外活动，加强体育锻炼、增强儿童体质，户外活动有利于学龄前儿童身心发育和人际交往能力。

（2）学前教育　在人类发展中有极其重要的作用，心理、智能、语言、情绪和性格的发展，都是在学龄前期打下基础，绝不能把学前教育简单地理解为"教知识"。学前教育是通过讲故事、组织各种游戏、参观、绘画、欣赏音乐歌舞、体操、运动会、郊游等，培养儿童学习能力、分辨是非的能力、品格毅力等，发展儿童的好奇心和求知欲等，还要通过日常生活内容锻炼独立生活能力，为入小学打好基础。

（3）合理安排日常活动　除保证定时进食、睡眠外，还要合理安排户外活动、锻炼、游戏、室内手工作业、绘画等。开始识字写字，要培养坐立、看书绘画的正确姿势等。

（4）定期健康体检与预防疾病及意外事故　每年进行 1～2 次体格检查，要测量身高、体重，检查牙齿、视力、听力、血红蛋白等，积极开展弱视、斜视、弱听、龋齿、缺铁性贫血等常见病的防治工作。特别注意防止溺水、外伤、误食药物、食物中毒等意外伤害的发生。

（六）学龄期特点与保健

1. 学龄期特点　学龄期是指从入小学（6~7岁）至青春期前。学龄期的特点是体格生长稳步增长，但相对较慢，到本期末，除生殖系统外，各器官系统均与成年人接近。认知能力逐渐完善，智能发育更加成熟，可接受系统的文化学习，是接受教育的重要时期。

2. 学龄期保健　保证充足的睡眠，安排有规律的生活、学习和锻炼，端正坐、立、行姿势，学习交通规则和意外伤害的防范知识，注意防治近视、龋齿、心理和行为问题。

（1）合理膳食　儿童进入学校教育阶段，生长发育迅速，两性特征逐步显现，学习和运动量大，对能量和营养素的需要相对高于成年人。学龄儿童生理、心理发展逐步成熟，膳食模式已经成人化，充足的营养是儿童少年智力和体格正常发育的物质保障。形成良好饮食习惯、运动爱好等仍需要加强引导、培养和逐步完善。学龄儿童的消化系统结构和功能还处于发育阶段。一日三餐的合理和规律进食是培养健康饮食行为的基本。

家庭、学校和社会要积极开展饮食教育，及时纠正饮食行为的偏差。养成良好的饮食习惯，保证营养齐全，并且做到清淡饮食。饮食应规律、多样化，要经常吃含钙丰富的奶及奶制品、豆制品，促进骨骼的发育和健康。经常吃含铁丰富的食物，经常进行户外活动以促进皮肤合成维生素 D，有利于钙的吸收和利用。一日三餐的时间应相对固定，做到定时定量，要少吃高盐、高糖、高脂肪的快餐。每天吃早餐，并保证早餐的营养充足。家长应该与孩子一道共同营造轻松快乐的就餐环境，享受家人、朋友、同学团聚的快乐。在进餐过程中，保持心情愉快，不要在进餐时批评孩子，以促进食物更好地消化吸收，享受食物味道和营养。愉悦的进餐环境还需要保持室内整洁、光线充足、空气流通、温度适宜、餐桌与食具清洁美观等。合理选择零食，不喝或少喝含糖饮料，不能用饮料替代水，不偏食、不节食、不暴饮暴食。

学龄儿童的营养应均衡，以保持适宜的体重增长。偏食挑食和过度节食会影响儿童青少年健康，容易出现营养不良。暴饮暴食在短时间内会摄入过多的食物，加重消化系统的负担，增加发生超重肥胖的风险。超重肥胖不仅影响学龄儿童的健康，更容易延续到成年期，增加慢性病的危险。

（2）合理运动及作息、培养正确姿势　制定适合学龄儿童生理特点的作息时间表和运动计划，保证学习、运动和睡眠时间。培养运动兴趣，将运动生活化，如上下学步行、参加家务劳动等。充分利用在校期间的课间活动或体育课等时间，在户外阳光下活动。充足、规律和多样的身体活动可强健骨骼和肌肉、提高心肺功能、降低慢性病的发病风险。要尽可能减少久坐少动和视屏时间，开展多样化的身体活动，保证每天至少活动 60 分钟，每周至少 3 次高强度的身体活动、3 次抗阻力运动和骨质增强型运动。增加户外活动时间，有助于维生素 D 体内合成，还可有效减缓近视的发生和发展。学龄期儿童的骨骼正处在生长发育阶段，若听课、看书、写字时经常歪头、弯腰、扭腰，站立时歪肩，走路时低头、驼背，都可影响胸廓的正常发育，因此端正坐、立、行姿势，是家长和教师的主要任务之一。

（3）预防近视　预防措施包括：①教室要有适当的光线；②课桌椅高度应适合学生的身高、坐高；③教材应印刷清楚；④教育学生看书写字的姿势要端正，书本（或纸）和眼睛应保持 33cm 左右的距离，禁止卧位看书等。

（4）健康体检　每年一次，包括身高、体重测量、视力听力筛查以及心理发育筛查等。

（5）法制教育　开展适合学龄儿童的法制教育，使其从入学开始，学会遵纪守法，培养正确的、良好的同学友好关系。

（6）预防疾病及意外事故　加强对假期儿童的管理，防止发生溺水、交通等意外事故。

（七）青春期特点与保健

1. 青春期特点　体格生长发育再次加速，出现第二次高峰，第二性征和生殖系统迅速发育，并逐渐成熟，性别差异明显，女孩出现月经，男孩发生遗精，并经历复杂的生理、心理变化。神经内分泌调节功能不稳定，容易发生内分泌紊乱性疾病和心理行为障碍。这个阶段骨骼正在生长发育，长期学习、走路姿势不对，容易造成胸廓、脊柱发育畸形。青春期学生逻辑思维发育成熟，求知欲强，容易出现叛逆。

2. 青春期保健　这个阶段常见的疾病有月经不调、痛经、痤疮结核病、肥胖症、贫血等。此期保健重点是保证充足的营养，加强体格锻炼，加强生理心理卫生和性知识教育，加强道德品质和法律知识教育，树立正确的人生观，促进体格、体质、心理和智力的健康发育。供给充足的营养，合理安排生活，加强体育锻炼；提供适宜条件，培养良好的学习习惯；学校做好卫生保健工作，进行正确的心理教育和性教育，以使其在生理和心理上有正确的认识。树立科学的健康观念和体型认知，正确认识体重的合理增长以及青春期体型变化。积极的身体锻炼有利于生长发育、预防肥胖、减少近视，提高学习效率、促进心理健康。

二、儿童生长发育指标及评价

儿童区别于成年人最重要的特点是生长发育。生长发育包括体格发育和心理精神发育两部分。生长是指身体各器官、各系统的增长和形态变化，可以通过相应的测量值来表示，是量的变化；发育是指细胞、组织、器官功能上的分化和成熟，是质的变化。生长发育包含着机体质和量两方面发育（成熟）过程的动态变化，它们虽不是相同的过程，也不是相互独立的过程，它们相互依存、密不可分，生长是发育的物质基础，而发育的成熟状况可以反映生长的量的变化。儿童在生长发育的过程中都遵循一定的规律。

（一）儿童生长发育的规律和影响因素

1. 儿童生长发育规律

（1）生长发育的连续性和阶段性　生长发育在整个儿童时期不断进行，但各年龄阶段生长发育的速度不同。一般年龄越小，体格生长越快。如体重和身长在生后第1年，尤其是前3个月增长很快，是第一生长高峰，第2年后生长速度逐渐减慢，至青春期生长速度再次加快，出现第二生长高峰。

（2）各系统器官发育不平衡　人体各系统器官发育顺序遵循一定规律，有各自的生长特点。如神经系统发育较早，出生后头2年内的发育较快；淋巴系统在儿童期生长迅速，青春期前达到高峰，随后缓慢下降到成年人水平；生殖系统发育较晚，在青春期前开始加速，随后逐渐成熟；皮下脂肪在年幼时较发达；肌肉组织到学龄期才发育加速；心、肝、肾等器官的增长，基本与体格生长平行。各系统的发育不均衡，但统一协调，各系统的生长发育并非孤立地进行，而是互相影响、互相适应的。因此，任何对机体作用的因素都可能影响多个系统。

（3）生长发育的一般规律　①由上到下：先抬头、后抬胸，再会坐、立、行。②由近到远：从臂到手、从腿到脚。③由粗到细：从全掌抓握到手指拾取。④由简单到复杂：先画直线后画圆。⑤由低级到高级：先会看、听、感知事物发展到记忆思维、分析及判断事物。

（4）生长发育的个体差异性　儿童生长发育虽然遵循一定的规律，但在一定程度上受到遗传、性别、营养、环境、教育等因素的影响，存在着个体差异，每个人的生长发育不完全相同。因此，儿童的生长发育水平有一定的正常范围，正常值不是绝对的，评价时须考虑各种因素对个体的影响。

2. 影响儿童生长发育规律的因素

（1）遗传　父母双方的遗传因素影响儿童生长发育的轨迹、特征及趋向。如身高、体型、皮肤、毛发的颜色等均与遗传有关，遗传代谢性疾病、内分泌障碍、染色体畸形等对生长发育均有影响。

（2）性别　男女生长发育特点不同。女童青春期开始较男童约早2年，男童青春期虽开始较晚，但延续的时间比女童长，所以体格生长最后还是超过女童。女童骨化中心出现较早，骨骼较轻，肩距较窄，骨盆较宽，皮下脂肪丰满，而肌肉却不如男童发达；女童语言和运动的发育较男童略早。因此，评价儿童生长发育的男女标准不同。

（3）营养　是儿童生长发育的物质基础，年龄越小，受营养的影响越大。无论是宫内还是出生后缺乏营养均会影响体格和脑的发育，甚至会造成机体免疫、内分泌及神经调节等功能低下。营养过剩也不利于机体的发育。

（4）疾病　对儿童生长发育的影响十分显著。急性感染常使体重减轻，慢性疾病则影响体重和身高的增长。内分泌疾病常导致骨骼生长和神经系统发育迟缓，先天性疾病如先天性心脏病可造成生长迟缓。

（5）母亲情况　胎儿在宫内的发育受妊娠期妇女生活环境、情绪、营养和疾病等各种因素的影响。如母亲妊娠早期的病毒感染可导致胎儿先天畸形；母亲妊娠早期接受药物、放射线辐射、环境毒物污染和精神创伤等均可使胎儿发育受阻。母亲妊娠期严重营养不良可引起流产、早产和胎儿发育迟缓。母亲受教育程度也会对儿童发育产生影响。受教育程度高的母亲，掌握更多的优育知识，使孩子出生后能更加健康地成长。受教育程度高的母亲对孩子的身体状况更为关注，他们能从多种途径去获得养育孩子的科学知识并运用于实践，自觉地摒弃传统的养育陋习，积极地预防和治疗孩子的疾病。

（6）家庭和社会环境　良好的居住环境，如阳光充足、空气新鲜、水源清洁、无噪声、居住条件舒适，良好的生活习惯、科学的护理、良好的教养、体育锻炼和完善的医疗保健服务等，都是促进儿童生长发育达到最佳状态的重要因素。

（二）儿童体格生长发育常用指标

1. 体重　生长发育在整个儿童时期不断进行，但各年龄阶段生长发育的速度不同。一般年龄越小，体格生长越快。体重是身体各器官、系统及体液的总重量，是最易获得的反映儿童生长与营养状况的指标，也是临床计算药量、静脉补液量及奶量的重要依据。

新生儿出生体重与胎次、胎龄、性别及宫内营养状况有关。平均男婴出生体重3.3kg，女婴出生体重3.2kg。生后数天内由于摄入不足、水分丢失、胎粪排出，可出现暂时性体重下降，称生理性体重下降，一般下降范围为3%～9%，在出生后3～4天下降达最低点，以后逐渐回升，于7～10天恢复到出生时的水平。如果体重下降范围超过10%或至第10天体重依然未恢复到出生时的体重，则为病理状态，应分析其原因。若生后能及时合理喂哺，可减轻或避免生理性体重下降的发生。

体重在生后前3个月增长最快，3个月末时体重约为出生体重的2倍（6kg）。前半年平均每月增长700g，后半年平均每月增加300～400g，1岁时体重约为出生体重的3倍（10kg），2岁时体重为出生体重的4倍（12～13kg）。2～12岁体重平均每年增加2kg。当无条件测量体重时，可按以下公式粗略计算儿童体重。

1～6个月：体重(kg) = 出生体重 + 月龄 ×0.7

7～12个月：体重(kg) = 出生体重 + 6 ×0.7 + (月龄 -6) ×0.4

2～12岁：体重(kg) = 年龄 ×2 + 8

进入青春期后，儿童生长发育加速，体重猛增，每年可达4～5kg，持续2～3年，呈现第二生长高峰。女孩12～14岁、男孩14～16岁接近成年人体重。儿童的体重可波动在±10%，低于15%以上应考虑营养不良，高于20%以上应考虑肥胖症。

2. 身高（长）　是指头顶到足底的全身长度，是反映骨骼发育的重要指标。身高（长）的增长规律和体重相似，年龄越小，增长越快，也呈现婴儿期和青春期两个高峰。正常新生儿身长平均为50cm，1周岁时约为75cm，前3个月增长11~13cm，与后9个月的增长量接近。第2年增长稍慢，平均每年增长10~12cm，故2岁时身长约87cm。2岁以后的身高（长）增长平稳，平均每年增长6~7cm。

2~12岁身高（长）的估算公式为：身高（长）(cm) = 年龄 × 7 + 75

进入青春期身高出现加速，呈现第二生长高峰（男性较女性晚2年），持续2~3年。身高（长）的三部分的增长速度并不一致。第1年头生长最快，脊柱次之，而青春期身高增长则以下肢为主，故各年龄头、脊柱和下肢占身高（长）的比例各有不同。有些疾病可使身体各部分比例失常，需测量上部量（从头顶至耻骨联合上缘）和下部量（从耻骨联合上缘到足底）来进行比较。

身高（长）的增长与遗传、宫内发育水平、内分泌、营养、运动和疾病等因素有关。短期疾病及营养波动不会明显影响身高（长），但是某些疾病如甲状腺功能减退症、软骨营养不良等可导致身高（长）明显异常。低于正常值30%以上为异常。明显的身材异常见于呆小病、侏儒症、软骨发育不全、长期营养不良、严重佝偻病等。

3. 坐高（顶臀长） 是头顶到坐骨结节的长度，反映头和脊柱的生长。其增长规律与上部量增长相同。由于下肢增长速度随年龄增加而加快，坐高（顶臀长）占身高（长）的百分数则随年龄而下降，由出生时的67%降至14岁时的53%。此百分数显示了身躯上、下部比例的改变，比坐高绝对值更有意义。

4. 头围 是自眉弓上缘经枕骨结节绕头一周的长度，反映脑和颅骨的发育。出生时，正常新生儿的头围平均为33~34cm，在1岁以内增长较快，前3个月和后9个月都约增长6cm，故1周岁时头围约46cm。1岁以后头围增长明显减慢，2岁时为48cm，5岁时约50cm，15岁时头围接近成年人，为54~58cm。头围的测量在2岁内最有价值。头围较小（<均值 - 2SD）提示脑发育不良，头围增长过速往往提示脑积水。

5. 胸围 是平乳头下缘经肩胛骨下角下缘绕胸一周的长度，反映肺和胸廓的发育程度。出生时，正常新生儿的胸围约32cm，比头围小1~2cm，1岁左右头围与胸围相等，以后胸围逐渐大于头围。1岁至青春期前胸围超过头围的厘米数约等于儿童岁数减1。儿童胸廓发育落后与营养、上肢及胸廓缺乏锻炼、不重视爬行训练等因素有关。

6. 上臂围 是沿经肩峰与尺骨鹰嘴连线中点绕臂一周的长度，代表上臂骨骼、肌肉、皮下脂肪及皮肤的发育。生后第1年内上臂围增长迅速，1~5岁增长缓慢。因此，在测量体重、身高无条件的地区，可测量上臂围来了解1~5岁儿童的营养状况。评价标准：>13.5cm为营养良好，12.5~13.5cm为营养中等，<12.5cm为营养不良。

7. 腹围 是平脐（婴儿以剑突与脐连线中点）水平绕腹周的长度。2岁前腹围与胸围大致相等，2岁后腹围比胸围小。患腹部疾病如有腹水时需测量腹围。

8. 皮下脂肪 婴儿期脂肪组织较多，1~7岁皮下脂肪逐渐变薄，10岁以后特别是青春期，女孩的脂肪组织是男孩的2倍。皮下脂肪的厚薄反映儿童的营养状况。常用的测量部位如下。①腹壁皮下脂肪：在锁骨中线上平脐处，皮褶方向与躯干长轴平行。②背部皮下脂肪：肩胛下角下稍外侧，皮褶方向应自下向上方向与脊柱成45°角。

（三）儿童体格生长发育的评价

1. 体格生长评价方法

（1）均值离差法 适用于正态分布资料，$\bar{x}$是均值，S是标准差，$\bar{x} \pm S$包含68.3%的受检儿童，$\bar{x} \pm 2S$包含95%的受检儿童，$\bar{x} \pm 3S$包含99%的受检儿童，一般认为指标测量值在$\bar{x} \pm 2S$之间的被检儿童为正常儿。

（2）中位数、百分位数法　适用于偏态分布资料。以第 50 百分位（P_{50}）为中位数，P_{50} 相当于均值离差法中的均值，$P_{2.5}$ 相当于离差法中的均值减 2 个标准差，$P_{97.5}$ 相当于离差法中的均值加 2 个标准差。$P_{2.5} \sim P_{97.5}$ 包括了全部受检儿童的 95%，可以认为指标测量值属正常范围。

（3）生长曲线评价法　将同性别、各年龄组儿童的某项体格生长指标（如身长、体重等）值按均值离差法或百分位数法的等级绘成曲线，制成生长曲线图，将定期连续测量的个体儿童的体格生长指标数值每月或每年点于图上，并绘成曲线与标准曲线作比较，可了解其目前所处发育水平，比较前后数据，可看出其发育趋势和生长速度为正常、向下（下降、增长不足）、向上（增长加速）或平坦（缓慢、不增），及时发现偏离，分析原因予以干预，这种连续动态测量较单次测量更能说明问题。

（4）Z 评分法　参考世界卫生组织 2006 年生长标准数据，利用 Z 评分指标进行评价。Z 评分是指实测值与参考人群中位数之间的差值和参考人群标准差相比，所得比值就是 Z 评分。常用的 Z 评分指标如下。

1）年龄别身高（身长）Z 评分　儿童身高/身长实测值与同年龄同性别参考儿童身高（身长）中位数之间的差值和参考人群标准差相比，所得比值就是年龄别身高（身长）Z 评分。

2）年龄别体重 Z 评分　儿童体重实测值与同年龄同性别参考儿童体重中位数之间的差值和同年龄同性别参考儿童体重标准差相比，所得比值就是年龄别体重 Z 评分。

3）身高（身长）别体重 Z 评分　儿童体重实测值与同性别同身高（身长）儿童体重中位数之间的差值和同性别同身高（身长）儿童体重标准差相比，所得比值就是身高（身长）别体重 Z 评分。

4）年龄别体质指数（BMI）Z 评分　儿童 BMI 计算值与同年龄同性别儿童 BMI 中位数之间的差值和同年龄同性别儿童 BMI 标准差相比，所得比值就是年龄别（BMI）Z 评分（表 4-3）。

表 4-3　年龄别体质指数（BMI）Z 评分

Z 评分	年龄别身高（身长）Z 评分	年龄别体重 Z 评分	身高（身长）别体重 Z 评分	年龄别体质指数（BMI）Z 评分
>3	—	—	肥胖	肥胖
>2	—	—	超重	超重
< -2	生长迟缓	低体重	消瘦	消瘦
< -3	重度生长迟缓	重度低体重	重度消瘦	重度消瘦

2. 体格生长评价内容　包括生长水平、生长速度和匀称程度三个方面。

（1）生长水平　将儿童某一年龄时的某项体格生长指标测量值如体重、身高（长）头围等与参考人群值进行比较（横向比较），即得到该儿童该项体格生长指标在此年龄的生长水平，通常以等级表示，但不能预示其生长趋势。

（2）生长速度　以生长曲线图观察儿童生长速度最简单、直观。这种动态纵向观察，可发现个体儿童自己的"生长轨道"，预示其生长趋势，与参考人群值比较，可及时发现生长偏离。因此，生长速度的评价较生长水平更能真实反映儿童生长情况。生长速度正常的儿童生长基本正常。

（3）匀称程度　评估儿童体格生长指标之间的关系。①体型匀称：以身高（长）的体重与参照人群值比较，反映体型生长的比例关系，即一定身高的相应体重增长范围。②身材匀称：以坐高（顶臀长）/身高（长）的比值与参照人群值比较，反映儿童下肢生长情况，小于或等于参照值即为匀称，否则为不匀称。

（四）儿童神经心理发育及评价

神经心理发育是以神经系统的发育为物质基础，尤其是脑的发育，与遗传、环境及教养密切相关。儿童神经心理发育大量反映在日常的行为上，包括感知、运动、语言、情感、思维判断和意志性格等方面，又称为行为发育。神经心理发育异常可能是某些疾病的早期表现，了解儿童神经心理发育的基本规律对于早期诊断疾病有一定的帮助。心理活动包括注意、记忆、思维、想象、情绪、性格等的总和。生后条件反射形成是心理活动开始发育的标志，随年龄增长，心理活动不断发展。了解儿童的心理特征，可促进其心理活动的健康发展。

儿童神经心理发育的水平表现在感知、运动、语言和心理过程等各种能力和性格方面，对这些能力和特征的检查称为心理测试。心理测试仅能判断儿童神经心理发育的水平，没有诊断疾病的意义，不可替代其他学科的检查。常用的方法有筛查性测验、诊断性测验等。

三、儿童营养与喂养指导

（一）婴儿消化道解剖生理特点

婴儿消化道组成与成年人相同，分上消化道与下消化道两部分。上消化道包括口腔、咽、食管、胃、十二指肠；下消化道包括空肠、回肠、盲肠、结肠、直肠。

1. 上消化道　主要功能是营养物质的输送及加工。口腔是消化道的起始端，具有咀嚼、消化、吞咽、语言等功能，婴儿口腔黏膜血液循环丰富，唾液腺发育不完善，口底浅，随着年龄增长，唾液腺分泌量增加，吞咽功能差，常出现流涎。食管是消化食物的必经之路，婴儿食管短，呈漏斗状，黏膜弱，腺体少，肌层发育不完善，食管下段括约肌发育不健全，易发生胃食管反流，即临床上常见的溢奶。胃是婴儿消化食物的主要场所之一，胃呈水平位，容积小，足月儿为 25～30ml，足月后 10 天逐渐增至约 100ml，6 个月达 300ml。水排空时间 1.5～2 小时，母乳 2～3 小时，牛乳 3～4 小时。婴儿胃内消化酶活性低，消化功能差，易出现呕吐腹泻。

2. 下消化道　主要功能是营养物质消化、吸收及代谢产物的排出。婴儿消化道中的营养物质大部分在小肠吸收，吸收营养物质的同时，可刺激机体对食物产生免疫耐受，及时添加辅食，可降低婴儿食物过敏的发生率。大肠主要是将消化吸收剩下的食物残渣排出体外。婴儿肠道相对较长，肠系膜软，肠道固定差，易发生肠套叠、肠扭转及不完全性肠梗阻。肠壁通透性高，屏障保护功能差，消化不全产物，肠内毒素，过敏原等容易进入体内，可出现变态反应和全身感染性疾病。

年龄越小，肝相对越大。肝细胞具有强大的再生能力，不易发生肝硬化，但是药物中毒、感染、缺氧等均会导致肝细胞坏死、变性、肿胀、脂肪浸润，影响肝细胞正常功能。生后 3～4 月时胰腺发育较快，胰液分泌量也较多。大约 1 岁时，为出生时的 3 倍。胰液分泌量也随之增加，到成年人时每天可分泌 1～2L。胰液包括胰蛋白酶、糜蛋白酶、羧基肽酶、脂肪酶和淀粉酶。受年龄、环境、疾病等因素影响，各种酶活性不同，易发生消化不良。

3. 肠道菌群　正常胎儿期肠道是无菌的。细菌一般在出生数小时后入侵肠道。喂养方式不同，肠道菌群种类有所差异。纯母乳喂养儿肠道内以双歧杆菌为主。人工喂养儿肠道内双歧杆菌、大肠埃希菌、嗜酸杆菌及肠球菌比例大致相等。正常婴儿肠道菌群协调功能弱，易受环境影响而出现菌群失调，常出现消化不良。

4. 正常婴儿粪便　不同年龄排便时间有所差异。母乳喂养婴儿排便时间较人工喂养婴儿偏短。母乳喂养婴儿粪便为膏状，为黄色或金黄色，呈酸性，不臭，每天 2～4 次，添加辅食后大便次数会减少。人工喂养儿粪便较干燥，为淡黄色或灰黄色，呈中性或碱性，有臭味，每天 1～2 次，易便秘。混合喂养婴儿粪便与人工喂养婴儿相似，添加辅食后与成年人粪便相似，每天 1 次左右。

（二）母乳喂养

世界卫生组织（WHO）对母乳喂养的观点："母乳应是婴儿出生后头 6 个月的唯一食物，不需要加其他食品、液体，甚至不需要喝水"。母乳是婴儿生长发育过程中最好的天然食物。

1. 母乳的成分

（1）各期母乳成分　妊娠后期与分娩4~5天以内的乳汁为初乳；5~14天为过渡乳；14天以后的乳汁为成熟乳。初乳量少，淡黄色，碱性，每天量为15~45ml；初乳含脂肪较少而蛋白质较多（主要为免疫球蛋白），随哺乳时间延长，蛋白质和矿物质成分减少。各期乳汁中乳糖的含量较恒定。

（2）哺乳过程的乳汁成分变化　每次哺乳过程乳汁的成分亦随时间而变化。如将哺乳过程分为三部分，即第一部分分泌的乳汁脂肪低而蛋白质高，第二部分乳汁脂肪含量逐渐增加而蛋白质含量逐渐降低，第三部分乳汁中脂肪含量最高。

（3）乳量　正常哺乳期妇女平均每天泌乳量随时间而逐渐增加，成熟乳量可达700~1000ml。一般产后6个月哺乳期妇女泌乳量与乳汁的营养成分逐渐下降。判断乳量是否充足应以婴儿体重增长情况、尿量多少与睡眠状况等综合判断。

2. 母乳喂养的优点　母乳是婴儿最理想的食物，纯母乳喂养能满足婴儿6月龄以内所需要的全部液体、能量和营养素。

（1）营养丰富　母乳中各营养素比例适宜、利用率高，适合婴儿的需要。①蛋白质、脂肪、碳水化合物的比例为1∶3∶6，适合婴儿营养的需要。②蛋白质多为乳清蛋白，遇胃酸时凝块较小，利于婴儿的消化；含较多的必需氨基酸，如由半胱氨酸转化的牛磺酸，能促进婴儿神经系统和视网膜的发育。③脂肪颗粒小，含乳脂酶，易消化吸收；不饱和脂肪酸多，有利于大脑发育。④乳糖中90%为乙型乳糖，以及特有的低聚糖，能促进双歧杆菌和乳酸杆菌的生长以及钙镁和氨基酸的吸收。⑤矿物质含量适宜，适合婴儿肾发育水平。钙磷比例为2∶1，易于吸收，较少发生低血钙；微量元素锌、铜、碘较多，尤以初乳中含量高，对生长发育有利；母乳中铁吸收率（49%）高于牛乳（4%），不易发生缺铁性贫血。⑥维生素A和水溶性维生素含量多，仅维生素D含量低。

（2）增强免疫力　母乳喂养的婴儿患消化道呼吸道及全身感染发病率低。①母乳中含有较多的免疫球蛋白、乳铁蛋白和溶菌酶，具有抗微生物作用。免疫球蛋白中以sIgA为多，初乳中最高，能增加消化道和呼吸道黏膜抵抗病原微生物的侵袭；乳铁蛋白对铁有强大螯合力，能抑制大肠埃希菌、大多数需氧菌和白念珠菌的生长；溶菌酶能使革兰阳性细菌破坏并增强抗体的杀菌能力。②母乳中含有大量的免疫活性细胞，85%~90%为巨噬细胞，10%~15%为淋巴细胞，免疫活性细胞释放多种细胞因子发挥免疫调节作用。③母乳中含补体、双歧因子等免疫活性物质。

（3）哺喂方便、经济　母乳的温度及泌乳速度适宜，不易被污染和变质，乳汁量随婴儿的生长而增加，既方便又经济。

（4）增进母婴的情感　母乳喂养时，婴儿与母亲皮肤直接接触，通过母亲的抚摸、对视、温言细语，达到母子间相互了解、熟悉和亲密，并使婴儿获得安全感、信任感和愉悦感，增强母婴间依恋情结，有利于婴儿心理和智力发育。

（5）有益于母亲　哺乳可促进子宫收缩和复原，有利于母亲产后的康复。可降低乳腺癌和卵巢癌的发生率。

3. 母乳喂养的方法

（1）建立良好的母乳喂养需要三个条件　哺乳期妇女能分泌充足的乳汁、哺乳期妇女有效的射乳反射、婴儿有效的吸吮反射。

（2）产前准备　保证妊娠期合理进食，妊娠期体重增加12~14kg最为合适，这样母亲体内可贮存足够的脂肪，为哺乳提供能量。

（3）乳头保健　妊娠期妇女在妊娠后期，可每天用清水（忌用肥皂或乙醇）擦洗乳头，哺乳后可挤出少量乳汁涂在乳头上，乳汁中的抑菌物质和蛋白质对乳头皮肤具有良好的保护作用。

（4）尽早开奶、按需哺乳　尽早开奶是纯母乳喂养成功的必需要求。泌乳活动是母子双方协同完成的过程。让新生儿尽早、持续地吸吮乳头，有利于刺激乳汁分泌，通过吸吮刺激催乳激素的分泌，进而促进乳腺分泌乳汁。吸吮能帮助新生儿建立和强化吸吮、催乳激素、乳腺分泌三者之间的反射联系，为纯母乳喂养的成功提供保障。出生后2周是建立母乳喂养的关键时期。产后1小时内应帮助新生儿尽早实现第一次吸吮，对成功建立母乳喂养十分重要。吸吮反射可有效地刺激乳汁分泌，尽早开奶可以降低新生儿生理性黄疸、低血糖、生理性体重下降的发生率。

（5）促进乳房分泌　哺乳前应先热敷乳房2~3分钟，促进乳房血液循环流量，从外侧边缘向乳晕方向按摩乳房，促进乳房泌乳。两侧乳房应交替哺乳。每次哺乳时应喂空一侧乳房，再喂另一侧，下次哺乳则从未喂空的一侧乳房开始。如果一侧乳房奶量能满足婴儿需要，另一侧乳房乳汁应用吸奶器吸出，保证每次哺乳都让乳汁排空。

（6）正确的喂养技巧

1）哺乳前准备　等待哺乳的婴儿应是清醒状态、有饥饿感，并已更换干净的尿布。哺乳前让婴儿用鼻推压或舔母亲的乳房，哺乳时婴儿的气味、身体的接触都可刺激哺乳期妇女的射乳反射。

2）哺乳方法　每次哺乳前，母亲应洗净双手。正确的喂哺姿势有斜抱式、卧式、抱球式。无论用何种姿势，都应该让婴儿的头和身体呈一条直线，婴儿身体贴近母亲，婴儿头和颈得到支撑，婴儿贴近乳房、鼻子对着乳头。正确的含接姿势是婴儿的下颏贴在乳房上，嘴张得很大，将乳头及大部分乳晕含在嘴中，婴儿下唇向外翻，婴儿嘴上方的乳晕比下方多。婴儿慢而深地吸吮，能听到吞咽声，表明含接乳房姿势正确，吸吮有效。哺乳过程注意母婴互动交流。

3）哺乳次数　3月龄内婴儿应按需哺乳。4~6月龄逐渐定时喂养，每3~4小时一次，每天约6次，可逐渐减少夜间哺乳，帮助婴儿形成夜间连续睡眠能力。但有个体差异，需区别对待。

（7）母亲心情愉快　心情压抑，可抑制催乳素分泌，使乳腺体血液流量减少，阻碍营养物质进入乳房，从而减少乳汁分泌。刻板的规定哺乳时间，也会使母亲心情紧张，因此提倡按需哺乳。保证母亲心情愉快，营养充足，合理的作息时间，均可促进乳汁分泌。

4. 常见的母乳喂养问题

（1）乳量不足　正常哺乳期妇女产后6个月内每天泌乳量随婴儿月龄增长逐渐增加，成熟乳量平均可达每天700~1000毫升。婴儿母乳摄入不足可出现下列表现：①体重增长不足，生长曲线平缓甚至下降，尤其新生儿期体重增长低于600g；②尿量每天少于6次；③吸吮时不能闻及吞咽声；④每次哺乳后常哭闹不能安静入睡，或睡眠时间小于1小时（新生儿除外）。若确因乳量不足影响婴儿生长，应劝告母亲不要轻易放弃母乳喂养，可在每次哺乳后用配方奶补充母乳不足。

（2）乳头内陷或皲裂　乳头内陷需要产前或产后做简单的乳头护理，每天用清水（忌用肥皂或乙醇之类）擦洗、挤、捏乳头，母亲亦可用乳头矫正器矫正乳头内陷。母亲应学会"乳房喂养"而不是"乳头喂养"，大部分婴儿仍可从扁平或内陷乳头吸吮乳汁。每次哺乳后可挤出少许乳汁均匀地涂在乳头上，乳汁中丰富的蛋白质和抑菌物质对乳头表皮有保护作用，可防止乳头皲裂及感染。

（3）溢奶

1）发生原因　小婴儿胃容量较小，呈水平位置，且具有贲门括约肌松弛、幽门括约肌发育较好等消化道的解剖生理特点，使6月龄内的小婴儿常常出现溢奶。喂养方法不当导致吞入气体过多或过度喂养亦可发生溢奶。

2）缓解方法　喂奶后宜将婴儿头靠在母亲肩上竖直抱起，轻拍背部，可帮助排出吞入空气而预防溢奶。婴儿睡眠时宜右侧卧位，可预防睡眠时溢奶而致窒息。若经指导后婴儿溢奶症状无改善，或体重增长不足，应及时就诊。

（4）母乳性黄疸　是指纯母乳喂养的健康足月儿或近足月儿生后2周后发生的黄疸。母乳性黄疸婴儿一般体格生长良好，无任何临床症状，无需治疗，黄疸可自然消退，应继续母乳喂养。若黄疸明显，累及四肢及手足心，应及时就医。如果单纯血清胆红素水平升高，且无其他病理情况，建议停喂母乳3天，待黄疸减轻后，可恢复母乳喂养。停喂母乳期间，母亲应定时挤奶，维持泌乳，婴儿可暂时用配方奶替代喂养。再次喂母乳时，黄疸可有反复，但不会达到原有程度。

（5）母亲外出时的母乳喂养　母亲外出或上班后，应鼓励母亲坚持母乳喂养。每天哺乳不少于3次，外出或上班时挤出母乳，以保持母乳的分泌量。母亲外出或母乳过多时，可将母乳挤出存放至干净的容器或特备的乳袋，妥善保存在冰箱或冰包中，不同温度下母乳储存时间见表4-4。母乳食用前用温水加热至40℃左右即可喂哺。

表4-4　母乳储存方法

储存条件	最长储存时间
室温（25℃）	4 小时
冰箱冷藏室（4℃）	48 小时
冰箱冷冻室（-20℃）	3 个月

（6）不宜母乳喂养的情况　母亲正接受化疗或放射治疗、患活动期肺结核且未经有效治疗、患乙型肝炎且新生儿出生时未接种乙肝疫苗及乙肝免疫球蛋白、HIV感染、乳房上有疱疹、吸毒等情况下，不宜母乳喂养。母亲患其他传染性疾病或服用药物时，应咨询医生，根据情况决定是否可以哺乳。

（7）部分母乳喂养

1）补授法　6月龄内婴儿母乳不足时，仍应维持必要的吸吮次数，以刺激母乳分泌。每次哺喂时，先喂母乳，后用配方奶补充母乳不足。补授的乳量根据婴儿食欲及母乳分泌量而定，即"缺多少补多少"。

2）代授法　一般用于6月龄以后无法坚持母乳喂养的情况，可逐渐减少母乳喂养的次数，用配方奶替代母乳。

（8）部分母乳喂养

1）喂养次数　因新生婴儿胃容量较小，生后3个月内可不定时喂养。3个月后婴儿可建立自己的进食规律，此时应开始定时喂养，每3~4小时一次，约6次/日。允许每次奶量有波动，避免采取不当方法刻板要求婴儿摄入固定的奶量。

2）喂养方法　在婴儿清醒状态下，采用正确的姿势喂哺，并注意母婴互动交流。应特别注意选用适宜的奶嘴，奶液温度应适当，奶瓶应清洁，喂哺时奶瓶的位置与婴儿下颌成45°，同时奶液宜即冲即食，不宜用微波炉热奶，以避免奶液受热不均或过烫。

3）奶粉调配　应严格按照产品说明的方法进行奶粉调配，避免过稀或过浓，或额外加糖。

4）奶量估计　配方奶作为6月龄内婴儿的主要营养来源时，需要经常估计婴儿奶的摄入量。3月龄内婴儿奶量500~750ml/d，4~6月龄婴儿为800~1000ml/d，逐渐减少夜间哺乳。

（三）食物转换

随着生长发育，消化能力逐渐提高，单纯乳类喂养不能完全满足6月龄后婴儿生长发育的需求，婴儿需要由纯乳类的液体食物向固体食物逐渐转换，这个过程称为食物转化（旧称辅食添加）。食物转换过程是让婴儿适应食物的酸、甜、苦、辣、咸等味道，不仅满足营养需要还要培养婴儿对不同食物的兴趣。

婴儿期若断离母乳，仍需维持婴儿总奶量为800ml/d左右。儿童营养需求包括营养素、营养行为和营养环境三个方面，婴幼儿喂养过程的液体食物喂养阶段、泥糊状食物引入阶段和固体食物进食阶段中，不仅要考虑营养素摄入，也应考虑喂养或进食行为，以及饮食环境，使婴幼儿在获得充足和均衡的营养素摄入的同时，养成良好的饮食习惯。在资源缺乏、日常饮食无法满足婴儿营养需要时，可使用营养素补充剂或以大豆、谷类为基质的高密度营养素强化食品。

1. 食物转化开始月龄 建议开始引入非乳类泥糊状食物的月龄为 6 月龄，不早于 4 月龄。此时婴儿每次摄入奶量稳定，约 180 毫升/次，生长发育良好，提示婴儿已具备接受其他食物的消化能力。

2. 食物转化种类

（1）第一阶段食物 应首先选择能满足生长需要、易于吸收、不易产生过敏的谷类食物，最好为强化铁的米粉，米粉可用奶液调配；其次引入的食物是根茎类蔬菜、水果，主要目的是训练婴儿的味觉。食物应用勺喂养，帮助训练吞咽功能。

（2）第二阶段食物 7~9 月龄逐渐引入婴儿第二阶段食物，包括肉类、蛋类、鱼类等动物性食物和豆制品。引入的食物应以当地食物为基础，注意食物的质地、营养密度、卫生和制作方法的多样性。食物引入顺序见表 4-5。

表 4-5 过渡期食物的引入顺序

月龄（月）	食物性状	种类	餐数		进食技能
			主要营养源	辅助食品	
4~6	泥状食物	菜泥、水果泥、含铁配方米粉、配方奶	6 次奶（断夜间奶）	逐渐加至 1 次	用勺喂
7~9	末状食物	稀（软）饭、烂面、菜末、蛋、鱼泥、豆腐、肉末、肝泥、水果	4 次奶	1 次餐饭 1 次水果	学用杯
10~12	软碎食物	稠粥、软饭、烂面、碎肉、碎菜、蛋、鱼肉、豆制品、水果	3 次奶	2 次餐饭 1 次水果	断奶瓶、手抓食、自用勺

注意：可在进食后再饮奶，自然形成一餐代替一顿奶，引入的食物不应影响总奶量；食物清淡，无盐，少糖、油；不食用蜂蜜水或糖水，尽量不喝果汁。

3. 食物转化方法 婴儿食物转换期是对其他食物逐渐习惯的过程，引入的食物应由少到多，首先喂给婴儿少量强化铁的米粉，由 1~2 勺到数勺，直至一餐；引入食物应由一种到多种，婴儿接受一种新食物一般需尝试 8~10 次，3~5 天，至婴儿习惯该种口味后再换另一种，以刺激味觉的发育。单一食物逐次引入的方法可帮助及时了解婴儿是否出现食物过敏及确定过敏原。

4. 进食技能训练 食物转换有助于婴儿神经心理发育，引入的过程应注意食物的质地和培养儿童的进食技能，如用勺、杯进食可促进口腔动作协调，学习吞咽；从泥糊状食物过渡到碎末状食物可帮助学习咀嚼，并可增加食物的能量密度；用手抓食物，既可增加婴儿进食的兴趣，又有利于促进手眼协调和培养儿童独立进食能力。在食物转换过程中，婴儿进食的食物质地和种类逐渐接近成年人食物，进食技能亦逐渐成熟。

5. 食物转化中易出现的问题

（1）食物喂养方法和时间不当 过早喂养半固体食物，影响母乳铁吸收，胃肠道消化吸收能力差，可增加胃肠炎、食物过敏的发生率；过晚添加食物，就错过味觉、咀嚼功能发育的最佳年龄，易出现进食行为异常，母乳断离困难，导致婴儿体重不增，营养不良。

（2）营养素及摄入不足 随着婴儿年龄增大，消化功能也逐渐发育成熟，应注意增加能量较高的半固体食物，满足机体代谢及生长发育的需要。避免出现给婴儿过多液量而影响进食。8~9 个月的婴儿已可适应能量密度较高的成年人固体食物，如经常进食能量密度低的食物，或摄入液量过多，婴儿可表现进食后不满足，体重不增或下降，夜间醒来要求进食。

（3）进食频繁 胃的排空与消化能力紧密相关。一般婴儿一日 6 餐最有利于形成饥饿的良性生物循环。

（4）喂养困难 适应环境困难、敏感体质的婴儿常常有不规律的进食时间，表现喂养困难。

四、新生儿家庭访视

（一）意义

新生儿保健重点是预防出生时缺氧、窒息，预防低体温和感染的发生。新生儿家庭访视是新生儿保健的重要形式，目的是通过定期对新生儿进行健康检查，宣传科学育儿知识，指导家长做好新生儿喂养、护理和疾病预防，并早期发现异常和疾病，及时处理和转诊，以降低新生儿患病率和死亡率，促进新生儿健康成长。

（二）服务对象

辖区内居住的新生儿。

（三）内容与方法

1. 访视次数

（1）正常足月新生儿　访视次数不少于2次。

1）首次访视　在出院后7天之内进行。如发现问题应酌情增加访视次数，必要时转诊。

2）满月访视　在出生后28～30天进行。新生儿满28天后，结合接种乙肝疫苗第二针，在乡镇卫生院、社区卫生服务中心进行随访。

（2）高危新生儿　根据具体情况酌情增加访视次数，首次访视应在得到高危新生儿出院（或家庭分娩）报告后3天内进行。符合下列高危因素之一的新生儿为高危新生儿。①早产儿（胎龄＜37周）或低出生体重儿（出生体重＜2500克）；②宫内、产时或产后窒息儿，缺氧缺血性脑病及颅内出血者；③高胆红素血症；④新生儿肺炎、败血症等严重感染；⑤新生儿患有各种影响生活能力的出生缺陷（如唇裂、腭裂、先天性心脏病等）以及遗传代谢性疾病；⑥母亲有异常妊娠及分娩史、高龄分娩（≥35岁）、患有残疾（视、听、智力、肢体、精神）并影响养育能力者等。

2. 访视内容

（1）问诊　妊娠期及出生情况：母亲妊娠期患病及药物使用情况，孕周、分娩方式，是否双（多）胎，有无窒息、产伤和畸形，出生体重、身长，是否已做新生儿听力筛查和新生儿遗传代谢性疾病筛查等。

1）一般情况　睡眠、有无呕吐、惊厥，大小便次数、性状及预防接种情况。

2）喂养情况　喂养方式、吃奶次数、奶量及其他存在问题。

（2）测量

1）体重测量　①测量前准备：每次测量体重前需校正体重计零点。新生儿需排空大小便，脱去外衣、裤子、尿布，仅穿单衣裤，冬季注意保持室内温暖。②测量方法：称重时新生儿取卧位，新生儿不能接触其他物体。记录时需除去衣服重量。体重记录以千克（kg）为单位，至小数点后2位。

2）体温测量　①测量前准备：在测量体温之前，体温表水银柱在35℃以下。②测量方法：用腋表测量，保持5分钟后读数。

（3）体格检查

1）一般状况　精神状态，面色，吸吮，哭声。

2）皮肤黏膜　有无黄染、发绀或苍白（口唇、指趾甲床）、皮疹、出血点、糜烂、脓疱、硬肿、水肿。

3）头颈部　前囟大小及张力，颅缝，有无血肿，头颈部有无包块。

4）眼　外观有无异常，结膜有无充血和分泌物，巩膜有无黄染，检查光刺激反应。

5）耳 外观有无畸形，外耳道是否有异常分泌物，外耳廓是否有湿疹。

7）鼻 外观有无畸形，呼吸是否通畅，有无鼻翼扇动。

8）口腔 有无唇腭裂，口腔黏膜有无异常。

9）胸部 外观有无畸形，有无呼吸困难和胸凹陷，计数 1 分钟呼吸次数和心率；心脏听诊有无杂音，肺部呼吸音是否对称、有无异常。

10）腹部 有无膨隆、包块，肝脾有无肿大。重点观察脐带是否脱落、脐部有无红肿、渗出。

11）外生殖器及肛门 有无畸形，检查男孩睾丸位置、大小，有无阴囊水肿、包块。

12）脊柱四肢 有无畸形，臀部、腹股沟和双下肢皮纹是否对称，双下肢是否等长等粗。

13）神经系统 四肢活动度、对称性、肌张力和原始反射。

（4）指导

1）居住环境 新生儿卧室应安静清洁，空气流通，阳光充足。室内温度在 22～26℃为宜，湿度适宜。

2）母乳喂养 观察和评估母乳喂养的体位、新生儿含接姿势和吸吮情况等，鼓励纯母乳喂养。对吸吮力弱的早产儿，可将母亲的乳汁挤在杯中，用滴管喂养；喂养前母亲可洗手后将手指放入新生儿口中，刺激和促进吸吮反射的建立，以便主动吸吮乳头。

3）护理 衣着宽松，质地柔软，保持皮肤清洁。脐带未脱落前，每天用 75% 的乙醇擦拭脐部一次，保持脐部干燥清洁。若有头部血肿、口炎或鹅口疮、皮肤皱褶处潮红或糜烂，给予针对性指导。对生理性黄疸、生理性体重下降、"马牙""螳螂嘴"、乳房肿胀、假月经等现象无需特殊处理。早产儿应注意保暖，在换尿布时注意先将尿布加温，必要时可放入成年人怀中，直接贴紧成年人皮肤保暖。

4）疾病预防 注意并保持家庭卫生，接触新生儿前要洗手，减少探视，家人患有呼吸道感染时要戴口罩，以避免交叉感染。生后数天开始补充维生素 D，足月儿每天口服 400IU，早产儿每天口服 800IU。对未接种卡介苗和第 1 剂乙肝疫苗的新生儿，提醒家长尽快补种。未接受新生儿疾病筛查的新生儿，告知家长到具备筛查条件的医疗保健机构补筛。有吸氧治疗史的早产儿，在生后 4～6 周或矫正胎龄 32 周转诊到开展早产儿视网膜病变（ROP）筛查的指定医院开始进行眼底病变筛查。

5）伤害预防 注意喂养姿势、喂养后的体位，预防乳汁吸入和窒息。保暖时避免烫伤，预防意外伤害的发生。

6）促进母婴交流 母亲及家人多与新生儿说话、微笑和皮肤接触，促进新生儿感知觉发展。

（5）转诊

1）立即转诊 若新生儿出现下列情况之一，应立即转诊至上级医疗保健机构。①体温≥37.5℃或≤35.5℃；反应差伴面色发灰、吸吮无力；②呼吸频率<20 次/分或>60 次/分，呼吸困难（鼻翼扇动、呼气性呻吟、胸凹陷），呼吸暂停伴发绀；③心率<100 次/分或>160 次/分，有明显的心律不齐；④皮肤严重黄染（手掌或足跖），苍白，发绀和厥冷，有出血点和瘀斑，皮肤硬肿，皮肤脓疱达到 5 个或很严重；惊厥（反复眨眼、凝视、面部肌肉抽动、四肢痉挛性抽动或强直、角弓反张、牙关紧闭等），囟门张力高；⑤四肢无自主运动，双下肢/双上肢活动不对称；肌张力消失或无法引出握持反射等原始反射；眼窝或前囟凹陷、皮肤弹性差、尿少等脱水征象；⑥眼睑高度肿胀，结膜重度充血，有大量脓性分泌物；⑦耳部有脓性分泌物；⑧腹胀明显伴呕吐；⑨脐部脓性分泌物多，有肉芽或黏膜样物，脐轮周围皮肤发红和肿胀。

2）建议转诊 若新生儿出现下列情况之一，建议转诊至上级医疗保健机构。①喂养困难；躯干或四肢皮肤明显黄染、皮疹，指趾甲周红肿；②单眼或双眼溢泪，黏性分泌物增多或红肿；颈部有包块；心脏杂音；肝脾大；③首次发现五官、胸廓、脊柱、四肢畸形并未到医院就诊者。在检查中，发现任何不能处理的情况，均应转诊。

（四）流程图

新生儿家庭访视流程如图 4-2 所示。

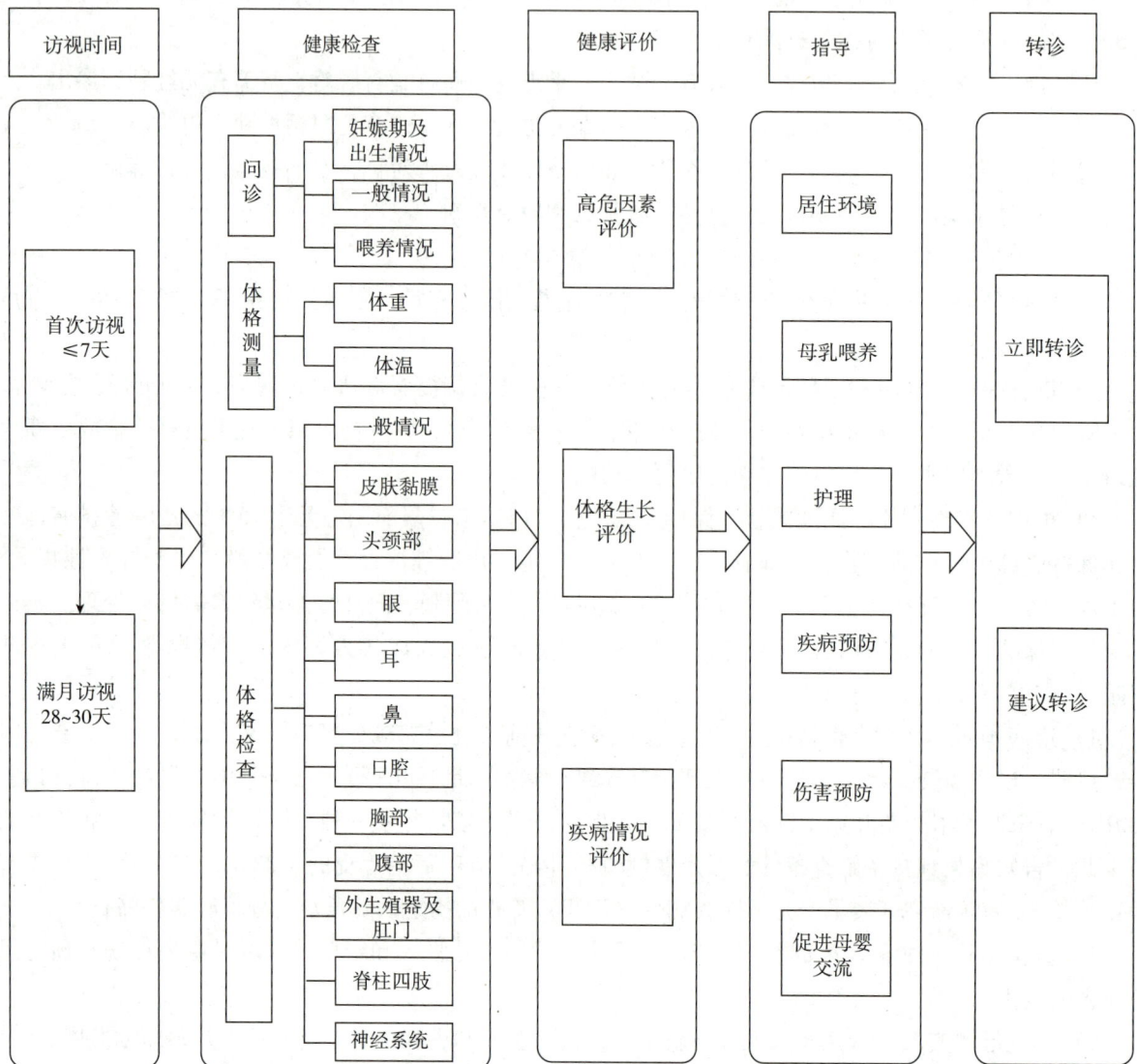

图 4-2　新生儿家庭访视流程

（五）工作要求

1. 新生儿访视人员应经过专业技术培训。访视时应携带新生儿访视包，出示相关工作证件。

2. 新生儿访视包应包括体温计、新生儿杠杆式体重秤/电子体重秤、听诊器、手电筒、消毒压舌板、75% 乙醇、消毒棉签、新生儿访视卡、笔等。

3. 注意医疗安全，预防交叉感染。检查前清洁双手，检查时注意保暖，动作轻柔，使用杠杆秤时注意不要离床或地面过高。

4. 加强宣教和健康指导。告知访视目的和服务内容，反馈访视结果，提供新生儿喂养、护理和疾病防治等健康指导，对新生儿疾病筛查的情况进行随访。

5. 发现新生儿危重征象，应向家长说明情况，立即转上级医疗保健机构治疗。

6. 保证工作质量，按要求询问相关信息，认真完成测量和体检。完整、准确填写新生儿家庭访视记录表，并纳入儿童健康档案。

（六）考核指标

新生儿访视覆盖率＝（该年接受 1 次及 1 次以上访视的新生儿人数/同期活产数）×100%

新生儿纯母乳喂养率＝（同期纯母乳喂养新生儿数/满月访视有喂养记录的新生儿数）×100%

五、婴幼儿和学龄前儿童健康管理

（一）婴幼儿健康管理

满月后婴幼儿健康管理均应在乡镇卫生院进行，偏远地区可在村卫生室进行，时间分别在 3、6、8、12、18、24、30、36 月龄时，共 8 次。有条件的地区，建议结合儿童预防接种时间增加随访次数。服务内容包括询问上次随访到本次随访之间的婴幼儿喂养、患病等情况，进行体格检查，做生长发育和心理行为发育评估，进行母乳喂养、辅食添加、心理行为发育、预防伤害、口腔保健、常见疾病防治等健康指导，每次健康检查时间不应少于 5 ~ 10 分钟。在婴幼儿 6 ~ 8、18、30 月龄时分别进行 1 次血常规检测。在 6、12、24、36 月龄时分别进行 1 次听力筛查。在每次进行预防接种前均要检查有无禁忌证，若无，体检结束后接受疫苗接种。

1. 健康检查内容

（1）询问

1）喂养及饮食史　喂养方式，食物转换（辅食添加）情况，食物品种、餐次和量，饮食行为及环境，营养素补充剂的添加等情况。

2）生长发育史　既往体格生长、心理行为发育情况。

3）生活习惯　睡眠、排泄、卫生习惯等情况。

4）过敏史　药物、食物等过敏情况。

5）患病情况　两次健康检查之间患病情况。

（2）体格测量　测量体重、身高、头围。

（3）体格检查　检查儿童精神状态、皮肤、淋巴结、头颈部、五官、胸部、腹部、外生殖器、脊柱四肢和神经系统等。

（4）心理行为发育监测　婴幼儿每次进行健康检查时，按照儿童生长发育监测图的运动发育指标进行发育监测，定期了解儿童心理行为发育情况，及时发现发育偏离儿童。开展儿童心理行为发育筛查。

（5）实验室及其他检查

1）血常规检查　婴幼儿分别在 6 ~ 8、18、30 月龄检查 1 次。

2）听力筛查　在儿童 6、12、24 和 36 月龄时使用行为测听法分别进行 1 次听力筛查。

2. 健康评价

（1）评价指标　体重/年龄、身长（身高）/年龄和体重/身长（身高）。

（2）评价方法　百分位数法、曲线图法等。

3. 指导　内容包括喂养与营养、体格生长、心理行为发育、伤害预防、疾病预防等。

4. 转诊　出现下列情况之一，且无条件诊治者应转诊。

（1）皮肤有皮疹、糜烂、出血点等，淋巴结肿大、压痛。

（2）头围过大或过小，前囟张力过高，颈部活动受限或颈部包块。

（3）眼外观异常，溢泪或溢脓，结膜充血，眼球震颤，婴儿不注视、不追视。

（4）耳、鼻有异常分泌物，龋齿。

（5）听力筛查未通过。

（6）心脏杂音，心律不齐，肺部呼吸音异常。

（7）肝脾大，腹部触及包块。

（8）脊柱侧弯或后突，四肢不对称、活动度和肌张力异常，疑有发育性髋关节发育不良。

（9）外生殖器畸形，睾丸未降，阴囊水肿或包块。

（二）学龄前儿童健康管理

为4～6岁儿童每年提供一次健康管理服务。散居儿童的健康管理服务应在乡镇卫生院进行，集居儿童可在托幼机构进行。每次服务内容包括询问上次随访到本次随访之间的饮食、患病等情况，进行体格检查和心理行为发育评估，血常规检测和视力筛查，进行合理膳食、生长发育、疾病预防、伤害预防、口腔保健等健康指导。在每次进行预防接种前均要检查有无禁忌证，若无，体检结束后接受疫苗接种。

1. 询问 上次随访到本次随访之间的饮食、过敏患病、体格生长和心理行为发育、生活习惯等情况，便于体检中有针对性检查和进行相应的健康教育。

2. 体格检查 测量身高、体重，观察儿童精神状态，检查眼及视力，检查耳、口腔、胸部、腹部。

3. 心理行为发育评估 每次进行健康检查时，按照儿童生长发育监测图的运动发育指标进行发育监测，定期了解儿童心理行为发育情况，及时发现发育偏离儿童。开展儿童心理行为发育筛查。

4. 血常规检查 每年检查1次，记录血红蛋白值，判定是否为贫血及贫血的程度。

5. 指导 内容包括合理膳食、生长发育、预防伤害、口腔保健、疾病预防。

（1）口腔保健方面要注意事项

1）培养良好饮食习惯 儿童应定时饮食，特别是晚上刷牙后不能再吃东西。少吃甜食及饮用碳酸饮品，均衡营养。鼓励孩子进食含膳食纤维食物，如蔬菜、粗粮。

2）纠正不良习惯 纠正吮指、咬唇、吐舌、口呼吸等不良习惯。

3）口腔清洁 注意口腔清洁，每次进食以后应漱口。3岁以后家长开始教儿童用最简单的"画圈法"刷牙，家长还应每天帮儿童刷牙1次（最好是晚上），保证刷牙的效果。

4）定期检查 建议每半年检查1次，发现龋齿及时治疗。

5）局部应用氟化物预防龋病 建议每年2次接受由口腔专业人员实施的局部应用氟化物防龋措施。

6）窝沟封闭预防龋病 窝沟封闭是预防磨牙窝沟龋的最有效方法。应当由口腔专业人员对儿童窝沟较深的乳磨牙及第1恒磨牙进行窝沟封闭。

（2）疾病预防方面要注意事项

1）传染性疾病 要特别注意预防肝炎、麻疹、水痘、流行性感冒、流行性腮腺炎、细菌性痢疾、猩红热、流行性脑脊髓膜炎、流行性乙型脑炎等传染性疾病。

2）近视 学龄前儿童过早、过多接触电子产品，是近视提早发生的重要原因。长期近距离用眼或观看电子产品，又缺乏户外活动，会引起眼轴增长，导致近视。近视发生的年龄越小，发展成高度近视的可能性就越大。高度近视会大大增加致盲性眼病发生的风险。0～6岁儿童视觉发育还没有完全成熟，容易受到外界环境的干扰或损伤，是预防近视的关键时期，预防近视应从小从早做起。预防措施如下。①增加户外活动：每天户外活动2小时可以预防近视的发生，也可在一定程度上延缓近视的进展。②控制电子产品使用：孩子连续观看电子屏幕时间不宜超过20分钟，每天累计不宜超过1小时。③培养良好用眼卫生习惯：引导孩子不在走路时、吃饭时、卧床时、晃动的车厢内、光线暗弱或阳光直射等情况下看书或使用电子产品。监督并随时纠正孩子不良读写姿势，应保持"一尺、一拳、一寸"，即眼睛与书本距离应约为一尺、胸前与课桌距离应约为一拳、握笔的手指与笔尖距离应约为一寸，读写连续用眼时间不宜超过30分钟。④保障营养：让孩子多吃鱼类、水果、绿色蔬菜等有益于视力健康的营养膳食。⑤早发现、早干预：随时关注孩子视力低下迹象，发现孩子经常歪头看东西，看电视时凑近屏幕或眯眼、频繁眨眼、经常揉眼等迹象时，及时带其到设有眼科的医疗机构检查。

六、儿童意外伤害

（一）儿童意外伤害概述

意外伤害是突然发生的、意料之外的、非疾病事件或事故对人体造成的损伤。国际疾病分类（ICD－10）将意外伤害分为：机动车损伤、中枢神经系统损伤、跌落伤、淹溺和溺水、暴力（自杀、他杀、虐待伤）。

农村以溺水为主，城市以车祸为主；北方以窒息、中毒、车祸为主，南方以溺水、窒息、车祸为主；意外伤害按比例由高到低依次为：交通事故、中毒、跌落伤、烧伤、溺水、窒息、动物咬伤等。儿童意外伤害主要发生在家中，其次为街道，再次为学校、幼儿园等。发生的主要原因在于家长、教师和其他监护人疏忽大意，例如陪孩子玩耍时，看手机，孩子离开自己的视线，导致意外发生；农村河塘和公路管理欠完善，缺乏安全意识，家具放置和布局不合理等。

（二）儿童意外伤害及预防

伤害是我国1～17岁儿童死亡的第一位原因，伤害已经成为危害我国儿童健康的严重卫生问题。儿童伤害主要类型包括溺水、跌落、道路交通伤害、烧烫伤等。

1. 溺水 是指儿童呼吸道淹没或浸泡于液体中，产生呼吸道等损伤的过程。溺水2分钟后，便会失去意识，4～6分钟后神经系统便遭受不可逆的损伤。溺水结局分为死亡、病态和非病态。根据国际疾病分类法第10版本（ICD－10），溺水分为故意性、非故意性和意图不确定三类。在全球范围内，溺水是儿童伤害的第二位死因，而在东南亚国家，溺水是儿童伤害死亡的首要原因。全世界每年有17.5万名0～19岁儿童青少年因溺水死亡，97%发生在中低收入国家。但死亡并非溺水的唯一结局，2004年全球0～14岁儿童非致死性溺水有200万～300万，至少5%住院治疗者留有严重神经损伤，并导致终身残疾，给家庭带来情感和经济上的沉重负担。

2005年全国疾病监测系统死因监测数据显示，我国1～14岁儿童溺水死亡率为10.28/10万，男童为13.89/10万，女童为6.29/10万，溺水死亡占该年龄组伤害死亡的44%。儿童溺水死亡率最高的年龄段为1～4岁组，为18.32/10万，占伤害总死亡的37%。我国儿童溺水死亡率存在明显的地域和城乡差别。农村绝大多数自然水体如池塘、湖、河、水库等无围栏，也无明显的危险标志，这些水体多数距离村庄、学校比较近，是儿童溺死的主要发生地。不同年龄组人群溺水地点有所不同，1～4岁主要发生在室内脸盆、水缸及浴池，5～9岁主要发生在水渠、池塘和水库，10岁以上主要是池塘、湖泊和江河中。

世界卫生组织指出，大多数溺水幸存者都是在溺水后立即获救，并现场接受心肺复苏。如果缺乏及时急救处理（包括基础的心肺复苏抢救），即便后续采用先进的生命支持手段，多数溺水者的生命都很难被挽救。国外研究表明，如果淹溺时间超过25分钟，需要持续进行25分钟以上的心肺复苏；如果到达急诊室时已经触不到脉搏，预示着严重的神经系统损伤或死亡。预防措施如下。

（1）绝不能将儿童单独留在浴缸、浴盆里，或待在开放的水源边；无论儿童在家里、室外或其他地点的水中或水旁，家长与儿童的距离要伸手可及，专心看管，不能分心，如打电话聊天、做家务等。

（2）在儿童乘船、嬉水学习游泳时，家长应为儿童准备并使用合格的漂浮设备，如救生衣等。

（3）家长应带儿童在设有专职救生员的公共游泳场所游泳，教育孩子不要在标示禁止游泳的区域游泳和嬉水。

（4）水缸、水桶等蓄水容器应加盖。使用澡盆、浴缸等后马上将水倾倒干净；水井安装汲水泵或加设防护盖。

2. 中毒　多发生在 1～4 岁年龄组儿童，学龄前儿童非常好奇、好动，喜欢用口和手去探索环境中的各种事物，许多研究已经证实，在 2 岁左右中毒率会显著增加，此时的幼儿活动范围增大，有更多的途径接触到毒物，很容易误食家中药物、杀虫剂、清洁剂而中毒。我国有近九成的儿童中毒发生在家中。预防措施如下。

（1）药品最好储存在防止儿童开启的安全包装中，包装盖在用后应立即再盖好。即使是采用了儿童安全包装的药品，也应妥善保管。

（2）成年人避免在儿童面前服药；给孩子吃药时，不要哄骗孩子是糖果，以免造成孩子概念上的错误，埋下中毒的隐患。儿童药物中毒主要有两种情况，一种情况是多见于幼儿期儿童，可独立行走，好奇心强，脱离家长视线，药品放在低处，偷拿药片当成糖吃，造成中毒。另一种情况是家长对儿童用药知识缺乏，私自加大药量或者是非儿童用药而被孩子服用，导致中毒。

（3）妥善保管家用化学品，要存放在儿童接触不到之处，并储存在原来的包装容器中，不要另外分装到其他容器，更不要用饮料瓶、饼干盒、糖果罐存放消毒剂、清洁剂、杀虫剂等家用化学品，以免孩子误服。

（4）应注意经皮肤吸收中毒的预防。婴幼儿皮肤较薄，通透性高，体表面积相对较大，药物易经皮肤进入，因此婴幼儿使用外用药如乙醇、水杨酸、碘制剂等应仅限于病变部位，不应大面积应用于皮肤表面以防吸收发生中毒。

（5）注意饮食卫生，生吃瓜果蔬菜时要反复浸泡，彻底清洗或削皮，避免食用被农药污染的蔬菜和水果。不吃腐败变质的食物、水果。

（6）注意通风，防范有害气体。炉具要定期检修，保证管道无泄漏。调整通气，使燃料燃烧充分，减少一氧化碳产生。燃气使用过程中要打开通风设备或开窗通风，以免有害气体积聚。冬季用煤炉取暖一定要安装排气道，并保证良好的排气效果，同时要经常检修，保证排气道通畅。

3. 烧烫伤　是指由于外部热损伤而造成的身体皮肤或其他器官组织的伤害。烧烫伤通常是由于皮肤或其他器官组织被热的液体（烫伤）、热的固体（接触性灼伤）或火焰（烧伤）毁坏所引起。由于小儿皮肤嫩薄，同等热力在小儿身上造成的损伤远较成年人严重。我国儿童烧烫伤主要发生在 1～4 岁儿童，烧烫伤的热源主要是高温液体灼伤，绝大多数发生在家中。预防措施如下。

（1）保温水瓶和热水杯要放到孩子够不到的地方。

（2）给小儿洗澡时，水盆内要先放凉水再放热水。

（3）装有热粥、热汤的锅不要放在地面上，以免小儿坐入其中或碰翻而被烫伤。

（4）家长为小儿保温时，热水袋不要直接接触小儿皮肤，可用毛巾将热水袋包好后放在小儿身边，并且要经常变换热水袋的位置，以免烫伤。

4. 意外窒息　是 1～3 个月内婴儿常见的伤害，是婴儿期伤害死亡的主要原因。气管异物是指各种固体或粉末状物质不慎被孩子吸入气管，停留在气管某一部位，异物堵塞大气道可能造成窒息而死亡。消化道异物是指非食品固定物质被吞咽至消化道，最常见的如硬币、枣壳、纽扣、玻璃球、电池等。腐蚀性消化道异物，如果不能及时排出体外，可能出现消化道穿孔、出血等并发症，重则危及患儿生命。主要见于家长照顾不周或护理婴儿的行为不正确，如果注意预防，这类事故完全可以避免。

预防措施如下。 📱 微课 2

（1）哺乳期妇女亲尽量不要躺着给小婴儿喂奶，以免熟睡后乳房压住婴儿的鼻孔，引起婴儿窒息。若哺乳期妇女因病只能躺着喂奶，应保持清醒。

（2）寒冷季节里，成年人不要与婴儿合睡一个被窝，也不要将婴儿搂在成年人的怀里睡觉，避免成年人熟睡后其手臂或后背等压迫、阻塞婴儿呼吸道。婴幼儿宜单独睡婴儿床。避免在床上放置毛绒玩具或多余的尿布、衣被等物品，以防意外堵住口腔。

（3）婴儿在睡觉时不要把被子盖过头部；家长在抱婴儿外出时，不要把孩子头部盖得太严。如果要盖孩子头部，宜用透气性好的纱布或丝巾。

（4）不要在婴儿枕头旁边放塑料布或给宝宝使用塑料围嘴来防止婴儿吐奶弄脏床单和衣服，一旦有风就会将塑料布吹到婴儿脸上，使婴儿窒息。

（5）家长不要把婴儿单独留在家里，爱吐奶的孩子可能会因吐出的奶块呛到气管里造成窒息。

（6）不宜让婴幼儿玩过小的玩具，注意玩具上是否会有容易脱落的细小零件。经常检查婴幼儿的周围是否有遗落的纽扣、硬币、棋子等物品。不宜给婴幼儿吃整个坚果，如瓜子、花生和豆类，以防造成气管异物和窒息。

5. 电击伤　由于强烈的电流通过人体，因电流的震荡作用而引起晕厥、呼吸中枢麻痹、假死等，统称电休克。预防措施如下。

（1）家长应告知孩子不触碰带电物体，包括电线、插座等；不用湿手触摸电器或电源，不用湿布擦拭电器，用完电器后及时关闭电源，不要将金属物品或小手伸入插孔内。家长要定期排查家中的电线、电器安全，插座、插排等最好用安全保护盖遮挡，将插排放在孩子不易触碰的地方。

（2）电热器（电饭锅、电水壶、电磁炉等）、充电手机等要放在儿童不能触摸到的地方，避免接触；电源开关尤其是插座不要让儿童触摸，并应该选用安全电插座。家庭要购买合格电器，按照说明书正确使用和维护。家长可以指导年龄大一些的孩子逐步安全、正确地使用家中常用电器。

（3）选购电动玩具时，要注意辨明生产厂家，特别注意玩具的设计和安全性。

（4）婴幼儿在户外活动时，家长更要注意看管，远离变压器材及对人有危险的带电设施，尤其要注意发现活动场所周围裸露的电线。在户外，不要让孩子离开监护人的视线，让其远离供电设施，包括电线、配电箱等，不要攀爬电线杆；教孩子识别电力安全警示标识，远离危险区域。

6. 坠落伤　是最常见的儿童伤害，以坠楼伤最为严重，家中的监护人一定要做到有效看护。不要把 3 个月以上的婴幼儿单独放在沙发上、桌椅上和没有护栏的床上；婴儿床要有护栏，除非家长要喂奶或换尿布等，否则只要孩子在床上，就必须拉好护栏；而且应该确认护栏足够高，孩子不至于翻越出来。家中的抽屉柜等应固定在墙上，最好锁上抽屉。不要抛举孩子，尤其是小婴儿，即便没有发生坠落伤，都有可能发生颅内出血。不要让孩子在阳台、门廊或防火梯上独自玩耍，应锁好进入这些区域的门窗。家中不要在窗户下面和阳台上堆放可被孩子攀爬的物品，应在高于地面的窗户、门上安装防护装置，在大面积的玻璃上贴好标识。不要把孩子独自锁在家中。叮嘱孩子不要将身体探出窗外或阳台栏杆外，不要攀爬到高处玩耍。户外的儿童娱乐设施及公共设施应有安全保障。孩子发生坠落伤后，不要随意抱起孩子并摇晃其头部，避免加重其损伤。

7. 儿童道路交通伤害　道路安全问题不仅是公安、交通管理部门的职责，也是一个涉及多部门的公共卫生问题，多数道路交通事故是可以预防和预测的。儿童由于其生理特点，在道路交通系统中成为一个特殊的群体。他们主要是步行者、非机动车驾驶员和机动车乘客，是道路交通系统中的弱势群体，是道路安全重点关注的人群。预防措施如下。

（1）加强立法与执法　立法是预防儿童伤害最有力的措施之一。已有证据表明，立法能够提高社会各个领域对预防性措施的采纳率，降低儿童伤害的发生率。制定和严格执行道路安全法规可预防一半的道路交通死亡和严重伤害。

（2）改善环境　在路网规划和道路设计时，应把为儿童创造安全的步行和骑车环境放在首位，将这方面需求考虑进来，进行安全性评估，不应在机动车的空间都安排完毕后，再做事后补救。儿童到达学校、操场、商店可能途经的路线，以及这些路线怎样合理、安全地融入本地区交通网络，需要考虑周到。另外，在路网规划和建设时应考虑将步行者和骑车者的健康追求结合起来，同时注意保持公共交通的持续畅通。

（3）提供安全设施

1）使用儿童安全座椅　儿童安全座椅对预防致死性伤害非常有效，是儿童乘客最重要的保护措施。与使用普通安全带的儿童相比，如果在碰撞事故中正确安装和使用儿童安全座椅，能够降低婴儿死亡率约70%；降低1~4岁低龄儿童死亡率54%；降低4~7岁儿童严重伤害59%。儿童安全座椅必须适合相应年龄儿童的身材大小，并且正确安装，否则反而会增加致命性和非致死性伤害的危险。

2）佩戴安全带　对10岁以上或身高150厘米以上儿童，应使用普通安全带。它可以使儿童在碰撞中与车辆内结构分离，防止从车中弹射出去，并将碰撞的能量分散到身体最结实的部位。使用安全带可以使从车中弹出和遭受严重致死性伤害的概率降低40%~65%。在青少年乘客和驾驶员中使用安全带的比率明显少于成年人。

3）增强醒目性　是指一个道路使用者被其他道路使用者看见的能力。在道路交通伤害中，弱势道路使用者如果不能被其他道路使用者及时看见，从而采取规避动作来避免碰撞，他们的危险会增加。儿童由于身材矮小，被机动车驾驶员看到的可能性小，所以遇到危险的可能性增加。

4）佩戴摩托车头盔　佩戴头盔是最简单有效地降低摩托车碰撞导致头部伤害和死亡的措施。乘坐摩托车时佩戴头盔，可以使伤害危险性和严重性降低72%，使死亡可能性降低39%，还能够降低与碰撞有关的医疗费用。在我国农村地区，儿童经常乘坐两轮摩托车。因此，有必要通过佩戴合适的头盔来保护他们。

5）佩戴自行车头盔　医院接诊的骑自行车者约三分之二是头部伤，因伤害死亡的骑自行车者中四分之三是头部伤。儿童脑部尤其脆弱，在碰撞中，自行车头盔能起到有效的保护作用。研究发现，在所有年龄段骑自行车者中，头盔可以降低头部和严重脑部伤害63%~88%。因为年龄较大儿童暴露于道路的机会更多，所以使用儿童自行车和电动车头盔对他们来说更为重要。

加强儿童安全教育知识的社会宣传，定期开展防止儿童意外伤害实践活动，保护儿童健康快乐成长。让全社会都来关注儿童安全，建立一个儿童意外伤害自然保护体系。

七、0~6岁儿童健康管理服务规范

（一）服务对象

辖区内常住的0~6岁儿童。

（二）服务内容

1. 新生儿家庭访视　新生儿出院后1周内，医务人员到新生儿家中进行，同时进行产后访视。了解出生时情况、预防接种情况，在开展新生儿疾病筛查的地区应了解新生儿疾病筛查情况等，建立《母子健康手册》。根据新生儿的具体情况，对家长进行喂养、发育、防病、预防伤害和口腔保健指导。如果发现新生儿未接种卡介苗和第1针乙肝疫苗，提醒家长尽快补种。如果发现新生儿未接受新生儿疾病筛查，告知家长到具备筛查条件的医疗保健机构补筛。对于低出生体重、早产、双多胎或有出生缺陷等具有高危因素的新生儿根据实际情况增加家庭访视次数。

2. 健康评价　新生儿出生后 28~30 天，结合接种乙肝疫苗第二针，在乡镇卫生院、社区卫生服务中心进行随访。重点询问和观察新生儿的喂养、睡眠、大小便、黄疸等情况，对其进行体重、身长、头围测量、体格检查，对家长进行喂养、发育、防病指导。

3. 婴幼儿健康管理　满月后的随访服务均应在乡镇卫生院、社区卫生服务中心进行，偏远地区可在村卫生室、社区卫生服务站进行，时间分别在 3、6、8、12、18、24、30、36 月龄时，共 8 次。有条件的地区，建议结合儿童预防接种时间增加随访次数。服务内容包括：询问上次随访到本次随访之间的婴幼儿喂养、患病等情况；进行体格检查；做生长发育和心理行为发育评估；进行科学喂养（合理膳食）、生长发育、疾病预防、预防伤害、口腔保健等健康指导。在婴幼儿 6~8、18、30 月龄时分别进行 1 次血常规（或血红蛋白）检测。在 6、12、24、36 月龄时使用行为测听法分别进行 1 次听力筛查。在每次进行预防接种前均要检查有无禁忌证，若无，体检结束后接受预防接种。

4. 学龄前儿童健康管理　为 4~6 岁儿童每年提供一次健康管理服务。散居儿童的健康管理服务应在乡镇卫生院、社区卫生服务中心进行，集居儿童可在托幼机构进行。每次服务内容包括询问上次随访到本次随访之间的膳食、患病等情况，进行体格检查和心理行为发育评估，血常规（或血红蛋白）检测和视力筛查，进行合理膳食、生长发育、疾病预防、预防伤害、口腔保健等健康指导。在每次进行预防接种前均要检查有无禁忌证，若无，体检结束后接受疫苗接种。

5. 健康问题处理　对健康管理中发现的有营养不良、贫血、单纯性肥胖等情况的儿童应当分析其原因，给出指导或转诊的建议。对心理行为发育偏异、口腔发育异常、龋齿、视力低常或听力异常儿童等情况应及时转诊并追踪随访转诊后结果。

（三）服务流程

儿童健康管理服务流程如图 4-3 所示。

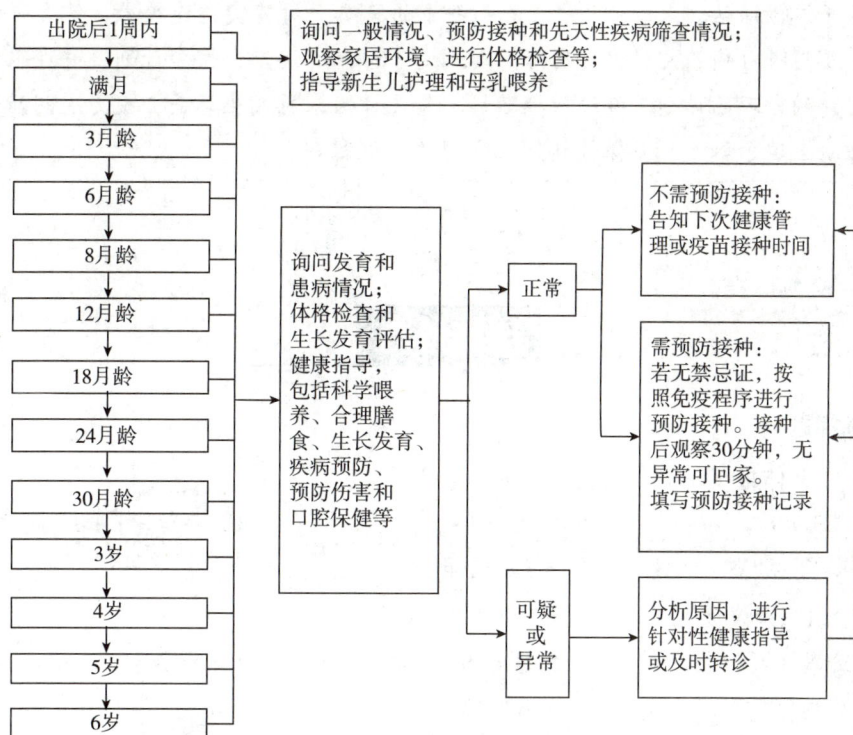

图 4-3　儿童健康管理服务流程

（四）服务要求

1. 开展儿童健康管理的乡镇卫生院、村卫生室和社区卫生服务中心（站）应当具备所需的基本设备和条件。

2. 按照国家儿童保健有关规范的要求进行儿童健康管理，从事儿童健康管理工作的人员（含乡村医生）应取得相应的执业资格，并接受过儿童保健专业技术培训。

3. 乡镇卫生院、村卫生室和社区卫生服务中心（站）应通过妇幼卫生网络、预防接种系统以及日常医疗卫生服务等多种途径掌握辖区中的适龄儿童数，并加强与托幼机构的联系，取得配合，做好儿童的健康管理。

4. 加强宣传，向儿童监护人告知服务内容，使更多的儿童家长愿意接受服务。

5. 儿童健康管理服务在时间上应与预防接种时间相结合。鼓励在儿童每次接受免疫规划范围内的预防接种时，对其进行体重、身长（高）测量，并提供健康指导服务。

6. 每次服务后及时记录相关信息，纳入儿童健康档案。

7. 积极应用中医药方法，为儿童提供生长发育与疾病预防等健康指导。

（五）工作指标

新生儿访视率＝年度辖区内按照规范要求接受 1 次及以上访视的新生儿人数/年度辖区内活产数×100%

儿童健康管理率＝年度辖区内接受 1 次及以上随访的 0～6 岁儿童数/年度辖区内 0～6 岁儿童数×100%

医防融合知识拓展

针对本节案例导入的案例，经过详细的检查，对于患儿存在的龋齿、假性近视等健康问题，儿童保健医生及时给予综合评估，采取"防""治"并重的策略，对其实施连续性、综合性治疗措施。对于不良饮食习惯及用眼习惯，儿科保健医师为其制定了详细的运动、饮食计划，并在眼睛和口腔的预防措施方面制定详细合理的计划。经过长期随访，患儿牙齿未再发生疼痛，视力也明显好转。儿童保健医生应把医防融合理念融入儿童保健精细化管理的全过程。

（温 芬 庞珊珊）

目标检测

答案解析

一、单项选择题

1. 2～12 岁小儿体重（kg）的计算公式是（　　）

A. 年龄×2＋9　　　　　B. 年龄×3＋8　　　　　C. 年龄×1＋8

D. 年龄×1＋9　　　　　E. 年龄×2＋8

2. 世界卫生组织建议婴儿纯母乳喂养的月龄为（　　）

A. 4 月龄内　　　　　B. 5 月龄内　　　　　C. 6 月龄内

D. 7 月龄内　　　　　E. 8 月龄内

3. 正常足月新生儿，访视次数不少于（　　）

A. 1 次　　　　　B. 2 次　　　　　C. 3 次

D. 4 次　　　　　E. 5 次

4. 新生儿，出生 15 天。胎龄 38 周自然分娩。纯母乳喂养，乳量充足，为预防佝偻病，每天应补充的制剂及剂量是（　　）

　　A. 钙剂 200mg

　　B. 维生素 D 400IU

　　C. 维生素 D 800IU

　　D. 钙剂 200mg + 维生素 D 400IU

　　E. 钙剂 200mg + 维生素 D 800IU

5. 新生儿，出生 5 天。足月自然分娩，现出院 2 天，村医入户前来访视时询问及观察了母乳喂养的情况并给予母乳喂养、护理、疾病预防等咨询指导。医生指导家长应该立即送新生儿去医院诊治的情况是（　　）

　　A. "马牙"　　　　　　　　B. "螳螂嘴"　　　　　　　　C. 体温 38.5℃

　　D. 心率 120 次/分　　　　E. 巩膜、面部皮肤轻度黄染

6. 新生儿出生 28 天后在乡镇卫生院进行随访并结合接种的疫苗是（　　）

　　A. 乙肝疫苗第 2 针　　　B. 百白破第 1 针　　　C. 乙脑疫苗

　　D. 脊髓灰质炎第 1 针　　E. 麻疹疫苗

7. 不符合小儿生长发育的一般规律是（　　）

　　A. 由上到下　　　　　　B. 由远到近　　　　　　C. 由粗到细

　　D. 由低级到高级　　　　E. 由简单到复杂

8. 小明出生时 3kg，关于他的体重记录，不属于正常范围的是（　　）

　　A. 5 月龄 6.5kg　　　　B. 10 月龄 8.5kg　　　　C. 12 月龄 13kg

　　D. 4 周岁 16kg　　　　E. 5 周岁 18kg

9. 基层医疗卫生机构对 0~6 岁儿童共需开展（　　）健康管理

　　A. 8 次　　　　　　　　B. 9 次　　　　　　　　C. 10 次

　　D. 12 次　　　　　　　E. 13 次

二、简答题

1. 儿童体格生长发育常用的指标有哪些？

2. 母乳喂养的优点有哪些？

三、案例分析

针对本节案例导入，对患儿目前存在的问题，请回答如何运用医防融合的理念采取综合性治疗措施？

第三节　孕产妇健康管理服务

PPT

学习目标

1. 通过本节学习，重点把握孕产妇各期保健内容和健康管理服务内容。

2. 学会运用医防融合的思维和服务模式，把各期孕产妇保健融入孕产妇健康管理的服务规范。

3. 具有医防融合的思维模式，运用"生物—心理—社会"医学模式，实现对孕产妇全程综合照护的能力。

4. 培养学生关爱孕产妇，树立以人为本、预防为主、防治结合的观念。

▶▶ 案例导入 ////

案例 李女士，29岁，结婚1年，口服药物避孕，由于漏服而意外妊娠，现口服药物流产后1个月，与丈夫商量准备要小孩。既往体健，平素月经规律。

问题 1. 根据李女士的情况，最早能在什么时候受孕？

　　　　2. 请对李女士进行受孕前保健指导。

一、妊娠诊断

妊娠期从末次月经第一天开始计算，约为40周（280天）。临床上为便于掌握妊娠不同时期的特点，将妊娠的全过程分为3个时期：妊娠未达14周称早期妊娠；第14～27^{+6}周称中期妊娠；28周及其后称晚期妊娠。

（一）早期妊娠诊断

早期妊娠即为早孕，是胚胎形成和胎儿器官分化的重要时期，所以早期妊娠诊断主要是确定妊娠、孕龄、胎数以及排除异位妊娠等。

1. 症状和体征

（1）停经　月经周期正常的生育期并有性生活史的健康妇女，一旦月经过期，则可疑为妊娠，过期10天以上，高度怀疑为妊娠。但停经不一定就是妊娠，应予鉴别。哺乳期妇女虽然月经未恢复，但是仍有再次妊娠的可能性。

（2）早孕反应　约有半数以上妇女在停经6周左右出现畏寒、头晕、乏力、食欲减退、厌油腻、恶心、晨起呕吐等症状，称为早孕反应。多于妊娠12周左右自行消失。

（3）尿频　妊娠早期增大的子宫在盆腔内压迫膀胱所致，随着子宫的增大超出盆腔升入腹腔，尿频症状自然消失。

（4）乳房的变化　乳房胀痛，乳腺体积逐渐增大，乳头增大，乳头及乳晕着色，乳晕周围皮脂腺增生出现深褐色的蒙氏结节。哺乳期妇女妊娠后乳汁量明显减少。

（5）妇科检查　妊娠期阴道黏膜和宫颈充血，呈紫蓝色。双合诊检查发现子宫颈变软，子宫峡部极软，感觉宫颈和宫体似不相连，称黑加征（Hegar sign）。随妊娠的进展子宫逐渐增大变软，妊娠6周左右子宫增大呈球形，妊娠8周时约为非妊娠子宫的2倍，妊娠12周时约为非妊娠子宫的3倍，子宫底部超出盆腔，可在耻骨联合上触及宫底。

（6）其他　部分妊娠期妇女出现雌激素增多表现，可见肝掌、蜘蛛痣及皮肤色素沉着（常见于面部、乳晕、腹白线等部位）；有的表现为腹胀、便秘等不适。

2. 辅助检查

（1）妊娠试验（pregnancy test）　受精卵着床后可用放射免疫测定出妊娠期妇女血液中人绒毛膜促性腺激素（HCG）水平升高。临床上多用受检者尿液进行早早孕试纸检测，结果阳性，可结合临床表现诊断早期妊娠。但要确诊是否宫内妊娠，需要结合超声检查。

（2）超声检查　主要是排除异位妊娠，确定宫内妊娠，判断胎数，估计孕龄。妊娠5周时，可见增大子宫腔内有圆形或卵圆形妊娠囊，妊娠6周可见胎芽及原始胎心管搏动，妊娠11～13^{+6}周可以通过测量胎儿头臀长度估计孕周，校正孕产期。

3. 诊断　根据有性生活史的生育期妇女，出现停经史，血或尿HCG阳性提示妊娠，结合超声检查做出宫内妊娠，见原始胎心管搏动提示胚胎存活，才能确诊正常早期妊娠。如果临床症状体征怀疑妊娠，血或尿 HCG 阳性，但超声检查未见孕囊或胚芽，可能是超声检查时间过早或异位妊娠，需要定期复查。

（二）中晚期妊娠诊断

中晚期妊娠是胎儿生长发育及各器官成熟的重要时期，这个时期主要判断胎儿生长发育情况、是否有胎儿畸形及宫内情况等。

1. 病史与症状 有早期妊娠的经过，并逐渐感到腹部增大及自觉胎动。

2. 体征与检查

（1）子宫增大 腹部检查时可触及增大的子宫，根据手测子宫底的高度或尺测上子宫长度可以判断妊娠周数及胎儿大小（表4-6）。但子宫底的高度因妊娠期妇女脐耻间距离、羊水量、胎儿发育大小、单多胎等存在个体差异。不同孕周子宫底增长速度不同，正常情况下，妊娠36周子宫高度最高，至妊娠足月时由于胎先露入盆子宫底反而下降。

表4-6 不同妊娠周子宫底的高度和子宫长度

妊娠周数	手测宫底的高度	尺测宫底的高度（cm）
12周末	耻骨联合上2~3横指	
16周末	脐耻之间	
20周末	脐下1横指	18（15.3~21.4）
24周末	脐上1横指	24（22.0~25.1）
28周末	脐上3横指	26（22.4~29.0）
32周末	脐与剑突之间	29（25.3~32.0）
36周末	剑突下2横指	32（29.8~34.5）
40周末	脐与剑突之间或略高	33（30.0~35.3）

（2）胎动 胎儿在宫腔内的躯体活动称为胎动，是胎儿情况良好的表现。妊娠期妇女常在妊娠20周左右开始自觉胎动，随妊娠进展胎动逐渐增强，妊娠32~34周胎动达高峰，妊娠38周后胎动逐渐减少。妊娠28周后，正常胎动次数为每2小时等于或超过10次。

（3）胎体 妊娠20周以后，经腹壁可以触及子宫内的胎体。妊娠大于24周以后，腹部触诊可以区分胎头、胎臀、胎背及胎儿四肢。胎头圆而硬；胎背宽而平坦；胎臀软而宽，且形状略有不规则；胎儿四肢小而且有不规则的活动，可以通过四步触诊法查清胎儿在子宫的位置。

（4）胎心音 听到胎心音可以确诊为活胎妊娠。妊娠18~20周用听诊器经妊娠期妇女的腹壁能够听到胎心音，呈双音，似钟表的"滴答"声，每分钟110~160次。胎心音在胎背近头端听得最清楚，随胎方位而异。胎心音要与脐带杂音、腹主动脉音、子宫杂音相鉴别。

3. 辅助检查

（1）超声检查 不仅能显示胎儿的数目、胎方位、胎先露、胎心搏动、胎盘位置、羊水量等，而且能测定胎头的双顶径，头围、腹围及股骨长等，了解胎儿生长发育，评估胎儿体重。在妊娠20~24周，可以通过超声筛查胎儿有无畸形。

（2）彩色多普勒超声 可探测子宫动脉、胎儿动脉及脐动脉的血流速度和波形。可以评估子痫前期风险（通过妊娠中期子宫动脉血流舒张期早期切迹）、判断胎儿贫血程度（通过检测胎儿大脑中动脉的收缩期峰值流速）、评估胎盘血流（通过妊娠晚期检测脐动脉搏动指数和阻力指数）。

（3）胎儿心电图 目前通过妊娠期妇女体表记录，间接检测胎儿心电图。通常于妊娠12周以后即能显示规律的图形，妊娠20周后的成功率更高。

二、孕产妇健康管理

随着人们生活水平和健康意识的提高，孕产妇的健康越来越受到重视，孕产妇健康管理逐渐发展成熟。孕产妇健康管理服务包括妊娠前保健、妊娠期保健（包括妊娠早期保健、妊娠中期保健和妊娠晚期保健）及产后保健。妊娠前保健是以提高出生人口素质，减少出生缺陷及先天残疾的发生为宗旨，为准备怀孕的夫妇双方提供的健康教育和健康咨询，对其进行健康状况评估和健康指导的保健服务。妊娠期保健是指从怀孕开始至分娩前这段时间的健康保健，要做到早期发现、早期诊断、早期治疗。产后保健主要观察产妇的恢复情况，督促产妇适当活动及做产后健身操，对产妇产后焦虑抑郁施以正确的心理疏导，做好划生育指导，发现异常及时给予指导。

（一）妊娠前保健 🅔 微课 3

1. 妊娠前保健的目的　通过妊娠前保健，识别不利于母婴健康的危险因素，避免有害因素对生殖细胞及其功能的损害，预防遗传性疾病的传衍，提高出生人口素质，减少出生缺陷的发生。

2. 妊娠前保健和妊娠前指导

（1）受孕最佳时机的选择　受孕在夫妇双方都处于体格强壮、精力旺盛、身心放松的条件下进行，才能为新生命的诞生创造最好的起点。目前认为女性最佳生育年龄为在 24 ~ 29 岁，因为 24 ~ 29 岁女性身体已发育成熟，处于生育最旺盛时期，卵细胞的质量最高，身心均处于最佳状态，能更好地适应妊娠、分娩及产后生理和心理变化，各方面已经具备了做母亲的条件，能够胜任哺育与教育下一代的任务。男性生育的最佳年龄是 25 ~ 36 岁，有研究表明男性在这一阶段产生的精子质量最高，生命力最强。应该避免 18 岁以前及 35 岁以后的过早或过晚生育。过早妊娠，母体身体发育不成熟，容易发生早产、流产、难产等；过晚妊娠，卵子老化和异常的概率增大，容易发生先天畸形，并且母体也容易发生妊娠并发症和难产。受孕的最佳季节是每年的 7 ~ 9 月份，这一时期受孕，早孕反应处于秋季，蔬菜水果丰富，易于饮食调节，从而增加营养，经过十月怀胎，于第二年的 4、5、6 月份分娩最为合适。

（2）妊娠前检查　可以提高人口素质，使后代更聪明和更健康，使每一个家庭更幸福。妊娠前检查项目包括一般体格检查、血尿常规、乙肝表面抗原和某些特殊病原体的检测。如果男性有放射线、农药、化学物质或高温作业等，可能影响生殖细胞时，应该做精液检查；若曾经患有性病或可疑患有性病者，应进行性病检测，发现异常及时治疗，使双方在最佳健康状态下计划怀孕。有些特殊的病原体可引起胎儿宫内感染，发生严重后遗症，造成新生儿出生缺陷，严重危害新生儿健康，如弓形体、风疹病毒、巨细胞病毒及单纯疱疹病毒，则需要进行妊娠前检查。如果夫妇双方之一为遗传病或染色体病患者或携带者，女方年龄过大，有生过智力低下儿史、畸形儿、习惯性流产、死胎、死产等不良生育史等，都需要在计划受孕前进行遗传咨询，分析发病的原因及遗传方式，评估子女患病的风险，对能否妊娠以及妊娠后是否进行产前诊断进行指导。

（3）建立良好的饮食及生活方式　妊娠前调养双方的身体，形成健康规律的生活方式，建立合理的作息制度，早睡早起，适当的体育锻炼，可以促进女性内分泌激素的合理调配，增加受孕概率。重视合理营养，妊娠前体重调整至适宜水平，培养良好的饮食习惯，一日三餐分配合理，食物多样化，不偏食，常吃含铁和碘丰富的食物，受孕前 3 个月开始口服叶酸，可降低胎儿神经管畸形的发病率。夫妇双方妊娠前应该尽量戒除烟酒，吸烟饮酒对胎儿危害极大；妊娠期妇女直接或间接吸烟过多，可使末梢血管收缩，氧气运输受阻，可引起胎儿缺氧，造成流产、早产及胎死宫内；妊娠期妇女饮酒，则酒精可以通过胎盘进入胎儿体内，可引起染色体畸变，导致畸形和智力低下等。

（4）远离有害因素　夫妻双方在妊娠前半年内，不能接触有毒物质。妊娠前接触 X 线照射，特别是下腹部经过 X 线照射的妇女，应在 4 周后再怀孕，以免造成胎儿畸形。夫妇双方或一方如果服用致畸药物，应该停药半年后再受孕。远离宠物，预防弓形虫病。

（5）调整避孕方法　夫妇双方准备受孕后，要调整避孕方法，口服避孕药者应停药，宫内节育器避孕者，应取出节育器，采用其他方法避孕，一般要在停药和取器后 6 个月再受孕，以彻底消除药物的影响，恢复子宫内环境。

（6）妊娠前的心理准备　准备怀孕之前，夫妇双方应做好心理调节，保持和谐的心理环境。情绪稳定，轻松愉悦，精力充沛，在思想上充分做好父母的准备，经济上充裕，能够承担起孕育和抚养子女的能力，夫妇双方身心达到最佳的状态，性生活和谐，有计划地安排受孕和生育，为新生命的诞生创造最好的起点。

（二）妊娠早期保健

1. 妊娠早期检查的内容

（1）月经史　询问末次月经，末次月经为怀孕前最后一次月经的第一天。推算预产期的计算方法：末次月经日期的月份加 9 或减 3 为预产期月份数，天数加 7 为预产期日。

（2）既往史　了解既往是否患有高血压、心脏病、肝、肾疾病、糖尿病、神经及精神性疾病等。

（3）家族史　了解妊娠期妇女的直系亲属父母亲、兄弟姐妹或其他子女是否曾患有遗传性疾病；了解丈夫的家族遗传史。

（4）个人史　了解妊娠期妇女的吸烟、饮酒、服用药物等情况，生活和工作环境中接触有毒有害物质及接触放射线等情况。

（5）孕产史及妇产科手术史　了解妊娠次数（包括本次妊娠），产次（此次妊娠前妊娠期超过 28 周分娩的次数），有无流产、死胎、死产、早产、难产及既往分娩情况，有无产后出血和感染史，有无出生缺陷和先天疾病史，是否做过妇科手术和剖宫产手术等。

（6）本次妊娠情况　有无早孕反应、有无发热及服药史、有无阴道出血等。

（7）观察　观察妊娠期妇女面色是否苍白、巩膜有无黄染、体型和步态等；观察妊娠期妇女的营养状况、精神状态以及心理是否有焦虑和抑郁等。

（8）体格检查　测量妊娠期妇女身高、体重、血压等，听诊心肺有无异常，妇科检查外阴、阴道、宫颈等有无异常，了解子宫大小与孕周是否相符。

（9）实验室检查　包括血常规、血型、尿常规、肝肾功能、乙型肝炎、空腹血糖、阴道分泌物检测（滴虫、假丝酵母菌及阴道清洁度等）、梅毒血清学试验、HIV 抗体检测检查、B 超了解胚胎的发育情况等，半年内妊娠前检查做过的实验室检查结果有效，不需要重复检查。

（10）必要时做心理量表测定　如果发现有心境不佳、焦虑或抑郁症状者，可用焦虑自评量表或抑郁自评量表进行测定。

2. 妊娠早期处理　妊娠 13 周前，由妊娠期妇女居住地的乡镇卫生院、社区卫生服务中心建立《母子健康手册》，进行高危筛查和健康指导。接诊医生指导妊娠期妇女认真阅读《母子健康手册》，并按照各期的保健要求操作和填写，社区和上级医疗保健机构要将每次健康检查的结果记录到手册内，该手册是妊娠期妇女妊娠期保健服务的主要记录形式，有利于妊娠期妇女和医生之间的沟通及各级医疗机构之间的信息沟通。

对高危筛查未见异常的妊娠期妇女，进行妊娠早期保健指导，预约第二次产前保健服务时间（16～20 周）。高危筛查发现有问题的妊娠期妇女，除了一般妊娠早期保健指导外，及时转诊到上级医疗保健机构，两周内随访转诊结果。

3. 妊娠早期保健指导

（1）避免不良因素对胚胎或胎儿的影响　妊娠早期特别在受精 3~8 周，是胚胎分化发育最快的阶段，是致畸的敏感时期。如果受到环境中各种不良因素的影响，容易导致胎儿发育的畸形。妊娠期妇女应该做到：①为避免感染疾病，不到人多拥挤的公共场所。②远离猫、狗等宠物，不食用污染的蔬菜水果，不吃未经煮熟的鱼、肉、虾、蟹等，进食前洗手。③生活和工作环境中避免接触有毒有害及放射物质。④少服药或不服药，如果病情确实需要治疗，应该遵医嘱服药。⑤戒烟戒酒，不要洗桑拿或长时间浸泡热水澡。⑥确诊弓形体、梅毒螺旋体感染的妊娠期妇女，应在医生指导下进行治疗。

（2）个人卫生、休息和活动指导　勤洗澡、勤换衣，洗澡应淋浴，不宜盆浴。注意口腔卫生，进食后漱口，早晚刷牙，防止蛀牙及牙周病。妊娠期妇女的阴道分泌物增多，应该每天更换内裤并用清水清洗外阴。注意休息，保证充足睡眠，适量运动，避免重体力劳动及剧烈运动。妊娠的前三个月避免性生活，防止发生流产。

（3）营养指导　妊娠早期部分妊娠期妇女有早孕反应，饮食要清淡可口，少量多餐，保证充足的碳水化合物摄入，多摄入富含叶酸的食物并补叶酸，常吃含铁丰富的食物。

（4）丈夫及家庭方面的指导　①丈夫应尽可能多抽出时间陪同妊娠期妇女，耐心、细致地关怀妊娠期妇女，尤其是心理上的安慰，经常进行思想与情感的交流，缓解妊娠期妇女的紧张情绪。夫妇双方共同参与适当运动（如散步）等，采用其他方式满足双方的性需求，增进感情交流。②营造良好家庭氛围和适宜的居住及生活环境，促进妊娠期妇女心理健康。做好后勤服务，保证妊娠期妇女的均衡营养，减轻妊娠期妇女的家务劳动。③社区医护人员应该给予关心与支持，尤其是在妊娠期妇女第一次接受保健服务时，要详细讲解，积极沟通，热情服务。

（5）心理保健指导　妊娠期妇女容易情绪不稳定，敏感脆弱，依赖性强，经常处于矛盾、烦恼、抑郁、焦虑等情绪中。妊娠早期心理指导主要是让妊娠期妇女学会自我心理调节，善于控制和缓解不良的情绪，保持乐观、愉快、稳定的心境。指导要点包括以下方面。①自我鼓励：让自己保持良好心情。②转移情绪：去做自己高兴或喜欢的事情。③释放烦恼：把自己的烦恼倾诉出来，或通过写信记日记的形式进行宣泄。④广交朋友：充分享受与她们在一起的快乐。⑤改变形象：从而改变沮丧的心情。⑥采取积极措施：减轻早孕反应，调整情绪。

（三）妊娠中期保健

社区卫生服务机构在妊娠中期对妊娠期妇女进行两次产前保健，时间分别在妊娠 16~20 周和妊娠 21~24 周。

1. 妊娠中期检查的内容

（1）询问与观察　了解妊娠期妇女的健康状况和心理状态有无异常情况，观察妊娠期妇女有无面色苍白及巩膜黄染，步态体型是否正常，注意妊娠期妇女的营养状况及心理是否有焦虑和抑郁。

（2）一般体检　测量体重、血压、血尿常规、宫高等。妊娠期妇女体重每周增加 ≥500g，应该引起重视；妊娠期妇女血压 ≥140/90mmHg 或与基础血压相比升高值 ≥30/15mmHg，应该给予重视。

（3）产科检查　观察腹部的大小及形状是否与孕周相符，有无水肿及手术瘢痕；触诊及测量宫高了解胎儿生长发育情况；妊娠中期，胎儿较小，一般在左下腹或右下腹听到胎心音，正常胎心音为 120~160 次/分。然后将检查结果记录到《母子健康手册》，并绘制妊娠图，及时发现胎儿过大或过小等。

（4）特殊辅助检查　妊娠 16~20 周进行唐氏综合征筛查；妊娠 16~24 周超声检查，筛查胎儿是否有畸形，了解胎儿发育情况及羊水情况。妊娠 24~28 周进行糖尿病筛查。

2. 妊娠中期处理　社区卫生服务机构对未发现异常的妊娠期妇女进行妊娠中期保健指导。发现

有心境不佳、抑郁或焦虑症状者，可用抑郁自评量表或焦虑自评量表进行测定。凡有以下情况之一者，应该转诊到有资质的医疗机构进行产前诊断，并随访落实情况，同时加强指导；排除异常者再转回社区继续随访管理。

（1）高龄妊娠期妇女（年龄≥35岁）。

（2）羊水过少或过多的妊娠期妇女。

（3）胎儿发育异常者。

（4）妊娠早期可能接触过导致胎儿先天缺陷的物质。

（5）有遗传病家族史或者曾经分娩过先天性缺陷儿。

（6）曾经有两次以上不明原因的流产、死胎或新生儿死亡史。

3. 妊娠中期保健指导

（1）个人卫生、休息和活动指导　注意个人卫生，每天清洗外阴，保持外阴清洁，早晚刷牙，预防龋齿；衣着宽松柔软，鞋子舒适，避免穿高跟鞋；尽量少化妆、染发、烫发等；每天保证足够睡眠（达8~9小时），采取左侧卧位，避免仰卧位；适量运动维持孕期适宜体重，每天中等强度活动不少于30分钟，以散步、游泳、妊娠期妇女体操及妊娠期妇女瑜伽等为主，避免剧烈运动；有妊娠合并心脏病、高血压、肝病等，有习惯性流产史，有早产症状，B超提示有前置胎盘、羊水过多等，则不宜运动。

（2）营养指导　在妊娠早期的基础上增加食物摄入量，保证胎儿能量和各种营养素供应。适量增加鱼、禽、蛋、瘦肉等优质蛋白的摄入，增加乳制品摄入利于补钙，常吃富含铁和碘的食物，适当增加主食提供所需能量，戒烟戒酒，不宜喝浓茶、可乐和咖啡等有刺激性食物。

（3）指导胎教　妊娠中期是进行胎教的最佳时期。播放胎教音乐，选择旋律柔和、节奏明快、轻松悦耳的乐曲为佳，每天2次，每次5~20分钟；父母可通过朗读优秀的文学作品或诗歌，讲童话故事等进行语言胎教；妊娠期妇女及丈夫可抚摸妊娠期妇女腹部，对胎儿进行互动性的轻拍和抚摸，把关爱传递给胎儿，每天两次，每次5分钟。

（4）心理保健指导　指导妊娠期妇女调整生活、工作和家庭，保证良好的心理状态。通过与医生的交流沟通，充分了解自身和胎儿的情况，有利于消除焦虑抑郁情绪；通过胎教，建立与胎儿的亲密关系，有利于妊娠期妇女对孩子的接受；妊娠期妇女应该找有趣的事情来做，让自己快乐起来，能够正确看待体检中发现的各种异常现象，要信任医生，积极配合医生的治疗。

（四）妊娠晚期保健

妊娠28~36周和妊娠37~40周进行两次产前随访，对妊娠期妇女进行妊娠晚期保健指导。

1. 妊娠晚期检查的内容

（1）询问前次产前检查之后有无头晕、头痛、心慌等特殊情况，关注妊娠期并发症和并发症的表现特征。

（2）测量体重、血压、血常规和尿常规及其他辅助检查，检查有无水肿及其他异常。

（3）产科检查：测宫底高度和腹围，判断胎儿大小，触诊判断胎产式和胎方位，听胎心率，测量骨盆，预测分娩方式。

2. 妊娠晚期处理　未发现异常则提供孕晚期保健指导，使妊娠期妇女能够自我监护，促进自然分娩。发现有下列情况：头晕、头痛、心悸、气短、阴道出血、体重和宫高异常、胎动异常、胎儿异常，辅助检查异常等，及时转诊，2周内随访转诊结果。

3. 妊娠晚期保健指导

（1）个人卫生、休息和活动指导　注意个人卫生（包括口腔卫生）；穿着大小适合的棉质、透气、舒适的乳罩保护乳房，用温水清洁乳头和乳房，禁用肥皂和乙醇擦洗乳头；每天保证夜间 8 小时睡眠，午休 1 小时；适当活动，最后 1 个月避免性生活，以免发生早产、感染、胎膜早破等。

（2）营养指导　食物多样，营养齐全，注意补充维生素和矿物质，由于子宫增大挤压胃部，导致妊娠期妇女饮食量减少，注意加餐。

（3）自我监护指导　妊娠 30 周起进行，每天早、中、晚测 3 次胎动，每次 1 小时，将胎动数相加，再乘以 4，为 12 小时的胎动数，正常值应为 30 次以上。胎动少于 20 次，可能存在胎儿宫内异常，少于 10 次，提示胎儿在子宫内明显缺氧，应及时就医。

（4）心理保健指导　妊娠晚期由于对分娩及育儿的担心，是焦虑和抑郁的高发阶段。丈夫应该多陪伴妊娠期妇女，如散步、听分娩教育课程、母乳喂养知识讲座等，让妊娠期妇女了解分娩的全过程，消除对分娩的恐惧心理，有效地减轻心理压力，解除思想负担，使妊娠期妇女以轻松愉快的心情迎接小生命的降临，以积极的心态准备分娩和育儿。

（五）产后保健

社区卫生服务机构分别在产妇出院后 1 周内和产后 42 天对产妇进行随访和指导，同时对新生儿进行访视，并填写《母子健康手册》。

1. 产后检查的内容

（1）产后 1 周内产妇家中访视　了解产妇休养环境是否安静、卫生、舒适等，空气是否流通，温度是否在 24～26℃。了解产妇饮食、睡眠、精神状况、乳汁量、大小便及一般情况。测量产妇体温、呼吸、脉搏及血压，检查乳头有无皲裂，子宫复旧是否良好，会阴或腹部伤口恢复情况，了解恶露颜色、气味及量多少。查看新生儿一般情况、精神状态、大小便、脐带情况、吸吮能力等。

（2）产后 42 天产妇健康检查　社区卫生服务机构在产后 42 天对产妇进行健康检查，了解产妇身体是否恢复正常，婴儿生长发育是否良好；询问与观察产妇健康状况、精神及心理状态，是否有焦虑和抑郁倾向。一般健康检查包括乳房有无块和压痛，乳头是否有皲裂，乳汁分泌量是否正常，测量体重、血压、血尿常规等。妇科检查会阴及产道的裂伤愈合情况、阴道分泌物的量和颜色、子宫颈有无糜烂、子宫大小是否正常及有无脱垂、附件及周围组织有无炎症及包块，剖宫产术后检查腹部伤口愈合情况。了解婴儿身高体重及发育情况，预防接种情况，必要时进行血尿常规检查。

2. 产后处理　未发现异常的产妇进行产后保健指导。发现有产后出血、感染、子宫复旧不佳、产后抑郁等及妊娠并发症未恢复者尽快转至上级医疗保健机构，2 周后随访转诊结果。

3. 产后保健指导

（1）产后卫生、休息及运动指导　产后保证居室环境清洁、安静和舒适，经常开窗通风，确保室内空气新鲜，夏季注意防暑，冬季要保暖；产后出汗较多，勤换衣服，注意每天温水清洗外阴，避免盆浴，每次哺乳前要清洗乳头及双手，注意口腔卫生；产妇每天保证 8～9 小时的充足睡眠，避免长时间仰卧，预防子宫后倾。产后早运动能促使产妇全身各器官功能的恢复，顺产产妇当天可下床活动，逐步增加活动时间，但不宜久站及常蹲，以免影响产后盆底肌恢复。产后体操可以锻炼腹盆底肌肉，增加食欲，促进肠蠕动。剖宫产产妇术后 6 小时可翻身，24 小时后可以下床活动。

（2）产后营养　食物多样化，增加汤水的摄入，多吃鱼、禽、蛋、瘦肉等优质蛋白含量丰富的食物，摄入富含钙的食物，补充新鲜的蔬菜水果，少量多餐。

（3）产后避孕及性保健指导　产褥期 42 天内禁止性交，哺乳期以工具避孕为宜，不哺乳的产妇可以根据个体情况采用口服避孕药。

（4）心理保健指导　产后由于角色转变使产妇容易产生情绪低落，家人特别是丈夫应该积极陪伴及安慰产妇，及时解决产后常见的问题，使产妇感受到亲人的照顾，鼓励产妇做自己喜欢的事情，如听音乐、看书、运动等，有助于产妇身心愉悦健康。

三、孕产妇健康管理服务规范

（一）服务对象

辖区内常住的孕产妇。

（二）服务内容

1. 妊娠早期健康管理　孕 13 周前为妊娠期妇女建立《母子健康手册》，并进行第 1 次产前检查。

（1）进行妊娠早期健康教育和指导。

（2）妊娠 13 周前由妊娠期妇女居住地的乡镇卫生院、社区卫生服务中心建立《母子健康手册》。

（3）妊娠期妇女健康状况评估：询问既往史、家族史、个人史等，观察体态、精神等，并进行一般体检、妇科检查和血常规、尿常规、血型、肝功能、肾功能、乙型肝炎检测，有条件的地区建议进行血糖、阴道分泌物、梅毒血清学试验、HIV 抗体检测等实验室检查。

（4）开展妊娠早期生活方式、心理和营养保健指导，特别要强调避免致畸因素和疾病对胚胎的不良影响，同时告知和督促妊娠期妇女进行产前筛查和产前诊断。

（5）根据检查结果填写第 1 次产前检查服务记录表，对具有妊娠危险因素和可能有妊娠禁忌证或严重并发症的妊娠期妇女，及时转诊到上级医疗卫生机构，并在 2 周内随访转诊结果。

2. 妊娠中期健康管理

（1）进行妊娠中期（孕 16～20 周、21～24 周各一次）健康教育和指导。

（2）妊娠期妇女健康状况评估：通过询问、观察、一般体格检查、产科检查、实验室检查对妊娠期妇女健康和胎儿的生长发育状况进行评估，识别需要做产前诊断和需要转诊的高危重点妊娠期妇女。

（3）对未发现异常的妊娠期妇女，除了进行妊娠期的生活方式、心理、运动和营养指导外，还应告知和督促妊娠期妇女进行预防出生缺陷的产前筛查和产前诊断。

（4）对发现有异常的妊娠期妇女，要及时转至上级医疗卫生机构。出现危急征象的妊娠期妇女，要立即转上级医疗卫生机构，并在 2 周内随访转诊结果。

3. 妊娠晚期健康管理

（1）进行妊娠晚期（孕 28～36 周、37～40 周各一次）健康教育和指导。

（2）开展孕产妇自我监护方法、促进自然分娩、母乳喂养以及孕期并发症、并发症防治指导。

（3）对随访中发现的高危妊娠期妇女应根据就诊医疗卫生机构的建议，督促其酌情增加随访次数。随访中若发现有高危情况，建议其及时转诊。

4. 产后访视　乡镇卫生院、村卫生室和社区卫生服务中心（站）在收到分娩医院转来的产妇分娩信息后，应于产妇出院后 1 周内到产妇家中进行产后访视，进行产褥期健康管理，加强母乳喂养和新生儿护理指导，同时进行新生儿访视。

（1）通过观察、询问和检查，了解产妇一般情况及乳房、子宫、恶露、会阴或腹部伤口恢复等情况。

（2）对产妇进行产褥期保健指导，对母乳喂养困难、产后便秘、痔疮、会阴或腹部伤口等问题进行处理。

（3）发现有产褥感染、产后出血、子宫复旧不佳、妊娠并发症未恢复者以及产后抑郁等问题的产妇，应及时转至上级医疗卫生机构进一步检查、诊断和治疗。

（4）通过观察、询问和检查，了解新生儿的基本情况。

5. 产后 42 天健康检查

（1）乡镇卫生院、社区卫生服务中心为正常产妇做产后健康检查，异常产妇到原分娩医疗卫生机构检查。

（2）通过询问、观察、一般体检和妇科检查，必要时进行辅助检查对产妇恢复情况进行评估。

（3）对产妇应进行心理保健、性保健与避孕、预防生殖道感染、纯母乳喂养 6 个月、产妇和婴幼营养等方面的指导。

（三）服务流程

孕产妇健康管理服务流程如图 4 - 4 所示。

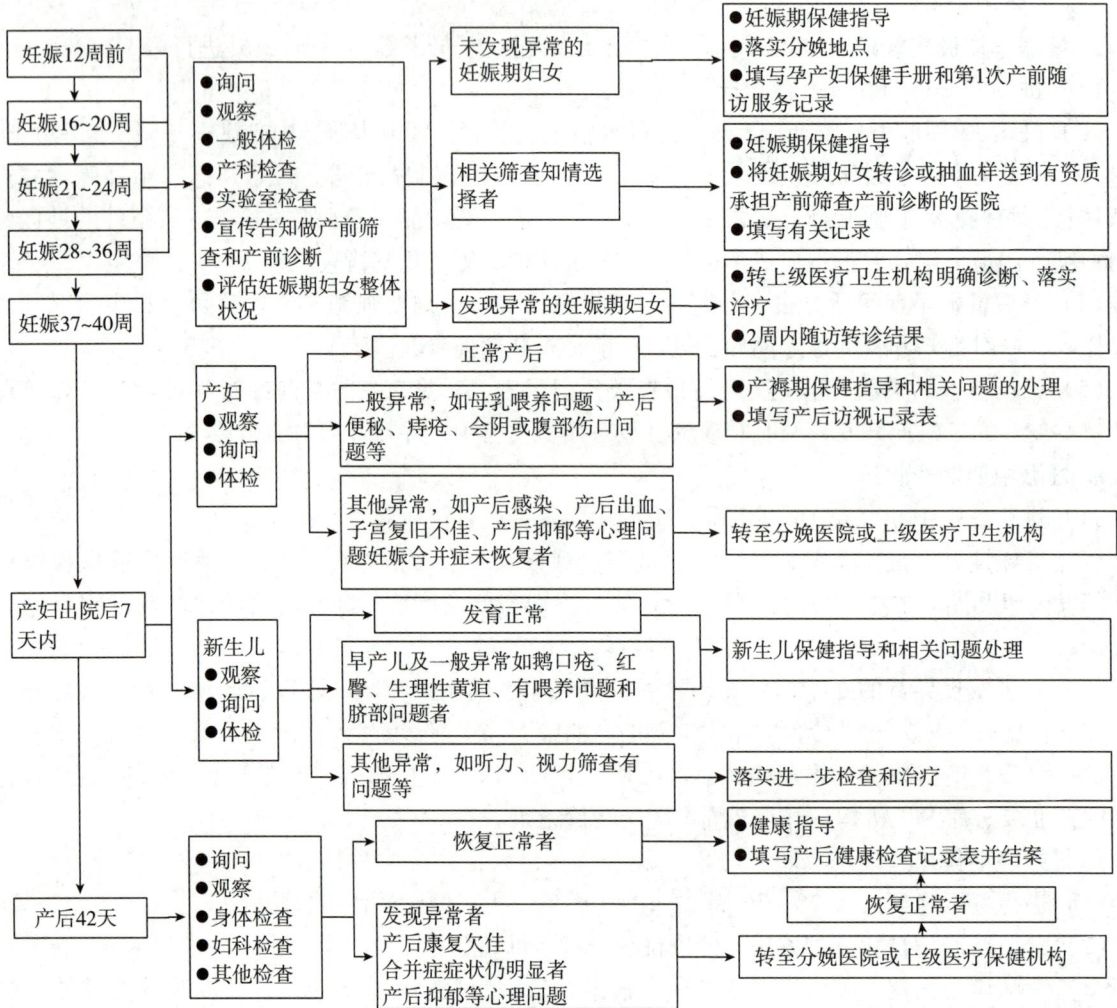

图 4 - 4　孕产妇健康管理服务流程

（四）服务要求

1. 开展孕产妇健康管理的乡镇卫生院和社区卫生服务中心应当具备服务所需的基本设备和条件。

2. 按照国家孕产妇保健有关规范要求，进行孕产妇全程追踪与管理工作，从事孕产妇健康管理服务工作的人员应取得相应的执业资格，并接受过孕产妇保健专业技术培训。

3. 加强与村（居）委会、妇联相关部门的联系，掌握辖区内孕产妇人口信息。

4. 加强宣传，在基层医疗卫生机构公示免费服务内容，使更多的育龄妇女愿意接受服务，提高早孕建册率。

5. 每次服务后及时记录相关信息，纳入孕产妇健康档案。

6. 积极运用中医药方法（如饮食起居、情志调摄、食疗药膳、产后康复等），开展妊娠期、产褥期、哺乳期保健服务。

7. 有助产技术服务资质的基层医疗卫生机构在妊娠中期和妊娠晚期对孕产妇各进行 2 次随访。没有助产技术服务资质的基层医疗卫生机构督促孕产妇前往有资质的机构进行相关随访。

（五）工作指标

早孕建册率＝辖区内妊娠 13 周之前建册并进行第一次产前检查的产妇人数/该地该时间段内活产数 ×100%

产后访视率＝辖区内产妇出院后 28 天内接受过产后访视的产妇人数/该地该时间内活产数 ×100%

医防融合知识拓展

在当今医疗领域，医防融合已成为提升全民健康水平的重要策略。这一策略强调预防与治疗并重，特别是在女性生殖健康领域，其重要性不言而喻。

以案例导入的案例为例，李女士虽然因漏服避孕药而意外妊娠，但通过及时的医疗干预和科学的健康管理，她仍有机会实现健康、安全的再次怀孕。避孕药物的正确使用是预防意外妊娠的有效手段之一，但同时也需要女性及其伴侣了解药物的正确服用方法和注意事项，避免因漏服或不当服用而导致意外妊娠的发生。在李女士口服药物流产后，女性的身体需要一定的时间来恢复，此时需要医生根据李女士的身体状况提供个性化的健康指导和建议。例如，医生建议李女士在流产后的一段时间内避免性生活，以减少感染的风险；同时，也会指导她合理饮食、适当运动，以促进身体的恢复。此外，医生还会提醒李女士注意下一次月经的情况，以及时发现并处理可能出现的并发症。在准备再次怀孕时，医生要根据李女士的既往病史、生活习惯等因素，为她制定个性化的备孕计划。这包括调整饮食结构、增加运动量、补充必要的营养素等，以提高卵子的质量和受孕的成功率。同时，医生也会关注李女士的心理状态，帮助她缓解焦虑、紧张等情绪，以保持良好的心态迎接新生命的到来。

总之，医防融合的理念在女性生殖健康管理中具有重要应用价值。通过加强预防、治疗和健康管理等方面的协作与配合，可以有效提高女性的生殖健康水平，为她们的健康和幸福保驾护航。

（范腾阳　史卫红）

目标检测

答案解析

一、单项选择题

1. 下列不属于妊娠晚期保健指导的是（　　）
   - A. 营养指导
   - B. 提供心理保健
   - C. 指导妊娠期妇女充足睡眠
   - D. 指导妊娠期妇女自测胎动
   - E. 进行产前筛查

2. 下列不需要转诊上级医疗机构的是（　　）
   - A. 高龄妊娠期妇女（年龄≥35 岁）
   - B. 胎儿发育异常
   - C. 有 2 次胎死宫内病史
   - D. 有过一次自然流产的妊娠期妇女
   - E. 妊娠期妇女分娩过先天缺陷儿

3. 妊娠前期保健的目的不包括（　　）
   - A. 提高人口素质
   - B. 预防遗传性疾病的发生
   - C. 监测胎儿生长发育

    D. 减少出生缺陷儿童   E. 识别不利于母婴的危险因素

4. 最佳受孕月份为（ ）

    A. 8 月   B. 1 月   C. 12 月

    D. 3 月   E. 5 月

5. 妊娠中期进行产检的次数和时间分别是（ ）

    A. 1 次，在 14～26 周

    B. 1～2 次，在 18～24 周

    C. 至少 2 次，在 14～18 周、22～24 周各 1 次

    D. 至少 2 次，在 16～20 周、21～24 周各 1 次

    E. 至少 2 次，至少 1 次在 24 周后

6. 收到分娩医院转来产妇分娩信息后，应（ ）到产妇家中进行产后访视

    A. 1 周内   B. 2 周内   C. 3 周内

    D. 4 周内   E. 6 周

7. 妊娠晚期指（ ）

    A. 妊娠未达 14 周   B. 第 14～27^{+6} 周   C. 28 周及其后

    D. 37 周及其后   E. 38 周及其后

8. 早期妊娠的症状不包括（ ）

    A. 停经   B. 子宫增大   C. 早孕反应

    D. 尿频   E. 乳房胀痛

9. 产前检查子宫脐下 1 横指，判断孕周为（ ）

    A. 孕 16 周   B. 孕 20 周   C. 孕 24 周

    D. 孕 26 周   E. 孕 28 周

10. 末次月经为 2023 年 3 月 1 日，预产期是（ ）

    A. 2024.12.8   B. 2023.10.10   C. 2023.12.8

    D. 2024.1.8   E. 2023.11.15

二、简答题

1. 怎样推算预产期？某妊娠期妇女末次月经是 3 月 2 日，其预产期为何时？

2. 妊娠早期的实验检查内容有哪些？

三、案例解析题

针对本节案例导入，请回答下列问题。

1. 根据李女士的情况，最早能在什么时候受孕？

2. 请对李女士进行受孕前保健指导。

第四节　老年人健康管理服务

PPT

学习目标

1. 通过本节学习，重点把握老年人的生理特征和老年人健康管理。

2. 学会将医学与公共卫生相结合，兼顾治疗与照顾模式，为老年人的健康管理服务提供医疗和

社会支持。具有"以人为本"的服务理念，实现对居民全生命周期的照护，使老年人能得到科学、规范的健康管理。

3. 培养职业素养良好、专业技能扎实、协调沟通能力较强，且真正落实"三级预防"于工作的全过程的基层卫生服务人才。

案例导入

案例　患者，男，69 岁，退休工人。口干、多饮、多尿五年，曾在社区医院测空腹血糖 10.2mmol/L，诊断为 2 型糖尿病，不规律服用二甲双胍 500mg bid，偶测空腹血糖 8mmol/L，餐后血糖未测，饮食控制差。应约至社区医院参加老年人健康管理服务。无视物模糊、肢体麻木，小便可，大便偏干，食欲好，睡眠差，体重无下降。否认冠心病、高血压等病史。吸烟 40 余年，每天 20 支，偶饮酒。喜油炸及甜食，不喜蔬菜。运动少。家庭和睦，近一年心情低落。已婚，育有一子一女，配偶去年因车祸去世。父亲有 2 型糖尿病病史。

问题　1. 社区医生可为患者提供哪些健康管理服务？

　　　　2. 全科医生团队应采取怎样的医防融合措施对患者进行健康指导？

随着科学技术的发展，医疗及生活水平的不断提高，社会保障体制日益完善，人类的平均寿命日趋增长。当前，我国已经进入人口老龄化快速发展阶段。如何帮助老年人全面提高生活质量，使其安度晚年，成为医学界和公众关注的热门话题。面临人口老龄化的挑战，我国将老年健康促进行动纳入了健康中国行动的十五项重大专项行动中，老年人的健康管理也成为基本公共卫生服务的重要组成部分。

一、老年人的生理特征

（一）老年人概述

依据 1982 年世界卫生组织西太平洋地区会议规定，发展中国家多以 60 岁及以上为老年人，而发达国家则以 65 岁及以上为老年人。结合我国情况，60 岁以上为老年人；至于老年分期，45～59 岁为老年前期，60～69 岁者为低龄老年人，70～79 岁者为中龄老年人，80 岁以上者为高龄老年人，90 岁以上为长寿老年人，100 岁以上者为百岁老年人。

按照联合国卫生组织的界定，当一个国家 65 岁及以上人口比例达到 7%，或者 60 岁及以上人口比例达到 10% 时，便被称为老龄化国家。2000 年全国第五次人口普查显示我国 60 岁及以上老年人口为 13200 万人，占总人口的 10.1%，65 岁及以上老年人口为 8800 万人，占总人口的 7.00%，正式宣告我国进入老龄化社会。我国是世界上人口老龄化速度最快的国家之一，据推算我国 2050 年老年人口将超 4 亿，老龄化水平将达 30% 以上。

（二）老年人的生理特征

1. 运动系统的变化　老年人的脊柱纤维弹性下降，身体变矮。肌肉韧带随着运动减少而萎缩并收缩、变硬，纤维组织增生，肌肉力量减弱，肌弹性降低，易出现肌肉疲劳，腰酸腿疼，容易发生腰肌扭伤。老年人的骨骼明显改变，骨骼中有机物质减少或逐渐退化，出现骨质疏松，极易发生骨折，常见的是手腕部骨折、胸腰椎骨折和股骨骨折。关节囊结缔组织增生、韧带退行性改变及组织纤维化，导致关节僵硬，活动不灵活。

2. 呼吸系统的变化　老年人的呼吸肌、膈肌以及韧带萎缩，肋软骨钙化，使肺脏及气管弹性降低，呼吸功能减弱，肺活量下降，活动增加以后常感到呼吸急促，呼吸次数明显加快，有时还会伴有节律不齐等情况。由于换气困难，老年人常常感到说话多时也会气促，所以，一次不能较长时间的谈话，因此，与老年人交流时要有耐心。伴随呼吸功能的减弱，反射性咳嗽功能也下降，气管分泌物不易排出，致使老年人容易发生肺部感染、肺气肿、阻塞性肺疾病。

3. 消化系统的变化 消化系统明显的变化是牙齿松动、脱落，胃肠蠕动减慢，胃排空延缓，消化腺分泌减少，食物的消化功能减弱，容易引起消化不良，对各种营养素的吸收减少，常使老年人发生一些营养素缺乏，如蛋白质、维生素及钙、铁等的缺乏。胃肠蠕动减弱，还使老年人易发生大便秘结，排便困难。另外，由于肝的储存、代谢能力下降，肝对药物、毒素的代谢解毒功能减退，使老年人用药时容易发生药物不良反应。

4. 循环系统的变化 老年人心肌出现退行性变化，心包外脂肪增多，心内膜增厚，心肌收缩力减弱。老年人每搏输出量随增量而增减，如按 30 岁的心搏出量为 100%，每年约按 1% 下降。窦房结内的自律细胞减少，常发生心率和心律的改变，使老年人心跳减慢，易出现期前收缩心房颤动及传导功能的变化。由于动脉硬化，造成动脉血管弹性减弱，血管内管腔狭窄，使血液流动的阻力增加，导致血压升高。60 岁时冠脉流量约相当于 30 岁青年人的 65%。因冠状动脉口径变窄，供应心肌本身的血液减少，出现心脏本身供血不足，导致冠心病的发生。又因自主神经功能不稳定，对血管的调节功能差，容易发生直立性低血压。老年人毛细血管变脆，静脉血管弹性降低，静脉回流困难，因而容易出现皮下出血、血栓、下肢肿胀、痔疮等。

5. 神经系统的变化

（1）脑组织萎缩 随着年龄的增长，老年人的脑组织逐渐萎缩。神经系统的进行性衰退，使老年人对外界事物反应能力和对冷、热的反应不敏感，对疼痛的反应迟钝，使有些疾病的症状不容易被及时发现。因此，当老年人感觉身体某部位出现疼痛或不舒适时，要特别加以留心观察和详细询问，防止掩盖症状，延误病情，发生意外。

（2）运动神经细胞萎缩、减少 老年人的运动神经细胞萎缩、减少，运动能力下降，所以，多数老年人运动迟缓（与肌肉细胞的萎缩、减少也有关），一些保护性反射的反应也相对迟缓，给人以动作迟钝的印象。根据这些特点，安排老年人的生活环境时要注意老年人的安全，如地面防滑、安装扶手、室内设施适合老年人肢体活动的距离等，避免发生意外。

（3）平衡能力下降 老年人运动缓慢，除因肌肉能力、运动能力下降外，平衡能力下降也是一个原因。根据这个特点，在照顾老年人时动作要轻缓，起、卧的速度不要过快，以防老年人不适或跌倒。

6. 泌尿系统的变化 老年人肾血管硬化，管腔缩小，致使有效肾血流量减少，肾小球滤过率下降，肾小管重吸收功能减退对水、电解质调节功能降低，使老年人易发生水、电解质紊乱。老年人膀胱容量减少，膀胱肌肉萎缩，排尿收缩能力减弱，膀胱残余尿量增多，使老年人排尿次数增加，尤其夜尿次数增加，易发生尿急，甚至出现尿失禁。老年男性因前列腺肥大，有时感到排尿困难，有可能造成尿潴留。老年女性因尿道短，尿道肌肉萎缩，括约肌收缩不良，易发生压力性尿失禁和尿路感染。

7. 生殖系统的变化 女性 40 岁以后性激素分泌逐渐减少，45～50 岁开始绝经、停止排卵。绝经后，输卵管、卵巢、子宫、阴道黏膜开始萎缩，阴道壁变薄，外分泌腺减弱，分泌液减少，阴道干涩、瘙痒，抵御细菌感染的能力减弱，所以，要注意老年女性的外阴清洁。由于性激素水平下降，会出现一系列更年期症状，如暴躁、多疑、出虚汗、心慌等。男性更年期出现在 55～60 岁，也可能会发生性格变化。

8. 内分泌系统的变化 脑腺体重量减轻，下丘脑－垂体轴的反馈受体敏感性降低，肾上腺皮质发生退行性改变，分泌的雄性激素下降，皮质活动降低，摄取利用胆固醇的能力减少，皮质醇的分泌与排泄均降低。甲状腺重量减轻，摄取碘、分泌激素的能力降低，甲状旁腺激素、降钙素分泌降低。

老年人胰腺腺泡萎缩，分泌功能下降，易患糖尿病。伴随衰老可以出现某些慢性免疫学因素的炎症，可影响衰老本身，同时对糖尿病的发生及发展造成影响。松果体血管减少、萎缩，产生和分泌的5-羟色胺和肽类激素减少，导致老年人对应激反应较迟钝。老年人血液中褪黑素含量减少，特别是夜间的分泌高峰消失，可能导致老年人睡眠障碍。

9. 免疫系统的变化 老年人免疫系统功能下降，同时自身免疫功能增强，这与一些疾病如肿瘤、糖尿病的高发有关。胸腺功能逐渐退化，胸腺素分泌减少使T淋巴细胞补给不足。干细胞分裂能力下降，B淋巴细胞减少和对抗原的应答能力下降。随着增龄，自身免疫功能增强，体内产生较多的自身免疫抗体，如抗核抗体、抗甲状腺抗体、抗平滑肌抗体等。

10. 感官的变化 除因神经系统的变化导致老年人对外界事物反应迟钝外，感官的变化也使他们对外界反应减少。感知觉变化是导致老年人生活质量下降的重要原因之一，其主要表现如下。

（1）视觉 视觉减退的表现为屈光不正，视物模糊；光感受性降低，在光亮度较差或目标与背景的对比度低时视物不清；色觉减退。

（2）听觉 听力减退更为常见，以对高频音域的听力衰减更显著。

（3）味觉与嗅觉 由于舌苔变厚，味蕾减少，唾液分泌减弱，使老年人的味觉大大降低，喜吃甜、咸食品。味觉、嗅觉的减退可以影响到老年人的食欲。

（4）温度觉、触觉、痛觉 这些感觉均下降，容易受到意外伤害，需教育老年人增强自我保护意识。

二、老年人保健

（一）健康老年人的标准

WHO于20世纪中期提出健康的定义，指个体不仅没有疾病和衰弱，并且在身体、精神和社会上都呈现完满状态。WHO对老年人健康的标准还提出了多维评价：包括精神健康、躯体健康、日常生活能力、社会健康和经济状况。

1982年中华医学会老年医学分会提出了有关健康老年人标准的5条建议，认为健康老年人是指主要的脏器没有器质性病理改变的老年人。1995年依据医学模式从生物医学模式向社会—心理—生物医学模式转变的要求，中华医学会老年医学分会又对这一标准进行了补充修订，该标准侧重健康和精神心理等方面，但对健康相关危险因素、社会参与度和社会贡献以及自我满意度、幸福感等方面均未描述。

多数老年人为多种慢性病共存（共病），出现老年问题/综合征，部分老年人还有功能残障。尽管多数患慢性病的老年人病情控制稳定，生理和社会功能较好，有独立生活能力，但按1995年健康标准仍排除在健康老年人队列之外。

2013年在中华医学会老年医学分会再次修订了中华医学会老年医学分会1982年提出健康老年人的10条标准，共5条：①重要脏器的增龄性改变未导致功能异常；无重大疾病；相关高危因素控制在与其年龄相适应的达标范围内；具有一定的抗病能力。②认知功能基本正常；能适应环境；处事乐观积极；自我满意或自我评价好。③能恰当地处理家庭和社会人际关系；积极参与家庭和社会活动。④日常生活活动正常，生活自理或基本自理。⑤营养状况良好，体重适中，保持良好生活方式。

本次健康老年人标准修订基于国内外健康概念的演变，并结合我国老年人的具体情况，在广泛征求老年医学专家意见的基础上形成，有如下特点。①强调了重要脏器的增龄性改变而非病理性病变，功能而非器质性改变。这与前两次标准中细分各器官系统无疾病不同。同时强调相关高危因素控制在与其年龄相适应的达标范围内，突出了老年人身体与其他阶段年龄的不同，在具体应用时要考虑到老年人的特点，不可看到相关指标变化就武断下结论。②将认知功能放在第二位置，强调了认知变化在老年人健康中的重要性。自我满意或自我评价融入了国际上较新的老年人健康概念。③强调了积极老龄化的概念。鼓励老年人积极参与社会活动，积极融入家庭和社会，让他们意识到其整个生命过程中体力、精神状态及社会参与的潜力。即使高龄，但仍能发挥对家庭、同行、社会及国家的贡献，增加幸福感和归属感。④强调了即使老年人有疾病，只要能维持基本日常生活也可视为健康老年人。⑤主要倡导老年人养成健康的生活习惯，积极预防疾病。

（二）老年人的保健措施

老年保健的目标是最大限度地延长老年期独立生活自理的时间，缩短功能丧失及在生活上依赖他人的时段，达到延长健康预期寿命、提高老年人生命质量的目的，进而实现健康老龄化。

1. 增强老年人的自我保健意识　老年保健是健康长寿的核心。目前公认的影响健康长寿的因素有遗传因素、社会因素、医疗条件、气候因素、个人因素等。个人因素尤其是健康的生活方式在自我保健中占主要部分。WHO 早在 1992 年就发表了著名的《维多利亚宣言》，提出了健康"四大基石"：合理膳食、适量运动、戒烟限酒、心理平衡。

由此可见，自我保健意识和保健行为对老年人的健康起重要作用。健康"四大基石"作为老年保健的准则，势必在老年人自我保健中起到关键性的作用，要提高健康水平，必须树立自我保健意识，改变不健康的生活方式。

2. 深入开展老年人的健康教育与健康促进活动　健康教育与健康促进在实际活动中，当前主要需解决三个问题。

（1）生命全程健康观——健康老龄化与积极老龄化　老年人由于不可逆的退行性变化，生命功能普遍降低，对疾病的易感性增加，因而成为慢性病的患病主体。如果不对老年人慢性病的危险因素予以有效控制，就会极大地降低老年人的生活质量，出现虽然长寿但不健康的状况。因此，WHO 于 1990 年提出健康老龄化的概念，在此基础上，1999 年又进一步提出积极老龄化，包括有效预防慢性病，提高患者的生活质量，都必须从新的医学模式出发，强化预防为主、实施有效的三级预防，从根本上减少慢性病的发生和发展。

（2）自我保健　自我健康的主体不再单纯依赖医疗技术服务，而是更多地发挥主体能动作用，进行自我实现的自我保健。其特点是"多依靠自己，少依赖医生"，自己担负起改进个人卫生习惯、生活方式和生活环境，从心理上、生理上进行调节，努力解决个人的健康及保健问题的责任。

（3）健康管理　是对个人或人群的健康危险因素进行全面管理的过程。其宗旨是调动个人及集体的积极性，有效地利用有限的资源来达到最大的健康效果。它是从社会、心理、环境、营养、运动的角度来对每个人进行全面的健康保障服务。实施健康管理是变被动的疾病治疗为主动的健康管理，达到节约医疗费用支出、维护健康的目的。

3. 不断改善、提高老年人的生活方式与生活质量　老年人的生活质量（quality of life，QOL）主要是指老年人群对自己的身体、精神、家庭和社会生活美满的程度，以及对老年人生活的全面评价，包括主观指标及客观指标。不同国家对于老年人 QOL 调查的内容及评价标准不尽相同，通常都包括健康状况、生活方式、日常生活功能、家庭和睦、居住条件、经济收入、营养状况、心理健康、社会交往、生活满意度、体能检查以及疾病状态等内容。

近 30 年来，对老年人 QOL 开展广泛而深入的研究被逐步列入计划。由于老年人对自身价值的认识、健康意识和道德伦理观念的逐步提高，有关老年人的 QOL 研究也随之迈入一个新的发展时期。全面了解和评定老年人的生理状态、心理状态和社会活动能力各方面的状况，对延缓衰老进程、预防老年病的发生和发展、提高老年人 QOL 必将起到积极的作用。

4. 把握老年健康照护特点，加强老年健康照护认知 老年人随着年龄增长，逐渐出现衰老的现象，如身体各系统的功能逐渐减弱，语言、行动变得缓慢，对外界事物反应迟钝等。因此，老年健康照护人员应根据老年人的生理、心理特点，提供针对性的健康照护。老年健康照护的特点如下。

（1）老年人健康照护需要更多的细心和耐心

1）日常生活照护 因老年人日常生活不能完全自理者较多，需要精心照料。①个人卫生护理。生活不能完全自理的老年人在日常生活中需要养老护理员协助维持自身的清洁卫生。照护人员应做到每天早晚进行晨晚间护理，根据老年自理程度协助老年人洗脸洗澡、早晚刷牙、饭后漱口、每晚睡前洗脚、勤换内衣、修剪指甲、更换被服等。②预防压疮。对长期卧床的老年人，要保持床铺平整、清洁，定时更换卧位，帮助其翻身，观察皮肤有无压疮，按摩肌肉，放置弹性垫以防止压疮的发生。对大小便失禁的老年人要随时协助其更换床单、被褥，以保持老年人身体和床单的清洁、舒适，避免发生压疮。③细心照顾老年人的衣着。老年人的衣服应轻便、舒适，夏季防暑，冬季保暖，随气候变化增减衣服。

2）饮食照护 老年人的饮食照护要周到，设法满足老年人的营养需要，还要注意进食的安全。老年人由于牙齿松动或缺失，对较硬的食物咀嚼困难，食物应煮得软烂、可口。养老护理员要熟悉各种食物的营养价值，为老年人选择既能增进食欲又符合身体健康的食品，满足老年人的营养需求。对不能自理的老年人，要协助老年人进食。老年人吞咽功能减弱，进食过快易发生呛咳，喂食时要正确摆放老年人的进食姿势，注意每口喂的饭量要适当，速度要慢，干稀食物要搭配，与老年人互相配合，避免进食中发生意外。

3）排泄照护 老年人排泄功能发生异常情况较多，主要表现为：活动少，肠蠕动减慢，食物含粗纤维少，容易发生便秘；饮食不当或疾病导致腹泻；因衰老、疾病或肛门、尿道括约肌的神经功能失调，造成大小便失禁等。照护排泄异常的老年人，要有熟练的照护技能，还要有高度的责任心、爱心、耐心和良好的心理素质。

4）睡眠照护 老年人的睡眠时间要充足。健康的老年人每天需要 8 小时以上的睡眠，70～80 岁的老年人每天睡眠应在 9 小时以上，80～90 岁的老年人应在 10 小时以上。健康照护人员要仔细观察，及时发现老年人失眠、入睡困难、早醒等睡眠问题，找出影响睡眠的原因，注意睡眠环境的调节和老年人身体的舒适，以保证睡眠质量和睡眠时间，消除疲劳，促进舒适度。对于夜间睡眠时间不足者，可安排午休。

（2）老年人感官系统功能下降，需要特殊照顾 老年人视力、听力等感觉逐渐减退，使老年人与外界的沟通困难，对老年人的身心健康造成不良影响。养老护理员要采取措施帮助老年人，弥补因感觉功能减退而造成的困难。如视力不好的老年人要佩戴合适的眼镜，视力有障碍者要给予生活照顾；对听力下降的老年人应选择适当的沟通技巧，如沟通时放慢语速，吐字清晰，必要时让老年人佩戴助听器。

（3）老年人对安全的需要程度增加 老年人跌倒的发生率随着年龄的增高而增加。老年人由于身体平衡功能减退、控制姿势能力降低、肢体协调性下降，容易发生跌倒、坠床等意外。意识不清、长期服用安眠药、对周围环境不熟悉、环境设备不合理等原因会增加跌倒、坠床发生的可能性。老年人由于吞咽功能减弱，在进食过程中还易发生呛咳或误食等情况。在老年人照护过程中，要有安全意识，及时采取措施预防意外发生。布置老年人居住环境时，应充分考虑环境的安全，如地面防滑、浴室内加装扶手等，以防不慎造成老年人损伤。使用热水袋的老年人要防止其烫伤，老年人沐浴时要特别注意预防滑倒等。陪伴老年人户外活动时要选择晴朗的天气，雨雪天、雾天、大风天等天气不宜外出；外出活动时间不要过长，每次 30 分钟到 1 小时，防止老年人疲劳；外出时走路要慢，注意安全。老年人进食、饮水应采取坐位或半坐位，不能坐起的老年人要将上半身抬高 30°～50°，以防呛咳、误吸。对吞咽困难的老年人，可将食物打成糊状，以便吞咽，预防进食中发生意外。另外，老年人感知觉、注意力下降，对刺激的反应迟钝，使得老年人遭遇危险时不能立即作出判断，容易发生烫伤、触电、交通事故等意外伤害，在照顾中要特别注意防范。

（4）老年人对自尊的需要程度增强　老年人因机体衰老，经济收入减少，社会与家庭承担责任能力下降，另外由于疾病等原因使老年人存在自我照顾的困难，需要他人照顾，导致老年人产生"失落感"。但是老年人因人生的经历，曾有的成就、家庭地位、社会地位与当前状态的反差，使老年人的自尊需要增强，很在意别人和社会的评价，渴望得到尊重。在照护工作中要特别注意尊重老年人，如礼貌的称呼，讲话态度和蔼，需要老年人配合的事应先征求老年人的意见等。

（5）老年人孤独的处境需要更多的关怀　由于各种原因使老年人与社会的沟通减少，或因独居、丧偶、疾病等情况，加之视力、听力减退，使老年人与外界产生隔绝感，久而久之使老年人处于孤独的状态。老年人对爱与归属的需要，不会因年龄增长而减弱。老年人需要关怀、亲情和爱，需要与社会交往。多数老年人，尤其是患病的、自理困难的老年人希望有人陪伴、关怀，感受温暖，当老年人独处时，就会感到心情郁闷，情绪低落，甚至多愁善感，独自流泪。因此，照护人员应帮助老年人多参加集体活动，多与老年人交谈，陪伴老年人，以满足老年人精神和心理的需要。

（6）老年人免疫功能下降，易发生感染性疾病　老年人机体免疫功能下降，感染性疾病的发生率明显高于年轻人，尤其是呼吸系统与泌尿系统感染。因此，老年人健康照护过程中要注意预防感染。注意保持老年人身体各部位的清洁卫生以及环境的清洁，注意饮食卫生，餐前、便后为老年人洗手。还要做好消毒、隔离工作。在疾病流行期间，应注意老年人的保护，指导老年人不要去人群密集的地方。

（7）老年人机体反应能力下降，患病不易发现　由于机体反应低下，老年人患病后常没有典型的临床症状，使得老年人患病不易被及时发现，易被忽略或误诊，从而不能及时治疗，延误病情。因此，应注意细心观察老年人的身体状况，发现异常表现，及时报告医护人员。

（8）与老年人交流需有良好的沟通技巧　老年人听力减退，对刺激反应迟钝，因此与老年人沟通时要注意运用良好的沟通技巧。如沟通的态度要真诚友善，倾听老年人诉说要专心、耐心，语句要简短、扼要，言语要清晰、温和，语速不要太快，音调不要太高，尤其要避免因老年人听力不好时而大声叫喊，也不可使用像对待孩子一样的语言与老年人沟通，否则会使老年人的自尊心受到伤害。沟通中，可适当地运用触摸的技巧，如握着老年人的手，扶持其手臂等，向老年人表达温暖、关爱和支持，但注意不要抚摸老年人的头部，因为这可能触犯老年人的尊严。

5. 做好老年性疾病的防治，不断提高延缓衰老的效果　开展老年性疾病的病因、分布、危险因素与防治监测的调查，如对老年人的心脑血管疾病、各种感染性疾病、肿瘤、糖尿病、阿尔茨海默病、老年性骨质疏松症、老年人身心疾病等进行流行病学调查，明确其危险因素和保护因素，在城乡社区采取干预措施，对老年人进行定期体检，防止危害老年人身心健康的各种疾病的发生和发展。

近20年来，大量高新科学技术参与老年性疾病的诊断治疗、预防，提高了疾病的防治水平。老年性疾病的预防与治疗手段的不断创新和发展，老年人群的卫生健康状况得到了与时俱进的改善和提高，老年人群的生活质量提高，平均寿命延长，达到了健康长寿的最终目的。

2012年，国家发布了《中国老龄事业发展的"十二五"规划》，明确提出，中国老龄事业的发展目标之一是建立以居家为基础、社区为依托、机构为支撑的养老服务体系。社区养老综合了家庭养老及社会养老两种方式的特点，这种养老方式是老年人长期居住在家庭所在的社区中，老年人的生活照料、医疗保健、精神慰藉、文化娱乐、突发情况处理等多项均可根据老年人及家庭的需求，由所在社区的养老服务中心提供或与家庭配合提供养老服务的模式。

在新型的价值观指导下，正视人口老龄化问题，认真总结梳理国情，积极探索发展社区养老，力争找到一套符合国情，体现中国特色的社区养老保障制度，让老年人尤其是"空巢"老年人能够享受到这种制度带来的归属感和幸福感，是我国社区养老发展的必然之路。

三、老年人的健康指导

（一）老年人的心理健康指导

1. 老年人的心理特点 随增龄出现的心理变化一般是指心理能力和心理特征的改变，部分来自老年人的生理功能改变，部分是由于老年人生活环境和社会因素的影响。老年人在感知觉、智力、人格等方面均呈现出不同特点。

（1）感知觉特点 感知觉包括感觉和知觉，感觉是通过感觉器官、神经系统实现的，知觉能力与个体心理因素有关。老年人由于各种感觉能力下降，知觉能力也受到影响，有时会发生对客观事物知觉的不准确，形成错觉。例如，知觉能力下降的老年人横过马路时，可以把远处飞驰而来的摩托车看成自行车，并误以为有足够的时间穿过马路，结果造成交通事故。因此，要特别注意老年人的交通安全，上街时应佩戴醒目标志，过马路应有人陪伴，老年人最好不要驾车。另外，老年人的生活环境要有序、简洁、安静，老年人的常用物品区别要分明。

（2）智力特点 智力包括注意、观察、想象、记忆、思维和适应环境等方面的能力。老年人智力的变化中，记忆力、注意力、反应速度随增龄而减退，75岁以后衰退比较明显，发展也较快，尤以近期记忆的减退更为明显。思维的敏感性、操作速度和注意力衰退较早。而又后天获得的与知识、文化和经验积累有关的智力，不但不减甚至可有提高。智力改变与日常活动内容有很大关系，经常注意从事智力训练，可延缓衰退的速度。

（3）人格特点 由于生活环境的改变和人际交往的减少，老年人容易发生性格和情绪的变化。最常见的有对环境、家庭发生变化的不适应产生的焦虑不安、易激动、抑郁、情绪多变、多疑，易产生孤独感、谨慎、固执等。老年人对疾病的常见心理反应，其一为疑病性神经症，主要表现对疾病的恐惧，常是频繁就医的原因；其二为害怕或不承认患病，不积极就医，不配合治疗。

2. 老年人的心理保健措施

（1）积极参与社会活动，以各种途径使老年人回归社会 如上老年大学，参加社区组织的各种社团组织，为社区做各种有意义的事情或者做顾问等，总之，让老年人参与到社会经济文化生活中去，重新建立社会关系、人际交往，找回自身价值；也可开阔眼界，舒缓身心，促进躯体健康；工作可以满足老年人的心理需求，达到心理保健的目的；同时，全社会应更多地了解老年人，老年人是社会财富的一部分，有丰富的人生阅历、专业知识和社会经验，应充分利用。

（2）调节好情绪 人的情绪可以通过大脑影响心理活动和全身的生理活动，良好的情绪可以使神经系统、内分泌系统、消化系统和免疫系统处于最佳状态，相反不良情绪可以引发疾病，对健康造成危害。老年人应客观唯物地面对老化这一现实，调整心态，克服自身消极情绪；积极面对生活，面对疾病和衰老；利用自身优势，再创造自身的价值。

（3）和谐的家庭关系 一方面，老年人应做好自我情绪的控制，另一方面，家庭成员也应给予老年人适当的心理支持，共同创造和谐的家庭环境、夫妻关系及代际关系。

（二）老年人的生活健康指导

1. 膳食与保健 20世纪80年代以来，随着人类膳食结构的改变，不合理不科学饮食逐渐成为很多慢性疾病发生的主要原因。据世界卫生组织近年对影响人类健康众多因素的评估结果：生活方式因素对人体健康的影响为60%；遗传因素对人体健康的影响为15%；膳食营养因素对人体健康的影响为13%；医疗条件的影响因素仅占8%；其他因素占4%。

由于年龄增加，老年人器官功能出现不同程度的衰退，如消化吸收能力下降、心脑功能衰退、视觉和听觉及味觉等感官反应迟钝、肌肉萎缩、身体组织量减少等。这些变化可明显影响老年人摄取、消化、吸收食物的能力，使老年人容易出现营养不良、贫血、骨质疏松、体重异常和肌肉衰减等问题，也极大地增加了慢性疾病发生的风险。因此，老年人在膳食及运动方面更需要特别关注。

《中国居民膳食指南》（2022 年版）提出一般老年人（65~79 岁）膳食指南核心推荐：食物品种丰富，动物性食物充足，常吃大豆制品。鼓励共同就餐，保持良好食欲，享受食物美味。积极户外活动，延缓肌肉衰减，保持适宜体重。②高龄老年人（80 岁及以上）膳食指南核心推荐：食物多样，鼓励多种方式进食。选择质地细软，能量和营养素密度高的食物。多吃鱼禽肉蛋奶和豆，适量蔬菜配水果。关注体重丢失，定期营养筛查评估，预防营养不良。对于高龄老年人和身体虚弱以及体重出现明显下降的老年人，正餐摄入量可能有限，应特别要注意增加餐次，常换花样，保证充足的食物摄入。进餐次数可采用三餐两点制或三餐三点制。

老年人吃饭时细嚼慢咽有很多好处：①通过牙齿细嚼，可以将食物嚼细磨碎，使食物有很大面积与唾液充分接触，促进食物更好消化，减轻胃肠负担，使营养物质吸收更好；②充分细嚼，可以促进唾液分泌，充分发挥唾液内溶菌酶的杀菌作用；③防止因咀嚼吞咽过快，使食物误入气管，造成呛咳或者吸入性肺炎甚至窒息；④老年人味觉敏感性显著下降，细嚼慢咽可以帮助老年人味觉器官充分发挥作用，提高味觉感受，更好地品味食品；⑤细嚼慢咽还可以使咀嚼肌肉更多得到锻炼，并有助于刺激胃肠道消化液的分泌。

钙摄入不足与骨质疏松的发生和发展有着密切的关系。我国老年人膳食钙的摄入量不到推荐量的一半，因此更应特别注意摄入含钙高的食物。奶类不仅钙含量高，而且钙与磷比例比较合适，还含有维生素 D、乳糖、氨基酸等促进钙吸收的因子，吸收利用率高，是膳食优质钙的主要来源。青少年要摄入足量的奶类来源的钙，在骨骼成熟之前，尽可能提高骨密度峰值，以对抗随着年龄的增长而导致的骨量下降和骨质疏松。要保证老年人每天能摄入 300g 鲜牛奶或相当量的奶制品。摄入奶类可采用多种组合方式，如每天喝鲜牛奶 150~200g 和酸奶 150g，或者全脂牛奶粉 25~30g 和酸奶 150g，也可以鲜牛奶 150~200g 和奶酪 20~30g。除了奶类外，还可选用豆制品（豆腐、豆腐干等）、海产类（海带、虾、螺、贝）等。

老年人身体对缺水的耐受性下降，要主动饮水，首选温热的白开水。户外活动能够更好地接受紫外线照射，有利于体内维生素 D 合成和延缓骨质疏松的发展。老年人常受生理功能减退的影响，更易出现矿物质和某些维生素的缺乏，因此应精心设计膳食、选择营养食品、精准管理健康。老年人应积极主动参与家庭和社会活动，主动与家庭和朋友一起进餐或活动，积极快乐享受生活。全社会都应该创造适合老年人生活的环境。

2. 运动与保健 生命在于运动，进入老年后，科学有效规律持久的健身运动可以有效调节身体各脏器的功能，增强机体的免疫机制，促进新陈代谢，预防各种疾病的发生，有助于某些疾病的康复，是老年保健的重要手段。

（1）老年人健身运动的意义

1）预防各种慢性病的发生 有效增加机体脂肪消耗，降低胆固醇，低密度脂蛋白，升高高密度脂蛋白，防止动脉粥样硬化的发生和发展；增加机体能量的消耗，减少脂肪的堆积，有效减肥；增加血管壁的弹性，预防高血压的发生；增强心肌收缩能力，加快心脏功能康复；增加脑血管病患者患肢肌力，锻炼肢体的协调运动，加快肢体的康复；改善呼吸系统的功能，中等强度的运动可使呼吸的频率加快，深度加强，长期坚持可以锻炼呼吸机，增加肺活量，增加有效通气量，最终达到改善呼吸功能的效果；加快胃肠蠕动的速度，增强食欲和食量，加快胃肠道血液流速，改善胃肠道功能；改善糖尿病患者胰岛素敏感性降低和胰岛素抵抗的作用；增加肌肉和骨骼强度，加强韧带柔韧性，增强关节灵活性。

2）延缓衰老 衰老的一个重要学说是自由基学说，自由基在正常的新陈代谢中产生，老年人清除自由基的能力下降，使其在体内大量的蓄积，最终导致细胞老化、死亡。有氧运动可使体内超氧化物歧化酶数量增加，有助于推迟肌肉、心脏和其他器官生理功能的衰退和老化，延缓机体器官组织的衰老过程。

3）增强机体免疫力　运动可以刺激机体的免疫系统，使其活性明显增强，使机体具有更强的抵御外界各种病原菌感染的能力。

4）促进心理健康　运动健身可以有效改善老年人的不良情绪，可使老年人心情愉快，眼界开阔；群体性运动，如扭秧歌、跳健身舞，可以加强与外界的沟通交流，消除孤独感，减轻抑郁情绪，所以运动也是临床上治疗抑郁症、焦虑症和某些心理疾病的方法。

（2）老年人健身运动的形式　老年人的健身运动要因人而异，应有目的、有计划地选取，并科学安排。应选择安全性较高的项目，不宜参加竞技性、突击性的运动。总体来说，适合老年人的运动分为三大类：有氧运动、静力运动、柔韧运动。具体的运动形式如下。

1）有氧运动　是指能够增强人体内氧气的吸入、输送、利用的耐久性运动；有氧运动的特点是低强度、长时间、不间断而有节奏；适合老年人的有氧运动有散步、慢跑、体操、太极拳、太极剑、游泳、健身操、扭秧歌、钓鱼、门球、乒乓球等；世界卫生组织提出，步行是最好的运动方式；老年人每周最好进行三到五次有氧运动，每次 30 ~ 60 分钟。

2）静力运动　是避免肌肉萎缩的最主要运动方法，除增强肌肉力量外还可减少骨质流失；运动方式可以是哑铃、举重等简单器械练习，甚至是自制机械；建议老年人每周两到三次静力运动，每次 10 ~ 20 分钟。

3）柔韧运动　可以降低因年老引起的肌肉僵硬，增强身体柔韧性和平衡力；主要运动方式有太极拳、气功、瑜伽、舞剑等；建议老年人每周进行 3 ~ 5 次柔韧运动，每次 10 分钟。

运动的原则和注意事项如下。①动静结合：老年人既需要消耗一定热量的运动，又需要安静内修，最终达成身心协调。②掌握强度，劳逸结合：适度运动后心情舒畅，精神愉快，感到轻度疲劳，但无持久性心悸及气短胸闷，食欲增加，睡眠质量改善；运动过度会出现头晕、恶心、胸部不适，疲劳、食欲下降、睡眠变差。③确定运动量：最简单的方法是测定运动时心率，具体方法是计算极量心率（最大耐受心率）= 220 - 年龄（次/分）；运动靶心率（运动时最佳心率）= 极量心率 × 60% - 70%（次/分）。例如 70 岁老年人最大耐受心率是 220 - 70 = 150 次/分，运动时最佳心率为 150 次/分 × 60% = 90 次/分。④循序渐进，持之以恒：从简单运动开始，从小剂量低强度开始，不可急于求成，否则适得其反。⑤讲究锻炼的时间和环境：很多老年人喜欢晨练，从医学研究的成果证明，无论是身体的适应能力还是生物钟的调节规律，下午和傍晚是最适宜运动健身的，此时最不容易出现心脑血管突发事件。环境选择上，室内室外均可，室外更好，要根据天气和自身身体状况而定。⑥掌握健身禁忌证：没有被药物控制的不稳定型心绞痛、心肌梗死的急性期、尚未平稳控制的心功能衰竭、未得到有效控制的高血糖患者、未被有效控制的哮喘患者、肝肾功能不全者、骨折未愈合者。

（3）延缓老年人肌肉衰减　肌肉衰减综合征是与年龄增加相关的骨骼肌量减少并伴有肌肉力量和（或）肌肉功能减退的综合征。骨骼肌是身体的重要组成部分，老年人骨骼肌量逐渐减少，肌力逐年下降，并逐步发展到难以站起、平衡障碍、极易摔倒骨折等情况，严重影响老年人的生活质量，增加丧失生活自理能力的风险。老年人在肌肉衰减的同时常伴随肌肉衰减性肥胖，同时，肌肉衰减症还是骨质疏松、骨关节炎等疾病发展的重要因素之一。吃动结合、保持健康体重是延缓老年肌肉衰减的重要方法。

1）老年人要积极参加户外活动　户外活动能够更好地接受紫外线照射，有利于体内维生素 D 合成，延缓骨质疏松和肌肉衰减的发展。老年人的运动量应根据自己的体能和健康状况随时调整，量力而行，循序渐进。《中国老年人膳食指南》提出老年人运动的四项基本原则：①安全第一。参加运动时首先考虑安全，要重视自身体力和协调功能下降的生理变化，避免参与剧烈和危险项目，防止运动疲劳和运动损伤，尤其要注意关节损伤。对于体重较大的老年人和关节不好的老年人，应避免爬山、登楼梯、骑自行车爬坡等。②多种运动。选择多种运动项目，重点在能活动全身的项目，使全身各关节、肌肉群和多个部位得到锻炼。③舒缓自然。运动前或后要做准备或舒缓运动，顺应自己的身体状况，动作应简单、缓慢，不宜做负重憋气、用力过猛、旋转晃动剧烈的运动。④适度运动。要根据自身状况选择适当的运动时间、频率和强度。一般认为每天户外锻炼 1～2 次，每次 1 小时左右，以轻微出汗为宜；或每天至少 6000 步。注意每次运动要量力而行，强度不要过大，运动持续时间不要过长，可以分多次运动。

2）保持适宜体重　对于成年人来说，BMI $< 18.5 kg/m^2$ 是营养不良的判别标准。随着年龄增加，老年人骨质疏松发生率增加，脊柱弯曲变形，身高较年轻时缩短，而体内脂肪组织增加，使得 BMI 相应性升高。国外研究资料表明，BMI 低的老年人死亡率和营养不良风险增加，生活质量下降。因此 65 岁以上老年人对体重的要求应给予个体化评价和指导。因此原则上建议老年人 BMI 最好不低于 $20.0 kg/m^2$，最高不超过 $26.9 kg/m^2$。另外尚需结合体脂和人健康情况来综合判断，无论如何，体重过低或过高对老年人的健康都不利。老年人应时常监测体重变化，使体重保持在一个适宜的稳定水平。

3. 戒烟与保健　吸烟有害健康是众所周知的事实，世界上每年大约有 250 万人死于与吸烟有关的疾病。据世界卫生组织报道，90% 的肺癌、75% 的慢性阻塞性肺疾病、25% 的冠心病与吸烟有关。

戒烟的益处：戒烟 5～15 年，脑卒中的危险性降到从不吸烟者水平；戒烟 10 年，患肺癌危险性比继续吸烟者降低 50%；患口腔癌、喉癌、食道癌、膀胱癌、肾癌、胰腺癌的危险也不同程度的降低，患胃溃疡的危险也得到降低；戒烟 15 年，患冠心病的危险，与从不吸烟者相似。戒烟后死亡总体危险恢复到从不吸烟者的水平。

因此，任何时间戒烟都不算迟，而且最好在出现严重健康损害前戒烟，因此应呼吁老年人认识吸烟对健康的危害，从我做起，从现在做起，积极参与戒烟运动。

4. 临终关怀　临终者需要关怀，一个生命在婴儿的啼哭中诞生，在亲人的哀痛和泪水中结束，这是一个无法抗拒的自然过程。不同国家不同民族给予死亡不同的描绘，但生命的终结总与黑暗、恐怖分不开，所以自古以来，人们惧怕死亡，忌讳死亡，临终者恐惧、孤独、绝望、渺茫的心理是不可避免的，加之病痛的折磨，生命最后的旅程显得艰难而悲凉，所以临终者需要关怀。

临终关怀是通过缓解性的照料，疼痛控制和症状处理，来给濒临死亡的人生理上、情感上、精神上全面的照顾和抚慰，使他们平稳、舒适、安详，有尊严地走过生命最后的旅程。临终关怀是有组织的医疗保健服务项目，是涉及多个领域的交叉学科。临终关怀的对象通常是医疗技术无法治愈，病情无法逆转，生命只有几个月甚至更短的患者；1995 年美国国家临终关怀组织统计，临终关怀患者中癌症者占 60%，心脏病相关患者占 6%，艾滋病者占 4%，肾脏病者占 1%，阿尔茨海默病者占 2%，其他疾病占 27%。

临终关怀由一支专业跨学科团队实施，包括内科医生、专业护士、麻醉师、药剂师、营养师、物理治疗师、心理咨询师、社会工作者、牧师、接受过培训的志愿者和家属。

临终关怀内容包括两个方面，一方面是满足患者的要求。接受临终关怀的患者，更先进的医疗技术对其病情已经没有逆转的作用，医院的程序化、技术化给他们更多的感觉可能是冰冷和绝望，因为很多人清楚那些技术挽救不了生命。此时，他们需要的是有人可以帮助他面对死亡，告诉他这段路程是每个生命必须的经历，他不是一个人，告诉他死亡并不可怕，可怕的是病痛的折磨，而身边的人会用各种办法让他免于痛苦。临终前对每一个人来说都是一个特殊的时期，面对丧失和离别，患者在情绪上呈现阶段性的变化，心灵的抚慰是最大的需求，而提供这样的需求，需要工作人员的同情心还有经验和技巧。另一个方面是给予丧亲者关怀。临终关怀不仅在于帮助患者舒适安宁的走到终点，还要关照处在特殊情绪中的家属，他们既有照顾患者的劳累，又有即将失去亲人的心理压力，患者安然辞世，身体心灵都得以解脱，而他们却会久久地留在悲痛的情绪里。帮助丧亲者最有效的方式是和他们保持真诚的关系，聆听他们的诉说，由衷的宽慰，帮助他们走过悲伤的日子，克服消极的情绪，开始新的生活。

四、老年人生活自理能力的评估

老年人在衰老的基础上常有多种慢性疾病、老年综合征/老年问题、不同程度的功能障碍和接受多种药物治疗，以及复杂的心理、社会问题。生理心理和社会因素三者息息相关，共同影响老年人的健康状态，也增加了诊疗难度。传统的医学评估不能反映功能、心理及社会方面的问题，已满足不了老年人评估的需要，要求有一个更全面的评估方法，以发现老年人所有现存的和潜在的问题。

（一）概述

1. 概念　老年综合评估（comprehensive geriatric assessment，CGA）是指采用多学科方法来评估老年人的躯体健康、功能状态、心理健康和社会环境状况，并制定和启动以保护老年人健康和功能状态为目的的防治计划，最大限度地提高老年人的功能水平和生活质量。CGA 不单纯是评估，也包括评估后的处理，实际上是多学科诊断和处理的整合过程。它不同于传统的医学评估，还包括非医学方面的评估，如社会服务评估、智能量表评估、功能评估等。CGA 强调老年人的功能状态和生活质量。如何全面地评估老年人的健康状况，一直是老年临床医学最具有挑战性的课题之一。其关键是要采用不同于成年人的观点来评估老年人，不仅在诊断疾病的可能性要有不同的排序，同时也要关注老年综合征，并且要用较精细的量表来评估疾病的进程。

2. 评估目的与意义　CGA 能够及时识别和发现老年人那些频繁出现的健康问题（老年综合征），并分析哪些干预措施有助于维持老年人的功能水平和独立生活能力，依其医疗、心理和社会需求进行早期干预，目的在于维持功能水平和保证生活质量。老年人独立生活能力是实现社会功能的基本保证。CGA 还有多种目标（表 4 - 7），能为老年人提供相当多的益处，如提高疾病诊断的准确率、改善日常生活能力和认知功能、提高生活质量、降低医疗需求和费用、改善居住环境的适宜性、增加居家保健和社会服务的利用度等。

表 4 - 7　CGA 目标

1	更关注预防医学而非急性病医疗
2	更关注改善或维持功能水平而非寻求"治愈"
3	为反复就诊、住院且难以随访管理的患者提供长期支持
4	为影响健康的疾病提供诊断帮助
5	制定治疗和随访计划
6	建立医疗协调计划
7	判断长期照护的必要性和地点
8	帮助患者有效地利用医疗资源
9	避免再次住院

3. 评估对象与时机　CGA 的适宜对象是病情复杂（有多种慢性疾病、老年综合征、伴有不同程度功能损害以及心理、社会问题）且有一定恢复潜力的虚弱老年人，因为他们从 CGA 中获益最多，不仅包括会诊，还有治疗、康复、长期随访、病案管理和卫生资源合理利用等方面。虚弱老年人是指具有以下三项之一者：①≥75 岁，有心身疾病老年人；②入住医疗、养老机构老年人；③日常生活能力受损老年人。严重疾病（急危重症、疾病晚期、重度痴呆、日常生活完全依赖者）或健康和相对健康的老年人不宜进行 CGA，因为他们不能从中获益。对于健康和较少慢性疾病的老年人，医疗的重点放在疾病预防与健康促进（改变生活行为、调整饮食、注射疫苗和疾病筛查等）。老年人功能

状态是动态变化的，受医疗条件、心理状态、视听能力、节制力、营养和社会需要等因素的影响，因而在老年人一生不同时间点进行评估是至关重要的。尽管 CGA 可作为常规年度或季度评估，但因该方法费时费力，通常在老年人情况发生变化时进行，如健康状况急骤恶化、功能衰退、居住环境改变、哀伤或遇到其他不寻常的应激事件等。

4. 评估地点与人员　评估要考虑到老年人的病情、功能障碍、家庭支持和交通工具等因素。如病情加重而未影响到功能状态，可由社区医生来评估。一旦影响功能状态时，需到老年病医院或其他养老机构进行 CGA。如门诊不能迅速完成，则可能需住院评估。养老机构是进行评估的最佳场所，因为有多学科小组（interdisciplinary teams），有较充分的时间，备有床位可让不能久坐或久站的老年人使用。评估内容在不同地方侧重点不同。在医院，首先评估导致老年人入院的急性病和入院前的功能状态，随着病情的好转，应做社会支持和生活环境的评估。由于急性病影响老年人的功能状态，是否需要康复和康复潜在的获益有多大，通常在出院前做 CGA 更为妥当。在养老院，主要针对营养状态、日常生活能力和移动/平衡能力进行评估，而工具性日常生活能力则不太重要。在家庭评估主要强调环境因素（居家安全）、功能状态和社交方面等内容。CGA 需要一个老年医学多学科小组（geriatric interdisciplinary teams，GIT），通常由老年病医生、护师、药师、康复师、社会工作者等核心成员组成，必要时还需要心理师、营养师、职业治疗师等人员参与。多学科小组制订的防治计划比单一专业人员更有效（1 + 1 > 2），是照顾老年人的一条捷径。CGA 能否成功，取决于医患之间的有效沟通和信任关系。

5. 评估内容　包括功能评估、老年综合征评估及社会评估等方面。

6. 评估程序　老年人的问题是多方面的，而且相互影响，要彻底评估一位老年人是费时费力的。为了使评估过程更有效，可采取以下方法：①少而精的多学科团队；②使用设计良好的问卷，让老年人或照顾者在就诊前填好；③选择合适的筛选工具，选择的量表必须适合于评估的目的和进行的环境；④采用有利于上机的评估表格；⑤个案管理活动与评价过程整合。CGA 的程序如下。

（1）寻找合适的患者　选择能从 CGA 中获益的虚弱老年人作为调查对象，这是 CGA 成败与否的重要一环。

（2）收集资料　多学科小组共同制定切实可行的调查问卷，由专业人员进行调查。然后将获得的大量资料通过整理归纳出问题表，此表可依病情和诊断的变化而随时修改。问题表要超脱传统疾病的诊断格式，应同时包括短期或长期医疗诊断及问题（危及生命的急性疾病和慢性疾病的急性发作、亚急性和慢性疾病以及老年综合征）、所有影响日常生活功能的症状及危险因子（即使不是疾病诊断）、任何社会状况及过去史，以及可能需要积极干预或对将来处理有影响的因素（如独居）。

（3）多学科小组讨论　组织多学科小组的相关人员会诊，实际上是对问卷结果进行多学科综合分析的过程。会诊的重点对象是那些具有复杂问题或可能有日常活动能力减退的高危老年人。会诊目的：①明确目前的健康问题，重点是针对影响预后的主要问题，如可治性的医疗问题及功能状态。老年人的最佳处理就是寻找可矫正的问题并加以治疗，这是临床医生的首要任务。再多的康复、环境改造或同情心都无法补偿一个遗漏的诊断。②分析哪些干预措施有助于维持老年人的功能水平和独立生活能力，拟定一个合理、可行、综合的防治计划，包括药物、饮食、运动、康复、心理、环境及社会等全方位的医疗保健服务，促进治疗的全面与完整，实行全人医疗。同时，要避免不同专业的治疗重复和冲突。如建议较多，应分清主次和先后次序，主要措施是指那些短期内可见明显效果的治疗方法，如停用导致谵妄的药物。临床医生必须具有较强的组织能力，去整合其他专业人员所提供的评估信息和治疗建议，并结合老年人的实际情况，制定切实可行的防治计划，为老年人提供全方位的服务。③明确治疗目标，有近期目标和远期目标之分。④判断预后。

（4）防治计划的实施　应以老年病科医生为主，相关专业人员参与。医务人员的耐心指导、患者的积极参与和家属的支持与监督是取得疗效的关键。

（5）追踪随访　为了向老年人提供连续性医疗服务，实行全程照料，应进行追踪随访。根据老年人问题的复杂程度、治疗方式和预期恢复情况，决定随访时间和细节。若患者无法达到预期的治疗目标时，应分析其可能原因，并作出适当的修正或调整治疗目标。

总之，要达到 CGA 的最终目标，必须重视以下几点：①评估对象必须是有一定恢复潜力的虚弱老年人；②根据老年人的具体情况制订切实可行的防治计划；③医疗人员、家属及照顾人员共同监督防治计划的实施；④及时随访。

（二）功能评估

传统的医学评估对急慢性疾病的诊疗十分有用，但临床诊断（脑卒中、关节炎等）有时无法体现老年人内在的能力和外在的行为表现，不能反映功能状态。功能是指老年人完成日常生活的能力（activity of daily living，ADL），主要包括自理能力、移动/平衡能力和理解/交流能力。功能评估是以提高老年人生活质量和幸福指数为目的，采用定性和定量的方法来评估老年人执行日常生活活动、社交、娱乐和职业等能力。通过评估可以明确老年人日常生活所具备的能力和存在的问题，以便制定防治目标和计划。功能评估是 CGA 的重点，因为功能状态既是评估的内容，又是改进和维持的最终目标。老年医学的最高目标是维持和修复老年人的功能，以维持其独立生活能力。老年医学强调功能是基于以下三点：①功能是判断老年人是否需要医疗和社会服务的重要指标；②反映老年人心身健康状态的最佳指标是功能而不是疾病，因为功能状态较疾病更能预测老年人对医疗和社会服务的需求；③关注老年综合征，老年人的功能改变如跌倒、尿失禁、谵妄等，是健康受损最直接、最重要的线索。基于功能评估在老年人中的重要性，已将功能评估列入老年人查体中第六大生命体征（疼痛为第五大生命体征）。老年医学强调功能评估并非比诊断更重要，而是强调两者都是必需的，缺一不可。

1. 日常生活能力　ADL 评估不仅是老年人功能状态的指标，也是评估老年人是否需要补偿服务的指标，ADL 可分为三个层次评估。

（1）基本日常生活活动（basic activity of daily living，BADL）　表示维持老年人基本生活所需的自我照顾能力，如沐浴、穿衣、梳理、下床、大小便和进食等 6 项，可用 Katz 指数、Barthel 指数量表测定。通常最早丧失的功能为沐浴，最后丧失的是进食，恢复则反之。老年人沐浴功能缺失率最高，通常是需要家人帮助的原因。通过评估可明确 BADL 的缺失，有利于制定治疗目标和治疗计划，尽早进行补救，最大限度地保持老年人的自理能力。自理能力和社会支持程度是决定老年人在家居住还是去养老院的重要因素。老年人如仅存在沐浴部分依赖家人需提供帮助；如多项功能无法独立完成时，不能独居，需雇用护工或送养老院。

（2）工具性日常生活活动（instrumental activity of daily living，IADL）　表示老年人在家独立生活能力，包括 BADL 未涉及的内容，如打电话、购物、煮饭、家务、洗衣、使用交通工具理财、服药等 8 项，可用 Lawton 量表测定。如有 IADL 障碍，应提供相应的生活服务如送餐服务、代购物品等，尽可能维持老年人的独立生活能力。日常生活能力量表可综合评定患者的 BADL 和 IADL，且操作简单，适合于临床使用（表 4-8、表 4-9）。

表 4-8　基本日常生活活动能力评定量表（改良 Barthel 指数）

项目	标准	评分
进食	依赖他人或留置胃管	0
	需部分帮助（如切面包、抹黄油夹菜、盛饭等）	5
	全面自理（能进各种食物、但不包括取饭、做饭）	10

续表

项目	标准	评分
洗澡	洗澡过程中需要他人帮助	0
	准备好洗澡水后，可自己独立完成洗澡过程	5
	不需要帮助，洗澡可自己独立完成	10
修饰	需要帮助	0
	独立完成（洗脸、梳头、刷牙、剃须）	5
穿衣	需极大帮助或依赖他人	0
	需要部分帮助	5
	独立穿脱衣服、系扣子、拉拉链、穿脱鞋袜、系鞋带等	10
大便	失禁或昏迷	0
	偶有失禁（每周<1次）	5
	控制	10
小便	失禁或昏迷或需由他人导尿	0
	偶有失禁（每24小时<1次，每周>1次）	5
	控制	10
如厕	依赖他人	0
	需部分帮助	5
	全面自理（进出厕所、使用厕纸、穿脱裤子、冲水）	10
转移	完全依赖他人，无坐位平衡	0
	需大量帮助（1~2人，身体帮助），能坐	5
	需少量帮助（言语或身体帮助）	10
	独立完成	15
平地行走	不能步行	0
	需极大帮助或在轮椅上能独立行动	5
	需1人帮助步行（言语或身体帮助）	10
	独立行走45m（可用助行器，但不包括带轮的助行器）	15
上下楼梯	不能	0
	需帮助（言语、身体、手杖帮助）	5
	独立上下楼梯	10

自理能力分级：<20分，重度依赖，全部需要他人照护；21~40分，中度依赖，大部分需要他人照护；41~60分，轻度依赖，少部分需要他人照护；>60分，无需依赖，无需他人照护。

表4-9　工具性日常生活活动能力（IADL）

1. 床上活动（指翻身活动，从卧位到床上坐起，床边坐）

2. 床椅转移（从床上到坐在椅子上，从椅子到床上）

3. 吃喝（包括进食、端茶杯喝水）

4. 整洁修饰（洗脸、刷牙、漱口、梳理后部头发、剃胡子）

5. 穿脱衣服（穿脱上下身衣裤，脱穿袜子，系鞋带）

6. 大小便控制

7. 上厕所（去厕所大小便后擦净，穿好衣裤返回）

8. 洗澡（指进出浴盆或淋浴器，自己洗全身各部位）

9. 会阴护理（较年轻女患者）

10. 上、下一段楼梯（指7~8级台阶）

11. 行走 15m（20 秒内完成）

12. 开小药瓶盖，取药后旋紧

13. 一般家务（指室内一般清洁，铺床折被，做简单的饭菜或热饭，烧开水，洗碗筷）

14. 开关照明灯（室内照明灯或床头灯）

15. 锁门、开门（指进出家门时锁门、开门）

16. 打电话（指使用电话与上班家人、朋友或单位领导商谈简单紧急事件）

17. 接通电源，调电视频道

18. 交谈阅读与书写（交谈一些自己病情、阅读报刊标题或短文、书写自己姓名或简单家信）

19. 点算钞票（限数量在 100 以内）

20. 户外活动（指自己一个人能到住家附近公园散步或不太远的地方活动）

　　评定分级：1 分为完成规定动作无困难。2 分为完成规定动作有轻度困难，需少量帮助或完成的速度较慢。3 分为完成规定动作有很大困难，需较大量帮助，完成时间显著慢，或仅能完成一部分。4 分为根本不能完成。
　　由于总评分由 20～80 分不等，为评定 ADL 能力障碍程度，建议仍按评分级别分为 4 级；≤20 分为基本正常；21～59 分为轻度障碍；60～79 分为重度障碍；80 分为能力丧失。

　　（3）高级日常生活活动（advanced activity of daily living，AADL）　表示老年人高级功能的活动，如参与社交、娱乐和职业等活动。这是反映老年人整体健康状况的指标。AADL 项目较多，因人而异，暂无相关量表可用，但可通过了解老年人一天的活动安排大致可得知。

　　各种功能的急性和亚急性变化都是疾病、心理或社会问题的标志。BADL 在反映基本病理损害方面优于 IADL，但 IADL 包括了老年人的学习能力，评估了其能力与外界的相互作用。AADL 受损比 BADL 和 IADL 出现早，一旦发生，就预示着更严重的功能降低，需要进一步做 BADL 和 IADL 的评估。

　　在上述自我报告量表中，有时因老年人主观原因可能出现高估或低估，而且这些以成绩为基础的量表是为试验设计的，临床并不实用，很难在康复护理以外的专科进行。因此，以执行为基础的量表（起立行走计时试验等）能提供主观测量以外的更多信息，临床应用广泛。若把两者结合起来，将会更准确地预测老年人的预期寿命、失能、医疗费用、养老院护理和死亡风险。

　　2. 移动/平衡能力　临床进行功能评估主要集中于老年人的活动能力上，包括移动、步态和平衡等情况，以了解跌倒发生的风险。步态不稳定和跌倒在老年人中很常见，每年有 1/3 的居家老年人和半数养老院老年人发生跌倒，其中 10%～25% 后果严重。跌倒可导致骨折、软组织损伤、脑损伤和死亡，是老年人慢性致残的第三大原因。

　　（1）筛查问题　"您在近一年内有无跌倒或撞到其他物体（墙壁、椅子等）？"回答"是"者则需要做初筛试验。

　　（2）初筛试验

　　1）起立行走计时试验　该试验主要了解老年人的移动能力和步态，适用于能行走的老年人，如步态不稳可使用助步器来测试。让受试者从椅子（46cm 高）起身，尽快往前走 3m，然后转身走回椅子上坐下（共 6m）。记录完成试验的时间，正常人 <10 秒，≥10 秒为阳性，20 秒内完成者能独立活动，20～29 秒者有轻度依赖，≥30 秒者为重度依赖。还要观察有无坐立不稳、起坐困难、转身不连续、身体摇晃、路径偏移、抬脚高度降低、步幅缩小，走路磕磕绊绊、脚下打滑或几乎跌倒等，如发生跌倒，说明有严重异常。该试验的敏感度为 88%，特异度为 94%。不能完成试验者可见于髋、膝、踝关节病变、下肢或背部肌无力、小脑共济失调、帕金森、脑卒中后遗症等。

　　另一个可替代性评估方法就是测量步速，可作为预测将来能力丧失的一个指标。步速是疾病发生的指示灯，老年人正常步数为 0.8m/s，如能在 20 秒内走完 15m，通常能独立行走。

　　2）5 次起坐试验　该试验主要了解下肢肌力。受试者双手交叉放于胸前，从椅子（座高 46cm）

上站立并坐下 5 次，尽可能快且不用手臂支撑，完成时间正常 <10 秒。如完成时间 >10 秒或不能完成 5 次起坐，表明下肢股四头肌无力，跌倒风险高，对预测将来发生功能障碍很有价值。

3）计时平衡试验（Romberg 试验）　该试验主要了解平衡功能，让受试者先两脚分开站立，与肩同宽，如能保持平衡，可依次并脚站立，前后半脚站立、前后脚站立，每一步骤分别评估睁眼和闭眼的平衡性，记录维持平衡的时间，正常 >10 秒。如 10 秒内不能维持平衡者，跌倒风险增加，睁眼时不能维持平衡，提示视觉平衡视力受损；闭眼时不能维持平衡，则提示本体感平衡能力受损。

（3）进一步检查　上述定性试验异常时，应进一步做 Tinetti 步态平衡量表（表 4-10），此量表不仅可检测有无行动障碍，而且能量化其严重程度，辨别出步态和平衡项目中最易受影响的部分，有利于制定防治计划。步态测试最高分 12 分，平衡测试最高分 16 分，总分 28 分；<19 分者跌倒风险高，19~24 分者有跌倒的可能性。

表 4-10　Tinetti 步态平衡量表

评定项目		评分	首次	二次	三次
1. 步行启动（发出"走"的口令后立即启动）	0	犹豫或多次尝试迈步			
	1	没有犹豫			
2. 步幅（右足）	0	右足迈步未超过左足			
	1	右足迈步超过左足			
3. 步幅（左足）	0	左足迈步未超过右足			
	1	左足迈步超过右足			
4. 足廓清动作（右足）	0	右足不能完成足廓清			
	1	右足能完成足廓清			
5. 足廓清动作（左足）	0	左足不能完成足廓清			
	1	左足能完成足廓清			
6. 步幅对称性	0	左右步幅不等			
	1	左右步幅相等			
7. 步伐连贯性	0	前后步之间停顿或节奏不连贯			
	1	前后步之间节奏连贯			
8. 行走路线	0	明显的偏斜			
	1	轻度或中度偏斜，或使用助行器			
	2	独立直线行走			
9. 躯干	0	显著摇摆或使用助行器			
	1	无摇摆，但膝关节或腰背屈曲，或行走时上肢向外伸展			
	2	无摇摆，无膝关节或腰背屈曲，无上肢外展，不使用助行器			
10. 站立相（从后方观察）	0	一脚向前迈过另一只脚时双脚分开，互不接触			
	1	一脚向前迈过另一只脚时几乎触及对方			
总分					
评定人					
评估日期					

3. 理解/交流能力

（1）视力障碍　20%~30% ≥75 岁老年人存在视力障碍，屈光不正、白内障、黄斑变性，糖尿病视网膜病变和青光眼是导致老年人失明的最常见原因。视力障碍不仅引起跌倒和车祸、消耗大量医疗资源，而且引起日常活动功能严重受损、生活质量降低。实际上，视力障碍比痴呆、谵妄、抑郁等老年综合征更糟糕。

1）筛查问题　"您看电视、看书等日常活动时，会因视力不佳而受影响？"有影响者应做初筛检查。

2）初筛试验　标准对数视力表进行检查，让受试者在 5m 远的地方读视力表，必要时可戴矫正视力的镜片。手持式卡如 Rosenbaum 视力筛查表，应据受试者眼睛 35cm 处进行阅读。这些对判断近视或远视有帮助。异常者应做进一步检查。

3）进一步检查 通过相关专科检查明确病因，以便进行环境、药物和手术等干预，改善视力，提高生活质量。

（2）听力障碍 是老年人第四位常见慢性病。30%～50% 老年人有听力障碍，可分为神经性耳聋（耳蜗疾病引起）、传导性耳聋（声音向内耳传导障碍）和混合性耳聋。听力障碍是一种良性疾病，但对生活质量都产生深远的影响。听力障碍与认知障碍和活动能力减退有关，还可产生家庭不和、脱离社会、丧失自尊心、抑郁等心理问题。此外，还影响医患交流，使询问病史和卫生宣传变得更困难。

1）筛查问题 即低语试验，在受试者侧面距耳朵 15～30cm 处轻声说一个数字，然后让受试者重复。如听不到者应做初筛检查。

2）初筛试验 简易老年听力障碍量表（HHIF-S），这是用于评价听力障碍对社会功能影响的工具，共 10 题，总分为 40 分，>24 分为重度听力障碍；耗时 5 分钟，总精确度 75%。异常者进一步做专科检查。

3）进一步检查 如外耳道检查、听力测量仪、韦伯试验和林纳试验等，以确定是否需要配助听器、药物治疗和手术干预。

（3）认知能力 老年人认知功能减退很常见，可见于痴呆、谵妄、抑郁、语言障碍、注意力不集中、文化水平低下等。痴呆在老年人中很常见，>65 岁患病率为 6%，>80 岁为 30%。由于病程进展缓慢，单凭简单的病史和方位测试不足以确诊。研究表明，37%～80% 痴呆未被临床诊断，但使用筛选工具则能检出，提示不用筛选工具则难以发现认知功能障碍。

1）筛查问题 近期记忆减退是痴呆的首发症状，因此一个最佳的筛查问题就是先让受试者听 3 个不相关名称（国旗、皮球、树木），如一分钟后不能正确复述，需要做认知功能评估。另一个可选策略是在复述 3 个名词的基础上，再增加定向力测试（今天是星期几、几月、哪一年等），如出现 ≥3 个错误，诊断痴呆的敏感性和特异性近 90%。另一个评估执行能力的有用方法，就是让受试者在一分钟之内尽可能多的说出四条腿动物的名称，如小于 8～10 个动物名称或重复说出动物名称视为异常，需进一步评估。

2）初筛试验 ①简易智能量表（MMSE）此量表广泛用于痴呆的筛查，主要检测定向力、注意力与计算力、记忆力、语言能力及视觉空间能力等。其敏感度 80%～90%，特异度 70%～80%。总分 30 分，若初中文化以上 ≤24 分、小学文化 ≤20 分、文盲 17 分时，提示认知功能损害。②痴呆简易认知评价（Mini-Cog）这是近年来被证实为痴呆筛选的有效工具。先让受试者听 3 个不相关名词（国旗、皮球、树木）；在做画钟实验（CDT，主要检测组织能力和视觉空间能力，可反映额叶、颞顶叶的功能，而这两方面又是 MMSE 所涉及较少的），先画一个表盘，再填上数字，然后标出 11：10（正确记 2 分，有一处不正确为 0 分）；然后复述 3 个名词（3 分）。总分 5 分，0～2 分为阳性，需进一步评估，3～5 分为阴性。与 MMSE 相比，Mini-Cog 对非英语和高中以下的人群也具有很高的敏感度和特异度。

3）进一步检查 上述结果异常提示有认知功能损害，但不能诊断为痴呆，因为有其他因素的影响，需要做进一步检查。初筛试验有认知功能障碍时，应进一步了解发生时间、速度以及对工作生活的影响，可做认知功能筛查量表（CASI）。了解痴呆严重程度可用临床痴呆量表（CDR），在评估痴呆原因时，除生化及神经影像学外，还做哈钦斯缺血量表（HIS）评估血管性痴呆的可能性。对可疑痴呆者，需要有明显智能下降并足以影响到患者的生活或工作方面的证据才能确定痴呆的诊断。

谵妄是住院老年人最常见的老年综合征，一旦发生，护理难度、住院时间、医疗费用、并发症和病死率都明显增加，应视为一种内科急症，需要及时准确的识别。由于谵妄的临床表现多样化和波动性，不易被临床医师所识别，其误诊率和漏诊率高达 32% ~ 67% 。因此，谵妄是值得高度关注的临床问题。多个指南建议对具有危险因素的老年住院患者进行谵妄的常规筛查。诊断谵妄后，应做实验室及影像学等检查进一步分析其病因，以便及时干预，改善预后。

五、老年人健康管理服务规范 微课 4

（一）服务对象

辖区内 65 岁及以上常住居民。

（二）服务内容

每年为老年人提供 1 次健康管理服务，包括生活方式和健康状况评估、体格检查、辅助检查和健康指导。

1. 生活方式和健康状况评估 通过问诊及老年人健康状态自评了解其基本健康状况、体育锻炼、饮食、吸烟、饮酒、慢性疾病常见症状、既往所患疾病、治疗及目前用药和生活自理能力等情况。

2. 体格检查 包括体温、脉搏、呼吸、血压、身高、体重、腰围、皮肤、浅表淋巴结、心脏、肺部、腹部等常规体格检查，并对口腔、视力、听力和运动功能等进行粗测判断。

3. 辅助检查 包括血常规、尿常规、肝功能（血清天冬氨酸氨基转移酶、血清丙氨酸氨基转移酶和总胆红素）、肾功能（血清肌酐和血尿素氮）、空腹血糖、血脂（总胆固醇、三酰甘油、低密度脂蛋白胆固醇、高密度脂蛋白胆固醇）心电图和腹部 B 超（肝胆胰脾）检查。

4. 健康指导 告知评价结果并进行相应健康指导。

（1）对发现已确诊的原发性高血压和 2 型糖尿病等患者纳入相应的慢性病患者健康管理。

（2）对患有其他疾病的（非高血压或糖尿病），应及时治疗或转诊。

（3）对发现有异常的老年人建议定期复查或向上级医疗机构转诊。

（4）进行健康生活方式以及疫苗接种、骨质疏松预防、防跌倒措施、意外伤害预防和自救、认知和情感等健康指导。

（5）告知或预约下一次健康管理服务的时间。

（三）服务流程

老年人健康管理服务流程如图 4 - 5 所示。

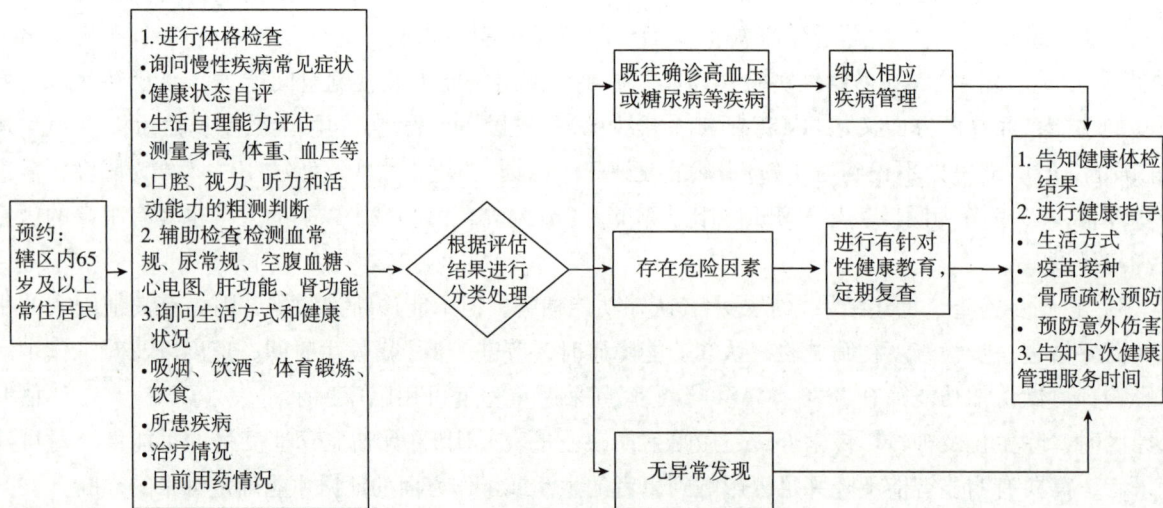

图 4 - 5　老年人健康管理服务流程

（四）服务要求

1. 开展老年人健康管理服务的乡镇卫生院和社区卫生服务中心应当具备服务内容所需的基本设备和条件。

2. 加强与村（居）委会、派出所等相关部门的联系，掌握辖区内老年人口信息变化。加强宣传，告知服务内容，使更多的老年人愿意接受服务。

3. 每次健康检查后及时将相关信息记入健康档案。

4. 积极应用中医药方法为老年人提供养生保健、疾病防治等健康指导。

（五）工作指标

老年人健康管理率＝接受健康管理人数／年内辖区内 65 岁及以上常住居民数×100%

老年人体检率达到 80% 以上；健康体检表完整率＝抽查填写完整的健康体检表数／抽查的健康体检表数×100%

老年人个体化健康指导，进行健康生活方式以及疫苗接种、骨质疏松预防、防跌倒措施、意外伤害预防和自救等随访指导。

注：接受健康管理是指建立了健康档案、接受了健康体检、健康指导、健康体检表填写完整。

老年人生活自理能力评估表为自评表（表 4-11），根据表中 5 个方面进行评估，将各方面判断评分汇总后，0～3 分者为可自理；4～8 分者为轻度依赖；9～18 分者为中度依赖；≥19 分者为不能自理。

表 4-11 老年人生活自理能力评估表

评估事项、内容与评分	程度等级				判断评分
	可自理	轻度依赖	中度依赖	不能自理	
（1）进餐：使用餐具将饭菜送入口、咀嚼、吞咽等活动	独立完成	—	需要协助，如切碎、搅拌食物等	完全需要帮助	
评分	0	0	3	5	
（2）梳洗：梳头、洗脸、刷牙、剃须洗澡等活动	独立完成	能独立地洗头、梳头、洗脸、刷牙、剃须等；洗澡需要协助	在协助下和适当的时间内，能完成部分梳洗活动	完全需要帮助	
评分	0	1	3	7	
（3）穿衣：穿衣裤、袜子、鞋子等活动	独立完成	—	需要协助，在适当的时间内完成部分穿衣	完全需要帮助	
评分	0	0	3	5	
（4）如厕：小便、大便等活动及自控	不需协助，可自控	偶尔失禁，但基本上能如厕或使用便具	经常失禁，在很多提示和协助下尚能如厕或使用便具	完全失禁，完全需要帮助	
评分	0	1	5	10	
（5）活动：站立、室内行走、上下楼梯、户外活动	独立完成所有活动	借助较小的外力或辅助装置能完成站立、行走、上下楼梯等	借助较大的外力才能完成站立、行走，不能上下楼梯	卧床不起，活动完全需要帮助	
评分	0	1	5	10	
总评分					

医防融合知识拓展

案例导入中的患者至社区参加老年人健康管理服务，社区医生可为其提供的服务包括生活方式和健康状况评估、体格检查、辅助检查和健康指导。根据患者的病史材料，可发现其存在诸多健康问题，社区医生首先给予综合评估，采取"防""治"并重的策略，给其制定个体化的健康指导方案。患者听从社区医生的健康指导后，血糖控制良好，睡眠改善，心情好转。社区全科医生团队应把三级预防策略融入老年病健康管理的全过程，在"全人理念"指导下，运用"生物—心理—社会"医学模式，为老年人提供健康管理服务，做到医防融合，维护老年人健康，提高生活质量。

（庞姗姗　温芬）

●●●● 目标检测

答案解析

一、单项选择题

1. 60 岁以上的人占社会总人口的（　　）称为老龄社会
   A. 5%　　　　　　　　　B. 7%　　　　　　　　　C. 10%
   D. 12%　　　　　　　　E. 15%

2. （　　）是骨质疏松最敏感的检查方法
   A. 血清钙、磷　　　　　B. 定量 CT　　　　　　C. 双能 X 线骨密度测定
   D. 尿钙　　　　　　　　E. X 线平片

3. WHO 推荐成年人摄入钙量为（　　）
   A. 元素钙每天 4~6g　　B. 每天不低于 500mg　　C. 每天不低于 800mg
   D. 每天不低于 1000mg　E. 每天不低于 1500mg

4. 老年人健康管理服务规范的服务对象是（　　）
   A. 辖区内 65 岁及以上常住居民
   B. 辖区内 60 岁及以上常住居民
   C. 辖区内 55 岁及以上常住居民
   D. 辖区内 50 岁及以上常住居民
   E. 辖区内 45 岁及以上常住居民

5. （　　）是治疗骨质疏松的最佳方案
   A. 运动疗法和补钙　　　B. 单纯补钙　　　　　　C. 多吃含钙食品
   D. 多吃高蛋白食物　　　E. 多吃高蛋白食物和补充钙剂

6. 老年人用药时，药物的种类（　　）
   A. 越少越好
   B. 在疗效确定的前提下，用药的种类越少越好
   C. 应该尊重老年人自己的意见
   D. 具体情况具体用药，不必考虑用药的种类
   E. 考虑老年人的经济承受能力

7. 老年人体内免疫系统变化的特点是（　　）
   A. 免疫功能下降　　　　B. 免疫功能亢进　　　　C. 免疫功能基本不变
   D. 免疫功能下降，免疫异常增强　　　　　　　　E. 免疫异常增强

8. 我国老年人的划分标准是（　　）
   A. 50 岁以上　　　　　　B. 55 岁以上　　　　　　C. 60 岁以上
   D. 65 岁以上　　　　　　E. 70 岁以上

9. 老年人综合健康评估包括（　　）

　　A. 体能测定和心理测试

　　B. 身体、心理和社会交往

　　C. 患慢性病的种类、体能测定和心理测试

　　D. 患慢性病的严重程度、体能测定和心理测试

　　E. 冠心病和高血压的患病情况

10.《中国老年人膳食指南》提出老年人运动的四项基本原则不包括（　　）

　　A. 安全第一　　　　　B. 多种运动　　　　　C. 高强度运动

　　D. 舒缓自然　　　　　E. 适度运动

二、简答题

1. 简述健康老年人的标准。

2. 老年人健康指导包括哪些方面？

三、案例分析题

请运用医防融合的理念，针对本节导入案例，分析该患者存在哪些健康问题？应从哪方面对该患者进行健康指导？

第五节　中医药健康管理服务

PPT

学习目标

1. 通过本节的学习，重点掌握中医药健康管理的服务对象、服务内容和服务流程。

2. 学会运用医防融合理念，开展65岁及以上老年人和0~36月儿童"防、治、管、康"一体化的中医药健康管理服务。

3. 具有"整体观念"和"辨证论治"的中医核心思想，运用治未病的诊疗思维，开展中医体质辨识和中医药保健技术指导的能力。

4. 培养学生弘扬中国传统文化意识，增强文化自信。

案例导入

案例　患者，72岁，退休教师，性格内向、沉稳，平素畏冷，以胃脘、背部、腰膝多见，手足不温，喜热饮食，精神不振，舌淡胖嫩，脉沉迟。既往有慢性胃炎、肠炎病史，进食生冷、海鲜就出现腹部不适，伴有腹泻。否认高血压、糖尿病、冠心病。查体：BP 120/70mmHg，神志清，精神尚可，手足肢冷，两肺呼吸音清，未闻及明显干湿啰音，心率70次/分，律齐，各瓣膜区未闻及病理性杂音。个人生活习惯：平素不吸烟酗酒，缺少运动。家庭和睦。无特殊家族遗传性及传染性疾病史可询。平素听从微信、抖音等自媒体宣传内容和熟人介绍自行运用枸杞、黄芪、西洋参等中药泡茶饮用，但效果一直不佳。本次应邀参加65周岁以上老年人健康体检，咨询平素生活中应该注意什么生活方式，正确的中医药健康保健方式是什么。

问题　1. 患者中医体质辨识属于什么体质？

　　　　2. 针对患者体质怎样指导其进行中医药健康保健？

一、中医药健康管理服务概述

（一）中医药服务健康管理的概念

中医健康管理就是运用中医学"整体观念"和"辨证论治"的核心思想，结合现代健康管理学的理论方法，通过对健康人群、亚健康人群及患病人群进行中医的全面信息采集、监测、分析、评估，以维护个体和群体健康为目的，提供中医方面的健康咨询指导、中医健康教育以及对健康危险因素进行中医相关的各种干预。

（二）中医药健康管理服务的意义

《黄帝内经素问·四气调神大论》指出"圣人不治已病治未病"已经孕育着预防为主的健康管理思想。千百年来大量的医疗实践证明，中医药对于促进人类健康方面具有独特的优势。中医学以天人合一的整体观、因时因地因人制宜的动态辨证观、中医"治未病"思想作为基石以维护人类的健康。它强调人们平素应该注重保养身体，培养正气，并根据体质偏颇的不同，结合运用传统中医疗法，以祛除病邪，扶助正气，使人体气血冲和，经络通畅，阴阳平衡，提高机体的抵御病邪能力。在中医"治未病"原则指导下，对于各种疾病的预防，尤其对亚健康防治有着积极意义。同时，中医学的辨证论治思维则能客观描述和评估健康状态的变化过程，而不是局限于现代医学对疾病危险因素的评估。因此，中医在整体上对个人的健康状态进行衡量，是真正意义上的个体化健康管理，将"治未病"的内容与健康管理的各流程相结合，是具有中国特色的健康管理。

（三）中医药健康管理服务的应用范围

1. 中医体质信息采集与管理　中医体质信息包含传统中医诊断所需要的舌、面、脉、问等信息。也就是医护人员借助于现代化中医诊断设备采集健康状态信息，如体质问卷、舌诊、面诊、脉诊等，并对采集到的信息进行数字化分析，建立检测者的中医健康档案。

2. 中医体质辨识与评估　对采集到的中医健康状态信息综合分析之后，予以中医特色体质辨识，并对检测者的健康状态和发展转归有较客观准确的评估及相关危险因素的预警。

3. 中医药健康养生与干预指导　根据中医体质辨识结果，医护人员对于检测者在情志调摄、饮食调养、起居调摄、运动保健、穴位保健等方面进行养生和干预指导，同时可提供相关中医特色疗法的建议，便于检测者可以选择适合于自己的养生方式和方法，而且对于比较严重的健康问题引起重视并及时就医。

（四）中医药健康管理服务的现状和发展趋势

随着我国改革开放与经济的快速发展，社会结构、经济结构以及人们的生活方式都发生了一系列的变化，近十几年来对于健康的消费需求已由简单、单一的医疗治疗性，向疾病预防型、保健型和健康促进型转变，也催生了健康管理在国内的诞生，正在成为巨大的需求和市场潜力，并由此越来越多吸引着社会的有效资源，逐渐成为一个具有远大发展前景的产业。但健康管理是一门综合性的交叉学科，相当专业和复杂，业内尚未形成统一公认模式，目前健康管理市场还处在盲目和无序的探索阶段。国家政府也非常重视健康管理这一新兴行业，《"健康中国2030"规划纲要》明确提出实施中医治未病健康工程，将中医药优势与健康管理结合，探索融健康文化、健康管理、健康保险为一体的中医健康保障模式。拓展中医医院服务领域，为群众提供中医健康咨询评估、干预调理、随访管理等治未病服务。鼓励中医医疗机构、中医医师为中医养生保健机构提供保健咨询和调理等技术支持。开展中医中药中国行活动，大力传播中医药知识和易于掌握的养生保健技术方法，加强中医药非物质文化遗产的保护和传承运用，实现中医药健康养生文化创造性转化、创新性发展。中医药"未病先防、既病早治、已病防变、瘥后防复"的健康管理指导思想必将贯穿于医疗、预防、保健、康复、技术指导及健康教育服务当中。

二、老年人中医药健康管理服务规范

在不同的年龄阶段，人体的结构、代谢、功能以及对外界刺激反应等方面表现出体质差异性。随着年龄的增加，人体的生理功能逐渐衰退，随着阴阳气血、津液代谢和情志活动的变化，老年性疾病逐渐增多，平和体质的人相对较少，偏颇体质的人较多。所以，老年人中医药健康管理服务可以根据老年人的体质特点，从情志调摄、饮食调养、起居调摄、运动保健和穴位保健等方面进行相应的中医药保健指导。对 65 岁及以上居民可以开展老年人中医药健康管理服务，主要内容包括中医体质信息采集、中医体质辨识、中医药保健指导。

（一）服务对象

辖区内 65 岁及以上常住居民。

（二）服务内容

每年为 65 岁及以上老年人提供 1 次中医药健康管理服务，内容包括中医体质辨识和中医药保健指导。

1. 中医体质的概念 中医体质是指人体生命过程中，在先天禀赋和后天获得的基础上所形成的形态结构、生理功能和心理状态方面综合的、相对稳定的固有特质。是人类在生长、发育过程中所形成的与自然、社会环境相适应的人体个性特征。影响人的体质的因素很多，如遗传、营养、环境、生活方式、体育锻炼、卫生保健等。

2. 中医体质的辨识 2009 年中华中医药学会发布了《中医体质分类与判定》标准，将中医体质分为平和质、气虚质、阳虚质、阴虚质、痰湿质、湿热质、血瘀质、气郁质、特禀质 9 种基本类型，每种体质有其独自的特征。在此基础上，结合老年人的生理病理特点，制定了《老年版中医体质分类与判定》标准。按照老年人中医药健康管理服务记录表前 33 项问题采集信息，根据体质判定标准进行体质辨识，并将辨识结果告知服务对象。老年人中医体质特征如下。📱微课 5

（1）平和质

总体特征：阴阳气血调和，以体态适中、面色润泽、精力充沛等为主要特征。

形体特征：体形匀称，无明显驼背。

常见表现：面色、肤色润泽，头发较密，目光有神，不易疲劳，精力充沛，耐受寒热，睡眠良好，胃纳佳，二便正常，舌色淡红、苔薄白，脉和缓有力。

心理特征：性格随和开朗。

发病倾向：平素患病较少。

对外界环境适应能力：对自然环境和社会环境适应能力较强。

（2）气虚质

总体特征：元气不足，以疲乏、气短、自汗等表现为主要特征。

形体特征：形体偏胖，肌肉松软不实。

常见表现：平素语音低弱，气短懒言，容易疲乏，精神不振，易出汗，易头晕，活动量减少，舌淡红，舌边有齿痕，脉弱。

心理特征：性格偏内向，喜安静。

发病倾向：易患感冒、内脏下垂等；病后康复缓慢。

对外界环境适应能力：不耐受风、寒、暑、湿邪。

（3）阳虚质

总体特征：阳气不足，以畏寒怕冷、手足不温等表现为主要特征。

形体特征：肌肉松软不实。

常见表现：平素畏冷，以胃脘、背部、腰膝多见，手足不温，喜热饮食，精神不振，舌淡胖嫩，脉沉迟。

心理特征：性格内向，多沉静。

发病倾向：易患痹证、咳喘、泄泻等；感邪易从寒化。

对外界环境适应能力：耐夏不耐冬；易感风、寒、湿邪。

（4）阴虚质

总体特征：阴液亏少，以口燥咽干、手足心热等表现为主要特征。

形体特征：体形偏瘦。

常见表现：眼睛干涩，口燥咽干，鼻微干，皮肤干燥、脱屑，偏好冷饮，大便干燥，舌红少津，脉细数。

心理特征：性格外向，易急躁。

发病倾向：易患便秘、燥证、消渴等；感邪易从热化。

对外界环境适应能力：耐冬不耐夏；不耐受暑、热、燥邪。

（5）痰湿质

总体特征：痰湿凝聚，以形体肥胖、腹部肥满、口黏苔腻等表现为主要特征。

形体特征：体形肥胖，腹部肥满松软。

常见表现：面部皮肤油脂较多，多汗且黏，胸闷，痰多，口黏腻或甜，喜食肥甘甜黏，苔腻，脉滑。

心理特征：性格温和、稳重，善于忍耐。

发病倾向：易患鼾症、中风、胸痹等。

对外界环境适应能力：对梅雨季节及湿重环境适应能力差。

（6）湿热质

总体特征：湿热内蕴，以面垢油光、口苦、苔黄腻等表现为主要特征。

形体特征：形体中等或偏瘦。

常见表现：面垢油光，口苦口中异味，身重困倦，大便黏滞不畅，小便短黄，男性易阴囊潮湿，女性易带下发黄，舌质偏红，苔黄腻，脉滑数。

心理特征：性格多变，易烦恼。

发病倾向：易患皮肤湿疹、疮疖、口疮、黄疸等。

对外界环境适应能力：对夏末秋初湿热气候，湿重或气温偏高环境较难适应。

（7）血瘀质

总体特征：血行不畅，以肤色晦暗、舌质紫黯等表现为主要特征。

形体特征：胖瘦均见。

常见表现：肤色、目眶晦暗，色素沉着，容易出现瘀斑，肢体麻木，好卧，口唇黯淡，舌黯或有瘀点，舌下络脉紫黯或增粗，脉涩。

心理特征：性格偏浮躁，易健忘。

发病倾向：易患胸痹、癥瘕及痛证、血证等。

对外界环境适应能力：不耐受寒邪。

（8）气郁质

总体特征：气机郁滞，以神情抑郁、紧张焦虑等表现为主要特征。

形体特征：形体瘦者为多。

常见表现：神情抑郁，紧张焦虑，烦闷不乐，有孤独感，容易受到惊吓，舌淡红，苔薄白，脉弦。

心理特征：性格不稳定，敏感多虑。

发病倾向：易患不寐、郁证等。

对外界环境适应能力：对精神刺激适应能力较差；不适应阴雨天气。

（9）特禀质

总体特征：过敏体质者，禀赋不耐、异气外侵，以过敏反应等为主要特征；先天失常者为另一类特禀质，以禀赋异常为主要特征。

形体特征：过敏体质者一般无特殊；先天失常者或有畸形，或有生理缺陷。

常见表现：过敏体质者常见哮喘、咽干、咽痒、鼻塞、喷嚏等；先天失常者患遗传性疾病者，有垂直遗传、先天性、家族性特征。

心理特征：随禀质不同情况各异。

发病倾向：过敏体质者易患哮喘、荨麻疹、过敏性鼻炎及药物过敏等；遗传疾病如血友病等。

对外界环境适应能力：适应能力差，如过敏体质者对季节变化、异气外侵适应能力差，易引发宿疾。

3. 中医药保健指导　现代医学认为个体从健康到疾病要经历一个完整的发生和发展过程。中医学所指的"未病"不仅指疾病的萌芽状态，而且包括疾病在动态变化中可能出现的趋向和未来时段可能表现出的状态，因此中医治未病的含义包括"未病先防""既病防变""病后康复"三个层次，贯穿于疾病隐而未显、显而未成、成而未发、发而未传、传而未变、变而未果的全过程。它不但强调在没有疾病的时候要预防疾病的发生，对已经发生的疾病要防止疾病进一步发展和恶化，在疾病初愈时，应及时、合理地调养身体，以增强体质，防止疾病的复发，这种预防为主的思想贯穿于疾病发生发展的始终。它要求人们平素注重养生和调摄，培养正气，增强体质，减少疾病的发生，在病变来临之际，防止其进一步恶化，而在疾病初愈，应及时、合理地调养身体，防止疾病的复发，这样才能掌握健康的主动权，归纳起来中医治未病的核心理念就是强调通过平素对身体的养护，培养正气，增强人体的体质，以减少疾病的发生，防止疾病传播，达到维护健康和促进健康的目的。

中医治未病不仅停留在危险因素控制、健康生活方式等层面上，而是积极地、主动地运用中医理论，从中医体质学入手，在中医理论指导下，运用中医传统方法，如四季养生、冬病夏治、饮食养生、运动养生、精神养生、针灸、推拿、药物调养等方法以积极地、主动地增强体质，预防疾病。中医治未病强调"辨证施养"，因人而异的调养方法，更注重人体在先天遗传、后天生长发育以及生活环境、饮食习惯、地域不同等个体形成的差异，强调"天人合一""形神具备""动静相宜"的养生思想，明确预防有着积极的意义。

根据不同体质从情志调摄、饮食调养、起居调摄、运动保健、穴位保健等方面进行相应的中医药保健指导。下面所列是9种基本类型体质的中医药保健方法，兼夹体质的中医药保健方法可参照执行。

（1）平和质　①情志调摄，宜保持平和的心态。可根据个人爱好，选择弹琴、下棋、书法、绘画、听音乐、阅读、旅游、种植花草等放松心情。②饮食调养，饮食宜粗细粮食合理搭配，多吃五谷杂粮、蔬菜瓜果，少食过于油腻及辛辣食品；不要过饥过饱，也不要进食过冷过烫或不干净食物；注意戒烟限酒。四时饮食调养：春宜多食蔬菜，如菠菜、芹菜、春笋、荠菜等。夏宜多食新鲜水果，如西瓜、番茄、菠萝等，其他清凉生津食品，如金银花、菊花、鲜芦根、绿豆、冬瓜、苦瓜、黄瓜、生菜、豆芽等均可酌情食用，以清热祛暑。长夏宜选用茯苓、藿香、山药、莲子、薏苡仁、扁豆、丝瓜等利湿健脾之品，不宜进食滋腻碍胃的食物。秋宜选用寒温偏性不明显的平性药食。同时，宜食用濡润滋阴之品以保护阴津，如沙参、麦冬、阿胶、甘草等。冬宜选用温补之品，如生姜、肉桂、羊肉等温补之品。③起居调摄，起居宜规律，睡眠要充足，劳逸相结合，穿戴求自然。④运动保健，形成良好的运动健身习惯。可根据个人爱好和耐受程度，选择运动健身项目。⑤穴位保健，选穴：涌泉穴、足三里穴。定位：涌泉穴位于足底部，卷足时足前部凹陷处，约当足底2、3趾趾缝纹头端与足跟连线的前三分之一与后三分之二交点上（图4-6）。足三里穴位于小腿前外侧，当犊鼻下3寸，距胫骨前缘一横指处（图4-7）。操作：用大拇指或中指指腹按压穴位，做轻柔缓和的环旋活动，以穴位感到酸胀为度，按揉2~3分钟。每天操作1~2次。

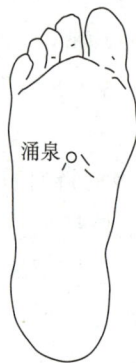

图4-6　足底部
涌泉穴

注：图中圆点为涌泉穴

（2）气虚质　①情志调摄，宜保持稳定乐观的心态，不可过度劳神。宜欣赏节奏明快的音乐，如笛子曲《喜相逢》等。②饮食调养，宜选用性平偏温、健脾益气的食物，如大米、小米、南瓜、胡萝卜、山药、大枣、香菇、莲子、白扁豆、黄豆、豆腐、鸡肉、鸡蛋、鹌鹑（蛋）、牛肉等。尽量少吃或不吃槟榔、生萝卜等耗气的食物。不宜多食生冷苦寒、辛辣燥热的食物。参考食疗方有山药粥：山药、粳米，具有补中益气功效，适合气虚体质者食用。黄芪童子鸡：童子鸡、生黄芪，具有益气补虚功效，适合气虚体质易自汗者食用。本方补气力量较强，对气虚表现比较明显者，可每隔半个月食用一次，不宜长期连续服用。③起居调摄，提倡劳逸结合，不要过于劳作，以免损伤正气。平时应避免汗出受风。居室环境应采用明亮的暖色调。④运动保健，宜选择比较柔和的传统健身项目，如八段锦。在做完全套八段锦动作后，将"两手攀足固肾腰"和"攒拳怒目增力气"各加做1~3遍。避免剧烈运动。还可采用提肛法防止脏器下垂，提肛法：全身放松，注意力集中在会阴肛门部。首先吸气收腹，收缩并提升肛门，停顿2~3秒之后，再缓慢放松呼气，如此反复10~15次。⑤穴位保健，选穴：气海穴、关元穴。定位：气海穴位于下腹部，前正中线上，当脐中下1.5寸；关元穴位于下腹部，前正中线上，当脐下3寸（图4-8）。操作：用掌根着力于穴位，做轻柔缓和的环旋活动，每个穴位按揉2~3分钟，每天操作1~2次。还可以采用艾条温和灸，增加温阳益气的作用。点燃艾条或借助灸盒，对穴位进行温灸，每次10分钟。艾条温和灸点燃端要与皮肤保持2~3cm的距离，不要烫伤皮肤。温和灸可每周操作1次。

（3）阳虚质　①情志调摄，宜保持积极向上的心态，正确对待生活中的不利事件，及时调节自己的消极情绪。宜欣赏激昂、高亢、豪迈的音乐，如《黄河大合唱》等。②饮食调养，宜选用甘温补脾阳、温肾阳为主的食物，如羊肉、鸡肉、带鱼、黄鳝、虾、刀豆、韭菜、茴香、核桃、栗子、腰果、松子、红茶、生姜等。少食生冷、苦寒、黏腻食物，如田螺、螃蟹、海带、紫菜、芹菜、苦瓜、冬瓜、西瓜、香蕉、柿子、甘蔗、梨、绿豆、蚕豆、绿茶、冷冻饮料等。即使在盛夏也不要过食寒凉之品。参考食疗方有当归生姜羊肉汤：当归、生姜、羊肉，具有温阳补血、祛寒止痛功效，适合阳虚体质者食用。韭菜炒胡桃仁：生胡桃仁、韭菜，具有温肾助阳功效，适合阳虚体质腰膝冷痛者。③起居调摄，居住环境以温和的暖色调为宜，不宜在阴暗、潮湿、寒冷的环境下长期工作和生活。平时要注意腰部、背部和下肢保暖。白天保持一定活动量，避免打盹瞌睡。睡觉前尽量不要饮水，睡前将小便排净。④运动保健，宜在阳光充足的环境下适当进行舒缓柔和的户外活动，尽量避免在大风、大寒、大雪的环境中锻炼。日光浴、空气浴是较好的强身壮阳之法。也可选择八段锦，在完成整套动作后将"五劳七伤往后瞧"和"两手攀足固肾腰"加做1~3遍。⑤穴位保健，选穴：关元穴、命门穴。定位：关元穴（位置见气虚质）。命门穴位于腰部，当后正中线上，第2腰椎棘突下凹陷中（图

4-9）。操作：两穴均可采用温和灸（见气虚质）的方法，每周进行 1 次。关元穴还可采用掌根揉法（见气虚质），按揉每穴 2~3 分钟，每天 1~2 次。也可配合摩擦腰肾法温肾助阳，以手掌鱼际、掌根或拳背摩擦两侧腰骶部，每次操作约 10 分钟，以摩至皮肤温热为度，每天 1 次。

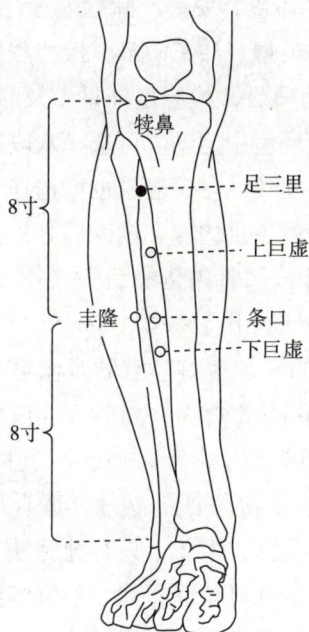

图 4-7 小腿外侧足三里穴位置示意

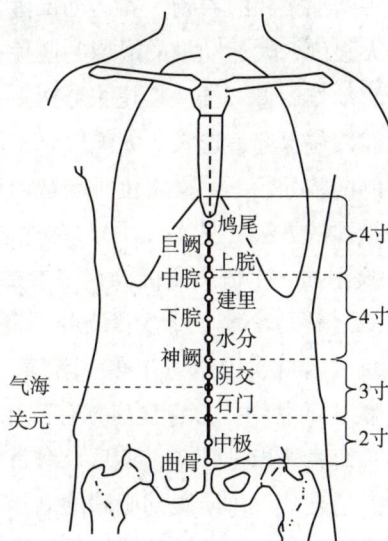

图 4-8 下腹部气海、关元穴位置示意

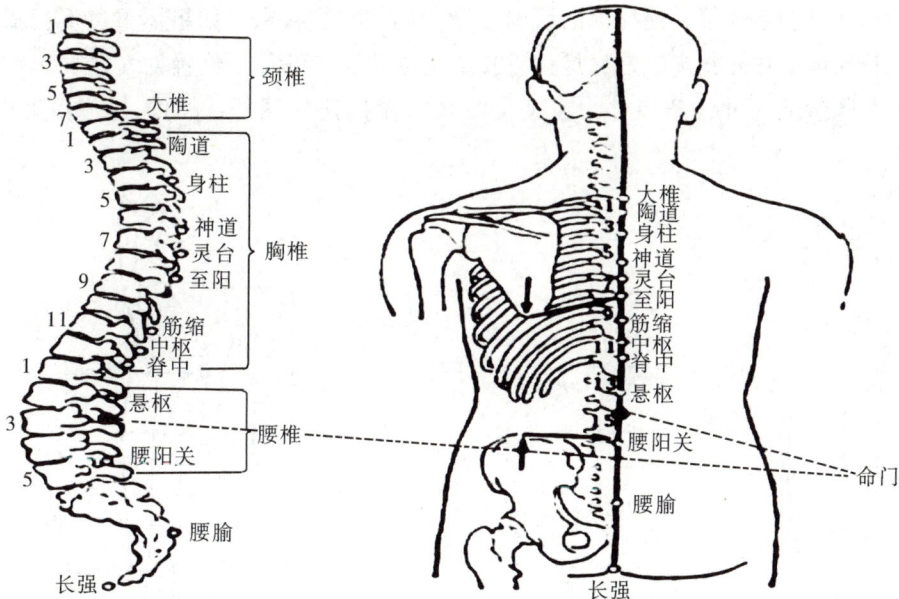

图 4-9 腰部命门穴位置示意

（4）阴虚质 ①情志调摄，宜加强自我修养、培养自己的耐性，尽量减少与人争执、动怒，不宜参加竞争胜负的活动，可在安静、优雅环境中练习书法、绘画等。有条件者可以选择在环境清新凉爽的海边、山林旅游休假。宜欣赏曲调轻柔、舒缓的音乐，如舒伯特《小夜曲》等。②饮食调养，宜选用甘凉滋润的食物，如鸭肉、猪瘦肉、百合、黑芝麻、蜂蜜、荸荠、鳖、海蜇、海参、甘蔗、银耳、燕窝等。少食温燥、辛辣、香浓的食物，如羊肉、韭菜、茴香、辣椒、葱、蒜、葵花籽、酒、咖啡、浓茶，以及荔枝、龙眼、樱桃、杏、大枣、核桃、栗子等。参考食疗方有蜂蜜银耳蒸百合：百合、蜂蜜、银耳，具有养阴生津润燥的功效，适合阴虚体质常感咽干口燥、皮肤干燥者食用。糖尿病患者不宜使用本方。莲子百合煲瘦肉：莲子（去芯）、百合、猪瘦肉，具有养阴清热、益气安神功效，适合阴虚体质常感虚烦失眠多梦者食用。③起居调摄，居住环境宜安静，睡好"子午觉"。避免熬夜及在高温酷暑下工作，不宜洗桑拿、泡温泉。节制房事，勿吸烟。注意防晒，保持皮肤湿润，宜选择蚕丝等清凉柔和的衣物。④运动保健，宜做中小强度的运动项目，控制出汗量，及时补充水分。不宜进行大强度、大运动量的锻炼，避免在炎热的夏天或闷热的环境中运动。可选择八段锦，在做完八段锦整套动作后将"摇头摆尾去心火"和"两手攀足固肾腰"加做 1~3 遍。也可选择太极拳、太极剑等。⑤穴位保健，选穴：太溪穴、三阴交穴。定位：太溪穴位于足内侧，内踝后方，当内踝尖与跟腱之间的凹陷处；三阴交穴位于小腿内侧，当足内踝尖上 3 寸，胫骨内侧缘后方（图 4-10）。操作：采用指揉的方法（见平和质），每个穴位按揉 2~3 分钟，每天操作 1~2 次。

（5）痰湿质　①情志调摄，宜多参加社会活动，培养广泛的兴趣爱好。宜欣赏激进、振奋的音乐，如二胡《赛马》等。②饮食调养，宜选用健脾助运、祛湿化痰的食物，如冬瓜、白萝卜、薏苡仁、赤小豆、荷叶、山楂、生姜、荠菜、紫菜、海带、鲫鱼、鲤鱼、鲈鱼、文蛤等。少食肥、甜、油、黏（腻）的食物。参考食疗方有荷叶粥：干荷、大米，具有祛湿降浊的功效，适合痰湿体质者食用。冬瓜海带薏米排骨汤：冬瓜、海带、薏苡仁、猪排骨（少量）、生姜，具有健脾祛湿、化痰消浊的功效，适合痰湿体质腹部肥满的老年人食用。③起居调摄，居住环境宜干燥，不宜潮湿，穿衣面料以棉、麻、丝等透气散湿的天然纤维为佳，尽量保持宽松，有利于汗液蒸发，祛除体内湿气。晚上睡觉枕头不宜过高，防止打鼾加重；早睡早起，不要过于安逸，勿贪恋沙发和床榻。④运动保健，坚持长期运动锻炼，强度应根据自身的状况循序渐进。不宜在阴雨季节、天气湿冷的气候条件下运动。可选择快走、武术以及打羽毛球等，使松弛的肌肉逐渐变得结实、致密。如果体重过重、膝盖受损，可选择游泳。⑤穴位保健，选穴：丰隆穴、足三里穴。定位：足三里穴（位置见气虚质）。丰隆穴位于小腿前外侧，当外踝尖上 8 寸，条口外，距胫骨前缘二横指处（图 4-11）。操作：采用指揉法（见平和质）。

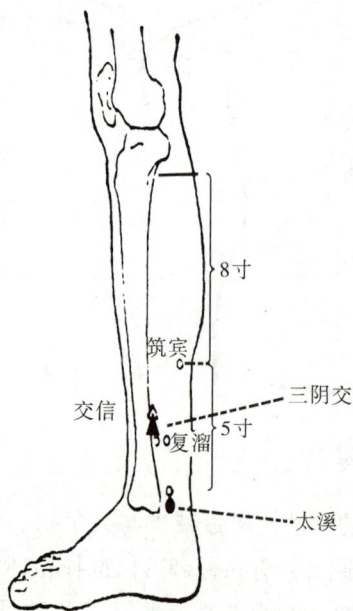

图 4-10　小腿内侧三阴交、太溪穴位置示意

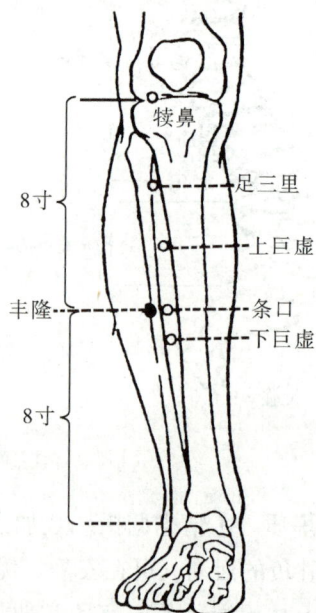

图 4-11　小腿外侧丰隆穴位置示意

（6）湿热质 ①情志调摄，宜稳定情绪，尽量避免烦恼，可选择不同形式的兴趣爱好。宜欣赏曲调悠扬的乐曲，如古筝《高山流水》等。②饮食调养，宜选用甘寒或苦寒的清利化湿食物，如绿豆（芽）、绿豆糕、绿茶、芹菜、黄瓜、苦瓜、西瓜、冬瓜、薏苡仁、赤小豆、马齿苋、藕等。少食羊肉、动物内脏等肥厚油腻之品，以及韭菜、生姜、辣椒、胡椒、花椒及火锅、烹炸、烧烤等辛温助热的食物。参考食疗方有老黄瓜赤小豆煲猪肉汤：老黄瓜、赤小豆、瘦猪肉（少量）、陈皮、生姜，具有清热利湿、理气和中的功效，适合湿热体质者食用。绿豆薏米粥：生薏苡仁、绿豆，具有清热利湿解毒的功效，适合湿热体质易长疮疖者食用。③起居调摄，居室宜干燥、通风良好，避免居处潮热，可在室内用除湿器或空调改善湿、热的环境。选择款式宽松，透气性好的天然棉、麻、丝质服装。注意个人卫生，预防皮肤病变。保持充足而有规律的睡眠，睡前半小时不宜思考问题、看书、看情节紧张的电视节目，避免服用兴奋饮料，不宜吸烟饮酒。保持二便通畅，防止湿热积聚。④运动保健，宜做中长跑、游泳、各种球类、武术等强度较大的锻炼。夏季应避免在烈日下长时间活动，在秋高气爽的季节，经常选择爬山登高，更有助于祛除湿热。也可做八段锦，在完成整套动作后将"双手托天理三焦"和"调理脾胃须单举"加做 1~3 遍，每日 1 遍。⑤穴位保健，选穴：支沟穴、阴陵泉穴。定位：支沟穴位于前臂背侧，当阳池与肘尖的连线上，腕背横纹上 3 寸，尺骨与桡骨之间（图 4-12）。阴陵泉穴位于小腿内侧，当胫骨内侧踝后下凹陷处（图 4-13）。操作：采用指揉法（见平和质）。阴陵泉穴还可以选择刮痧，先涂刮痧油，用刮痧板与皮肤呈 45°角在穴位区域从上往下刮，以皮肤潮红或出痧点为度。

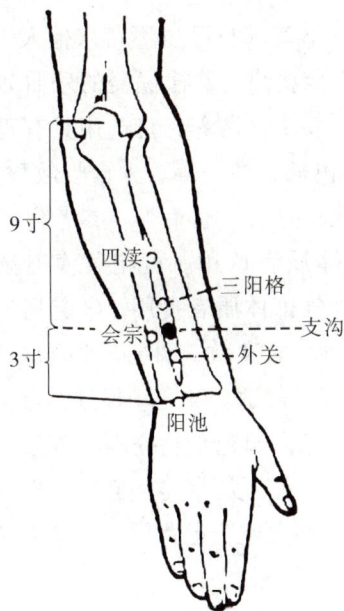

图 4-12 前臂背侧支沟穴位置示意　　　　　图 4-13 小腿内侧阴陵泉穴位置示意

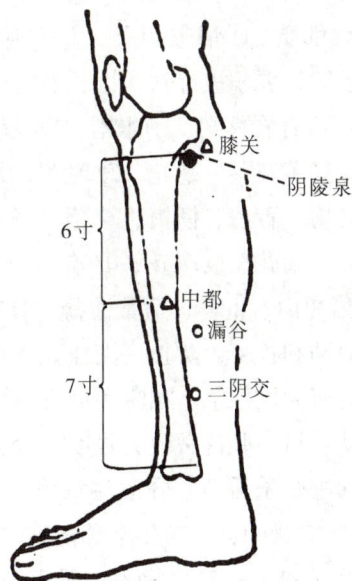

（7）血瘀质 ①情志调摄，遇事宜沉稳，努力克服浮躁情绪。宜欣赏流畅抒情的音乐，如《春江花月夜》等。②饮食调养，宜选用具有调畅气血作用的食物，如生山楂、醋、玫瑰花、桃仁（花）、黑豆、油菜等。少食收涩、寒凉、冰冻之物，如乌梅、柿子、石榴、苦瓜、花生米，以及高脂肪、高胆固醇、油腻食物，如蛋黄、虾、猪头肉、猪脑、奶酪等。还可少量饮用葡萄酒、糯米甜酒，有助于促进血液运行，但高血压和冠心病等患者不宜饮用。女性月经期间慎用活血类食物。参考食疗方有黑豆川芎粥：川芎、黑豆、大米，具有活血祛瘀功效，适合血瘀体质者食用。红花三七蒸老母鸡：老母鸡、参三七、红花、陈皮，具有活血行气功效，适合血瘀体质患有胸痹、痛证者食用。③起居调摄，居室宜温暖舒适，不宜在阴暗、寒冷的环境中长期工作和生活。衣着宜宽松，注意保

暖，保持大便通畅。不宜贪图安逸，宜在阳光充足的时候进行户外活动。避免长时间打麻将、久坐、看电视等。④运动保健，宜进行有助于促进气血运行的运动项目，持之以恒。如步行健身法，或者八段锦，在完成整套动作后将"左右开弓似射雕"和"背后七颠百病消"加做1~3遍。避免在封闭环境中进行锻炼。锻炼强度视身体情况而定，不宜进行大强度、大负荷运动，以防意外。⑤穴位保健，选穴：期门穴、血海穴。定位：期门穴位于胸部，当乳头直下，第6肋间隙，前正中线旁开4寸（图4-14）。血海穴：屈膝，在大腿内侧，髌底内侧端上2寸，当股四头肌内侧头的隆起处（图4-15）。操作：采用指揉法（见平和质）。

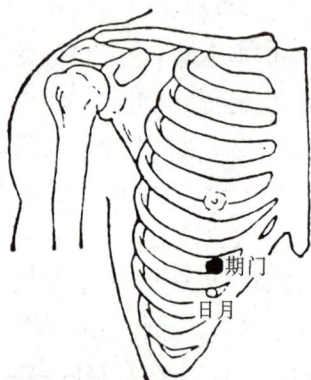

图4-14　胸部期门穴位置示意

图4-15　大腿内侧血海穴位置示意

（8）气郁质　①情志调摄，宜乐观开朗，多与他人相处，不苛求自己也不苛求他人。如心境抑郁不能排解时，要积极寻找原因，及时向朋友倾诉。宜欣赏节奏欢快、旋律优美的乐曲如《金蛇狂舞》等，还适宜看喜剧、励志剧，以及轻松愉悦的相声表演。②饮食调养，宜选用具有理气解郁作用的食物，如黄花菜、菊花、玫瑰花、茉莉花、大麦、金橘、柑橘、柚子等。少食收敛酸涩的食物，如石榴、乌梅、青梅、杨梅、草莓、杨桃、酸枣、李子、柠檬、南瓜、泡菜等。参考食疗方有三花茶：茉莉花、菊花、玫瑰花，具有行气解郁功效，适合气郁体质者饮用。黄花菜瘦肉汤：黄花菜（水焯）、猪瘦肉、生姜，适量油盐。具有疏肝解郁功效，适合气郁体质者食用。③起居调摄，尽量增加户外活动和社交，防止一人独处时心生凄凉。居室保持安静，宜宽敞、明亮。平日保持有规律的睡眠，睡前避免饮用茶、咖啡和可可等饮料。衣着宜柔软、透气、舒适。④运动保健，宜多参加群体性体育运动项目，坚持做较大强度、较大负荷的"发泄式"锻炼，如跑步、登山、游泳。也可参与下棋、打牌等娱乐活动，分散注意力。⑤穴位保健，选穴：合谷穴、太冲穴。定位：合谷穴位于手背，第1、2掌骨间，当第2掌骨桡侧的中点处（图4-16）。太冲穴位于足背侧，当第1跖骨间隙的后方凹陷处（图4-17）。操作：采用指揉的方法（见平和质）。

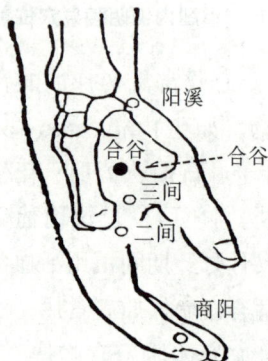

图4-16　手背部合谷穴位置示意

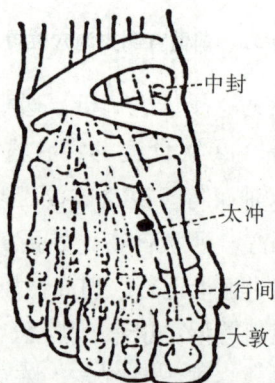

图4-17　背部太冲穴示意

（9）特禀质 ①情志调摄，过敏体质的人因对过敏原敏感，容易产生紧张、焦虑等情绪，因此要在尽量避免过敏原的同时，还应避免紧张情绪。②饮食调养，饮食宜均衡、粗细粮食搭配适当、荤素配伍合理，宜多食益气固表的食物，尽量少食辛辣、腥发食物，不食含致敏物质的食品，如蚕豆、白扁豆、羊肉、鹅肉、鲤鱼、虾、蟹、茄子、辣椒、浓茶、咖啡等。参考食疗方有固表粥：乌梅、黄芪、当归、粳米，具有益气养血脱敏功效，适合过敏体质易发皮肤过敏者食用。黄芪首乌藤炖猪瘦肉：黄芪、首乌藤、猪瘦肉、食盐、葱、生姜、料酒、味精各适量，具有益气养血、祛风脱敏功效，适合过敏体质者食用。③起居调摄，起居要有规律，保持充足的睡眠时间。居室宜通风良好。生活环境中接触的物品如枕头、棉被、床垫、地毯、窗帘、衣橱易附有尘螨，可引起过敏，应经常清洗、日晒。外出也要避免处在花粉及粉刷油漆的空气中，以免刺激而诱发过敏症。④运动保健，宜进行慢跑、散步等户外活动，也可选择下棋、瑜伽等室内活动。不宜选择大运动量的活动，避免春天或季节交替时长时间在野外锻炼。运动时注意避风寒，如出现哮喘、憋闷的现象应及时停止运动。⑤穴位保健，选穴：神阙穴、曲池穴。定位：神阙穴位于腹中部，脐中央（图4-18）。曲池穴位于肘横纹外侧端，屈肘，当尺泽与在肘横纹外侧端与肱骨外上髁连线中点（图4-19）。操作：神阙采用温和灸（见气虚质）。曲池采用指揉法（见平和质）。

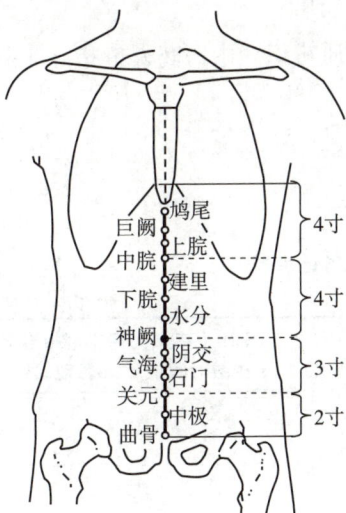

图 4-18 腹部神阙穴位置示意

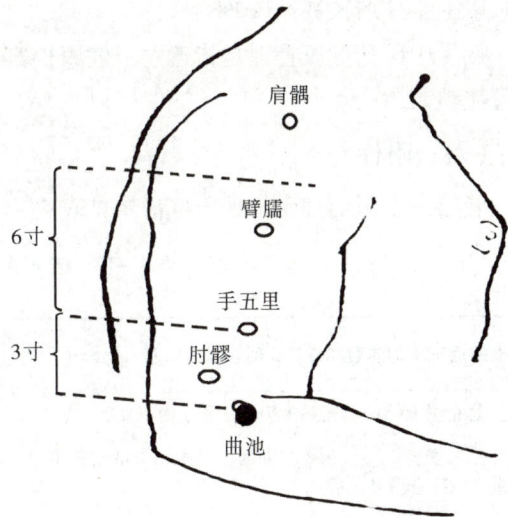

图 4-19 肘部曲池穴位置示意

（三）服务流程

65岁及以上老年人中医药健康管理服务流程如图4-20所示。

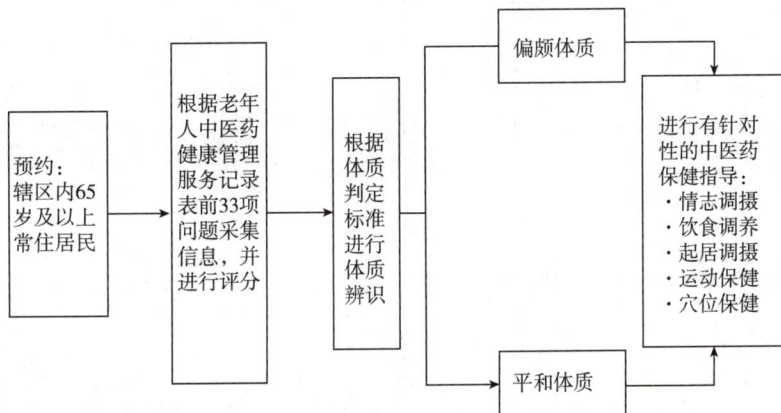

图 4-20 老年人中医药健康管理服务流程

（四）服务要求

1. 开展老年人中医药健康管理服务可结合老年人健康体检和慢性病患者管理及日常诊疗时间。

2. 开展老年人中医药健康管理服务的乡镇卫生院、村卫生室和社区卫生服务中心（站）应当具备相应的设备和条件。有条件的地区应利用信息化手段开展老年人中医药健康管理服务。

3. 开展老年人中医体质辨识工作的人员应当为接受过老年人中医药知识和技能培训的卫生技术人员。开展老年人中医药保健指导工作的人员应当为中医类别执业（助理）医生或接受过中医药知识和技能专门培训能够提供上述服务的其他类别医生（含乡村医生）。

4. 服务机构要加强与村（居）委会、派出所等相关部门的联系，掌握辖区内老年人口信息变化。

5. 服务机构要加强宣传，告知服务内容，使更多的老年人愿意接受服务。

5. 每次服务后要及时、完整记录相关信息，纳入老年人健康档案。如果已经采用电子健康档案的地区，将中医药健康管理的内容纳入电子档案中进行管理。

（五）工作指标

老年人中医药健康管理率=年内接受中医药健康管理服务的 65 岁及以上居民数/年内辖区内 65 岁及以上常住居民数×100%

接受中医药健康管理是指建立了健康档案、接受了中医体质辨识、中医药保健指导、服务记录表填写完整。

（六）附件

老年人中医药健康管理服务记录见表 4-12、表 4-13。

表 4-12　老年人中医药健康管理服务记录表

姓名 _____　　　　　　　　　　　　　　　　　编号：□□□-□□□□□

请根据近一年的体验和感觉，回答以下问题	没有（根本不／从来没有）	很少（有一点／偶尔）	有时（有些／少数时间）	经常（相当／多数时间）	总是（非常／每天）
（1）您精力充沛吗（指精神头足，乐于做事）	1	2	3	4	5
（2）您容易疲乏吗（指体力如何，是否稍微活动一下或做一点家务劳动就感到累）	1	2	3	4	5
（3）您容易气短，呼吸短促，接不上气吗	1	2	3	4	5
（4）您说话声音低弱无力吗（指说话没有力气）	1	2	3	4	5
（5）您感到闷闷不乐、情绪低沉吗（指心情不愉快，情绪低落）	1	2	3	4	5
（6）您容易精神紧张、焦虑不安吗（指遇事是否心情紧张）	1	2	3	4	5
（7）您因为生活状态改变而感到孤独、失落吗	1	2	3	4	5
（8）您容易感到害怕或受到惊吓吗	1	2	3	4	5
（9）您感到身体超重不轻松吗（感觉身体沉重）[BMI指数=体重(kg)/身高^2(m^2)]	1 （BMI<24）	2 （24≤BMI<25）	3 （25≤BMI<26）	4 （26≤BMI<28）	5 （BMI≥28）
（10）您眼睛干涩吗	1	2	3	4	5
（11）您手脚发凉吗（不包含周围温度低或穿的少导致的手脚发冷）	1	2	3	4	5
（12）您胃脘部、背部或腰膝部怕冷吗（指上腹部、背部、腰部或膝关节等，有一处或多处怕冷）	1	2	3	4	5
（13）您比一般人耐受不了寒冷吗（指比别人容易害怕冬天或是夏天的冷空调、电扇等）	1	2	3	4	5

续表

请根据近一年的体验和感觉，回答以下问题	没有（根本不/从来没有）	很少（有一点/偶尔）	有时（有些/少数时间）	经常（相当/多数时间）	总是（非常/每天）
（14）您容易患感冒吗（指每年感冒的次数）	1 一年<2次	2 一年感冒 2~4次	3 一年感冒 5~6次	4 一年8次 以上	5 几乎每月 都感冒
（15）您没有感冒时也会鼻塞、流鼻涕吗	1	2	3	4	5
（16）您有口黏口腻，或睡眠打鼾吗	1	2	3	4	5
（17）您容易过敏（对药物、食物、气味、花粉或在季节交替、气候变化时）吗	1 从来没有	2 一年1、 2次	3 一年3、 4次	4 一年5、 6次	5 每次遇到 上述原因 都过敏
（18）您的皮肤容易起荨麻疹吗（包括风团、风疹块、风疙瘩）	1	2	3	4	5
（19）您的皮肤在不知不觉中会出现青紫瘀斑、皮下出血吗（指皮肤在没有外伤的情况下出现青一块紫一块的情况）	1	2	3	4	5
（20）您的皮肤一抓就红，并出现抓痕吗（指被指甲或钝物划过后皮肤的反应）	1	2	3	4	5
（21）您皮肤或口唇干吗	1	2	3	4	5
（22）您有肢体麻或固定部位疼痛的感觉吗	1	2	3	4	5
（23）您面部或鼻部有油腻感或者油亮发光吗（指脸上或鼻子）	1	2	3	4	5
（24）您面色或目眶晦暗，或出现褐色斑块/斑点吗	1	2	3	4	5
（25）您有皮肤湿疹、疮疖吗	1	2	3	4	5
（26）您感到口干咽燥、总想喝水吗	1	2	3	4	5
（27）您感到口苦或嘴里有异味吗（指口苦或口臭）	1	2	3	4	5
（28）您腹部肥大吗（指腹部脂肪肥厚）	1 腹围<80cm， （相当于2.4尺）	2 腹围80~ 85cm（2.4~ 2.55尺）	3 腹围86~ 90cm（2.56~ 2.7尺）	4 腹围91~ 105cm（2.71~ 3.15尺）	5 腹围> 105cm （3.15尺）
（29）您吃（喝）凉的东西会感到不舒服或者怕吃（喝）凉的东西吗（指不喜欢吃凉的食物，或吃了凉的食物后会不舒服）	1	2	3	4	5
（30）您有大便黏滞不爽、解不尽的感觉吗（大便容易粘在马桶上）	1	2	3	4	5
（31）您容易大便干燥吗	1	2	3	4	5
（32）您舌苔厚腻或有舌苔厚厚的感觉吗（如果自我感觉不清楚可由调查员观察后填写）	1	2	3	4	5
（33）您舌下静脉瘀紫或增粗吗（可由调查员辅助观察后填写）	1	2	3	4	5

体质类型	气虚质	阳虚质	阴虚质	痰湿质	湿热质	血瘀质	气郁质	特禀质	平和质
体质辨识	1. 得分__ 2. 是 3. 倾向是	1. 得分__ 2. 是 3. 倾向是	1. 得分__ 2. 是 3. 倾向是	1. 得分__ 2. 是 3. 倾向是	1. 得分__ 2. 是 3. 倾向是	1. 得分__ 2. 是 3. 倾向是	1. 得分__ 2. 是 3. 倾向是	1. 得分__ 2. 是 3. 倾向是	1. 得分__ 2. 是 3. 基本是
中医药保健指导	1. 情志调摄 2. 饮食调养 3. 起居调摄 4. 运动保健 5. 穴位保健	1. 情志调摄 2. 饮食调养 3. 起居调摄 4. 运动保健 5. 穴位保健	1. 情志调摄 2. 饮食调养 3. 起居调摄 4. 运动保健 5. 穴位保健	1. 情志调摄 2. 饮食调养 3. 起居调摄 4. 运动保健 5. 穴位保健	1. 情志调摄 2. 饮食调养 3. 起居调摄 4. 运动保健 5. 穴位保健	1. 情志调摄 2. 饮食调养 3. 起居调摄 4. 运动保健 5. 穴位保健	1. 情志调摄 2. 饮食调养 3. 起居调摄 4. 运动保健 5. 穴位保健	1. 情志调摄 2. 饮食调养 3. 起居调摄 4. 运动保健 5. 穴位保健	1. 情志调摄 2. 饮食调养 3. 起居调摄 4. 运动保健 5. 穴位保健

填表日期　　　年　　月　　日　　　　　医生签名

填表说明

（1）该表采集信息时要能够反映老年人近一年来平时的感受，避免采集老年人的即时感受。

（2）采集信息时要避免主观引导老年人的选择。

（3）记录表所列问题不能空项，须全部询问填写。

（4）询问结果应在相应分值内划"√"，并将计算得分填写在相应空格内。

（5）体质辨识：医务人员应""质判定标准表""识结果判定，偏颇体质为"是""倾向是"，平和体质为"是""基本是"，并在相应选项上划"√"。

（6）中医药保健指导：请在所提供指导对应的选项上划"√"，可多选。其他指导请注明。

表 4 - 13　体质判定标准表

体质类型及对应条目	条件	判定结果
气虚质（2）（3）（4）（14） 阳虚质（11）（12）（13）（29） 阴虚质（10）（21）（26）（31）	各条目得分相加之和≥11 分	是
痰湿质（9）（16）（28）（32） 湿热质（23）（25）（27）（30） 血瘀质（19）（22）（24）（33）	各条目得分相加之和为 9～10 分	倾向是
气郁质（5）（6）（7）（8） 特禀质（15）（17）（18）（20）	各条目得分相加之和≤8 分	否
平和质（1）（2）（4）（5）（13） （其中，（2）（4）（5）（13）反向计分，即1→ 5，2→4，3→3，4→2，5→1）	各条目得分相加之和≥17 分，同时其他 8 种体质得分均≤8 分	是
	各条目得分相加之和≥17 分，同时其他 8 种体质得分均≤10 分	基本是
	不满足上述条件者	否

填表说明

1. 该表不用纳入居民的健康档案。

2. 体质辨识结果的准确性取决于接受服务者回答问题准确程度，如果出现自相矛盾的问题回答，则会出现自相矛盾的辨识结果，需要提供服务者核对其问题回答的准确性。处理方案有以下几种。

（1）在回答问题过程中及时提醒接受服务者理解所提问题。

（2）出现两种及以上判定结果即兼夹体质是正常的，比如气阴两虚，则两种体质都如实记录，以分数高的为主要体质进行指导。

（3）如果出现判定结果分数一致，则由中医师依据专业知识判定，然后进行指导。

（4）如果出现既是阴虚又是阳虚这样的矛盾判定结果，要返回查找原因，帮助老年人准确采集信息，必要时候由中医师进行辅助判定。

（5）如果出现每种体质都不是或者无法判断体质类型等情况，则返回查找原因，或需 2 周后重新采集填写。

三、0～36 个月儿童中医药健康管理服务规范

儿童的生理特点是稚嫩、生机旺盛，一方面生机蓬勃，发育旺盛，另一方面脏腑娇嫩，行气未充。儿童容易发病，发展迅速，但是也容易康复。0～36 个月儿童中医药健康管理服务主要针对儿童的生理特点和主要健康问题，对家长开展儿童中医饮食调养、起居活动指导、传授中医穴位按揉方法，从而达到改善儿童健康状况，促进儿童生长发育的目的。

在儿童 6、12、18、24、30、36 月龄时，可以根据儿童健康体检和预防接种的时间，预约儿童家长来基层医疗卫生机构接受儿童中医药健康指导。在儿童 6 月龄和 12 月龄时，向家长传授摩腹和捏脊的方法；在 18 月龄和 24 月龄时，向家长传授按揉迎香、足三里穴的方法；在 30 月龄和 36 月龄时，向家长传授按揉四神聪穴的方法。摩腹具有改善脾胃功能、促进消化吸收的作用，捏脊具有消食积、健脾胃、通经络的作用，足三里穴具有健脾益胃、强壮体质的作用，迎香穴具有疏通鼻窍的作用，四神聪穴具有醒神益智的作用。

中医学认为，活动可以促进气血流畅，使人体肌肉筋骨强壮，脏腑功能旺盛，促进儿童的生长发育，饮食不当会影响人体的生理功能，使正常的气机紊乱或损失正气。所以，日常生活中要饮食有节，不饥不饱，养成良好的饮食习惯，不挑食，不偏食，控制零食摄入，进食要规律，食物宜细软、烂、碎，种类多样，严格控制冷饮和寒凉食物食用量，寒温适度。经常户外活动，能增强体质，预防

或减少疾病的发生。根据四季变化规律，调配衣着，衣着要宽松、舒服，生活要规律，秋季避免保暖过度，冬季室内注意适当通风，保持空气新鲜。

（一）服务对象

辖区内常住的 0～36 个月儿童。

（二）服务内容

1. 预约儿童家长，在儿童 6、12、18、24、30、36 月龄时，结合儿童健康体检和预防接种的时间，预约儿童家长，对儿童家长进行儿童中医药健康指导。

2. 儿童中医饮食起居指导，根据不同月龄的儿童特点向家长提供儿童中医饮食调养、起居活动指导。

3. 传授中医穴位按揉方法，在儿童 6、12 月龄给家长传授摩腹和捏脊方法；在 18、24 月龄传授按揉迎香穴、足三里穴的方法；在 30、36 月龄传授按揉四神聪穴的方法。

（三）服务流程

0～36 个月儿童中医药健康管理服务流程如图 4-21 所示。

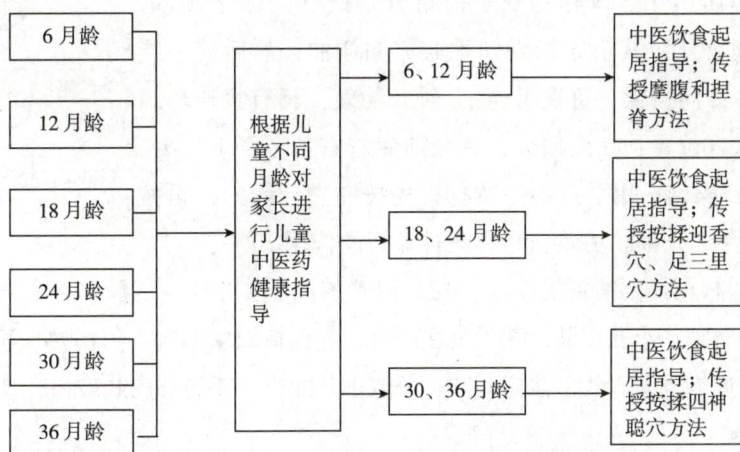

图 4-21　0～36 个月儿童中医药健康管理服务流程

（四）儿童中医保健方法和技术

1. 饮食调养　养成良好的哺乳习惯，尽量延长夜间喂奶的间隔时间。②养成良好饮食习惯，避免偏食，节制零食，按时进食，提倡"三分饥"，防止乳食无度。③食物宜细、软、烂、碎，而且应品种多样。④严格控制冷饮，寒凉食物要适度。

2. 起居调摄　①保证充足的睡眠时间，逐步养成夜间睡眠、白天活动的作息习惯。②养成良好的小便习惯，适时把尿；培养每日定时大便的习惯。③衣着要宽松，不可紧束而妨碍气血流通，影响骨骼生长发育。④春季注意保暖，正确理解"春捂"；夏季纳凉要适度，避免直吹电风扇，空调温度不宜过低；秋季避免保暖过度，提倡"三分寒"，正确理解"秋冻"；冬季室内不宜过度密闭保暖，应适当通风，保持空气新鲜。⑤经常到户外活动，多见风日，以增强体质。

3. 推拿方法

（1）摩腹　位置，腹部。操作：操作者用手掌掌面或示指、中指、环指的指面附着于小儿腹部，以腕关节连同前臂反复做环形有节律的移动，每次 1～3 分钟。功效：具有改善脾胃功能，促进消化吸收的作用。

（2）捏脊　位置：背脊正中，督脉两侧的大椎至尾骨末端处。操作：操作者用双手的中指、环指和小指握成空拳状，示指半屈，拇指伸直并对准示指的前半段。施术从长强穴开始，操作用双手示指与拇指合作，在示指向前轻推患儿皮肤的基础上与拇指一起将长强穴的皮肤捏拿起来，然后沿督脉两侧，自下而上，左右两手交替合作，按照推、捏、捻、放、提的前后顺序，自长强穴向前捏拿至脊背上端的大椎穴捏一遍。如此循环，根据病情及体质可捏拿4~6遍。从第2遍开始的任何一遍中，操作者可根据不同脏腑出现的症状，采用"重提"的手法，有针对性地刺激背部的脏腑俞穴，以便加强疗效。在第5遍捏拿儿童脊背时，在儿童督脉两旁的脏腑俞穴处，用双手的拇指与示指合作分别将脏腑俞穴的皮肤，用较重的力量在捏拿的基础上，提拉一下。捏拿第6遍结束后，用双手拇指指腹在儿童腰部的肾俞穴处，在原处揉动的动作中，用拇指适当地向下施以一定的压力，揉按结合。功效：具有消食积、健脾胃、通经络的作用。

（3）穴位按揉　①足三里穴，位置：在小腿前外侧，当犊鼻下3寸，距胫骨前缘一横指处。操作：操作者用拇指端按揉，每次1~3分钟。功效：具有健脾益胃、强壮体质的作用。②迎香穴，位置：在鼻翼外缘中点旁，当鼻唇沟中。操作：双手拇指分别按于同侧下颌部，中指分别按于同侧迎香穴，其余3指则向手心方向弯曲，然后使中指在迎香穴处做顺时针方向按揉，每次1~3分钟。功效：具有宣通鼻窍的作用。③四神聪穴，位置：在头顶部，百会前后左右各旁开1寸处，共4穴（图4-22）。操作：用手指逐一按揉，先按左右神聪穴，再按前后神聪穴，每次1~3分钟。功效：具有醒神益智的作用。

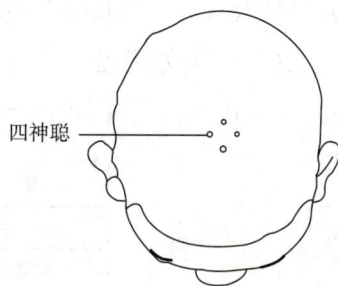

图4-22　四神聪穴位置示意

4. 注意事项　①根据需要准备滑石粉、爽身粉或冬青膏等介质。②操作者应双手保持清洁，指甲修剪圆润，防止操作时划伤小儿皮肤。③天气寒冷时，要保持双手温暖，可搓热后再操作，以免凉手刺激小儿，造成紧张，影响推拿。④手法应柔和，争取小儿配合。⑤局部皮肤破损、骨折不宜按揉。

（五）服务要求

1. 开展儿童中医药健康管理服务应当结合儿童健康体检和预防接种的时间。

2. 开展儿童中医药健康管理服务的乡镇卫生院、村卫生室和社区卫生服务中心（站）应当具备相应的设备和条件。

3. 开展儿童中医药健康管理服务的人员应当为中医类别执业（助理）医生，或接受过儿童中医药保健知识和技能培训能够提供上述服务的其他类别医生（含乡村医生）。

4. 服务机构要加强宣传，告知服务内容，提高服务质量，使更多的儿童家长愿意接受服务。

5. 每次服务后要及时记录相关信息，纳入儿童健康档案，如果已经采用电子健康档案的地区，将中医药健康管理的内容纳入电子档案中进行管理。

（六）工作指标

0~36个月儿童中医药健康管理服务率＝年度辖区内按照月龄接受中医药健康管理服务的0~36个月儿童数/年度辖区内应管理的0~36个月儿童数×100%

（七）附件

1. 6~18月龄儿童中医药健康管理服务记录表（表4-14）。

2. 24~36月龄儿童中医药健康管理服务记录表（表4-15）。

表4-14　1岁以内儿童中医药健康管理服务记录表

姓名：　　　　　　　　　　　　　　　　　　　　　　　　　编号□□□-□□□□□

	满月	3月龄	6月龄	8月龄
随访日期				
中医药健康 管理服务			1. 中医饮食调养指导 2. 中医起居调摄指导 3. 传授摩腹、捏脊方法 4. 其他	
下次随访日期				
随访医生签名				

填表说明
1. 印制新表格时可在"0~6岁儿童健康管理服务规范"所列儿童健康检查记录表基础上增加"中医药健康管理服务"内容。
2. 中医药健康管理服务：请在所提供服务对应的选项上划"√"，可多选。其他服务请注明。

表4-15　1~2岁儿童中医药健康管理服务记录表

姓名：　　　　　　　　　　　　　　　　　　　　　　　　　编号□□□-□□□□□

	12月龄	18月龄	24月龄	30月龄
随访日期				
中医药健康 管理服务	1. 中医饮食调养指导 2. 中医起居调摄指导 3. 传授摩腹、捏脊方法 4. 其他	1. 中医饮食调养指导 2. 中医起居调摄指导 3. 传授按揉迎香穴、足三里穴方法 4. 其他	1. 中医饮食调养指导 2. 中医起居调摄指导 3. 传授按揉迎香穴、足三里穴方法 4. 其他	1. 中医饮食调养指导 2. 中医起居调摄指导 3. 传授按揉四神聪方法 4. 其他：
下次随访日期				
随访医生签名				

填表说明
1. 印制新表格时可在"0~6岁儿童健康管理服务规范"所列儿童健康检查记录表基础上增加"中医药健康管理服务"内容。
2. 中医药健康管理服务：请在所提供服务对应的选项上划"√"，可多选。其他服务请注明。

医防融合知识拓展

　　根据案例导入中患者的总体特征、常规表现及心理特征，对照《中医体质分类与标准》当属典型的阳虚体质，实际工作中从情志调摄、饮食调养、起居调摄、穴位保健等方面予以中医药健康指导，鼓励其保持积极向上的心态，多选用温补脾阳、温肾阳的食物，如羊肉、鸡肉、韭菜、黄鳝等，禁食生冷食品，并予以生姜红糖茶、桂圆茶等中药茶饮，配合穴位艾灸及足浴等中医药健康保健措施，经过近一年时间的坚持，患者畏冷，手足不温、腹泻、腰膝酸软等症状及精神状态明显好转，自我感觉自身抵抗力较前明显增强。中医未病先防、既病防变、瘥后防复的治未病思想是中医药医防融合的完美体现，在治未病思想的指导下，应将"未病先防、既病早治、已病防变、瘥后防复"的指导思想贯穿于医疗、预防、保健、康复、技术指导及健康教育服务当中。

（祁　祥　史卫红）

目标检测

答案解析

一、单项选择题

1. 老年人中医药健康管理服务的对象是（　　）

　　A. 辖区老年人

B. 65 岁以上老年人

C. 本市 65 岁及以上老年人

D. 辖区内常住的 65 岁及以上老年人

E. 辖区内常住的 60 岁及以上老年人

2. 老年人中医药保健指导不包括的是（　　）

A. 社交指导　　　　　　　B. 情志调摄　　　　　　C. 饮食调养

D. 起居调摄　　　　　　　E. 运动保健和穴位保健

3. 下列不属于血瘀质特点的是（　　）

A. 肤色、目眶晦暗，色素沉着，容易出现瘀斑

B. 肢体麻木，好卧

C. 性格偏浮躁，易健忘

D. 易患胸痹、癥瘕及痛证、血证等

E. 对梅雨季节及湿重环境适应能力差

4. 下列不属于阳虚质特点的是（　　）

A. 平素畏冷，以胃脘、背部、腰膝多见，手足不温

B. 性格内向，多沉静

C. 喜食冷饮

D. 舌淡胖嫩，脉沉迟

E. 易患痹证、咳喘、泄泻等病

5. 患者平常喜食肥甘，面部皮肤多油，多汗且，胸闷，舌苔腻，脉滑，其体质是（　　）

A. 气虚质　　　　　　　　B. 气郁质　　　　　　　C. 阴虚质

D. 阳虚质　　　　　　　　E. 痰湿质

6. 70 岁老年人，眼睛干涩，口燥咽干，鼻微干，皮肤干燥、脱屑，偏好冷饮，大便干燥，舌红少津，脉细数。其体质是（　　）

A. 血瘀质　　　　　　　　B. 阴虚质　　　　　　　C. 湿热质

D. 阳虚质　　　　　　　　E. 痰湿质

7. 儿童中医药健康管理服务对象是（　　）

A. 辖区内常住的 0～12 个月常住儿童

B. 辖区内常住的 0～24 个月常住儿童

C. 本市的 0～24 个月儿童

D. 本市的 0～36 个月儿童

E. 辖区内常住的 0～36 个月常住儿童

8. 按揉小儿足三里穴的作用是（　　）

A. 通经络　　　　　　　　B. 健脾益胃，强壮体质　　C. 宣通鼻窍

D. 醒神益智　　　　　　　E. 促进消化吸收

9. 18、24 月龄时，应向家长传授（　　）穴位按揉方法

A. 迎香、足三里　　　　　B. 四神聪　　　　　　　C. 摩腹和捏脊

D. 神阙、曲池　　　　　　E. 合谷、太冲

10. 30、36 月龄时，应向家长传授（　　）穴位按揉方法

A. 迎香、足三里　　　　　B. 四神聪　　　　　　　C. 摩腹和捏脊

D. 神阙、曲池　　　　　　E. 合谷、太冲

二、简答题

1. 65 岁及以上老年人，开展中医药健康管理服务，主要内容包括哪些？

2. 中医体质基本类型有哪些？

3. 0～36 个月儿童中医药健康管理服务内容有哪些？

4. 足三里及迎香穴的穴位位置、保健操作方式及功效分别是什么？

三、案例分析题

请运用医防融合理念，中医治未病的诊疗思维，辨证论治，针对本节案例导入，分析以下问题。

1. 患者中医体质辨识属于什么体质？

2. 针对患者体质怎样指导其进行中医药健康保健？

书网融合……

重点小结

微课 1

微课 2

微课 3

微课 4

微课 5

习题

第五章 常见慢性病的健康管理服务

第一节 高血压患者健康管理服务

PPT

学习目标

1. 通过本节学习，重点把握高血压的诊断标准和医防融合措施。
2. 学会运用医防融合理念，开展高血压患者"防、治、管、康"一体化的健康管理服务。
3. 具有全人理念和全科医学综合思维能力，运用"生物—心理—社会"医学模式，实现对高血压患者"全人、全家、全周期、全方位"综合照护的能力。
4. 关爱患者，培养良好的职业道德素质和敬业精神，充分认识防患于未然的重要性。

案例导入

案例 患者，男，53岁，高中文化，保安。反复头晕、乏力1年余，曾测血压为148/96 mmHg，未予重视。后在当地医院测血压为146/94 mmHg。常感头晕、乏力，无恶心、呕吐、视物模糊；无头痛，无心悸、胸闷；无夜尿增多。1年来，食欲好，体重无变化。既往史：否认冠心病、糖尿病病史。生活方式：吸烟30年，每天20支，喜饮酒，白酒4~6两/天。饮食偏咸、喜食卤菜和荤菜。睡眠少，4~5小时/天。平素不运动。家庭和睦，脾气急躁。家族史：母亲有高血压，因脑出血去世。

问题 1. 患者目前存在哪些健康问题？
2. 全科医生团队应采取怎样的医防融合措施进行干预？

随着人口老龄化程度的加剧和经济社会的发展，我国高血压患病人数持续快速增加，同时，人群高血压知晓率、治疗率、控制率还处于较低水平，对健康危害大，造成巨大的疾病痛苦和沉重的经济负担。实践证明，积极预防和控制高血压是遏制心脑血管疾病发生发展的核心策略。开展基层高血压防治管理是贯彻"以基层为重点"和"预防为主"卫生和健康工作方针的体现，是落实国家基本公共卫生服务项目的深入实践，有利于发挥基层医疗卫生机构防治结合的优势，对促进"以疾病治疗为中心"向"以健康管理为中心"转变，提高居民健康水平，减轻疾病负担，重塑医疗卫生服务新模式具有重要意义。

一、高血压概述

中国高血压最新调查数据显示，高血压的患病率总体呈增高趋势，近年来，中、青年人群中高血压患病率上升趋势更明显。从南方到北方，高血压患病率递增，农村地区高血压患病率增长速度快于城市。我国高血压患者的知晓率、治疗率和控制率已取得较好成绩，但总体仍处于较低的水平。除老年高血压患病率升高外，近年来我国中青年高血压的患病率也呈明显上升趋势明显，且多表现为舒张压增高。与老年高血压相比，中青年高血压在病理生理特点、临床特征、治疗原则等方面都有所差异，需引起重视。脑卒中仍是目前我国高血压人群最主要的并发症，冠心病事件也明显增多，其他并发症包括心力衰竭、左心室肥厚、心房颤动、终末期肾病。高血压可防可控，是遏制我国心脑血管疾病流行的核心策略。

（一）高血压的定义和分类

高血压（hypertension）指未使用降压药物的情况下，非同日 3 次测量诊室血压，收缩压（SBP）≥140mmHg（1mmHg = 0.133kPa）和（或）舒张压（DBP）≥90mmHg。SBP ≥ 140mmHg 和 DBP < 90mmHg 为单纯收缩期高血压。患者既往有高血压史，目前正在使用降压药物，血压虽低于 140/90mmHg，仍应诊断高血压。根据血压升高水平，将高血压分为 1 级、2 级和 3 级。血压水平分类和定义见表5 - 1。按照病因，高血压分为原发性高血压与继发性高血压两类。原发性高血压是指病因不明的高血压，占高血压人群的 95% 以上，通常所说的高血压多指原发性高血压。继发性高血压是指病因明确的高血压，查出病因并有效去除或控制病因后，作为继发症状的高血压可被治愈或明显缓解，在高血压人群中不足 5%，如肾性高血压和原发性醛固酮增多症等。

表 5 - 1　血压水平分类和定义（单位：mmHg）

分类	收缩压		舒张压
正常血压	<120	和	<80
正常高值	120~139	和（或）	80~89
高血压	≥140	和（或）	≥90
1 级高血压（轻）	140~159	和（或）	90~99
2 级高血压（中）	160~179	和（或）	100~109
3 级高血压（重）	≥180	和（或）	≥110
单纯收缩期高血压	≥140	和	<90

注：当收缩压和舒张压分属于不同级别时，以较高的为准。

（二）高血压的病因学与临床表现

1. 病因学　原发性高血压的病因尚未阐明，目前认为是在一定的遗传背景下，由于易感性和多种后天环境因素的相互作用，致使正常血压的调节机制失代偿所致。

（1）遗传因素　原发性高血压具有明显的家族聚集倾向，约 60% 高血压患者有家族史。父母均有高血压的子女以后发生高血压的比例可高达 46%。

（2）环境因素

1）饮食　不同地区人群血压水平和高血压患病率与钠盐平均摄入量密切相关，钠盐摄入越多，血压水平和患病率越高。此外，某些影响钠排出的因子，例如心钠泵等也可能参与高血压的形成。而低钾、低钙、低动物蛋白的膳食更加重了钠对血压的不良影响。

2）精神应激　从事脑力劳动者和精神紧张度高的职业者发生高血压的可能性大。长期环境噪声、视觉刺激下亦可引起高血压。

（3）其他因素　肥胖、服用避孕药、吸烟、过量饮酒等与高血压的发生有关。肥胖是血压升高的重要危险因素。超重和肥胖与高血压患病率关联最为显著。服用避孕药的妇女血压升高发生率及程度与服用时间长短有关，而停药后可缓解。另外，50% 的阻塞性睡眠呼吸暂停综合征的患者患有高血压。

2. 病理生理机制　高血压的发病机制复杂，血压的调节受心输出量和外周阻力的影响以及很多解剖、生理、生化方面的因素影响。

（1）遗传的影响　高血压具有家族聚集性，估计遗传因素对血压的变异影响占 30%~50%，但血压终究是一种表型，是环境与多种遗传基因表达的相互作用的结果。目前有关基因多态性与血压的关联性的候选基因多直接或间接与控制肾脏钠的重吸收有关，如调控肾素－血管紧张素－醛固酮系统（RAAS）的基因、α-内收蛋白基因等。

（2）心输出量　心输出量增加主要是在高血压发病的初始阶段，此阶段的心率增加也是高动力循环的表现，促进心输出量增加；其次是通过促进心输出量增加而致循环血量增加。一旦高血压呈持续状态，机体的自动调节机制使心输出量不再增高或恢复至正常状态，同时促进外周阻力增高，为血压持续升高阶段的主要影响因素。

（3）钠摄入的影响　钠摄入增多引起血压增高的主要机制是增加心脏前负荷，促进心输出量增加。高钠摄入可激活加压机制，包括细胞内钙增加、胰岛素抵抗、心房利钠肽的矛盾升高，血管紧张素Ⅰ型受体上调。钠敏感性增高人群中高血压患病率明显增高。

（4）水、钠潴留　试验研究证明，高血压发生过程中的肾脏本身的排钠异常起到重要作用。高血压人群中存在肾单位异质性，存在排钠降低的肾单位和已适应高滤过、高利尿钠的肾单位；肾素在前者分泌增高，在后者分泌降低；不适当的循环肾素－血管紧张素水平削弱钠排泄；随年龄增高，肾单位数目降低，缺血也削弱钠排泄。

（5）肾素－血管紧张素系统（RAS）　在RAS中，血管紧张素原在肾素的作用下水解为血管紧张素Ⅰ，后者在血管紧张素转化酶（ACE）的作用下转换为血管紧张素Ⅱ，通过作用于血管紧张素Ⅰ型受体产生活性作用，其作用主要在于促进动脉血管收缩，促进心肌收缩增强，提高心输出量；促进肾脏水钠重吸收增加，促进肾上腺皮质醛固酮分泌增加，而醛固酮的作用在于促进钠的潴留。因此RAS作用于多器官，对血压的升高起到重要促进作用。

（6）交感神经系统　交感神经系统的兴奋不但对高血压形成的早期阶段起作用，也参与高钠、肥胖、缺少活动等因素引起的高血压。RAS与交感神经系统产生交互作用，促进血压水平增高。

（7）动脉血管重构　大动脉的弹性减弱、僵硬程度增高是引起收缩压增高、脉压降低的主要原因，在老年患者尤其明显。阻力动脉和小动脉的重塑和管壁增厚导致外周阻力增高，无论何种原因导致的高血压，均由于外周阻力增加而长期维持。

3. 临床表现

（1）一般临床表现

1）症状　原发性高血压大多数起病缓慢、渐进，一般缺乏特殊的临床表现，早期多无症状，偶于体检时发现血压升高，少数患者则在发生心、脑、肾等并发症后才被发现。常见症状有头痛、头晕、疲劳、心悸、耳鸣、失眠等，在紧张或劳累后加重，不一定与血压水平有关，多数症状可自行缓解。也可出现视力模糊、鼻出血等症状。

2）体征　血压随季节、昼夜、情绪等因素有较大波动。冬季血压较高，夏季较低；血压有明显昼夜波动。一般夜间血压较低，清晨起床活动后血压迅速升高，形成清晨血压高峰。患者在家中的自测血压值往往低于在医院所测的血压值。心脏听诊时可有主动脉瓣区第二心音亢进、收缩期杂音或收缩早期喀喇音。

（2）并发症　血压持久升高可有心、脑、肾、血管、眼底等重要器官的损害及临床并发症等靶器官损害。严重影响患者生活质量甚至危及其生命。高血压常见的并发症如下。

1）心　左心室长期面向高压工作可致使左心室肥厚和扩大。最终可导致充血性心力衰竭。长期高血压常合并冠状动脉粥样硬化的形成及发展，并使心肌耗氧量增加，患者可出现心绞痛、心肌梗死甚至猝死。

2）脑　长期高血压使脑血管发生缺血与变性，容易形成微动脉瘤，血压骤然升高可引起破裂而致脑出血。高血压也可促使脑动脉粥样硬化发生，可引起短暂性脑缺血发作及脑动脉血栓形成。血压极度升高可发生高血压脑病，表现为严重头痛、恶心、呕吐及不同程度的意识障碍、昏迷或惊厥，血压降低即可逆转。

3）肾　长期持续血压升高可致进行性肾硬化，并加速肾动脉粥样硬化的发生，可出现蛋白尿、肾功能损害，但肾衰竭并不常见。

4）血管　除心、脑、肾血管病变外，血压急骤升高可引起视网膜渗出和出血，严重高血压可促使形成主动脉夹层并破裂，常可致命。

（3）高血压急症　是指原发性或继发性高血压患者在某些诱因作用下，血压突然和显著升高［一般 SBP≥180mmHg 和（或）DBP≥120mmHg］，同时伴有进行性心、脑、肾等重要靶器官功能不全表现。包括高血压脑病、高血压伴颅内出血（脑出血和蛛网膜下腔出血）、脑梗死、心力衰竭、急性冠状动脉综合征（不稳定型心绞痛、急性心肌梗死）、主动脉夹层、嗜铬细胞瘤危象、使用毒品（如安非他明、可卡因、迷幻药等）、围手术期高血压、子痫前期或子痫等。一部分高血压急症并不伴有特别高的血压值，如并发急性肺水肿、主动脉夹层、心肌梗死者等，而血压仅为中度升高，但对靶器官功能影响重大，也应视为高血压急症。高血压亚急症指血压显著升高，但不伴急性靶器官损害。患者可有血压明显升高所致症状，如头痛、胸闷、鼻出血、烦躁不安等。多数患者服药依从性不好或治疗不足。区别高血压急症与高血压亚急症的唯一标准，并非血压升高程度，而是有无新近发生的急性进行性的靶器官损害。可疑高血压急症患者，应进行详尽评估，以明确是否为高血压急症。

4. 诊断标准　高血压的诊断包括以下三方面。①确立高血压诊断，确定血压水平分级。②判断高血压的原因，区分原发性或继发性高血压。③寻找其他心脑血管危险因素、靶器官损害以及相关临床情况，从而作出高血压病因的鉴别诊断和综合评估患者的心脑血管疾病风险程度，指导诊断与治疗。

（1）测量血压　规范操作、准确测量血压是高血压诊断、分级及疗效评估的关键，在测量前应做好相应的准备工作，避免仪器、测量条件、环境、受测人员以及测量人员等因素对测量结果的影响。

1）测量方式　血压测量主要采用诊室血压和诊室外血压测量，后者包括动态血压监测（ambulatory blood pressure monitoring，ABPM）和家庭血压监测（home blood pressure monitoring，HBPM）。诊室血压监测：由医护人员在诊室按标准规范进行测量，是评估血压水平临床诊疗及对高血压进行分级的常用的标准和主要依据。家庭血压监测（HBPM）：由被测量者或家庭成员协助完成。家庭血压是在熟悉的环境中测量，可用于评估数天、数周甚至数月、数年血压的长期变异和降压疗效，有助于增强患者的参与意识，改善患者的治疗依从性，可用于辅助诊断和高血压患者自我管理的重要手段。动态血压监测（ABPM）：血压随季节、昼夜、情绪波动较大，有条件的基层医疗卫生机构可采用自动血压测量仪器测定，24 小时内多次测量包括夜间睡眠期间的血压，无测量误差，可作为辅助诊断及调整药物治疗的依据。

2）测量仪器　使用经过国家计量部门批准和定期校准的合格台式水银血压计、经认证的上臂式电子血压计和动态血压计等，袖带的大小适合患者上臂臂围，袖带气囊至少覆盖 80% 上臂周径，常规袖带长 22～26cm，宽 12cm，上臂臂围大者应换用大规格袖带。不推荐使用腕式或手指式电子血压计。听诊器建议选用高质量的短管听诊器。

3）测量方法　规范测量"三要点"：安静放松、位置规范、读数精准。①安静放松：去除可能有影响的因素（测量前 30 分钟内禁止吸烟、饮咖啡或茶等，排空膀胱），安静休息至少 5 分钟。测量时取坐位或平卧位，放松且身体保持不动，不说话。②上臂袖带中心与心脏（乳头水平）处于同一水平线上（水银柱血压计也应置于心脏水平）；袖带下缘应在肘窝上 2.5cm（约两横指）处，松紧合适，可插入 1～2 指为宜。台式水银柱血压计测量时，听诊器胸件置于肱动脉搏动最明显处，勿绑缚于袖带内。坐位测量时，准备适合受测人员手臂高度的桌子和有靠背的椅子，卧位测量需准备受测人员肘部能外展45°的诊疗床。③电子血压计直接读取记录所显示的收缩压和舒张压数值；水银柱血压计，放气过程中听到的第1音和消失音（若不消失，则取明显减弱的变调音）分别为收缩压和舒张压，眼睛平视水银柱液面，读取水银柱凸面顶端对应的偶数刻度值，即以0、2、4、6、8结尾，如142/94mmHg。避免全部粗略读为尾数0或5的血压值。

（2）高血压的诊断标准

1）诊室血压的诊断标准　首诊发现收缩压≥140mmHg和（或）舒张压≥90mmHg，建议在4周内复查2次，非同日3次测量均达到上述诊断界值，即可确诊；若首诊收缩压≥180mmHg和（或）舒张压≥110mmHg，伴有急性症状者，建议立即转诊；无明显症状者，排除其他可能的诱因，并安静休息后复测仍达此标准，即可确诊，建议立即给予药物治疗。高血压诊断、分级的标准（表5-1）。

2）ABPM的诊断标准　目前临床上ABPM主要用于诊断白大衣高血压、隐蔽性高血压和单纯夜间高血压；观察异常的血压节律与变异；评估降压疗效、全时间段（包括清晨、睡眠期间）的血压控制。ABPM的高血压诊断标准：24小时平均SBP≥130mmHg和（或）DBP≥80mmHg，白天平均SBP≥135mmHg和（或）DBP≥85mmHg，夜间平均SBP≥120mmHg和（或）DBP≥70mmHg。

3）家庭血压的诊断标准　收缩压≥135mmHg和（或）舒张压≥85mmHg，可诊断为高血压。三种方式高血压的诊断标准（表5-2）。

表5-2　诊室和诊室外高血压诊断标准（单位：mmHg）

分类	收缩压		舒张压
诊室测量血压	≥140	和（或）	≥90
动态血压监测			
白天	≥135	和（或）	≥85
夜晚	≥120	和（或）	≥70
24小时	≥130	和（或）	≥80
家庭自测血压	≥135	和	≥85

4）血压升高患者心血管风险水平分层　高血压患者的诊断和治疗不能只根据血压水平，需对患者进行心血管综合风险的评估并分层。高血压患者的心血管综合风险分层，有利于确定启动降压治疗的时机，优化降压治疗方案，确立更合适的血压控制目标和进行患者的综合管理（表5-3）。

表5-3　血压升高患者心血管风险水平分层（单位：mmHg）

其他心血管危险因素和疾病史	血压			
	SBP 130~139 和（或）DBP 85~89	SBP 140~159 和（或）DBP 90~99	SBP 160~179 和（或）DBP 100~109	SBP > 180 和（或）DBP >110
无		低危	中危	高危
1~2个其他危险因素	低危	中危	中/高危	很高危
≥3个其他危险因素，靶器官损害，或CKD 3期，无并发症的糖尿病	中/高危	高危	高危	很高危
临床并发症，或CKD≥4期，有并发症的糖尿病	高/很高危	很高危	很高危	很高危

注：CKD为慢性肾脏疾病；SBP为收缩压；DBP为舒张压；CKD 3期估算的肾小球滤过率为30~59ml/min·(1.73m²)；CKD 4期估算的肾小球滤过率为15~29ml/min·(1.73m²)；1mmHg=0.133kPa。

（3）辅助检查

1）基本项目　血生化（血钾、血钠、空腹血糖、血脂、血尿酸和肌酐）、血常规、尿液分析（尿蛋白、尿糖和尿沉渣镜检）、心电图等。

2）推荐项目　尿白蛋白/肌酐比值、尿蛋白定量、糖化血红蛋白、口服葡萄糖耐量试验、血高敏

CRP、超声心动图、颈动脉 B 超、眼底以及 X 线胸片等。

3）选择项目　主要指基层医院不能做，但临床需要依此进行危险分层的检验，以及与继发性高血压有关的检查。例如：原发性醛固酮增多症，可查血浆肾素活性或肾素浓度，血和尿醛固酮，以及 24 小时尿钠、尿钾；皮质醇增多症可查血和尿皮质醇；嗜铬细胞瘤可查血游离甲氧基肾上腺素及甲氧基去甲肾上腺素，血或尿儿茶酚胺；肾动脉狭窄所致高血压可查肾素、肾动脉及心脏超声或肾动脉及大血管造影；睡眠呼吸暂停可进行睡眠呼吸监测。CT（或 PET-CT）或磁共振成像（MRI）多用于原发性醛固酮增多症和嗜铬细胞瘤的检查。疑似上述相关继发性高血压时，首先行临床症状和体征的识别，一般建议转诊至上级医院进行检查。

（4）难治性高血压的诊断　在改善生活方式基础上应用可耐受的足够剂量且合理的 3 种降压药物（包括一种噻嗪类利尿剂）至少治疗 4 周后，诊室和诊室外（包括 ABPM 或 HBPM）血压值仍在目标水平之上，或至少需 4 种药物才能使血压达标，则诊断为难治性高血压。确定患者是否属于难治性高血压常需配合采用诊室外血压测量，以排除白大衣血压效应以及假性高血压。

（三）高血压的治疗

高血压治疗的根本目标是控制高血压，降低高血压的心、脑、肾与血管并发症发生和死亡的总危险。应根据高血压患者的血压水平和总体风险水平，决定给予改善生活方式和降压药物的时机与强度；同时干预检出的其他危险因素、靶器官损害和并存的临床疾病。

1. 改善生活方式

（1）减少钠盐摄入，增加钾摄入　为预防高血压和降低高血压患者的血压，均应采取各种措施，限制钠盐摄入量。主要措施包括：①减少烹调用盐及含钠高的调味品（包括味精、酱油）。②避免或减少含钠盐量较高的加工食品，如咸菜、火腿、各类炒货和腌制品。③烹调时尽可能使用定量盐勺，起到警示作用。增加膳食中钾摄入量可降低血压，主要措施为：增加富钾食物（新鲜蔬菜、水果和豆类）的摄入量；肾功能良好者可选择低钠富钾替代盐。不建议服用钾补充剂（包括药物）来降低血压。肾功能不全者补钾前应咨询医生。

（2）合理膳食　建议高血压患者和有进展为高血压风险的正常血压者，饮食以水果、蔬菜、低脂奶制品、富含食用纤维的全谷物、植物来源的蛋白质为主，减少饱和脂肪和反式脂肪酸摄入。

（3）控制体重　推荐将体重维持在健康范围（BMI = 18.5 ~ 23.9kg/m^2，男性腰围 <90cm，女性 <85cm）。控制体重方法包括控制能量摄入、增加体力活动和行为干预。提倡规律的中等强度有氧运动，减少久坐时间，将目标定为一年内体重减少初始体重的 5% ~ 10%。

（4）不吸烟　戒烟的益处十分肯定。医师应强烈建议并督促高血压患者戒烟。必要时，指导患者应用戒烟药物，减轻戒断症状。

（5）限制饮酒　建议高血压患者不饮酒。如饮酒，应少量并选择低度酒，避免饮用高度烈性酒。每日酒的摄入量男性不超过 25g，女性不超过 15g；每周酒的摄入量男性不超过 140g，女性不超过 80g。白酒、葡萄酒、啤酒摄入量分别少于 50、100、300ml。

（6）增加运动　除日常生活的活动外，每周 4 ~ 7 天，每天累计 30 ~ 60 分钟的中等强度有氧运动（如步行、慢跑、骑自行车、游泳等），可适度安排阻抗和平衡运动。中等强度有氧运动指能达到最大心率〔最大心率（次/分）= 220 − 年龄〕的 60% ~ 70% 的运动。高危患者运动前需进行评估。

（7）心理平衡和良好睡眠　医生应对高血压患者进行压力管理，开展"双心"服务，指导患者进行个体化认知行为干预。当发现患者存在明显焦虑或抑郁临床表现时及时干预，病情严重，如重度抑郁，有明显自杀倾向者，应转诊到专业医疗机构就诊，避免由于精神压力导致的血压波动。

2. 药物治疗

（1）药物治疗原则　①起始剂量：一般患者采用常规剂量；老年人特别是高龄老年人从安全考虑，初始治疗可先采用小剂量，能耐受增加至常规剂量及足剂量。②长效降压药物：优先推荐可以维持24小时的长效降压药物。如使用中、短效制剂，则需每天2～3次给药，以达到平稳控制血压。③联合治疗：对SBP≥160mmHg和（或）DBP≥100mmHg、高危患者和单药治疗未达标的高血压患者应进行联合降压治疗，包括自由联合或单片复方制剂。对SBP≥140mmHg和（或）DBP≥90mmHg的中危患者，从依从性考虑，固定复方制剂有更好的适应性；为早期达标，在保证患者安全情况下也可起始联合治疗。④个体化治疗：根据患者并发症的不同和药物疗效及耐受性，以及患者个人意愿或长期承受能力，选择适合患者个体的降压药物。⑤药物经济学：高血压需终身治疗，需要考虑成本/效益。

（2）治疗药物　目前常用降压药物可归纳为五大类，即血管紧张素转换酶抑制剂（ACEI）、血管紧张素Ⅱ受体阻滞剂（ARB）、β受体阻滞剂、钙通道阻断剂（CCB）和利尿剂。

3. 难治性高血压的治疗

（1）寻找影响血压控制不良的原因和并存的疾病因素　较常见的原因是患者治疗依从性差（未坚持服药）；降压药物选择使用不当（药物组合不合理、使用药物剂量不足）；应用拮抗降压疗效的药物，包括口服避孕药、环孢素、促红细胞生成素、糖皮质激素、非甾体类抗炎药、抗抑郁药，可卡因及某些中药（如甘草、麻黄）等；其他影响因素，如不良生活方式、肥胖、容量负荷过重（利尿剂治疗不充分、高盐摄入、进展性肾功能不全）；或某些并存疾病状况，如糖尿病、血脂异常、慢性疼痛以及长期失眠、焦虑/抑郁等。患者可能存在一种以上可纠正或难以纠正的原因。排除上述因素后，应警惕继发性高血压的可能，启动继发性高血压筛查。

（2）处理原则　①经初步筛查并去除病因，仍不能有效控制血压的患者，应转诊。②提倡诊室外血压测量（ABPM及HBPM），与患者有效沟通。关注患者长期用药依从性。③尽量消除影响因素。主要有肥胖、代谢紊乱、钠盐摄入过多等。④调整降压联合方案。

二、高血压的预防

高血压的发生，除了受到个体行为和生活方式的影响，还与个人所处的家庭、组织、社区等工作学习和生活环境密切相关，高血压一旦发生，就需要终生管理，预防高血压的发生及系统管理、治疗高血压是一项涉及全社会的系统工程。

（一）高血压的危险因素

1. 高钠盐饮食　是我国人群重要的高血压发病危险因素。血压的升高与钠盐摄入量的增加有关。中国人群普遍对钠敏感，即血压随着钠盐摄入的增加而升高，随着钠盐摄入的减少而降低。这种现象在老年人中间更为普遍，对钠盐敏感性的形成与种族、遗传等因素有关。

2. 超重/肥胖　是公认的高血压发病的重要危险因素。体重增加后引起血容量增加，进而引起血压升高。此外，从机体代谢角度讲，脂肪组织分泌细胞因子在血压、血糖升高的过程中发挥了非常重要的作用。研究发现，随着体重指数的增加，超重人群和肥胖人群的高血压发病风险是体重正常人群的1.16～1.28倍。

3. 过量饮酒　对健康尤其是血压的不良影响是比较明确的，也得到了大量研究的证实。研究表明，限制饮酒与血压下降显著相关。长期大量饮酒情况下，血管会处于收缩或者紧张状态，表现出来就是血压升高，尤其是舒张压（低压）的升高。

4. 长期精神紧张　是高血压患病的危险因素，在中青年人群中表现突出。研究表明，精神紧张者发生高血压的风险是正常人群的 1～1.8 倍。

5. 缺乏体力活动　可导致 5%～13% 的高血压，而规律、有效的运动可降低血压。运动过程中，一定强度的运动需要一定程度的血压来维持，当运动结束后，血压就会迅速降低。

6. 吸烟　长期吸烟会导致高血压，主要机制有两个方面：①尼古丁导致交感神经系统兴奋，释放引起心脏兴奋和血管收缩的物质。②损害一氧化氮的生物利用度，一氧化氮损害会引起血管内皮功能障碍，使血管的收缩和舒张调节出现问题，引起血压升高。

7. 其他　高血压危险因素如年龄、性别及遗传因素等是不可改变的危险因素。高血压的患病率随年龄增长呈明显上升趋势，近年来，高血压具有年轻化趋势，值得注意的是，幼年时血压偏高者，随年龄的增加血压也升高得较快，说明决定血压的过程和转归的关键还在幼年，提示我们预防高血压应该从幼年阶段开始。

总之，高钠盐饮食、超重或肥胖、过量饮酒、长期精神紧张、缺乏体力活动和吸烟都是高血压可改变的危险因素，高血压预防和管理的重点要关注可改变的危险因素。

（二）高血压的预防策略 🅔 微课1

1. 一级预防　又称病因预防。在高血压尚未发生时针对病因（危险因素）采取的措施，这是预防、控制高血压的根本措施，主要倡导不吸烟、限酒（饮酒量每天不可超过相当于 50g 乙醇的量）、少钠盐（食盐量不超过 5g/d）、减少压力、情绪稳定、规律运动（合适的运动 3～5 次/周，30～60 分/次）、减体重（BMI ≤ 24kg/m² ）、减少脂肪摄入（膳食中脂肪量≤25% 总热量）等健康的行为生活方式。开展高血压的一级预防常采取双向策略，即全人群策略和高危人群策略。

（1）全人群策略　对社区所有人进行干预，目的是降低社区人群高血压危险因素的暴露水平，预防和减少高血压的发生。该策略采用健康促进的理论。①政策与环境支持：提倡健康生活方式，特别是强调减少食盐的摄入和控制体重，促进高血压的早期检出和治疗方面政策的制定和落实，创造支持性环境。②健康教育：争取地方政府的支持和配合；对社区全人群开展多种形式的高血压防治宣传和教育。如组织健康教育俱乐部，定期举办高血压知识讲座，利用宣传栏、黑板报宣传或文字材料等传播健康知识。③社区参与：以现有的卫生保健网络为基础，多部门协作，动员全社区参与高血压的防治工作。④场所干预：高血压的干预策略必须落实到场所中才能实现。健康促进的场所分为全市、医院、社区、工作场所和学校五类，可以根据不同场所的特点制定和实施高血压的干预计划。

（2）高危人群策略　采用一定的技术和方法筛选出高血压的高危人群。采取有效措施，消除高危个体的特殊暴露，预防高血压的发生。

2. 二级预防　又称临床前期预防，在高血压自然史的临床前期阶段，为阻止或延缓高血压的发展而采取措施，阻止高血压向临床阶段发展。采取相应措施，实现高血压患者的早发现、早诊断和早治疗。通过高血压筛查、定期健康体检、设立高血压专病门诊等多种方式，早期发现高血压患者，及时进行诊断和规范化治疗。

3. 三级预防　又称临床期预防，主要是采取高血压急重症的抢救、适当的康复治疗等方法，防治并发症和伤残，促进功能恢复，提高生命质量，延长寿命，减少致残率和致死率。

三、高血压患者健康管理服务规范

（一）服务对象

辖区内 35 岁及以上常住居民中原发性高血压患者。常住居民指居住半年以上的户籍和非户籍的居民。

（二）服务内容

1. 筛查

（1）对辖区内 35 岁及以上常住居民，每年为其免费测量一次血压（非同日三次测量）。

（2）对第一次发现收缩压≥140mmHg 和（或）舒张压≥90mmHg 的居民在去除可能引起血压升高的因素后预约其复查，非同日 3 次测量血压均高于正常，可初步诊断为高血压。建议转诊到有条件的上级医院确诊并取得治疗方案，2 周内随访转诊结果。对已确诊的原发性高血压患者纳入高血压患者健康管理。对可疑继发性高血压患者，及时转诊。

（3）有以下六项指标中任一项高危因素（高危人群），建议每半年至少测量 1 次血压，接受医务人员生活方式指导：①血压高值［收缩压 130～139mmHg 和（或）舒张压 85～89mmHg］。②超重或肥胖和（或）腹型肥胖［超重：24kg/m^2≤BMI≤28kg/m^2；肥胖：BMI≥28kg/m^2；腰围：男≥90cm（2.7 尺），女≥85cm（2.6 尺）为腹型肥胖］。③高血压家族史（一、二级亲属）。④长期膳食高盐。⑤长期过量饮酒每天饮白酒≥100ml。⑥年龄≥55 岁。

2. 随访评估

（1）对原发性高血压患者，每年要提供至少 4 次面对面的随访 ①测量血压并评估是否存在危急情况，如出现收缩压≥180mmHg 和（或）舒张压≥110mmHg；意识改变、剧烈头痛或头晕、恶心呕吐、视力模糊、眼痛、心悸、胸闷、喘憋不能平卧及处于妊娠期或哺乳期同时血压高于正常等危急情况之一，或存在不能处理的其他疾病时，须在处理后紧急转诊。对于紧急转诊者，乡镇卫生院、村卫生室、社区卫生服务中心（站）应在 2 周内主动随访转诊情况。②若不需紧急转诊，询问上次随访到此次随访期间的症状。③测量体重、心率，计算 BMI。④询问患者疾病情况和生活方式，包括心脑血管疾病、糖尿病、吸烟、饮酒、运动、摄盐情况等。⑤了解患者服药情况。

（2）建立健康档案（SOAP） ①主观资料（S）：首次接诊应了解并记录患者相关症状、诊治过程、药物治疗、伴随疾病及其控制、康复治疗等。②客观资料采集（O）：包括体格检查、常规实验室检查及辅助检查等。③健康问题评估（A）：患者存在的健康问题及危险因素；疾病控制情况；有无相关并发症，并发症是否改善；患者的依从性和家庭可利用资源等。④制定随访计划（P）：包括纳入家医签约计划、危险因素干预计划、治疗计划、检查计划、随访计划等。

3. 分类干预

（1）对血压控制满意（一般高血压患者血压降至 140/90mmHg 以下；≥65 岁老年患者血压降至 150/90mmHg 以下，如果能耐受，可进一步降至 140/90mmHg 以下；一般糖尿病或慢性肾脏病患者的血压目标可以在 140/90mmHg 基础上再适当降低）、无药物不良反应、无新发并发症或原有并发症无加重的患者，预约下一次随访时间。

（2）对第一次出现血压控制不满意，或出现药物不良反应的患者，结合其服药依从性，必要时增加现用药物剂量、更换或增加不同类的降压药物 2 周内随访。

（3）对连续两次出现血压控制不满意或药物不良反应难以控制以及出现新的并发症或原有并发症加重的患者，建议其转诊到上级医院，2周内主动随访转诊情况。

（4）对所有患者进行有针对性的健康教育，与患者一起制定生活方式改进目标并在下一次随访时评估进展。告诉患者出现哪些异常时应立即就诊。

4. 健康体检　对原发性高血压患者，每年进行1次较全面的健康检查，可与随访相结合。内容包含体温、脉搏、呼吸、血压、身高、体重、腰围、皮肤、浅表淋巴结、心脏、肺部、腹部等常规体格检查，并对口腔、视力、听力和运动功能等进行判断。

（三）服务流程

1. 高血压筛查服务流程如图5-1所示。

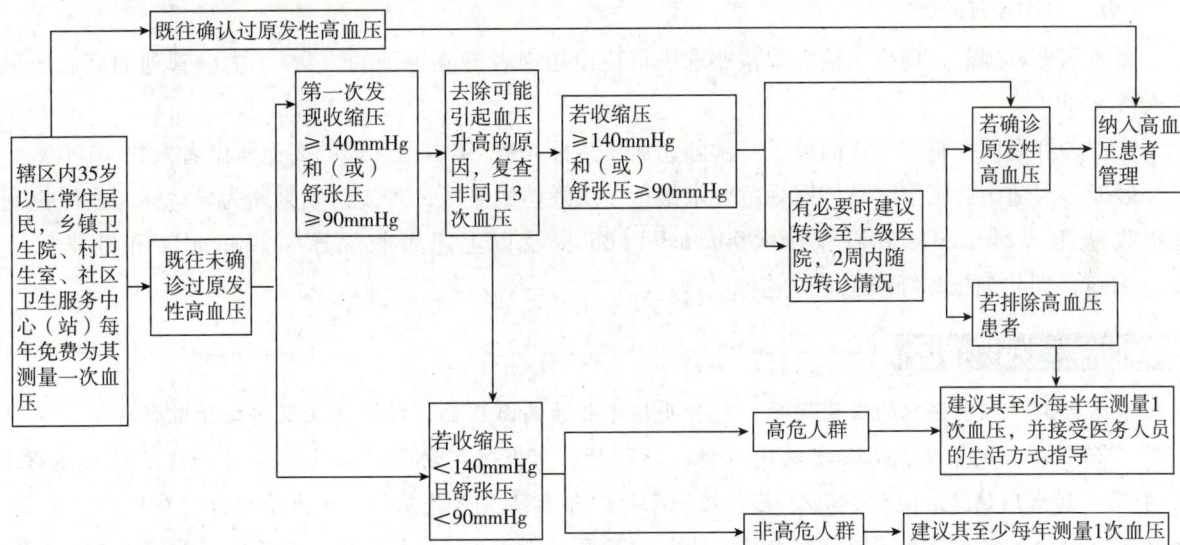

图5-1　高血压筛查服务流程

2. 高血压患者随访服务流程如图5-2所示。

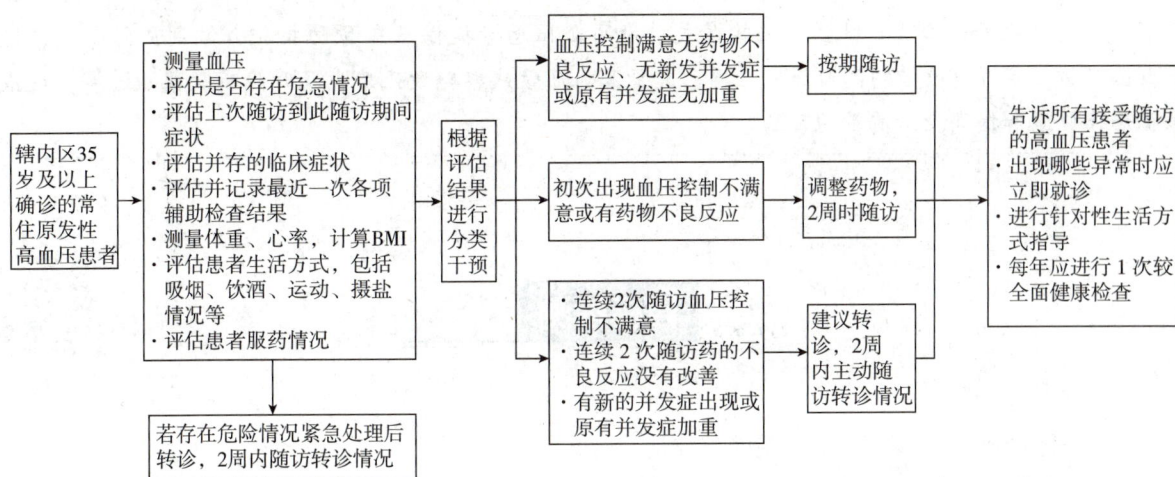

图5-2　高血压患者随访服务流程

（四）服务要求

1. 高血压患者的健康管理由医生负责，应与门诊服务相结合，对未能按照管理要求接受随访的患者，乡镇卫生院、村卫生室、社区卫生服务中心（站）医务人员应主动与患者联系，保证管理的连续性。

2. 随访包括预约患者到门诊就诊、电话追踪和家庭访视等方式。

3. 乡镇卫生院、村卫生室、社区卫生服务中心（站）可通过本地区社区卫生诊断和门诊服务等途径筛查和发现高血压患者。有条件的地区，对人员进行规范培训后，可参考《中国高血压防治指南》（2023 年版）对高血压患者进行健康管理。

4. 发挥中医药在改善临床症状、提高生活质量、防治并发症中的特色和作用，积极应用中医药方法开展高血压患者健康管理服务。

5. 加强宣传，告知服务内容，使更多的患者和居民愿意接受服务。

6. 每次提供服务后及时将相关信息记入患者的健康档案。

（五）工作指标

高血压患者规范管理率＝按照规范要求进行高血压患者健康管理的人数/年内已管理的高血压患者人数×100%

管理人群血压控制率＝年内最近一次随访血压达标人数/年内已管理的高血压患者人数×100%

最近一次随访血压指的是按照规范要求最近一次随访的血压，若失访则判断为未达标，血压控制是指收缩压＜140mmHg 和舒张压＜90mmHg（65 岁及以上患者收缩压＜150mmHg 和舒张压＜90mmHg），即收缩压和舒张压同时达标。

▌医防融合知识拓展

根据案例导入中存在的健康问题，患者明确诊断为高血压病，社区医生及时给予综合评估，采取"防""治"并重的策略，对其实施连续性、综合性、可及性、协调性和个体化照护。从最初随访 1 次/4 周，到血压稳定后随访 1 次/3 月。经一年的综合干预，患者头晕、乏力等症状明显好转，血压、血脂和血糖均控制在正常范围，体重降至 72kg，腹围降至 90cm。患者对高血压有了较深入而全面的认识，树立起自己是第一责任人的观念，自觉规律服药，自测血压，已戒烟，偶尔少量饮酒，坚持每天锻炼 40～50 分钟，生活方式较干预前明显改善，未发生心脑血管并发症。全科医生团队应把三级预防策略融入高血压病精细化管理的全过程，根据高血压的危险因素和疾病史，在"全人理念"指导下，运用"生物—心理—社会"医学模式，为高血压患者提供三级预防措施，做到医防融合，避免重医轻防，实现有效控制高血压发生率、降低高血压致残率与致死率，及时阻断病程的进展，达成保护居民健康和提高生活质量的目的。

（任天成）

目标检测

答案解析

一、单项选择题

1. 原发性高血压转诊到上级医院的条件是（　　）

A. 连续两次出现血压控制不满意　　　　B. 药物不良反应难以控制

C. 出现新的并发症　　　　D. 原有并发症加重

E. 以上都对

2. 对于高血压紧急转诊者，应在（　　）内主动随访转诊情况

    A. 1 周　　　　　　　　　　B. 2 周　　　　　　　　　　C. 3 周

    D. 4 周　　　　　　　　　　E. 时间不固定

3. 高血压健康管理中，对原发性高血压患者，每年要提供（　　）

    A. 至少 4 次电话随访　　　B. 至少 2 次面对面的随访　　C. 至少 3 次面对面的随访

    D. 至少 4 次面对面的随访　　E. 至少 5 次电话随访

4. 高血压患者健康管理的服务对象是（　　）

    A. 辖区内居民中原发性高血压患者

    B. 辖区内 35 岁及以上常住居民中原发性高血压患者

    C. 辖区内 50 岁及以上常住居民中原发性高血压患者

    D. 辖区内 35 岁及以上常住居民中所有高血压患者

    E. 辖区内居民中高血压患者

5. 下列不属于高血压生活方式指导主要内容的是（　　）

    A. 每天食盐摄入量不应超过 5g　　　　　　B. 多摄入新鲜蔬菜、水果

    C. 保持有规律高强度运动　　　　　　　　　D. 戒烟限酒

    E. 控制体重

6. 目前高血压诊断和分级的标准方法采用（　　）

    A. 24 小时动态血压监测　　B. 家庭血压监测　　　　　C. 电子血压计测量

    D. 诊室测量　　　　　　　　E. 户外测量

7. 高血压患者的药物治疗原则不包括（　　）

    A. 初始治疗可先采用小剂量

    B. 优先推荐可以维持 24 小时的长效降压药物

    C. 高血压需终身治疗，需要考虑成本/效益

    D. 高危患者单药治疗未达标的，应加大药物剂量

    E. 高危患者和单药治疗未达标的高血压患者应进行联合降压治疗

8. 下列属于高血压一级预防的是（　　）

    A. 每天食盐摄入量不应超过 5g　　　　　　B. 全人群策略和高危人群策略

    C. 不吸烟、限酒　　　　　　　　　　　　　D. 减少压力、情绪稳定

    E. 多摄入新鲜蔬菜、水果

二、简答题

1. 简述高血压的诊断步骤。

2. 简述高血压的三级预防措施。

三、案例分析题

请运用医防融合理念和"全科应诊四项任务"技能，针对本节案例导入，分析以下问题。

1. 该患者的问题是什么？如何解决？

2. 如何为该患者提供连续性管理？

3. 如何为该患者提供预防性照顾？

4. 如何改善该患者的就医、遵医行为？

第二节　2型糖尿病患者健康管理服务

PPT

学习目标

1. 通过本节学习，重点把握2型糖尿病患者的健康管理内容及流程。

2. 学会运用医防融合的思维和服务模式，把三级预防策略融入2型糖尿病患者健康管理的服务规范。

3. 具有医防融合的思维模式，运用"生物—心理—社会"医学模式，具备独立接诊2型糖尿病患者的能力。

4. 培养关爱患者、尊重病患的理念，激发关爱生命、奉献社会的热情。

案例导入

案例　患者，女，63岁，四川人，中学教师。患2型糖尿病10年，其间一直口服降糖药物治疗，未规律监测血糖。后在当地社区卫生服务中心健康筛查中发现血糖高，应约来社区卫生服务中心行病情评估，平日不测量血糖。偶感心悸、乏力，无头痛、头晕，无胸痛、胸闷，无腹痛、腹泻。身高156cm，体重70kg，血压128/76mmHg，总胆固醇6.7mmol/L，餐后两小时血糖13.1mmol/L，空腹血糖9.3mmol/L。既往相关病史：否认冠心病、高血压及脑血管病史。个人生活习惯：无烟酒嗜好，爱吃油腻和辛辣食品，很少吃蔬菜水果，平时工作比较忙，经常工作到晚上11点以后，几乎没有参加过体育锻炼。家庭和睦，母亲有高血压及糖尿病史。

问题　1. 你认为患者存在哪些健康危险因素？

2. 针对患者情况，请为其制定一个合理的饮食运动方案。

糖尿病（diabetes mellitus，DM）是一种体内胰岛素相对或绝对不足或靶细胞对胰岛素敏感性降低，或胰岛素本身存在结构上的缺陷而引起的碳水化合物、脂肪和蛋白质等代谢紊乱的一种慢性疾病。其主要特征为高血糖、糖尿、葡萄糖耐量减低及胰岛素释放试验异常。临床上早期无症状，至症状期可为多饮、多食、多尿、体重减少（即"三多一少"）或肥胖、疲乏无力等症状，急性并发症为酮症酸中毒、高渗高血糖综合征和乳酸性酸中毒。糖尿病长期存在的高血糖导致各种组织，特别是眼、肾、心脏、血管、神经的慢性损害、功能障碍及衰竭。致残、致死率高，严重影响患者身心健康，给个人、家庭及社会带来沉重负担。

一、2型糖尿病概述

（一）2型糖尿病的概念

1. 概念　2型糖尿病主要是由遗传和环境因素引起外周组织（主要是肌肉和脂肪组织）胰岛素抵抗及胰岛素分泌缺陷，导致机体胰岛素相对或绝对不足，使葡萄糖摄取利用减少而引发高血糖导致的糖尿病。

2. 发病原因　2型糖尿病是复杂的遗传因素（多个基因参与）及环境因素共同作用的结果。胰岛素抵抗和胰岛素分泌不足是发生2型糖尿病的两个重要因素。

（1）胰岛素抵抗　胰岛素受体及受体后的遗传缺陷、肥胖、老龄化等因素，可引起胰岛素受体不敏感、数量少或受体后低效应，造成胰岛素抵抗，胰岛素代偿性分泌过多，最终引起 B 细胞功能减退，对胰岛素抵抗无法代偿时，就会发生 2 型糖尿病。

（2）胰岛素分泌缺陷　表现为胰岛素分泌量的缺陷和胰岛素分泌模式的异常。遗传因素、各种原因引起的 B 细胞数量不足，胰岛淀粉样沉积物等因素均可导致 B 细胞功能缺陷，造成胰岛素分泌不足。

3. 发病特点

（1）发病隐匿　2 型糖尿病起病一般比较缓和、隐匿，病程较长，早期无任何症状，或仅有轻度乏力、口渴，典型的"三多一少"等症状较少出现，血糖增高不明显者需做糖耐量试验才能确诊。

（2）成年人多发　2 型糖尿病多发于成年人，尤其是中老年人居多。流行病学资料表明 2 型糖尿病发病的年龄多在 40～60 岁，从 40 岁开始糖尿病的患病率逐渐增高，在 60 岁老年人中达到高峰。

（3）家族史　糖尿病家族史与糖尿病前期风险显著相关，2 型糖尿病有很强的家族聚集性。

（4）肥胖史　90% 以上的 2 型糖尿病患者同时伴有肥胖，超重和肥胖（尤其是腹部肥胖）是 2 型糖尿病的主要危险因素之一。

（5）种族或民族性　世界上不同种族 2 型糖尿病的患病率不同。我国各民族间的糖尿病患病率也存在较大差异。

（二）2 型糖尿病的临床表现

1. 临床表现　主要是与代谢紊乱有关的表现，典型的就是"三多一少"症状。部分患者可长期无明显症状，仅于体检或因其他疾病检查时发现血糖升高，或因并发症就诊才诊断为糖尿病。

（1）多尿　由于血糖过高，超过肾糖阈（8.89～10.0mmo/L），经肾小球滤出的葡萄糖不能完全被肾小管重吸收，形成渗透性利尿。血糖越高，尿糖排泄越多，尿量越多，患者尿意频频，多者一日夜可达二十余次，夜间多次起床，影响睡眠。不仅尿频，且尿量增多，一日尿总量常在 2～3L 以上，偶可达十余升。但老年人和有肾脏疾病者，肾糖阈增高，尿糖排泄障碍，在血糖轻中度增高时，多尿症状可不明显。

（2）多饮　主要是由于高血糖使血浆渗透压明显增高，多尿失水，发生细胞内脱水，加重高血糖，使血浆渗透压进一步明显升高，刺激口渴中枢，导致口渴而多饮。多饮进一步加重多尿。

（3）多食　糖尿病患者由于胰岛素的绝对或相对缺乏或组织对胰岛素不敏感，组织摄取利用葡萄糖能力下降，虽然血糖处于高水平，但动静脉血中葡萄糖的浓度差很小，组织细胞实际上处于饥饿状态，从而刺激摄食中枢，引起饥饿、多食；另外，机体不能充分利用葡萄糖，大量葡萄糖从尿中排泄，因此机体实际上处于半饥饿状态，能量缺乏亦引起食欲亢进。

（4）体重减轻　胰岛素绝对或相对缺乏或胰岛素抵抗，机体不能充分利用葡萄糖产生能量，致使体内脂肪和蛋白质分解增加，消耗过多，呈负氮平衡状态，体重逐渐下降，进而出现身体消瘦。

（5）乏力　在糖尿病患者中较为常见。患者体内葡萄糖不能完全氧化，充分利用，蛋白质和脂肪消耗增多，因而感到疲劳乏力，精神萎靡。

（6）皮肤瘙痒　许多人有皮肤瘙痒症状，尤其是外阴瘙痒。由于尿糖刺激局部所致。有时并发白念珠菌等真菌性阴道炎，瘙痒更加严重，常伴有白带等分泌。失水后皮肤干燥亦可发生全身瘙痒，但较少见。

（7）视力模糊　主要是由于高血糖时眼房水与晶体渗透压的改变，引起晶体屈光度变化而导致。

2. 并发症　糖尿病可累及全身各重要组织器官，可单独出现或以不同组合同时或先后出现。并发症可在诊断糖尿病前已存在，有些患者因并发症作为线索而发现糖尿病。

（1）感染性疾病　糖尿病容易并发各种感染，血糖控制差者更易发生，也更严重。肾盂肾炎和膀胱炎多见于女性患者，容易反复发作，严重者可发生肾及肾周脓肿、肾乳头坏死。疖、痈等皮肤化脓性感染可反复发生，有时可引起脓毒血症。皮肤真菌感染如足癣、体癣也常见。真菌性阴道炎和巴氏腺炎是女性患者常见并发症，多为白念珠菌感染所致。糖尿病合并肺结核的发生率显著增高，病灶多呈渗出干酪性，易扩展播散，且影像学表现多不典型，易致漏诊或误诊。

（2）急性并发症

1）糖尿病酮症酸中毒　是糖尿病患者最常见的急性并发症。在各种诱发因素作用下，胰岛素缺乏以及拮抗激素升高，导致高血糖、高酮血症和酮尿症以及蛋白质、脂肪、水和电解质代谢紊乱，同时发生代谢性酸中毒为主要表现的临床综合征。患者常表现为烦渴、多尿、夜尿增多，体重下降，疲乏无力，视力模糊，呼吸深，腹痛、恶心、呕吐，小腿肌肉痉挛。实验室检查血糖明显升高，代谢性酸中毒，尿糖及尿酮体阳性。

2）高渗高血糖综合征　是糖尿病的严重急性并发症，以严重高血糖、高血浆渗透压、脱水为特点，无明显酮症，患者可有不同程度的意识障碍或昏迷。老年2型糖尿病患者常见，主要原因是在体内胰岛素相对不足的情况下，出现了引起血糖急剧升高的因素，同时伴有严重失水，导致血糖显著升高。实验室检查严重高血糖，血浆有效渗透压升高，尿糖强阳性，无明显酮症。

3）糖尿病乳酸性酸中毒　主要是体内无氧酵解的糖代谢产物乳酸大量堆积，导致高乳酸血症，进一步出现血pH降低，即为乳酸性酸中毒。糖尿病合并乳酸性酸中毒的发生率不高，但死亡率很高。大多发生在伴有肝、肾功能不全，或伴有慢性心肺功能不全等缺氧性疾病患者，尤其见于服用苯乙双胍者。患者主要表现为疲乏无力、恶心、厌食或呕吐，呼吸深大，嗜睡等。大多数有服用双胍类药物史。实验室检查明显酸中毒，但血、尿酮体不升高，血乳酸水平升高。

（3）慢性并发症

1）微血管病变　微血管病变是糖尿病的特异性并发症，其典型改变是微血管基底膜增厚和微循环障碍。以糖尿病肾病和视网膜病变尤为重要。糖尿病肾病是慢性肾脏病变的一种重要类型，是导致终末期肾衰的常见原因，在2型糖尿病中其严重性仅次于心、脑血管疾病，常见于病史超过10年的患者。糖尿病性视网膜病变，病程超过10年的糖尿病患者常合并程度不等的视网膜病变，是失明的主要原因之一。

2）动脉粥样硬化性心血管疾病　动脉粥样硬化的易患因素如肥胖、高血压、血脂异常等，在糖尿病（主要是2型糖尿病）人群中的发生率均明显增高，致糖尿病人群动脉粥样硬化的患病率较高，发病更早，病情进展较快。动脉粥样硬化主要侵犯主动脉、冠状动脉、脑动脉、肾动脉和肢体动脉等，引起冠心病、缺血性或出血性脑血管病、肾动脉硬化、肢体动脉硬化等。

3）神经系统并发症　糖尿病可累及神经系统任何一部分，包括中枢神经系统并发症、周围神经病变、自主神经病变等。中枢神经系统并发症，伴随严重糖尿病酮症酸中毒、高渗高血糖状态或低血糖症出现的神志改变、缺血性脑卒中、脑老化加速及老年性痴呆等。周围神经病变，远端对称性多发性神经病变是糖尿病周围神经病变最常见类型。"手套－袜套样"感觉异常、夜间加剧、下肢重于上肢为此型的典型症状。此外，局灶性单神经病变、非对称性的多发局灶性神经病变、多发神经根病变也较常见。自主神经病变是糖尿病常见的并发症，其可累及心血管、消化、呼吸、泌尿生殖等系统。

4）糖尿病足　是指与下肢远端神经异常和不同程度周围血管病变相关的足部溃疡、感染和（或）深层组织破坏，是糖尿病最严重和治疗费用最多的慢性并发症之一，是糖尿病非外伤性截肢的最主要原因。轻者表现为足部畸形、皮肤干燥和发凉、胼胝（高危足）；重者可出现足部溃疡、坏疽。

5）其他　糖尿病还可引起视网膜黄斑病、白内障、青光眼、屈光改变、虹膜睫状体病变等，牙周病是最常见的糖尿病口腔并发症。皮肤病变也很常见，某些为糖尿病特异性，大多数为非特异性。

糖尿病患者某些癌症如乳腺癌、胰腺癌、膀胱癌等的患病率升高。此外，抑郁、焦虑和认知功能损害等也较常见。

（三）2 型糖尿病的治疗

1. 诊断

（1）病史采集　以"生物—心理—社会"医学模式为核心，强调"以患者为中心"，因此采集糖尿病病史时，不仅要关注糖尿病个体的生物体变化，更应注重其社会、心理、家庭的影响因素。

1）主诉及现病史　①采集主要症状，确定其就诊的主要原因，明确主诉。②了解主要症状、伴随症状及其产生的诱因，症状持续的时间、轻重程度、性质、加重或缓解因素，既往的诊断治疗情况等。③没有糖尿病记载的应诊者，重点询问有无糖尿病的相关危险因素情况，确定是否为糖尿病高危人群，是否需要进行糖尿病筛查等。④有糖尿病记载者需询问糖尿病诊断、治疗、使用药物、病情控制等情况，并发症的早期症状或并发症进展情况。

2）个人史　①询问行为与生活方式情况。饮食习惯，盐及脂肪、糖类等各种食物嗜好、进食量、比例等，吸烟、饮酒、睡眠等情况。运动习惯，每周运动时间。②询问家庭及家庭成员健康情况，及家庭生活方式习惯。了解家庭中是否存在不利健康的因素等。

3）既往史　包括询问是否并存其他健康问题、严重程度、既往诊疗情况等。

4）社会–心理因素　①了解健康价值观，对疾病的态度、担忧及期盼。②了解对糖尿病的认知情况。③了解健康问题对患者生活和工作的相关影响。

（2）实验室检查

1）尿糖测定　正常人尿糖为阴性。尿糖阳性是诊断糖尿病的重要线索，但尿糖阴性也不能完全排除糖尿病。

2）血糖（血浆葡萄糖）测定　①空腹血糖：禁食至 8 小时后采血测定的血糖值，正常值应该≤6.1mmol/L，高于 7.0mmol/L 可诊断为 2 型糖尿病。②餐后 2 小时血糖（OGTT 中的糖负荷后 2 小时血糖）：从吃第一口饭或者口服 75g 葡萄糖水开始计时，2 小时后采血测得的血糖值，正常值应该≤7.8mmol/L，当高于 11.1mmol/L 时则高度怀疑 2 型糖尿病，如果有典型的 2 型糖尿病症状，即可诊断；如果症状不典型，须改日复测一次，如果仍然高于 11.1mmol/L 即可诊断。③随机血糖：一天中任意时间采血测得的血糖值，高于 11.1mmo/L，并合并有典型糖尿病症状时可诊断 2 型糖尿病。

3）口服葡萄糖耐量试验（OGTT）　一般是诊断糖尿病的金标准，也是判断胰岛功能的重要方法。当血糖高于正常范围而又没达到糖尿病诊断标准时，需进行 OGTT。OGTT 建议在清晨进行比较准确，推荐成年人口服 75g 葡萄糖（由医生处方开具），溶于 250～300ml 水中，5 分钟内喝完。服糖前空腹时取抽血，服糖后每隔 30 分钟取血，共四次，根据各次血糖水平绘制糖耐量曲线。

4）糖化血红蛋白（HbA1c）测定　可以反映采血前 2～3 个月的平均血糖水平，是判断血糖控制情况的重要指标。在治疗过程中，常以 HbA1c 低于 7.0% 作为血糖控制是否达标来衡量。关于 HbA1c 控制指标可以根据患者个体情况调整，具体需要听医生建议。

5）血脂、血压、尿酸等生化检查　用于监测并发症或其他代谢指标，有利于更好地选择用药。

6）胰岛素（或 C 肽）释放试验　可以了解胰岛 B 细胞的功能，有助于糖尿病分型、病情判断和后续的指导治疗。

7）尿酮体测定　2 型糖尿病患者尿酮体阳性往往提示出现了急性代谢紊乱，若是正在治疗的患者，则提示疗效不好。尿酮体阴性也不能排除酮症酸中毒。

糖尿病的临床诊断应依据静脉血浆血糖值，毛细血管血的血糖值仅作参考。目前国际通用的是 WHO 糖尿病专家委员会（1999 年）糖尿病诊断标准和糖代谢状态分类标准进行诊断。空腹血浆葡萄糖或75g葡萄糖耐量试验（OGTT）后的2小时血浆葡萄糖值可单独用于流行病学调查或人群筛查。如OGTT目的是用于明确糖代谢状态时，仅需检测空腹和糖负荷后2小时血糖。我国资料显示仅查空腹血糖则糖尿病的漏诊率较高，理想的调查是同时检查空腹血糖及OGTT后2小时血糖值。OGTT其他时间点血糖不作为诊断标准。建议已达到糖调节受损的人群，应行OGTT检查，以提高糖尿病的诊断率（表5-4、表5-5）。

表5-4　糖代谢状态分类（WHO 1999）

糖代谢分类	空腹血糖（FPG）（mmol/L）	餐后2小时血糖（2hPG）（mmol/L）
正常血糖（NGR）	<6.1	<7.8
空腹血糖受损（IFG）	6.1~7.0	<7.8
糖耐量异常（IGT）	<7.0	7.8~11.1
糖尿病（DM）	≥7.0	≥11.1

注：IFG和IGT统称为糖调节受损，又称糖尿病前期。

表5-5　糖尿病的诊断标准

诊断标准	静脉血浆葡萄糖（mmol/L）
（1）典型糖尿病症状（烦渴多饮、多尿、多食、不明原因的体重下降）加上随机血糖	≥11.1
（2）空腹血糖	≥7.0
（3）葡萄糖负荷后2小时血糖无典型糖尿病症状者，需改日复查确认	≥11.1

注：空腹状态指至少8小时没有进食热量；随机血糖值不考虑上次用餐时间，一天中任意时间的血糖，不能用来诊断空腹血糖异常（IFG）或糖耐量异常（IGT）。急性感染、创伤或其他应激情况下可出现暂时性血糖增高，若没有明确的糖尿病病史，就临床诊断而言不能以此时的血糖值诊断糖尿病，须在应激消除后复查，再确定糖代谢状态，检测糖化血红蛋白（HbA1c）有助于诊断。

2. 鉴别诊断　2型糖尿病主要和1型糖尿病进行鉴别，一般从起病年龄就可区分，但是随着2型糖尿病发病年龄趋于年轻化，两者还是很有必要从多个方面鉴别（表5-6）。

表5-6　1型糖尿病和2型糖尿病的鉴别诊断

	1型糖尿病（T1DM）	2型糖尿病（T2DM）
起病年龄	以青少年为主，少数成年（多<30岁）	以中年为主，少数青少年（多>40岁）
起病方式	多为急性起病，少数缓慢	缓慢且隐匿
临床表现	症状明显，以消瘦、体重下降，多饮、多食、多尿，疲乏无力为主要特点	早期症状不明显、肥胖、多有糖尿病家族史、常与血脂异常、高血压等疾病同时或先后发生。高血糖期可出现体重下降、多饮、多食、多尿，疲乏无力等
起病时体重	多正常	多肥胖
并发酮症酸中毒	常见	可见
并发肾病	发病率35%~40%（主要死因）	发病率5%~10%
并发心血管病	较少	>70%（主要死因）
并发脑血管病	较少	较多
胰岛素及C肽释放试验	低下或缺乏	峰值延迟或不足
ICA（胰岛细胞抵抗）	常见阳性	阴性
CAD（谷氨酸脱羧酶抗体）	常见阳性	阴性
IA-2A（人胰岛细胞抗原2抗体）	常见阳性	阴性
胰岛素治疗及反应	依赖外源性胰岛素，口服降糖药无效或效果不好（禁用或慎用）	生存不依赖胰岛素，生活方式干预有效，口服降糖药有效，中晚期需要外源胰岛素
其他自身免疫性疾病	并存率高	并存率低

3. 治疗原则

（1）2 型糖尿病的综合控制目标　血糖控制目标应分层管理，对于新诊断、年轻、无并发症或并发症的 2 型糖尿病患者建议及早采用强化血糖控制，以降低糖尿病并发症的发生风险；对于糖尿病病程较长、老年、已经发生过心血管疾病的 2 型糖尿病患者，要注意预防低血糖，并且充分评估强化血糖控制的利弊得失；对于合并有其他心血管危险因素的 2 型糖尿病患者，建议采取降糖、降压、调脂及应用阿司匹林治疗等综合管理措施，以预防心血管疾病和糖尿病微血管病变的发生；对于合并严重并发症的糖尿病患者，推荐至相关专科治疗。

制定 2 型糖尿病患者综合调控目标的首要原则是个体化，应根据患者的年龄、病程、预期寿命、并发症或并发症病情严重程度等进行综合考虑（表 5 - 7）。治疗未能达标不应视为治疗失败，控制指标的任何改善对患者都将有益，将会降低相关危险因素引发并发症的风险。如 HbA1c 水平的降低与糖尿病患者微血管并发症及神经病变的减少密切相关。

表 5 - 7　中国 2 型糖尿病综合控制目标

指标	控制目标
血糖（mmol/L）	
空腹	4.4~7.0
非空腹	<10.0
糖化血红蛋白（%）	<7.0
血压（mmHg）	<130/80
总胆固醇（mmol/L）	<4.5
高密度脂蛋白胆固醇（mmol/L）	
男性	>1.0
女性	>1.3
三酰甘油（mmol/L）	<1.7
低密度脂蛋白胆固醇（mmol/L）	
未合并动脉粥样硬化性心血管疾病	<2.6
合并动脉粥样硬化性心血管疾病	<1.8
体质指数（kg/m^2）	<24.0

（2）2 型糖尿病的治疗方法　2 型糖尿病是一种进展性的疾病。在 2 型糖尿病的自然病程中，对外源性的血糖控制手段的依赖会逐渐增大。临床上常需要口服药物及口服药与注射降糖药（胰岛素、GLP-1 受体激动剂）的联合治疗。

新发病 2 型糖尿病患者如有明显的高血糖症状、发生酮症或酮症酸中毒，可首选胰岛素治疗。新诊断糖尿病患者分型困难，与 1 型糖尿病难以鉴别时，可首选胰岛素治疗。待血糖得到良好控制、症状得到显著缓解、确定分型后再根据分型和具体病情制定后续的治疗方案。2 型糖尿病患者在生活方式和口服降糖药治疗的基础上，若血糖仍未达到控制目标，即可开始口服降糖药和起始胰岛素的联合治疗。在糖尿病病程中（包括新诊断的 2 型糖尿病），出现无明显诱因的体重显著下降时，应该尽早使用胰岛素治疗。

二、2 型糖尿病的预防 🔲 微课2

（一）2 型糖尿病的危险因素

1. 肥胖或超重　肥胖是诱发 2 型糖尿病的最重要的因素之一，且腹部肥胖较臀部肥胖者发生糖尿病的危险性更大。过多的脂肪会使细胞对胰岛素产生抵抗，而胰岛素的作用就是维持机体血糖的平稳。如果细胞没有合理正确地使用胰岛素，糖就会滞留在血管中，久而久之就会导致糖尿病。

2. 人口老龄化 糖尿病的发病率随年龄的增长而增高，无论男女，20 岁以下人群糖尿病患病率极低，40 岁以上人群随年龄增长患病率明显上升，至 60～70 岁达高峰。表现出高龄群体高患病风险的特点，并认为年龄是糖尿病发生的一个独立危险因素。因为社会经济发展和医疗条件改善导致的人均寿命延长，致使不少国家逐步进入老龄化社会，这也是导致 2 型糖尿病患病率升高的重要因素之一。

3. 遗传因素 美国糖尿病协会表明，2 型糖尿病的发生与家族史的联系比 1 型糖尿病更强。一对双胞胎，如果其中一个患有 2 型糖尿病，另一个患糖尿病的风险高达四分之三。某些种族患糖尿病的风险偏高，可能是因为基因构成导致。

4. 缺乏体力活动 久坐少动容易使脂肪在体内积累，也可降低外周组织对胰岛素的敏感性。研究表明，强有力的体力活动与 2 型糖尿病的发生呈负相关。活动最少的人与最爱活动的人相比，2 型糖尿病的患病率相差 2～6 倍，有规律的体育锻炼能增加胰岛素的敏感性和改善糖耐量。

5. 饮食结构不合理 摄取高脂肪、高蛋白、高碳水化合物和缺少膳食纤维的食物可增加糖尿病的发病危险。

6. 早期营养不良 有人提出生命早期营养不良可以导致后来的代谢障碍和增加发生糖耐量异常和 2 型糖尿病的危险。低出生体重新生儿较高出生体重新生儿在成长期更容易发生糖尿病，母亲营养不良或胎盘功能不良可以阻碍胎儿胰腺 B 细胞的发育。

7. 社会经济状况 糖尿病与社会经济状况紧密相关。富裕国家的糖尿病患病率高于发展中国家。即使在不发达国家，富人的糖尿病患病率也明显高于穷人。

8. 糖耐量损害（IGT） 是指患者血糖水平介于正常人和糖尿病患者之间的一种中间状态。WHO 咨询报告和 IDF-WPR 在 1999 年公布的新的糖尿病诊断标准与分型方案中，已正式把 IGT 看成 2 型糖尿病的一个高危险因素。在 IGT 患病率高的人群，糖尿病患病率一般也高。研究发现，IGT 在诊断后 5～10 年进行复查时，大约有 1/3 的人发展为糖尿病，1/3 转化为血糖正常，1/3 仍维持 IGT 状态。如果 IGT 伴有以下因素，即原空腹血糖≥5.0mmol/L，餐后 2 小时血糖 29.4mmol/L，$BMI > 25kg/m^2$，腹部肥胖和空腹胰岛素水平增加等，更易转化为糖尿病。

9. 胰岛素抵抗（IR） 是指机体对一定量的胰岛素的生物学反应低于预期正常水平的一种现象，常伴有高胰岛素血症。研究证实胰岛素抵抗是 2 型糖尿病高危人群的重要特征之一。在糖耐量正常或减低的人发展为 2 型糖尿病的过程中，循环胰岛素水平起主要作用。空腹胰岛素水平高的人更易发展为 IGT 或 2 型糖尿病。肥胖者发展成 2 型糖尿病前，先有胰岛素抵抗出现。

10. 其他 自身免疫、高血压、高血脂、长期过度紧张，以及影响糖代谢的药物如利尿剂、糖皮质激素、类固醇激素、类固醇类口服避孕药的使用等也是糖尿病的危险因素。

总之，糖尿病的发生是遗传与环境因素共同作用所致。单由遗传因素或环境因素引起者仅占少数，95% 是由遗传、环境、行为多种危险因素共同参与和（或）相互作用引起的多因子病。遗传因素是糖尿病发生的潜在原因，具有遗传易感性的个体在环境因素如肥胖、体力活动减少、高能膳食、纤维素减少及生活水平迅速提高等因素的作用下，更易于发生 2 型糖尿病。

（二）2 型糖尿病的预防策略

2 型糖尿病预防措施主要是实施三级预防。

1. 一级预防 目标是控制 2 型糖尿病的危险因素，预防 2 型糖尿病的发生。2 型糖尿病患病的风险高低，取决于危险因素的多少，以及此危险因素发病强度的高低。有些因素是不可改变的，如年龄对患病的影响。而有些因素是可以人为控制的，对于可控的因素应该积极预防。掌握糖尿病危险因素，尤其是可改变的糖尿病危险因素，可有效预防 2 型糖尿病的发生，降低发病率（表 5 – 8）。

表 5 – 8　2 型糖尿病的危险因素

不可改变的危险因素	可改变的危险因素
年龄	糖尿病前期（糖耐量异常或合并空腹血糖受损）
家族史或遗传倾向	代谢综合征（MS）
种族	超重、肥胖、抑郁症
妊娠糖尿病史或巨大儿生产史	饮食热量摄入过高、体力活动减少
多囊卵巢综合征（PCOS）	可增加糖尿病发生风险的药物
宫内发育迟缓或早产	致肥胖或糖尿病的社会环境

2 型糖尿病的一级预防主要采取以下措施：在一般人群中开展健康教育，提高人群对糖尿病防治的知晓度和参与度，倡导合理膳食、控制体重、适量运动、限盐、控烟、限酒、心理平衡的健康生活方式，增强人群的糖尿病防治意识。中国某研究的生活方式干预组推荐患者增加蔬菜摄入量、减少乙醇和单糖的摄入量，鼓励超重或肥胖患者（BMI > 25kg/m^2）减轻体重，增加日常活动量，每天进行至少 20 分钟的中等强度活动，生活方式干预 6 年，可使以后 14 年的 2 型糖尿病累计发生风险下降 43%。芬兰糖尿病预防研究的生活方式干预组推荐个体化饮食和运动指导，每天至少进行 30 分钟有氧运动和阻力锻炼，目标是体重减少 5%，脂肪摄入量 < 总热量的 30%；该研究平均随访 7 年，可使 2 型糖尿病发生风险下降 43%。美国预防糖尿病计划（DPP）研究的生活方式干预组推荐患者摄入脂肪热量 < 25% 的低脂饮食，如果体重减轻未达到标准，则进行热量限制，生活方式干预组中 50% 的患者体重减轻了 7%，74% 的患者可以坚持每周至少 150 分钟中等强度的运动，生活方式干预 3 年可使 IGT 进展为 2 型糖尿病的风险下降 58%。

2. 二级预防　目标是早发现、早诊断和早治疗 2 型糖尿病患者，在已诊断的患者中预防糖尿病并发症的发生。主要措施包括在高危人群中开展疾病筛查、健康干预等，指导其进行自我管理。

（1）高危人群的糖尿病筛查　高危人群的发现可以通过居民健康档案、基本公共卫生服务和机会性筛查（如在健康体检中或在进行其他疾病的诊疗时）等渠道。糖尿病筛查有助于早期发现糖尿病患者，提高糖尿病及其并发症的防治水平。

糖尿病筛查的方法：对于具有至少一项危险因素的高危人群应进一步进行空腹血糖或任意点血糖筛查。空腹血糖筛查常作为常规的筛查方法，但有漏诊的可能性。如果空腹血糖 ≥ 6.1mmol/L 或任意点血糖 ≥ 7.8mmol/L 时，建议行 OGTT（测 FPG 和 2hPG）。

（2）药物干预　在糖尿病前期人群中进行药物干预的临床试验显示，降糖药物二甲双胍、α-糖苷酶抑制剂、噻唑烷二酮类药物（TZDs）、GLP-1 受体激动剂以及减肥药奥利司他等药物治疗可以降低糖尿病前期人群发生糖尿病的风险。二甲双胍和阿卡波糖在糖尿病前期人群中长期应用的安全性证据较为充分，而其他药物长期应用时则需要全面考虑花费、不良反应、耐受性等因素。对于糖尿病前期个体，只有在强化生活方式干预 6 个月效果不佳，且合并有其他危险因素者，方可考虑药物干预，但必须充分评估效益风险比和效益费用比，并且做好充分的医患沟通和随访。

（3）血糖控制　对于新诊断、年轻、无并发症或并发症的 2 型糖尿病患者，建议及早采用严格的血糖控制，以降低糖尿病并发症的发生风险。糖尿病控制与并发症试验（DCCT）、英国前瞻性糖尿病研究（UKPDS）等严格控制血糖的临床研究结果提示，在处于糖尿病早期阶段的患者中，严格控制血糖可以显著降低糖尿病微血管病变的发生风险。随后的长期随访结果显示，对新诊断的 2 型糖尿病患者，早期进行严格血糖控制可以降低糖尿病微血管和大血管病变的发生。

（4）血压控制、血脂控制及阿司匹林的使用　UKPDS 研究显示，在新诊断的 2 型糖尿病患者中，强化血压控制不但可以显著降低糖尿病大血管病变的发生风险，还可显著降低微血管病变的发生风险。高血压最佳治疗试验（HOT）以及其他抗高血压治疗临床试验的糖尿病亚组分析也显示，强化血压控制可以降低无明显血管并发症的糖尿病患者发生心血管病变的风险。英国心脏保护研究糖尿病亚组分析（HPS-DM）、阿托伐他汀糖尿病协作研究（CARDS）等大型临床研究显示，在没有明显血管并发症的糖尿病患者中，采用他汀类药物降低低密度脂蛋白胆固醇（LDL-C）的策略可以降低心血管事件的发生风险。在多个临床试验进行系统评价的结果显示，具有心血管疾病高危因素的 2 型糖尿病患者中，阿司匹林对心血管疾病具有一定的保护作用。因此建议，对于没有明显糖尿病血管并发症但具有心血管危险因素的 2 型糖尿病患者，应采取降糖、降压、调脂（主要是降低 LDL-C）及应用阿司匹林治疗，以预防心血管疾病和糖尿病微血管病变的发生。

3. 三级预防　目标是延缓已发生的糖尿病并发症的进展、降低致残率和死亡率，并改善患者的生存质量。

（1）继续血糖、血压、血脂控制　强化血糖控制可以降低已经发生的早期糖尿病微血管病变进一步发展的风险。对于糖尿病病程较长、老年、已经生过心血管疾病的 2 型糖尿病患者，继续采取降糖、降压、调脂（主要是降低 LDL-C）、应用阿司匹林治疗等综合管理措施，以降低心血管疾病及微血管并发症反复发生和死亡的风险。

（2）对已出现严重糖尿病慢性并发者，推荐至相关专科治疗。

（三）2 型糖尿病的健康管理

1. 健康教育管理　糖尿病是一种长期慢性疾病，患者日常行为和自我管理能力对糖尿病的控制起着非常关键的作用，因此，糖尿病的控制不是传统意义上的治疗而是系统的管理。接受糖尿病自我管理教育的患者，血糖控制优于未接受教育的患者，同时，拥有更积极的态度、科学的糖尿病知识和较好的糖尿病自我管理行为。

（1）教育管理的目的　发挥糖尿病患者最大的自我管理潜能，激发患者的主观能动性，使患者从被动接受治疗、护理转变为主动参与治疗、护理，控制血糖，增强保护意识，提高自控能力，调整生活方式，最终实现控制病情，提高生活质量的目的。

（2）基本原则　①糖尿病患者均应接受糖尿病自我管理教育，以掌握自我管理所需的知识和技能。②糖尿病自我管理教育应以患者为中心，尊重和响应患者的个人爱好、需求和价值观，并以此来指导临床决策。③糖尿病自我管理教育和支持可改善临床结局和减少花费。④医护人员应在最佳时机为糖尿病患者提供尽可能个体化的糖尿病自我管理教育。⑤采用接受过规范化培训的糖尿病教育者为患者提供糖尿病自我管理教育。

（3）教育和管理的目标

1）近期目标　通过控制高血糖和代谢紊乱来消除糖尿病症状和防止出现急性代谢并发症。

2）远期目标　通过良好的代谢控制达到预防慢性并发症、提高患者生活质量和延长寿命的目的。

3）综合控制目标　2 型糖尿病综合控制目标因患者的年龄、并发症、并发症等不同而异。

（4）教育和管理的形式　糖尿病自我管理教育的方式包括个体教育、集体教育、个体和集体教育相结合、远程教育。

1）集体教育　包括小组教育和大课堂教育。小组教育指糖尿病教育者针对多个患者的共同问题同时与他们沟通并给予指导，每次教育时间 1 小时左右，患者人数 10～15 人为佳。大课堂教育是指以课堂授课的形式由医学专家或糖尿病专业护士为患者讲解糖尿病相关知识，每次课时 1.5 小时左右，患者人数在 50～200 人，主要面向对糖尿病缺乏认识的患者以及糖尿病高危人群。

2）个体教育　指糖尿病教育者与患者进行一对一的沟通和指导，适合一些需要重复练习的技巧学习，如自我注射胰岛素、自我血糖监测（SMBG）。在健康教育目标制定时重视患者的参与，在方案实施过程中，细化行为改变的目标，重视患者的回馈，以随时对方案作出调整。

3）远程教育　可通过手机或互联网传播糖尿病自我管理健康教育相关资讯。根据患者需求和不同的具体教育目标以及资源条件，可采取多种形式的教育。包括演讲、讨论、示教与反示教、场景模拟、角色扮演、电话咨询、联谊活动、媒体宣传等。糖尿病的教育和指导应该是长期和及时的，特别是当血糖控制较差、需调整治疗方案时，或因出现并发症需进行胰岛素治疗时，必须给以具体的教育和指导。而且教育应尽可能标准化和结构化，并结合各地条件做到"因地制宜"。

（5）教育管理的流程和框架　应包含对教育对象的基本评估，确定需解决的问题，制定有针对性的目标及计划、实施的方案以及效果评价。

1）评估　资料收集，包括病情、知识、行为、心理。

2）发现问题　找出患者在知识和行为上主要存在的问题。

3）制定目标　确定经教育后患者在知识和行为上所能达到的目标。

4）列出计划　根据患者情况（初诊、随诊），体现个体化和可行性。

5）实施　采用具体教育方法和技巧对患者进行教育。

6）效果评价　反馈频度内容，制订下一步教育方案。

（6）自我管理的实施

1）自我管理强调多学科团队，每个糖尿病管理单位应有一名受过专门培训的糖尿病教育护士，设专职糖尿病教育者的岗位，以保证教育的质量。最好的糖尿病管理模式是团队式管理。糖尿病管理团队的基本成员应包括执业医生［普通医生和（或）专科医生］、糖尿病教员（教育护士）、营养师、运动康复师、患者及其家属。

2）自我管理的关键时间点：①诊断时；②每年的健康教育和情感需求的评估时；③出现新问题（健康状况、身体缺陷、情感因素或基本生活需要），影响自我管理时；④需要过度护理时。

3）自我管理教育和支持的有效评估，逐步建立定期随访和评估系统，以确保所有患者都能进行咨询并得到及时的正确指导。

4）糖尿病教育的基本内容：糖尿病的自然进程；糖尿病的临床表现；糖尿病的危害及如何防治急慢性并发症；个体化的治疗目标；个体化的生活方式干预措施和饮食计划；规律运动和运动处方；饮食、运动、口服药、胰岛素治疗及规范的胰岛素注射技术；自我血糖监测和尿糖监测（当血糖监测无法实施时），血糖测定结果的意义和应采取的干预措施；自我血糖监测、尿糖监测和胰岛素注射等具体操作技巧；口腔护理、足部护理、皮肤护理的具体技巧；特殊情况应对措施（如疾病、低血糖、应激和手术）；糖尿病妇女受孕必须做到有计划，并全程监护；糖尿病患者的社会心理适应；糖尿病自我管理的重要性。

2. 营养治疗　医学营养治疗是糖尿病的基础治疗手段，包括对患者进行个体化营养评估、营养诊断、制定相应营养干预计划，并在一定时期内实施监测。通过调整饮食总能量、饮食结构及餐次分配比例来进行血糖控制，有助于维持理想体重并预防营养不良发生，是糖尿病及其并发症的预防、治疗、自我管理以及教育的重要组成部分。

（1）确定总热量　首先计算患者的理想体重，理想体重（kg）=身高（cm）-105，再根据理想体重和工作性质计算每天所需总热量。成年人休息状态下每天每千克体重所需热量为105~125.5kJ（25~30kcal），轻体力劳动125.5~146kJ（30~35kcal），中体力劳动146~167kJ（35~40kcal），重体力劳动167kJ（40kcal）以上。儿童、妊娠期妇女、哺乳期妇女、营养不良及伴消耗性疾病者可酌情增加，超重者酌情减少。

（2）脂肪　膳食中由脂肪提供的能量应占总能量的 20%～30%。饱和脂肪酸摄入量不应超过摄取总能量的 7%，尽量减少反式脂肪酸的摄入；单不饱和脂肪酸是较好的膳食脂肪酸来源，在总脂肪摄入中的供能比宜达到 10%～20%；多不饱和脂肪酸摄入不宜超过总能量摄入的 10%，适当增加富含 n-3 脂肪酸的摄入比例；应控制膳食中胆固醇的过多摄入。

（3）碳水化合物　膳食中碳水化合物所提供的能量应占总能量的 50%～65%。糖尿病患者应考虑食用血糖生成指数（GI）较低的食物。通常豆类、乳类、蔬菜（叶茎类）血糖生成指数比较低，而谷类、薯类、水果常因品种和加工方式不同而引起血糖生成指数的变化，特别是令其中的膳食纤维的含量发生变化。富含膳食纤维的食物对血糖的影响较小；食物血糖生成指数还会受多方面因素影响，如受食物中碳水化合物的类型、结构、食物的化学成分和含量以及食物的物理状况和加工制作过程的影响等。如煮粥时间越长，血糖生成指数越高，对血糖影响越大；此外注意控制添加糖的摄入，不喝含糖饮料。

（4）蛋白质　肾功能正常的糖尿病患者，蛋白质的摄入量可占供能比的 15%～20%，保证优质蛋白质比例超过 1/3；推荐蛋白摄入量约 0.8g/（kg·d），过高的蛋白摄入量 >1.3g/（kg·d）与蛋白尿升高、肾功能下降、心血管及死亡风险增加有关，低于 0.8g/（kg·d）的蛋白摄入并不能延缓糖尿病肾病进展，已开始透析患者蛋白摄入量可适当增加。

（5）饮酒　不推荐糖尿病患者饮酒。若饮酒应计算乙醇中所含的总能量；女性一天饮酒的乙醇量不超过 15g，男性不超过 25g（15g 乙醇相当于 350ml 啤酒、150ml 葡萄酒或 45ml 蒸馏酒）。每周不超过 2 次；应警惕乙醇可能诱发的低血糖，避免空腹饮酒。

（6）膳食纤维　豆类、富含纤维的谷物类（每份食物≥5g 纤维）、水果、蔬菜和全谷物食物均为膳食纤维的良好来源。提高膳食纤维摄入对健康有益。建议糖尿病患者达到膳食纤维每天推荐摄入量，即 10～14g/1000kcal。

（7）钠　食盐摄入量限制在每天 6g 以内，每天钠摄入量不超过 2000mg，合并高血压患者更应严格限制摄入量；同时应限制摄入含钠高的调味品或食物，例如味精、酱油、调味酱、腌制品、盐浸等加工食品等。

（8）微量营养　糖尿病患者容易缺乏 B 族维生素、维生素 C、维生素 D 以及铬、锌、硒、镁、铁、锰等多种微量营养素，可根据营养评估结果适量补充。长期服用二甲双胍者应预防维生素 B_{12} 缺乏。不建议长期大量补充维生素 E、维生素 C 及胡萝卜素等具有抗氧化作用的制剂。

不同的膳食干预模式要求在专业人员的指导下，结合患者的代谢目标和个人喜好（例如，风俗、文化、宗教、健康理念、经济状况等），设计个体化的饮食治疗方案。合理膳食模式指以谷类食物为主，高膳食纤维摄入、低盐低糖低脂肪摄入的多样化膳食模式。合理膳食可以降低 2 型糖尿病风险。

3. 运动治疗

（1）运动治疗的意义　运动锻炼在 2 型糖尿病患者的综合管理中占重要地位。规律运动可增加胰岛素敏感性，有助于控制血糖，减少心血管危险因素，减轻体重，提升幸福感。运动对糖尿病高危人群一级预防效果显著。流行病学研究结果显示：规律运动 8 周以上可将 2 型糖尿病患者 HbA1c 降低 0.66%；坚持规律运动 12～14 年的糖尿病患者病死率显著降低。

（2）运动治疗的原则

1）运动治疗应在医生指导下进行。运动前要进行必要的评估，特别是心肺功能和运动功能的医学评估（如运动负荷试验等）。

2）成年 2 型糖尿病患者每周至少 150 分钟（如每周运动 5 天，每次 30 分钟，中等强度 50%～70% 最大心率，运动时有点用力，心跳和呼吸加快但不急促）的有氧运动。即使一次进行 10 分钟的短时体育运动，每天累计 30 分钟也是有益的。中等强度的体育运动包括快走、打太极拳、骑车、乒乒球、羽毛球和高尔夫球。较大强度运动包括快节奏舞蹈、有氧健身操、慢跑、游泳、骑车上坡、足球、篮球等。糖尿病患者的最佳运动时间是餐后 1 小时，这个时候血糖最容易升高，并且不容易发生低血糖。

3）如无禁忌证，每周最好进行 2~3 次抗阻运动（两次锻炼间隔≥48 小时），锻炼肌肉力量和耐力。锻炼部位应包括上肢、下肢、躯干等主要肌肉群，训练强度为中等。联合进行抗阻运动和有氧运动可获得更大程度的代谢改善。

4）运动项目的选择要与患者的年龄、病情及身体承受能力相适应，并定期评估，适时调整运动计划。运动前后要加强血糖监测，运动量大或激烈运动时应建议患者临时调整饮食及药物治疗方案，以免发生低血糖。

5）空腹血糖 >16.7mmol/L、反复低血糖或血糖波动较大、有糖尿病酮症酸中毒（DKA）等急性代谢并发症、合并急性感染、增殖性视网膜病变、严重肾病、严重心脑血管疾病（不稳定型心绞痛、严重心律失常、一过性脑缺血发作）等情况下禁忌运动，病情控制稳定后方可逐步恢复运动。

6）养成健康的生活习惯。培养活跃的生活方式，如增加日常身体活动，减少静坐时间，将有益的体育运动融入日常生活中。

三、2 型糖尿病患者健康管理服务规范

（一）服务对象

辖区内 35 岁及以上常住居民中 2 型糖尿病患者。

（二）服务内容

1. 筛查 对工作中发现的 2 型糖尿病高危人群进行有针对性的健康教育，建议其每年至少测量 1 次空腹血糖，并接受医务人员的健康指导。

2. 随访评估 对确诊的 2 型糖尿病患者，每年提供 4 次免费空腹血糖检测，至少进行 4 次面对面随访。

（1）测量空腹血糖和血压，并评估是否存在危急情况，如出现血糖≥16.7mmol/L 或血糖≤3.9mmol/L；收缩压≥180mmHg 和（或）舒张压≥110mmHg；意识或行为改变、呼气有烂苹果样丙酮味、心悸、出汗、食欲减退、恶心、呕吐、多饮、多尿、腹痛、有深大呼吸、皮肤潮红；持续性心动过速（心率超过 100 次/分）；体温超过 39℃或有其他的突发异常情况，如视力突然骤降、妊娠期及哺乳期血糖高于正常值等危险情况之一，或存在不能处理的其他疾病时，须在处理后紧急转诊。对于紧急转诊者，乡镇卫生院、村卫生室、社区卫生服务中心（站）应在 2 周内主动随访转诊情况。

（2）若不需紧急转诊，询问上次随访到此次随访期间的症状。

（3）测量体重，计算体质指数（BMI），检查足背动脉搏动。

（4）询问患者疾病情况和生活方式，包括心脑血管疾病、吸烟、饮酒、运动、主食摄入情况等。

（5）了解患者服药情况。

3. 分类干预

（1）对血糖控制满意（空腹血糖值 <7.0mmol/L），无药物不良反应、无新发并发症或原有并发症无加重的患者，预约下一次随访。

（2）对第一次出现空腹血糖控制不满意（空腹血糖值≥7.0mmol/L）或药物不良反应的患者，结合其服药依从情况进行指导，必要时增加现有药物剂量、更换或增加不同类的降糖药物，2 周时随访。

（3）对连续两次出现空腹血糖控制不满意或药物不良反应难以控制以及出现新的并发症或原有并发症加重的患者，建议其转诊到上级医院，2 周内主动随访转诊情况。

（4）对所有的患者进行针对性的健康教育，与患者一起制定生活方式改进目标并在下一次随访时评估进展。告诉患者出现哪些异常时应立即就诊。

4. 健康体检　对确诊的 2 型糖尿病患者，每年进行 1 次较全面的健康体检，体检可与随访相结合。内容包括体温、脉搏、呼吸、血压、空腹血糖、身高、体重、腰围、皮肤、浅表淋巴结、心脏、肺部、腹部等常规体格检查，并对口腔、视力、听力和运动功能等进行判断。

（三）服务流程

2 型糖尿病健康管理服务流程如图 5 - 3 所示。

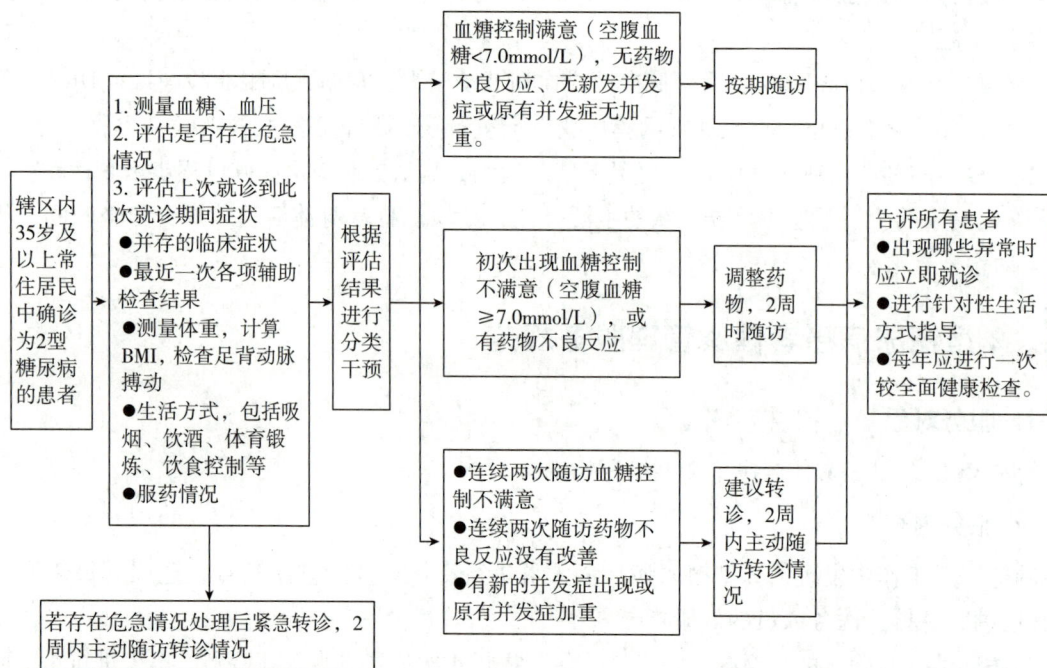

图 5 - 3　2 型糖尿病健康管理服务流程

（四）服务要求

1. 2 型糖尿病患者的健康管理由医生负责，应与门诊服务相结合，对未能按照健康管理要求接受随访的患者，乡镇卫生院、村卫生室、社区卫生服务中心（站）应主动与患者联系，保证管理的连续性。

2. 随访包括预约患者到门诊就诊、电话追踪和家庭访视等方式。

3. 乡镇卫生院、村卫生室、社区卫生服务中心（站）要通过本地区社区卫生诊断和门诊服务等途径筛查和发现 2 型糖尿病患者，掌握辖区内居民 2 型糖尿病的患病情况。

4. 发挥中医药在改善临床症状、提高生活质量、防治并发症中的特色和作用，积极应用中医药方法开展 2 型糖尿病患者健康管理服务。

5. 加强宣传，告知服务内容，使更多的患者愿意接受服务。

6. 每次提供服务后及时将相关信息记入患者的健康档案。

（五）工作指标

2 型糖尿病患者规范管理率 = 按照规范要求进行 2 型糖尿病患者健康管理的人数/年内已管理的 2 型糖尿病患者人数 ×100%

管理人群血糖控制率 = 年内最近一次随访空腹血糖达标人数/年内已管理的 2 型糖尿病患者人数

×100%

最近一次随访血糖是指按照规范要求最近一次随访的血糖，若失访，则判断为未达标，空腹血糖达标是指空腹血糖 <7mmol/L。

医防融合知识拓展

关于 2 型糖尿病患者健康管理服务的医防融合知识，涉及医疗服务和公共卫生服务的紧密结合，旨在通过整合和优化资源，形成"未病早预防、小病就近看、大病能会诊、慢病有管理、转诊帮对接"的防治体系。

案例导入中通过对患者加强糖尿病的健康教育和宣传，增强其糖尿病防治意识，促进健康生活方式的形成。根据患者的具体情况，制定个性化的治疗方案和管理计划。包括药物治疗、饮食控制、运动锻炼、血糖监测等方面。同时，加强患者的自我管理教育，提高患者的自我管理能力，促进治疗效果的提高。对患者进行长期、连续的健康管理。包括定期随访、病情评估、治疗方案调整等方面。同时，加强与其他医疗机构的协作与沟通，实现患者信息的共享和转诊的无缝对接。

通过医防融合的实施，提高糖尿病的知晓率、治疗率和控制率，降低糖尿病的发病率和并发症发生率。减轻糖尿病患者的经济负担和心理压力，提高患者的生活质量。促进基层医疗机构的发展和升级，提高医疗服务水平和公共卫生服务能力。

（范腾阳　史卫红）

目标检测

答案解析

一、单项选择题

1. 糖尿病是一组原因不明的内分泌代谢病共同主要标志是（　　）

    A. 多尿多饮多食　　　　　　B. 消瘦　　　　　　　　　C. 乏力

    D. 高血糖　　　　　　　　　E. 尿糖阳性

2. 糖尿病患者运动的最佳时段是（　　）

    A. 睡前　　　　　　　　　　B. 餐后 1 小时　　　　　　C. 餐前 1 小时

    D. 晨起锻炼　　　　　　　　E. 餐后 2 小时

3. 糖尿病的高危因素不包括（　　）

    A. BMI≥24　　　　　　　　 B. 空腹血糖≥6.9mmol/L　　C. 高血压

    D. 配偶患有糖尿病　　　　　E. 血脂高

4. 糖尿病生活方式指导内容不包括（　　）

    A. 药物治疗　　　　　　　　　　　　　　　　B. 健康教育

    C. 血糖监测　　　　　　　　　　　　　　　　D. 运动治疗

    E. 不控制饮食，加大降糖药用量

5. 2 型糖尿病的教育和管理的形式不包括（　　）

    A. 个体教育　　　　　　　　　　　　　　　　B. 集体教育

    C. 个体和集体教育相结合　　　　　　　　　　D. 公众教育

    E. 远程教育

6. 糖尿病的发生主要和（　　）有关

    A. 胆固醇　　　　　　　　　B. 三酰甘油　　　　　　　　C. 胰岛素

    D. 高密度脂蛋白　　　　　　E. 胰蛋白酶

7. 《国家基本公共卫生服务规范》中要求对 2 型糖尿病患者每年进行面对面随访（　　）

    A. 4 次　　　　　　　　　　B. 6 次　　　　　　　　　　C. 10 次

    D. 12 次　　　　　　　　　 E. 15 次

8. 葡萄糖测定时随机血糖是指（　　）

    A. 12 个月内　　　　　　　 B. 1 个月内　　　　　　　　C. 2 个月内

    D. 1 小时内　　　　　　　　E. 1 天内

9. 2 型糖尿病健康管理服务对象是（　　）岁以上常住居民

    A. 30　　　　　　　　　　　B. 35　　　　　　　　　　　C. 40

    D. 45　　　　　　　　　　　E. 50

10. 对确诊的 2 型糖尿病患者，每年提供（　　）免费空腹血糖检测

    A. 2 次　　　　　　　　　　B. 3 次　　　　　　　　　　C. 4 次

    D. 5 次　　　　　　　　　　E. 6 次

二、简答题

1. 简述 2 型糖尿病的危险因素。

2. 2 型糖尿病一级预防主要包括哪些内容？

三、案例解析题

针对本节案例导入，请回答下列问题。

1. 患者存在的健康危险因素有哪些？

2. 请帮患者提供饮食运动方案。

第三节　严重精神障碍患者健康管理服务

PPT

学习目标

1. 通过本节学习，重点把握严重精神障碍的概念和分类，严重精神障碍患者的应急处置；熟悉严重精神障碍患者管理，危险性评估，严重精神障碍的患者分类干预措施；了解严重精神障碍患者的治疗。

2. 关爱严重精神障碍患者，具有良好的职业道德素质、敬业精神和服务意识。

案例导入

    案例　患者，男，35 岁。当地社区医院内科医生怀疑其有严重精神障碍，转诊至精神专科医院就诊，门诊诊断为精神分裂症，建议住院治疗，经过 2 个月的治疗后，患者好转后出院。患者母亲希望其接受健康管理。

    问题　1. 严重精神障碍是指哪些疾病？

           2. 依据严重精神障碍患者健康管理要求，社区医师应该怎么做？

一、严重精神障碍概述

（一）概念

精神障碍是指由各种原因引起的感知、情感和思维等精神活动的紊乱或者异常，导致患者明显的心理痛苦或者社会适应等功能损害。

严重精神障碍是指精神疾病症状严重，导致患者社会适应等功能严重损害、对自身健康状况或者客观现实不能完整认识，或者不能处理自身事务的精神障碍。包括精神分裂症、分裂情感性障碍、持久的妄想性障碍（偏执性精神病）、双相（情感）障碍、癫痫所致精神障碍、精神发育迟滞伴发精神障碍6种疾病。

（二）临床表现

许多精神障碍患者有幻觉、错觉、妄想、思维障碍、情感障碍、言语紊乱、行为怪异、意志减退等症状，绝大多数患者缺乏自知力，不承认自己有病，认识不到自身疾病对他人的影响，一般不会主动寻求医生的帮助。

精神科执业医生对符合诊断标准的严重精神障碍患者应当及时明确诊断。对连续就诊半年以上仍未明确诊断者，应当请上级精神卫生医疗机构进行诊断或复核诊断。不具备诊断条件的地区，可由卫生健康行政部门组织精神科执业医生协助当地开展疑似患者诊断。

1. 精神分裂症　诊断精神分裂症通常要求在一个月或以上时期的大部分时间内确实存在属于下述①~④中至少一个（如不甚明确常需两个或多个症状）或⑤~⑧中至少两组症状群中的十分明确的症状。①思维鸣响，思维插入或思维被撤走以及思维广播；②明确涉及躯体或四肢运动，特殊思维、行动或感觉的被影响、被控制或被动妄想，妄想性知觉；③对患者的行为进行跟踪性评论，或彼此对患者加以讨论的幻听，或来源于身体某一部分的其他类型的听幻觉；④与文化不相称且根本不可能的其他类型的持续性妄想，如具有某种宗教或政治身份，或超人的力量和能力例如能控制天气，或与另一世界的外来者进行交流。⑤伴有转瞬即逝的或未充分形成的无明显情感内容的妄想或伴有持久的超价观念，或连续数周或数月每天均出现的任何感官的幻觉；⑥思潮断裂或无关的插入语，导致言语不连贯，或不中肯或词语新作；⑦紧张性行为，如兴奋、摆姿势，或蜡样屈曲、违拗、缄默及木僵；⑧"阴性"症状，如显著的情感淡漠、言语贫乏、情感反应迟钝或不协调，常导致社会退缩及社会功能的下降，但必须澄清这些症状并非由抑郁症或神经阻滞剂治疗所致。

2. 分裂情感性障碍　为一种发作性障碍，情感性症状与分裂性症状在疾病的同一次发作中都很明显。两种症状多为同时出现或至多相差数天。只有在疾病的同一次发作中，明显而确实的分裂性症状和情感性症状同时出现或只差数天，因而该发作既不符合精神分裂症亦不符合抑郁或躁狂发作的标准，此时方可作出分裂情感性障碍的诊断。

3. 持久的妄想性障碍（偏执性精神病）　妄想是最突出的或唯一的临床特征，妄想必须存在至少三个月，必须明确地为患者的个人观念。可间断性地出现抑郁症状甚至完全的抑郁发作，但没有心境障碍时妄想仍持续存在。不应存在脑疾病的证据；没有或偶然才有听幻觉；无精神分裂症性症状（被控制妄想）的病史。包含偏执狂、偏执性精神病、偏执状态。

4. 双相（情感）障碍　特点是反复发作，紊乱有时表现为心境高涨、精力和活动增加（躁狂或轻躁狂），有时表现为心境低落、精力降低和活动减少（抑郁）。发作间期通常以完全缓解为特征。

5. 癫痫所致精神障碍　指一组反复发作的脑异常放电导致的精神障碍。由于累及的部位和病理生理改变不同，导致的精神症状各异。可分为发作性和持续性精神障碍两类。前者为一定时间内的感觉、知觉、记忆、思维等障碍，心境恶劣，精神运动性发作，或短暂精神分裂症样发作，发作具有突然性、短暂性、反复发作的特点；后者为分裂症样障碍、人格改变或智能损害等。

6. 精神发育迟滞伴发精神障碍 是精神发育不全或受阻，智力水平的评定应基于所有可利用的资料，包括临床发现、适应性行为（参照个体的文化背景进行判断）及心理测验的结果。为了确诊，应存在智力功能水平的减低，并由此导致了在正常社会环境中对日常生活要求的适应能力的下降。伴随的精神或躯体障碍对临床相及各项能力的运用有着很大影响。所选择的诊断类别应基于对能力的整体评估，而不应仅局限于有特异性损害的某一方面或单一技能的评定。

（三）治疗

1. 药物治疗 遵循安全、早期、适量、全程、有效、个体化治疗原则。患者应当坚持急性期、巩固期和维持期全程治疗，在巩固期和维持期坚持抗精神病药物治疗，对降低病情复发风险具有重要价值。有条件地区推荐使用第二代抗精神病药物，以减轻药物不良反应，提高患者长期服药的依从性。对于治疗依从性差、家庭监护能力弱或无监护的、具有肇事肇祸风险的患者，推荐采用长效针剂治疗。

（1）常用抗精神病药物和心境稳定剂

1）第一代抗精神病药物 包括氯丙嗪、奋乃静、氟哌啶醇、舒必利、五氟利多、氟哌啶醇癸酸酯注射液、棕榈酸哌普噻嗪注射液、氟奋乃静癸酸酯注射液、氟哌噻吨癸酸酯注射液等。

2）第二代抗精神病药物 包括氯氮平、利培酮、奥氮平、喹硫平、齐拉西酮、阿立哌唑、氨磺必利、帕利哌酮、注射用利培酮微球和棕榈酸帕利哌酮注射液等。

3）心境稳定剂 包括碳酸锂、抗抽搐类药物（如丙戊酸盐、卡马西平、托吡酯、拉莫三嗪等）和具有心境稳定作用的抗精神病药物（如氯氮平、利培酮、奥氮平、喹硫平等）。

（2）药物不良反应及处理 ①常见不良反应：急性期治疗时常见过度镇静、直立性低血压、胃肠道反应、流涎、锥体外系不良反应、泌乳、月经不调、抗胆碱能反应等。巩固期和维持期治疗时常见体重增加及糖脂代谢异常，心血管系统不良反应和肝功能异常等。根据情况对症治疗，必要时减药、停药或换药。②严重不良反应：包括恶性综合征、癫痫发作、血液系统改变、剥脱性皮炎、严重心电图改变、5-羟色胺综合征，药物过量中毒等。一旦发现，必须及时转诊和处理。预防严重不良反应发生，应当定期进行详细的体检、血常规、血糖、肝功能和心电图检查，必要时可增加其他相关检查，并注意药物间相互作用。

（3）注意事项

1）一般人群 按医嘱服药，服药期间勿饮酒、勿擅自减药或停药。密切观察和记录不良反应及病情变化。

2）老年人群 老年人药物代谢慢，常伴躯体疾病，可能合并服用多种药物，故治疗时应当谨慎，药物起始剂量低，加量要缓慢，尽量减少用药种类。

3）妊娠期妇女 精神科药物对胎儿存在潜在的不良影响。然而，精神障碍本身对胎儿有较大的不良影响；中断治疗也会使患者病情更加复杂，面临复发的风险。因此，在妊娠期控制病情对母亲和胎儿都非常必要。应当由患者、家属和精神科医生慎重权衡利弊后，作出妊娠期继续用药或停药的决策。

4）儿童 儿童的中枢神经系统处于持续发育过程中，对抗精神病药物的反应（包括疗效和不良反应）比较敏感，应当在全面评估的基础上谨慎选择药物，起始量低，缓慢加量。

2. 物理治疗

（1）改良电抽搐治疗 用于治疗多种精神疾病。特别是急性期患者包括严重抑郁，有强烈自伤、自杀企图及行为者，以及明显自责自罪者；极度冲动伤人者；拒食、违拗和紧张性木僵者；精神药物治疗无效或对药物治疗不能耐受者。

（2）经颅磁刺激 是一种非侵入性的脑刺激，重复经颅磁刺激不需麻醉，一般不诱发癫痫，不引起定向障碍和认知损害。重复经颅磁刺激治疗过程中，患者保持清醒除头痛和头皮痛外，没有其他的不良反应，因此门诊患者可以在治疗结束后立即投入工作。

（3）心理治疗 是运用特定的治疗原理、策略及技巧等特殊治愈机制，产生疗效。

（四）精神康复 e 微课3

精神康复是改善精神障碍患者社会功能，帮助患者回归家庭和社会的重要环节，包括医院康复和社区康复。康复的三项基本原则是功能训练、全面康复、回归社会。功能训练是指利用各种康复方法和手段，对精神障碍患者进行各种功能活动，包括心理活动、躯体活动、语言交流、日常生活、职业活动和社会活动等方面能力的训练。全面康复是康复的准则和方针，使患者在生理上、心理上、社会活动上和职业上实现全面的、整体的康复。而回归社会则为康复的目标和方向。

康复服务人员与患者及家属共同制定个体化康复计划，开展康复技能训练。对住院患者，以帮助其正确认识疾病，学会按时按量服药和提高个人生活自理能力为主。对居家患者开展服药、生活技能、社交技能等方面的康复训练，同时指导患者家属协助患者进行相关康复训练，进一步提高患者服药依从性、复发先兆识别能力，逐步具备生活、社交和职业技能，改善患者生活质量，促进其回归社会。具备条件的地区，可建立患者个案管理团队，针对患者情况进行个案管理。康复服务内容包括服药训练、复发先兆识别、躯体管理训练、生活技能训练、社交能力训练、职业康复训练等。

1. 服药训练 目的是教育患者正确认识疾病，养成遵照医嘱按时按量服药的习惯。培训内容包括药物治疗重要性和复发严重性教育，熟悉所服的药物名称、剂量，了解药物不良反应及向医生求助的方法。住院患者应当在医护人员指导下进行模拟训练，学会自觉遵医嘱按时按量服药。居家患者应当在社区精神卫生防治与管理人员（简称精防人员）指导和家属帮助下开展服药训练，逐步提高服药依从性，能按时复诊和取药，坚持按医嘱服药。

2. 复发先兆识别 目的是预防复发。由医护人员和社区精防人员通过组织专题讲座、一对一指导等形式开展。内容包括帮助患者和家属掌握复发先兆表现，以及如何寻求帮助。如患者病情平稳后又出现失眠，食欲减退，烦躁不安，敏感多疑，遇小事易发脾气，不愿与人沟通，不愿按时服药，近期有重大应激事件导致患者难以应对等。出现上述表现时，患者和家属应当及时与精防人员联系，或尽早至精神卫生医疗机构就诊。

3. 躯体管理训练 目的是采取针对性措施，提高躯体健康水平。严重精神障碍患者由于精神症状、药物不良反应等因素影响，存在活动减少、体能下降、体重增加、血糖血脂升高等问题。制定个体化的躯体管理计划，如对药物不良反应采取针对性干预措施，提升服药依从性；对超重患者制定训练计划，控制体重等。

4. 生活技能训练 目的是提高患者独立生活能力。包括个人生活能力和家庭生活技能。通过模拟训练与日常实践相结合的方式进行，家属应当积极参与和督促患者实施。个人生活能力包括个人卫生、规律作息、女性患者月经调理、家务劳动、乘坐交通工具、购物等。家庭生活技能包括履行相应的家庭职责，如与家人一起吃饭、聊天、看电视，参与家庭事情的讨论，关心和支持家人等。

5. 社交能力训练 目的是提高患者主动与人交往及参加社会活动的能力。可通过角色扮演等模拟训练的方式，在社区康复机构或精神卫生医疗机构中开展。包括主动问候、聊天、接打电话、遵守约会时间、合理安排闲暇时间、处理生活矛盾、学会如何面试等。

6. 职业康复训练 目的是提高患者的学习和劳动能力，包括工作适应性训练、职业技能训练等。住院患者以工作适应性训练为主。居家患者应当在康复机构中以模拟形式进一步开展职业技能训练。

有条件的地区可继续在保护性和过渡性就业场所中开展有针对性的、循序渐进的实践训练。

（五）应急处置

应急处置包括对有伤害自身、危害他人安全的行为或危险的疑似或确诊精神障碍患者，病情复发、急性或严重药物不良反应的精神障碍患者的紧急处置。

各地卫生健康行政部门要协调相关部门建立由精防人员、民警、村（居）民委员会成员、网格员等关爱帮扶小组成员和精神科医生、护士等组成的应急处置队伍，组织危险行为防范措施等相关培训，定期开展演练。患者家属、监护人也应当参与应急处置。

承担应急处置任务的精神卫生医疗机构应当建立绿色通道，接收需紧急住院或门急诊留观的应急处置患者；设立有专人值守的应急处置专用电话，实行24小时轮班；配备快速起效药物、约束带等应急处置工具包。参加应急处置的精神卫生专业人员应当为具有丰富临床经验的精神科执业医师和注册护士。

1. 应急处置工作流程

（1）伤害自身行为或危险的处置　包括有明显的自杀观念，或既往有自杀行为者，可能出现自伤或自杀行为者；已经出现自伤或者自杀行为，对自身造成伤害者。

获知患者出现上述行为之一时，精防人员应当立即协助家属联系公安机关、村（居）民委员会及上级精神卫生医疗机构，由家属和（或）民警协助将患者送至精神卫生医疗机构或有抢救能力的医院进行紧急处置，如系服药自杀，应当将药瓶等线索资料一同带至医院，协助判断所用药物名称及剂量。

（2）危害公共安全或他人安全的行为或危险的处置　发现患者有危害公共安全或他人安全的行为或危险时，精防人员或其他相关人员应当立刻通知公安民警，并协助其进行处置。精防人员应当及时联系上级精神卫生医疗机构开放绿色通道，协助民警、家属或监护人将患者送至精神卫生医疗机构门急诊留观或住院。必要时，精神卫生医疗机构可派出精神科医生和护士前往现场进行快速药物干预等应急医疗处置。

（3）病情复发且精神状况明显恶化的处置　得知患者病情复发且精神状况明显恶化时，精防人员在进行言语安抚等一般处置的同时，应当立即联系上级精神卫生医疗机构进行现场医疗处置。必要时，协助家属（监护人）将患者送至精神卫生医疗机构门急诊留观或住院。

（4）与精神疾病药物相关的急性不良反应的处置　发现患者出现急性或严重药物不良反应时，精防人员应当及时联系上级精神卫生医疗机构的精神科医生，在精神科医生指导下进行相关处置或转诊至精神卫生医疗机构进行处置。

2. 常用处置措施

（1）心理危机干预　根据现场情形判断现场人员的安全性，如果现场人员安全没有保障时，应当退至安全地带尽快寻求其他人员的帮助。处置时应当与患者保持一定的距离，观察好安全撤离路线。使用安抚性言语，缓解患者紧张、恐惧和愤怒情绪；避免给患者过度的刺激，尊重、认可患者的感受；同时对现场其他人的焦虑、紧张、恐惧情绪给予必要的安慰性疏导。

（2）保护性约束　是为及时控制和制止危害行为发生或者升级，而对患者实施的保护性措施。当患者严重危害公共安全或者他人人身安全时，精防人员或其他相关人员协助民警使用有效的保护性约束手段对患者进行约束，对其所持危险物品及时全部搜缴、登记、暂存，将患者限制于相对安全的场所。

（3）快速药物干预　精神科医生可根据患者病情采用以下药物进行紧急干预。氟哌啶醇肌内注射，可联合异丙嗪注射，必要时可重复使用；或氯硝西泮肌内注射，必要时可考虑重复使用；或齐拉西酮注射；或奥氮平口崩片口服。用药后，注意观察药物不良反应。

（4）急性药物不良反应对症处理　根据药物不良反应的具体表现采取对症处理，如出现急性肌张力障碍可用抗胆碱能药物治疗，静坐不能可降低药物剂量或使用β受体阻滞剂，急性激越可使用抗焦虑药物缓解。

3. 处置记录　对患者实施应急处置前或应急处置过程中，参加处置人员应当与患者家属（监护人）签署严重精神障碍应急处置知情同意书。患者家属（监护人）无法及时赶到现场时，应当由现场履行公务的民警或其他工作人员签字证实。

执行应急处置任务的精防人员或精神卫生专业人员，应当在应急处置完成后 24 小时内填写严重精神障碍患者应急处置记录单一式三份。一份交本级精防机构，一份留存基层医疗卫生机构，一份留应急医疗处置机构。基层医疗卫生机构应当在 5 个工作日内通过信息系统上报处置记录。对未建档的患者，由精神卫生医疗机构在确诊后的 5 个工作日内登记建档，并录入信息系统。对已建档但未纳入管理的患者，在征得本人和（或）监护人同意后纳入社区管理，符合《中华人民共和国精神卫生法》第三十条第二款第二项情形的患者直接纳入社区管理。

（六）严重精神障碍患者的管理措施

1. 早期发现

（1）精神卫生医疗机构　居民自行到各级各类精神卫生医疗机构就诊或咨询时，对疑似严重精神障碍者，接诊医生应当尽可能明确诊断。非患者本人到医院咨询时，接诊医生应当建议患者本人来院进行精神检查与诊断。

（2）基层医疗卫生机构　基层医疗卫生机构人员配合政法、公安等部门，每季度与村（居）民委员会联系，了解辖区常住人口中重点人群的情况，参考精神行为异常识别清单，开展疑似严重精神障碍患者筛查。精神行为异常识别包括：曾在精神科住院治疗；因精神异常而被家人关锁；无故冲动，伤人、毁物，或无故离家出走；行为举止古怪，在公共场合蓬头垢面或赤身露体；经常无故自语自笑，或说一些不合常理的话；变得疑心大，认为周围人都针对他或者迫害他；变得过分兴奋话多（说个不停）、活动多、爱惹事、到处乱跑等；变得冷漠、孤僻、懒散，无法正常学习、工作和生活；有过自杀行为或企图。

对于符合上述清单中一项或以上症状的，应当进一步了解该人的姓名、住址等信息，填写精神行为异常线索调查复核登记表，将发现的疑似患者报县级精神卫生防治与管理机构（简称精防机构），并建议其至精神卫生医疗机构进行诊断。

（3）基层多部门疑似患者发现　县级精防机构参考精神行为异常识别清单，对乡镇（街道）办事处、村（居）民委员会、政法、公安、民政、残联等部门人员开展疑似患者筛查培训，培训内容包括上述人员在日常工作中发现疑似患者，及时与基层医疗卫生机构人员联系，进行信息交换共享等。

（4）其他途径转介　各级各类医疗机构非精神科医生在接诊中，心理援助热线或网络平台人员在咨询时，应当根据咨询者提供的线索进行初步筛查，如属疑似患者应当建议其到精神卫生医疗机构进行诊断。监管场所内发现疑似患者可请精神卫生医疗机构指派精神科执业医生进行检查和诊断。精神卫生医疗机构参考精神行为异常识别清单，对乡镇（街道）办事处、村（居）民委员会、政法、公安、民政、残联等部门人员开展疑似患者筛查培训，培训内容包括上述人员在日常工作中发现疑似患者，及时与基层医疗卫生机构人员联系，进行信息交换共享等。

（5）其他情况　各级各类医疗机构非精神科医生在接诊中，心理援助热线或网络平台人员在咨询时，应当根据咨询者提供的线索进行初步筛查，如属疑似患者应当建议其到精神卫生医疗机构进行诊断。监管场所内发现疑似患者可请精神卫生医疗机构指派精神科执业医生进行检查和诊断。

2. 知情同意 对已建档患者，精防人员应当向患者本人和监护人宣传参与严重精神障碍管理治疗服务的益处，讲解服务内容、患者及家属的权益和义务等，征求患者本人和（或）监护人意见并签署参加严重精神障碍管理治疗服务知情同意书。对于同意参加社区服务管理者，由精防人员定期开展随访服务。对于不同意参加社区服务管理的患者，精防人员应当报告关爱帮扶小组给予重点关注并记录；关爱帮扶小组应当对患者信息予以保密。

符合《中华人民共和国精神卫生法》（简称《精神卫生法》）第三十条第二款第二项情形的患者，告知后直接纳入社区管理。首次随访及病情需要时，由精防人员与村（居）民委员会成员、民警等关爱帮扶小组成员共同进行，充分告知患者本人和监护人关于严重精神障碍管理治疗服务的内容、权益和义务等。

3. 随访干预 与国家基本公共卫生服务项目中的严重精神障碍患者管理服务工作相结合，由基层医疗卫生机构精防人员或签约家庭医生在精神科医生的指导下，对辖区内有固定居所并连续居住半年以上的患者开展随访服务。鼓励有条件的精神卫生医疗机构，承担辖区患者社区随访服务。对首次随访和出院患者，应当在获取知情同意或获得医院转介信息后的10个工作日内进行面访。

（1）随访的形式　包括面访（预约患者到门诊就诊、家庭访视等）和电话随访。精防人员应当综合评估患者病情、社会功能、家庭监护能力等情况选择随访形式，因精神障碍评估缺乏客观检查指标，面见患者才能作出更为准确的评估，原则上要求当面随访患者本人。随访要在安全地点进行，注意保护自身安全，同时注意随访时的方式方法，保护患者及家庭隐私。

（2）随访的内容　包括危险性评估、精神症状、服药情况、药物不良反应、社会功能、康复措施、躯体情况、生活事件等。随访结束后及时填写严重精神障碍患者随访服务记录表，于10个工作日内录入信息系统。其中危险性评估分为6级。0级：无符合以下1~5级中的任何行为。1级：口头威胁，喊叫，但没有打砸行为。2级：打砸行为，局限在家里，针对财物，能被劝说制止。3级：明显打砸行为，不分场合，针对财物，不能接受劝说而停止。4级：持续的打砸行为，不分场合，针对财物或人，不能接受劝说而停止（包括自伤、自杀）。5级：持械针对人的任何暴力行为，或者纵火、爆炸等行为，无论在家里还是公共场合。

基层医疗卫生机构应当按照国家有关要求，每年对患者进行1~2次健康体检，必要时增加体检次数。

（3）随访的要求　根据患者危险性评估分级、社会功能状况、精神症状评估、自知力判断，以及患者是否存在药物不良反应或躯体疾病情况对患者开展分类干预，依病情变化及时调整随访周期。

1）病情稳定患者　指危险性评估为0级，且精神症状基本消失，自知力基本恢复，社会功能处于一般或良好，无严重药物不良反应，躯体疾病稳定，无其他异常的患者。要求：继续执行精神卫生医疗机构制定的治疗方案，3个月随访。

2）病情基本稳定患者　病情基本稳定患者指危险性评估为1~2级，或精神症状、自知力、社会功能状况至少有一方面较差的患者。要求：首先，了解患者是否按医嘱规律服药，有无停药、断药现象。其次，判断是病情波动或药物疗效不佳，还是伴有药物不良反应或躯体症状恶化，精防人员应当联系精神科医生，在其指导下分别采取在规定剂量范围内调整现用药物剂量和查找原因对症治疗的措施，2周时随访，若处理后病情趋于稳定者，可维持目前治疗方案，3个月时随访；未达到稳定者，应当建议其到精神卫生医疗机构复诊或请精神科医生结合"精防日"等到基层医疗卫生机构面访患者，对精防人员提供技术指导，并调整治疗方案，1个月时随访。

3）病情不稳定患者　指危险性评估为3~5级或精神症状明显、自知力缺乏、有严重药物不良反应或严重躯体疾病的患者。精防人员在做好自我防护的前提下，对患者紧急处理后立即转诊到精神卫生医疗机构。必要时报告当地公安机关和关爱帮扶小组，2 周内随访了解其治疗情况。对于未能住院或转诊的患者，联系精神科医生进行应急医疗处置，并在村（居）民委员会成员、民警的共同协助下，至少每 2 周随访 1 次。如患者既往有暴力史、有滥用乙醇（药物）、被害妄想、威胁过他人、表达过伤害他人的想法、有反社会行为、情绪明显不稳或处在重大压力之下等情况，精防人员应当在村（居）民委员会成员、民警的共同协助下，开展联合随访，并增加随访频次。

4）失访患者的判定及处理　失访患者包括：走失患者，因迁居他处、外出打工等不知去向的患者，家属拒绝告知信息的患者，正常随访时连续 3 次未随访到的患者（根据不同类别患者的随访要求，在规定时间范围内通过面访或电话随访未随访到患者或家属，2 周内应当再进行 1 次随访，超过 1 个月的时间内连续 3 次随访均未随访到）。对失访患者，精防人员应当立即书面报告政法、公安等综合管理小组协助查找，同时报告上级精防机构，并在严重精神障碍患者随访服务记录表中记录上报。在得知危险性评估 3 级以上和病情不稳定患者离开属地时，精防人员应当立刻通知公安机关并报告上级精防机构。

5）随访常见问题及处置　所有患者每半年至少面访一次。电话随访时，要按照随访服务记录表要求，向患者或家属详细了解患者精神症状、服药依从性、不良反应、躯体情况、危险行为、病情是否稳定等情况，如发现患者病情有波动时要尽早面访，并请精神科医生给予技术指导。

精防人员要定期与村（居）民委员会成员、网格员、派出所民警等关爱帮扶小组成员交换信息，做好工作记录，特殊情况时随时交换信息。对于有暴力风险、家庭监护能力弱或无监护、病情反复、不配合治疗等情况的患者，应当书面报告关爱帮扶小组。属于公安机关列管对象，或既往有严重伤害行为、自杀行为等情况的患者，精防人员需与民警共同随访。乡镇卫生院（社区卫生服务中心）精防人员要及时汇总辖区严重精神障碍患者管理信息，并填写乡镇（街道）患者管理信息交换表，在召开精神卫生综合管理小组例会时与相关部门人员交换信息，并共同签字盖章。

对于不同意接受社区管理或无正当理由半年以上未接受面访的患者，精防人员应当报告关爱帮扶小组，协同宣传有关政策和服务内容，并加强社区关注和监护。

对于精神病性症状持续存在或不服药、间断服药的患者，精防人员应当请精神科医生共同对患者进行当面随访，必要时调整治疗方案，开展相应的健康教育，宣传坚持服药对于患者病情稳定、恢复健康和社会功能的重要性。

对于家庭贫困、无监护或弱监护的患者，在常规随访的基础上，关爱帮扶小组应当每半年至少共同随访 1 次，了解患者在治疗、监护、生活等方面困难及需求，协调当地相关部门帮助患者及家属解决问题。对近期遭遇重大创伤事件的患者，关爱帮扶小组应当尽快共同随访。必要时可请精神科医生或心理健康服务人员提供帮助。

对于病情稳定、社会就业、家庭监护有力、自知力较好的患者，患者和家属不接受入户访问的，精防人员要以保护患者隐私、不干扰其正常工作和生活为原则，可预约患者到门诊随访或采用电话随访。

对于迁居他处、外出务工等不在辖区内生活且知晓去向的患者，精防人员应当通过信息系统将患者信息流转至患者现居住地基层医疗卫生机构。患者现居住地基层医疗卫生机构应当及时接收患者信息，按照有关规定对患者进行随访管理。在患者信息未被接收前，患者原居住地基层医疗卫生机构精防人员应当继续电话随访，与现居住地精防人员定期沟通。

6）对口帮扶与双向转诊　县级以上健康行政部门要统筹协调精神卫生医疗机构和基层医疗卫生机构建立对口帮扶制度、双向转诊制度，精神科医生与基层精防人员建立点对点技术指导。精神卫生医疗机构每季度对帮扶的基层医疗卫生机构开展技术指导和培训，实行精神科医生与精防人员结对指导。

技术指导和培训内容包括：辖区居民精神卫生科普知识讲座，患者症状识别及诊断，治疗药物调整，药物不良反应识别及处理，病情不稳定患者随访，患者个人信息补充表、随访服务记录表填写及检查和指导等。精神科医生应当至少每季度与对口帮扶地区的精防人员召开座谈会，由精防人员分别介绍其随访患者情况，精神科医生给予指导，并共同面访重点患者。有条件的地区可每月开展 1 次。

精防人员随访发现病情不稳定或经社区初步处理无效需要转诊的患者，经患者或监护人同意后，填写社区至医院的转诊单，提交至精神卫生医疗机构，精神卫生医疗机构应当开通绿色通道优先收治基层医疗转诊的患者，患者病情稳定后，精神科医生应当填写医院至社区的转诊单，转回患者所在的基层医疗卫生机构。

4. 康复指导 精神康复是改善精神障碍患者社会功能，帮助患者回归家庭和社会的重要环节，包括医院康复和社区康复。医院康复由精神卫生医疗机构承担，精神科医生对患者进行药物治疗同时应当制订康复计划。社区康复由民政、残联等设立的社区康复机构（如日间康复中心、中途宿舍、职业康复机构等）承担，两者应当有机衔接。

由精神科医生、护士、社会工作者及康复、心理治疗、心理咨询专业人员和志愿者等组成的医院康复团队为住院患者提供康复服务，为各类社区康复机构工作人员提供康复技术指导和培训。由社会工作者及心理咨询、康复专业人员和志愿者等在专业技术人员指导下，向社区康复患者提供康复服务。

5. 宣传教育 通过开展多种形式的科普宣传和健康教育，提高大众尤其是重点人群对精神卫生、心理健康的重视程度，对精神障碍的识别能力和就医意识，普及"精神障碍可防可治"的知识与理念，营造接纳、理解和关爱精神障碍患者的社会氛围。

（1）大众健康宣传 各级卫生健康行政部门要组织协调医疗卫生机构、健康教育机构、媒体、其他有关部门及社会资源，充分利用传统媒体和各种新媒体（广播、电视、书刊、影视、动漫、公益广告、网站、微信、微博、手机客户端等）开展多种形式的精神卫生宣传活动。普及《中华人民共和国精神卫生法》和精神卫生相关政策，增进公众对心理健康及精神卫生服务的了解；宣传心理健康和心理保健知识，提高自我心理调适能力。

精神卫生医疗机构要长期开展精神障碍防治知识宣教，并指导基层医疗卫生机构开展严重精神障碍防治知识的普及宣传，提高知晓率，促进社区常住及流动人口精神障碍的早期识别，及早诊治。

基层医疗卫生机构应当与村（居）民委员会共同开展社区心理健康指导、精神卫生知识宣传教育活动，创建有益于居民身心健康的社区环境。积极倡导社区居民对严重精神障碍患者和家庭给予理解和关心，平等对待患者，促进社区和谐稳定。

（2）重点人群健康教育

1）患者和家属健康教育形式 医疗机构可通过健康知识讲座、家属联谊会、义诊、现场宣传活动等多种形式对患者和家属开展健康教育。健康教育要贯穿于治疗随访服务中。精神卫生医疗机构对首次确诊患者在进行临床治疗的同时应当开具健康教育处方。基层医疗卫生机构可结合日常随访、康复活动、健康体检等开展，提高患者和家属对于严重精神障碍的应对能力、治疗依从性，降低患者及家属的病耻感，预防向慢性和残疾转化。

2）患者及家属精神障碍知识宣传和护理教育 各级医疗机构要广泛开展精神障碍相关知识的科普宣传，如严重精神障碍的主要表现、常用药物知识等。教育患者和家属了解所患精神障碍的名称、主要症状、复发先兆识别和应对，所服药物名称、剂量、常见不良反应以及如何应对，体重管理，镇静催眠药物合理使用等。

精神卫生医疗机构在患者门诊就诊时或患者出院前、基层医疗卫生机构在随访患者时，要对家属开展患者日常生活、饮食、睡眠、大小便等护理知识，以及与患者沟通技巧等方面培训教育，提高家属护理患者能力。向患者及家属讲解长期维持治疗的重要性，培训药事管理知识，使家属能够督促患者服药，提高患者治疗依从性。

3）患者及家属意外事件预防 教育家属尽早发现患者自伤、自杀和危害公共安全及他人安全的企图，及时与社区精防人员、民警、村（居）民委员会成员等联系。精神发育迟滞伴发精神障碍者，要教育家属防止患者走失、自伤、被拐骗和受到性侵害；同时教育家属识别风险，加强自我保护等。癫痫所致精神障碍者，要教育家属防止癫痫发作时受伤致残。

4）患者及家属救治救助信息宣传 广泛宣传严重精神障碍患者救治救助相关政策，各部门及相关组织关于患者医疗及生活救助的信息和申请渠道，提供社区康复机构及相关活动信息，发生各类应急事件时相应的救治救助机构及联系方式。向患者及家属告知关爱帮扶小组成员的联系方式，教育家属在患者病情变化或遇到困难时及时向关爱帮扶小组求助。

5）青少年健康教育 根据严重精神障碍多在青壮年发病的特点，精神卫生医疗机构应当配合学校开展有针对性宣传教育活动，提高青少年对心理健康核心知识和精神障碍早期症状的知晓率。

二、严重精神障碍患者的报告管理

我国卫生行政部门建立了精神卫生监测网络，实行严重精神障碍发病报告制度，组织开展精神障碍发生状况、发展趋势等的监测和专题调查工作。国家建立重性精神疾病信息管理系统，严重精神障碍发病信息是该信息系统的组成部分。《严重精神障碍发病报告管理办法（试行）》对严重精神障碍发病报告进行相关规定。医疗机构应当对符合《精神卫生法》第三十条第二款第二项（已经发生危害他人安全的行为，或者有危害他人安全的危险的）情形并经诊断结论、病情评估表明为严重精神障碍的患者，进行严重精神障碍发病报告。

（一）精神卫生医疗机构的报告管理

对门诊治疗的严重精神障碍确诊患者，精神卫生医疗机构应当及时填写严重精神障碍患者报告卡；对住院治疗的严重精神障碍患者，确诊后应当填写严重精神障碍患者报告卡，出院时补充填写严重精神障碍患者出院信息单。填表后10个工作日内录入信息系统，并转至患者所属基层医疗卫生机构；不能确定所属基层医疗卫生机构的，转至患者所属县级精防机构。

精神卫生医疗机构应当主动向患者本人和监护人告知社区精神卫生服务内容、权益和义务等，征求患者本人和（或）监护人意见并签署参加严重精神障碍社区管理治疗服务知情同意书。

（二）基层医疗卫生机构的报告管理

基层医疗卫生机构应当在5个工作日内接收由精神卫生医疗机构转来的严重精神障碍患者报告卡或出院信息单。对本辖区患者，及时建立或补充居民个人健康档案（含个人基本信息表和严重精神障碍患者个人信息补充表），10个工作日内录入信息系统。对于住址不明确或有误的患者，5个工作日内联系辖区派出所民警协助查找，仍无法明确住址者将信息转至县级精防机构。

对于辖区筛查确诊患者，基层医疗卫生机构应当及时建立或补充居民个人健康档案，10个工作日内录入信息系统。

（三）县级精防机构的报告管理

县级精防机构在接到严重精神障碍患者报告卡或出院信息单后的5个工作日内接收。10个工作日内落实患者现住址，将信息转至患者所属基层医疗卫生机构。必要时请县级公安机关协助，仍无法明确住址者将信息转至上级精防机构和公安部门。

暂不具备网络直报条件的责任报告单位，可由所在地的县级精防机构代报。若网络、信息系统故障，无法通过信息系统完成信息流转时，应当通过传真、快递等方式在规定时限内完成患者信息流转，精神卫生医疗机构、基层医疗卫生机构、县级精防机构记录纸质档案转出及接收时间。待网络、信息系统恢复正常时及时完成信息补报。

三、严重精神障碍患者健康管理服务规范

（一）服务对象

辖区内常住居民中诊断明确、在家居住的严重精神障碍患者。服务对象的诊断要由精神科执业医生作出。诊断明确的患者才可纳入健康管理，疑似患者不是基本公共卫生健康管理的对象。

服务对象应为辖区常住患者，即在本辖区内有固定居所，并且连续居住至少半年，不论是否具有辖区户籍。固定居所包括家庭、疗养院、养老院、护理院等康复与照料机构等，但不包括精神专科医院和综合医院。

（二）服务内容

1. 患者信息管理

（1）个人信息补充表　在将严重精神障碍患者纳入管理时，需由家属提供或直接转自原承担治疗任务的专业医疗卫生机构的疾病诊疗相关信息，同时为患者进行一次全面评估，为其建立居民健康档案，并按照要求填写严重精神障碍患者个人信息补充表。

1）监护人姓名、电话、住址以及与患者的关系　监护人指法律规定的、目前行使监护职责的人。监护人应填写目前的居住地址，电话应为可以及时联系到的电话。

2）患者所在辖区村（居）委会的联系人及电话，以便在联系不到监护人或需要与居委会沟通患者信息时使用。

3）知情同意　为患者建立居民健康档案时，须同时告知患者本人和（或）其家属将进一步对其进行随访管理，在获得同意后方可进行随访。不论是否同意参加随访管理，此项均须由患者或其监护人署名签字，并填写签字时间。有一种情况下例外，即由精神卫生专业机构转来的符合《严重精神障碍发病报告管理办法（试行）》规定的患者，不论患者及其监护人是否同意，乡村医生在向患者本人或监护人告知后与民警、居委会人员等共同对患者进行随访服务和管理。

4）初次发病时间　为患者首次出现精神症状的时间，应尽可能精确。如因时间久远等各种原因无法写日期时，可只填写到年份。

5）既往主要症状和治疗情况　根据患者从第一次发病到填写此表之时的情况，勾选及填写患者曾出现过主要症状，存在多个症状时，可选择多项。治疗情况根据患者接受的门诊和住院治疗情况填写。首次抗精神病治疗时间应尽可能精确，无法填全时可只填写到年份。若未住过精神专科医院或综合医院精神科，住院次数填写"0"，住过院的填写具体次数。

6）目前诊断和治疗效果　根据家属提供或精神卫生专业机构转来的诊疗资料填写患者目前所患精神障碍的诊断名称，并填写确诊医院的名称和确诊日期。

7）危险行为　根据患者从第一次发病到填写此表之时的情况，若未发生过，填写"0"并选择"无"；若发生过，填写相应的次数。轻度滋事是指公安机关出警但仅做一般教育等处理的案情，例如患者打、骂他人或者扰乱秩序，但没有造成生命财产损害的；肇事是指患者的行为触犯了我国《治安管理处罚法》但未触犯《刑法》，例如患者有行凶伤人毁物等，但未导致被害人轻、重伤的；肇祸是指患者的行为触犯了《刑法》，属于犯罪行为的。

8）既往关锁情况　根据患者从第一次发病到填写此表之时的情况。关锁是指出于非医疗目的使用某种工具（如绳索、铁链、铁笼等）限制患者的行动自由。

9）经济状况　根据患者本人而非家庭的经济状况进行填写。贫困指低保户。

10）专科医生意见　是指建档时由家属或精神卫生专业机构提供的精神专科医生的意见。此项为可选项，如没有相关信息则填写"无"。

（2）随访服务记录表　每次随访时，根据上次随访到本次随访期间发生的情况填写此表，包括以下内容。

1）自知力　指患者对其自身精神状态的认识能力。"自知力完全"指患者真正认识到自己有病，能透彻认识到哪些是病态表现，并认为需要治疗；"自知力不全"指患者承认有病，但缺乏正确认识和分析自己病态表现的能力；"自知力缺失"指患者否认自己有病。

2）社会功能情况　包括个人生活料理、家务劳动、生产劳动及工作、学习能力、社会人际交往等5方面。社会功能评价是建议采取何种康复措施的依据之一。

3）实验室检查　包括在上级医院或其他医院所做的检查。

4）用药依从性　是指医嘱需服药患者的依从情况。"规律"指按照医嘱服药，包括剂量、时间等；"间断"指虽然服药但未按医嘱，包括服药频次或数量不足等；"不服药"则为医生开了处方需要服药，但患者实际未使用此药。

5）药物不良反应　如果患者服用的药物有明显的药物不良反应，应具体描述哪种药物，以及何种不良反应。

6）转诊情况　此项是根据患者此次随访的情况作出是否需要转诊的判断。若建议患者转诊，需填写转诊原因和转诊医院的具体名称。

7）用药情况　此项需注意，是根据本次随访掌握的患者总体情况，填写患者即将服用的抗精神病药物名称，并写明用法，而不仅是正在服用的药物。

8）康复措施　根据患者此次随访的情况给出建议，下一步应采取何种康复措施，可多选。

9）本次随访分类　根据从上次随访到此次随访期间患者的总体情况进行选择。未访到指本次随访阶段因各种情况未能直接或间接访问到患者。

10）下次随访日期　根据患者的情况确定下次随访时间，并告知患者和家属。

2. 随访评估　根据应管理严重精神障碍患者的病情分类开展随访工作，依病情变化及时调整随访周期。至少每3个月随访1次，全年至少随访4次。每次随访应从危险性、精神状况躯体状况等3个方面对患者进行全面评估检查和询问。检查患者的精神状况，包括感觉、知觉、思维、情感和意志行为、自知力等；询问和评估患者的躯体疾病、社会功能情况、服药情况及各项实验室检查结果等，随访结束后及时填写严重精神障碍患者随访服务记录表。

（1）精神状况　包括患者上次随访到本次随访期间的精神症状（从感觉、知觉思维、情感和意志行为等多个方面询问）、自知力、社会功能、服药及不良反应情况、住院情况等。

（2）躯体状况　包括患者上次随访到本次随访期间的睡眠、饮食等一般情况，以及躯体疾病及相关实验室检查结果等。

3. 分类干预　根据患者的危险性评估分级、社会功能情况、精神症状评估、自知力判断，以及患者是否存在药物不良反应或躯体疾病情况对患者进行分类干预。

（1）病情不稳定患者　若危险性为3～5级或精神症状明显、自知力缺乏、有严重药物不良反应或严重躯体疾病，对症处理后立即转诊到上级医院。必要时报告当地公安部门，2周内了解其治疗情况。对于未能住院或转诊的患者，联系精神专科医生进行相应处置，并在居委会人员、民警的共同协助下，2周内随访。

（2）病情基本稳定患者　若危险性为1～2级，或精神症状、自知力、社会功能状况至少有一方面较差，首先应判断是病情波动或药物疗效不佳，还是伴有药物不良反应或躯体症状恶化。分别采取在规定剂量范围内调整现用药物剂量和查找原因对症治疗的措施，2 周时随访，若处理后病情趋于稳定，可维持目前治疗方案，3 个月时随访；未达到稳定者，应请精神专科医生进行技术指导，1 个月时随访。

（3）病情稳定患者　若危险性为 0 级，且精神症状基本消失，自知力基本恢复，社会功能处于一般或良好，无严重药物不良反应，躯体疾病稳定，无其他异常，继续执行上级医院制定的治疗方案，3 个月时随访。

（4）每次随访根据患者病情的控制情况，对患者及其家属进行有针对性的健康教育和生活技能训练等方面的康复指导，对家属提供心理支持和帮助。

4. 健康体检　健康检查为免费项目，针对所有管理的严重精神障碍患者开展，每年进行 1 次。在进行前需征得监护人与患者本人同意，并且要考虑患者病情的实际情况，在存在明显冲动攻击行为等情况时可能要暂缓。健康检查可单独进行，也可与随访相结合。健康检查的内容包括检查和化验等。检查包括一般体格检查、测血压、量体重、心电图；抽血化验包括血常规（含白细胞分类）、氨基转移酶和血糖。如患者病情有需要，应增加相应检查项目，如尿常规、B 超等，费用由医保、医疗救助、个人负担等其他方式或其他渠道解决。

（三）服务流程

严重精神障碍患者随访服务流程如图 5-4 所示。

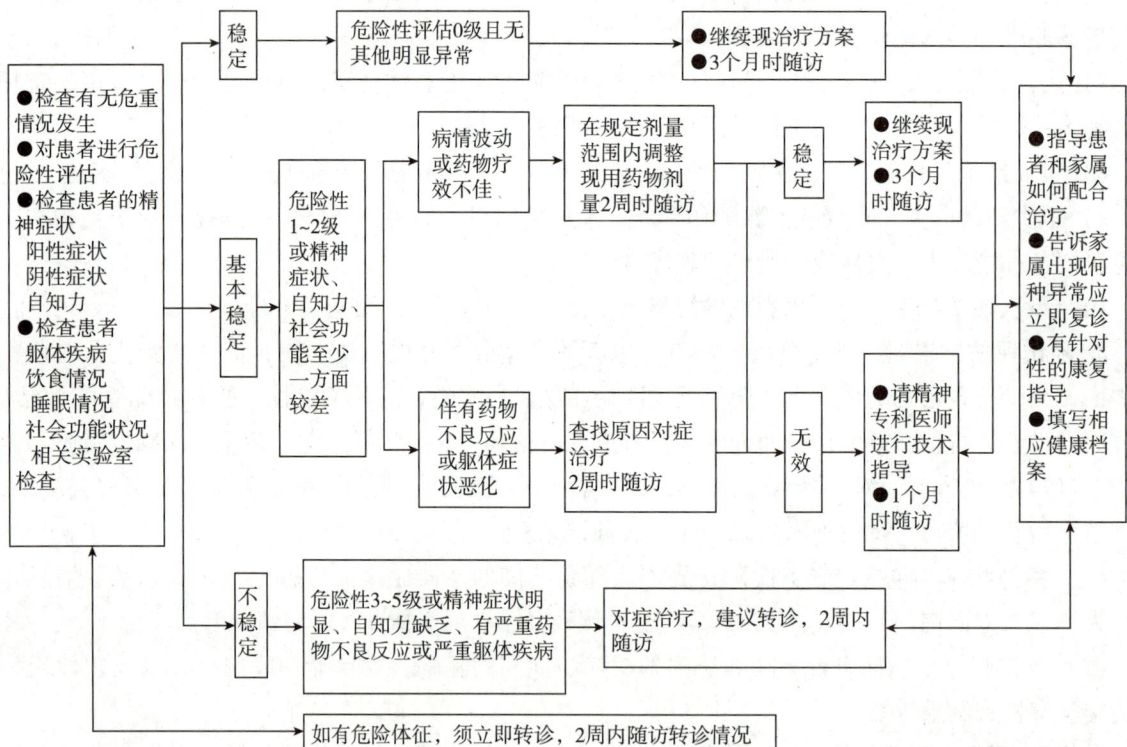

图 5-4　严重精神障碍患者随访服务流程

（四）服务要求

基本公共卫生健康管理应由接受过严重精神障碍管理相关培训的专职或兼职人员开展。管理需要与公安、民政、残联、村（居）委会等相关部门加强联系，及时为辖区内新发现的严重精神障碍患者建立健康档案并及时更新。

健康管理的随访形式包括 3 种，即预约患者到门诊就诊、通过电话随访患者情况，以及入户进行家庭访视。原则上要求当面随访患者本人，包括门诊就诊随访和到患者家进行访视等。对拒绝当面随访者，乡村医生可采用电话随访，但应保证至少每半年当面随访一次；电话随访发现患者病情有波动时，要尽早面访或建议至精神卫生专业机构就诊。

基本公共卫生健康管理工作还需加强宣传，鼓励和帮助患者进行生活功能康复训练，指导患者参与社会活动，接受职业训练，促进患者回归社会。

1. 机构职责

（1）卫生健康行政部门　制订工作规划及方案；组织实施与财政部门沟通协调、保障工作经费；组织督导考核、评估及培训；统筹资源、组织对口帮扶；开展肇事肇祸案（事）件调查，逐级上报结果；同发改委等部门健全精神卫生服务体系（省级）；信息系统建设及维护系统管理（市级）；省、市级均要成立专家技术指导组，负责技术指导、疑难患者的诊治、质控、培训等。

（2）精神卫生防治技术管理机构　协助同级卫生健康行政部门研究编制相关规划和实施方案；开展技术指导、培训、质控和效果评估；负责国家严重精神障碍信息系统日常管理并定期编制简报；承担对辖区技术薄弱地区的技术帮扶工作，指导基层医疗卫生机构开展筛查、登记报告、随访管理等；定期调查分析和报告基层机构患者信息，提出改进建议；承担同级卫生健康行政部门和上级精防机构交办的各项任务。

（3）精神卫生医疗机构　提供各类精神障碍诊断治疗、联络会诊等诊疗服务；向上转诊疑难重症和不稳定患者，及时为符合出院条件者办理出院并将其信息转回社区；将本机构门诊和出院确诊的六种严重精神障碍患者和符合《精神卫生法》第三十条第二款第二项情形患者的相关信息录入信息系统；对基层医疗卫生机构开展对口帮扶，提供随访技术指导；指导基层开展患者应急处置，承担应急医疗处置任务；开展院内康复并对社区康复提供技术指导；在精神卫生健康教育中提供专业技术支持。

（4）基层医疗卫生机构　承担《国家基本公共卫生服务规范》中服务内容；配合政法、公安开展患者筛查，疑似结果报县级精防机构；接受精神卫生医疗机构技术指导，及时转诊不稳定患者，在指导下开展应急处置，协助医疗机构开展应急医疗处置；组织开展辖区精神卫生健康教育、政策宣传活动；优先为严重精神障碍患者开展家庭医生签约服务。

2. 工作要求

（1）各级卫生健康行政部门要主动配合当地政府将精神卫生工作经费列入本级财政预算、加大财政投入力度，要加强对任务完成情况和财政资金使用绩效的考核，并制定精神卫生从业人员的培养、引进和激励政策。

（2）各级精神卫生医疗机构、基层医疗卫生机构和精防机构要配备接受过严重精神障碍管理培训的专（兼）职人员，开展本规范规定的健康管理工作；要加大宣传力度，鼓励和帮助患者进行社会功能康复训练，指导患者参与社会活动，接受职业训练；要加强部门联动，及时为辖区内新发现的严重精神障碍患者建立健康档案并根据情况及时更新，做好信息保密、信息系统使用和管理工作。

（五）工作指标

严重精神障碍患者管理率＝年内辖区内在管的严重精神障碍患者人数/年内辖区内登记在册的确诊严重精神障碍患者人数×100%

严重精神障碍患者规范管理率＝年内辖区内按照规范要求进行管理的严重精神障碍患者人数/年内辖区内登记在册的确诊严重精神障碍患者人数×100%

严重精神障碍患者稳定率＝最近一次随访时分类为病情稳定的患者数/所有登记在册的确诊严重精神障碍数×100%

医防融合知识拓展

　　本节案例导入的患者在精神专科医院住院后好转出院，医院及时报告相关信息，辖区基层医疗卫生机构建立健康档案，确定专人定期进行随访管理。签约医生和管理人员与患者家庭监护人紧密联系，持续关注其健康状况，患者出院后继续服药1月，因担心药物导致肥胖，不规律服药。精防人员在随访中发现其服药不规律，联系精神科医生，在其指导下采取在规定剂量范围内调整现用药物剂量及心理支持的措施，2周时随访，处理后病情趋于稳定。破除"医""防"之间的隔阂，推动形成"病前主动防，病后科学管，跟踪服务不间断"的一体化健康管理模式，需要大家共同重视参与推进医防一体化服务模式，努力提高严重精神障碍患者规范管理率和服药率。

（顾　涛　许　烨）

目标检测

答案解析

一、单项选择题

1. 严重精神障碍患者的危险性评估分为（　　）级

A. 2　　　　　　　　　　B. 3　　　　　　　　　　C. 4

D. 6　　　　　　　　　　E. 10

2. 严重精神障碍患病报告卡的填报责任人、填报责任单位是（　　）

A. 精神科执业医师、具有精神障碍诊疗资质的医疗机构

B. 网格员、街道办事处

C. 精防医生、乡镇卫生院（街道社区卫生服务中心）

D. 民警、街道派出所

E. 患者自己

3. 基层医疗卫生机构应当按照国家有关要求，（　　）对患者进行1~2次健康体检，必要时增加体检次数

A. 每年　　　　　　　　　B. 半年　　　　　　　　C. 3个月

D. 9个月　　　　　　　　E. 3年

4. 精防人员要定期与关爱帮扶小组成员交换信息，做好工作记录，特殊情况时随时交换信息。（　　）应当书面报告关爱帮扶小组

A. 有暴力风险、家庭监护能力弱或无监护、病情反复、不配合治疗等情况

B. 家庭监护能力弱或无监护、病情反复、不配合治疗等情况

C. 有暴力风险、无监护、病情反复、不配合治疗等情况

D. 有暴力风险、家庭监护能力弱或无监护、不配合治疗等情况

E. 无暴力风险、有监护、病情稳定等情况

5. 严重精神障碍属于慢性疾病。精神科执业医师应当按照相关疾病治疗指南，遵循（　　）原则开具药物治疗处方

A. 安全、早期、适量、全程、有效、个体化

B. 安全、早期、足量、全程、有效、个体化

C. 安全、适量、全程、有效、个体化

D. 安全、足量、全程、有效、个体化

　　E. 安全、足量、适量、无效

6. 自知力不全是指（　　）

　　A. 患者精神症状消失，真正认识到自己有病，能透彻认识到哪些是病态表现，并认为需要治疗

　　B. 患者否认自己有病

　　C. 患者承认有病，但缺乏正确认识和分析自己病态表现的能力

　　D. 患者否认自己有病，但肯服药

　　E. 患者不承认自己有病，不肯吃饭

7. 滋事是指（　　）

　　A. 是指公安机关出警但仅做一般教育等处理的案情，例如患者打、骂他人或者扰乱秩序，但没有造成生命财产损害的

　　B. 是指患者的行为触犯了我国《治安管理处罚法》但未触犯《刑法》，例如患者有行凶伤人毁物等，但未导致被害人轻、重伤的

　　C. 是指患者的行为触犯了《刑法》，属于犯罪行为的

　　D. 是指患者打、骂他人或者扰乱秩序，公安机关未出警，没有造成生命财产损害的

　　E. 患者不打人、不骂他人

8. 某患者近期病情加重，怀疑家里电视机被安装监控设备，将电视机砸坏，并扬言要杀了装监控的人，该患者危险等级评估达到（　　）

　　A.1 级　　　　　　　　　　B.2 级　　　　　　　　　　C.3 级

　　D.4 级　　　　　　　　　　E.5 级

9. 精神卫生综合管理小组是由（　　）建立

　　A. 基层医疗卫生服务中心

　　B. 乡镇人民政府、街道办事处建立

　　C. 县精神卫生项目办

　　D. 村居委会

　　E. 卫生健康委

10. 病情稳定患者（　　）随访一次

　　A. 每年　　　　　　　　　　B. 1 个月　　　　　　　　C. 3 个月

　　D. 两周　　　　　　　　　　E. 3 年

二、简答题

1. 简述不同机构的严重精神障碍的报告管理。

2. 严重精神障碍患者健康管理中，分类干预措施有哪些？

3. 严重精神障碍的应急处置工作流程是什么？

三、案例分析题

请运用医防融合的理念，针对本节案例导入，分析以下问题。

1. 该患者是否属于严重精神障碍患者？

2. 该患者的治疗手段有哪些？

3. 该患者的随访周期及内容是什么？

第四节　肺结核患者健康管理服务规范

▶ 学习目标

1. 通过本节学习，重点掌握肺结核的概念、临床表现、诊断标准、治疗原则、治疗疗程、预防措施；肺结核患者健康管理服务对象、服务内容、健康教育主要内容。了解全球及我国肺结核流行现状、肺结核传播、肺结核诊断分类。

2. 学会运用医防融合理念，开展肺结核患者"防、诊、治、管、康"一体化的健康管理服务。

3. 培养尊重患者、一视同仁、救死扶伤、不辞艰辛的精神。

▶ 案例导入

案例　患者，45 岁，男，常年在建筑工地打工。2023 年 12 月，出现咳嗽、咳痰，偶尔咯血，并出现了午后低热、盗汗、乏力等症状，持续了 1 月余，其间曾自行购买"头孢类"药物及止咳药口服，服用后症状未缓解，在当地社区医院就诊后诊断为肺结核可能（肺结核可疑症状者），填写"双向转诊单"后转诊结核病定点医疗机构进行结核病检查。在当地结核病定点医疗机构就诊，被诊断为涂阳肺结核，利福平敏感，医生嘱其按时服用抗结核药并定期复查，社区卫生服务中心工作人员在接到肺结核患者管理通知单后第 3 天上门随访，嘱其停工并与家人隔离居家治疗。患者服用抗结核药 20 天后咳嗽、咳痰、发热、盗汗、乏力症状消失，自行停药。为了生计，隐瞒病史至建筑工地继续工作，并与多名工友共同居住在一 20 平米的集体宿舍内，停药约 20 天后咳嗽咳痰症状再次出现，自行口服抗结核药在咳嗽咳痰症状消失后再次停药，其后在咳嗽咳痰症状发作时口服抗结核药治疗，好转后停药。2024 年 4 月因突发大咯血，至当地结核病定点医疗机构就诊，查胸部 CT：两上肺及右下肺背段见斑片、结节及索条影，并见多发空洞形成；痰结核菌镜检阳性，耐药筛查为利福平耐药，对症治疗同时转入利福平耐药肺结核长程方案治疗，治疗疗程延长了，花费翻倍，患者后悔不已。

问题　1. 患者为什么由利福平敏感肺结核发展成为利福平耐药肺结核？

2. 李某的工友们应该怎么办？

一、肺结核概述

结核病（tuberculosis）是结核分枝杆菌（MTB）引起的慢性感染性疾病，可累及全身多个脏器，以肺结核（pulmonary tuberculosis）最为常见，占各器官结核病总数的 80%~90%，是最主要的结核病类型。迄今为止，结核病在全球范围内仍然是最严重的公共卫生威胁之一，是全球前 10 位死因之一，是世界上最大的传染病"杀手"之一。

（一）肺结核的概念

肺结核（pulmonary tuberculosis，PTB）是由结核分枝杆菌感染引起，发生在肺组织、气管、支气管和胸膜的结核病变，主要经呼吸道传播的一种慢性传染性肺部疾病，是结核病的主要类型，也是结核病传播的主要来源。

1. 流行病学　肺结核在人群中传播流行的三个生物学环节：传染源、传播途径和易感人群。这三个环节循环往复，形成了肺结核在人群中的流行蔓延。但肺结核传播还受许多因素影响，包括结核分枝杆菌病原学特征（毒力、存活力、耐药性）、排菌量、排出飞沫的大小、患者病变与症状、接触的密切程度等生物学因素，气候、地理环境等自然因素，以及防控措施、社会经济和人口等社会因素。

（1）传染源　结核病的传染源主要是肺结核痰菌阳性患者，也是目前肺结核防控策略中主要关注的人群。传染性的大小取决于痰内结核菌数量的多少。直接涂片法检出结核菌者排菌量较大，直接涂片法检查阴性而仅培养阳性者排菌量较小。

（2）传播途径　飞沫传播是肺结核最重要的传播途径，当患者咳嗽、打喷嚏或大声说话时，肺部病灶中的结核分枝杆菌随呼吸道分泌物形成的飞沫排放到空气中而传播；肺结核患者随地吐痰，痰液干燥后结核分枝杆菌随尘埃飞扬，也可传播造成吸入感染，但并非主要传播方式；患者污染物传播机会甚少；其他途径如饮用带菌牛奶经消化道感染、经皮肤伤口感染等均极罕见。

（3）易感人群　人群对结核分枝杆菌普遍易感，但感染结核分枝杆菌不一定发病。目前已知的导致结核感染活动的高危因素包括近距离接触活动性肺结核患者、器官移植、HIV 感染、终末期肾病并接受透析、免疫抑制剂使用者、硅肺等。

2. 肺结核分类

（1）按病变部位分类　分为原发性肺结核、血行播散性肺结核、继发性肺结核、气管、支气管结核和结核性胸膜炎。

（2）按病原学检查结果分类　分为病原学阳性、病原学阴性和病原学未查肺结核。病原学阳性包括痰涂片阳性、培养阳性或分子生物学阳性。

（3）按耐药状况分类　分为敏感肺结核和耐药肺结核，耐药肺结核又可分为单耐药、多耐药、耐多药、广泛耐药和利福平耐药。

（4）按既往治疗史分类　分为初治肺结核和复治肺结核。

（二）肺结核的临床表现

1. 症状

（1）全身症状　发热为肺结核最常见的症状，多为长期午后低热，即下午或傍晚开始升高，次晨降至正常，可伴有倦怠、乏力、夜间盗汗、食欲减退和体重减轻等。少数患者起病急骤，有中、高度发热。育龄女性患者可有月经不调。

（2）呼吸系统症状　咳嗽、咳痰≥2 周，或痰中带血或咯血为肺结核可疑症状。浸润性病灶咳嗽较轻，干咳或仅有少量黏液痰。有空洞形成时痰量增加，若合并其他细菌感染，痰可呈脓性，若合并支气管结核，多有刺激性咳嗽，伴局限性哮鸣或喘鸣。约 1/3 的患者有咯血，多数患者为少量咯血，少数为大咯血。结核病灶累及胸膜时可有刺激性咳嗽、胸痛和呼吸困难等症状。

少数患者可伴有结核性超敏感综合征，包括结节性红斑、疱疹性结膜炎/角膜炎等。儿童肺结核还可表现发育迟缓，儿童原发性肺结核可因气管或支气管旁淋巴结肿大压迫气管或支气管，或发生淋巴结 - 支气管瘘，常出现喘息症状。

2. 体征　取决于病变性质、部位、范围或程度。早期病变范围较小时肺部体征不明显，当病变累及范围较大时，局部叩诊呈浊音，听诊可闻及管状呼吸音，合并感染或合并支气管扩张时，可闻及湿性啰音。病变累及气管、支气管，引起局部狭窄时，听诊可闻及固定、局限性的哮鸣音，当引起肺不张时，可表现气管向患侧移位，患侧胸廓塌陷、肋间隙变窄、叩诊为浊音或实音、听诊呼吸音减弱或消失。病变累及胸膜时，早期于患侧可闻及胸膜摩擦音，随着胸腔积液的增加，患侧胸廓饱满，肋间隙增宽，气管向健侧移位，叩诊呈浊音至实音，听诊呼吸音减弱至消失。当积液减少或消失后，可出现胸膜增厚、粘连，气管向患侧移位，患侧胸廓可塌陷，肋间隙变窄、呼吸运动受限，叩诊为浊音，听诊呼吸音减弱。原发性肺结核可伴有浅表淋巴结肿大，血行播散性肺结核可伴肝脾大、眼底脉络膜结节，儿童患者可伴皮肤粟粒疹。

（三）肺结核的诊断

1. 胸部影像学检查

（1）对 15 岁及以上的所有就诊患者进行胸部影像学检查（拍摄胸片）。

（2）0～14 岁儿童肺结核可疑症状者，要先进行结核菌素试验（或者 γ-干扰素释放试验）及相关的结核病实验室检查，对于结核菌素试验强阳性和（或）病原学阳性者，以及与其他肺部疾病需要鉴别诊断者，要拍摄胸片。

（3）不同类型肺结核的典型胸部影像学表现如下。

1）原发性肺结核　主要表现为肺内原发病灶及胸内淋巴结肿大，或单纯胸内淋巴结肿大。儿童原发性肺结核也可表现为空洞、干酪性肺炎以及由支气管淋巴瘘导致的支气管结核。

2）血行播散性肺结核　急性血行播散性肺结核表现为两肺均匀分布的大小、密度一致的粟粒阴影；亚急性或慢性血行播散性肺结核的弥漫病灶，多分布于两肺的上中部，大小不一，密度不等，可有融合。儿童急性血行播散性肺结核有时仅表现为磨玻璃样影，婴幼儿粟粒病灶周围渗出明显，边缘模糊，易于融合。

3）继发性肺结核　胸部影像表现多样。轻者主要表现为斑片、结节及索条影，或表现为结核瘤或孤立空洞；重者可表现为大叶性浸润、干酪性肺炎、多发空洞形成和支气管播散病灶等；反复迁延进展者可出现肺损毁，损毁肺组织体积缩小，其内多发纤维厚壁空洞、继发性支气管扩张，或伴有多发钙化等，邻近肺门和纵隔结构牵拉移位，胸廓塌陷，胸膜增厚粘连，其他肺组织出现代偿性肺气肿和新旧不一的支气管播散病灶等。

4）气管、支气管结核　主要表现为气管或支气管壁不规则增厚、管腔狭窄或阻塞，狭窄支气管远端肺组织可出现继发性不张或实变、支气管扩张及其他部位支气管播散病灶等。

5）结核性胸膜炎　分为干性胸膜炎和渗出性胸膜炎。干性胸膜炎通常无明显的影像表现；渗出性胸膜炎主要表现为胸腔积液，胸腔积液可表现为少量或中大量的游离积液，或存在于胸腔任何部位的局限包裹积液，吸收缓慢者常遗留胸膜增厚粘连，部分为胸膜结核瘤。

2. 实验室检查

（1）病原学检查　结核分枝杆菌病原学检查包括涂片、培养和分子生物学检测等，具体流程如下。

1）收集肺结核可疑症状者的 3 份痰标本（即时痰、夜间痰和晨痰）进行痰涂片检查。

2）对所有涂片阴性的疑似肺结核患者，进行分子生物学或痰培养检测。分子生物学检测要选择 3 份痰标本中的 1 份性状较好的痰标本进行检查；痰培养检测要选择 3 份痰标本中的 2 份性状较好的痰标本进行检查。

（2）免疫学检查　目前较常用的结核病免疫学诊断技术包括结核菌素试验、γ-干扰素释放试验、结核分枝杆菌特异抗原皮肤试验、结核抗原抗体检查等。

3. 诊断原则　肺结核的诊断是以病原学（包括细菌学和分子生物学）检查结果为主，结合流行病学史、临床表现、胸部影像学和相关的辅助检查及鉴别诊断等进行综合分析判断作出诊断。儿童肺结核的诊断，除痰液病原学检查外，还要重视胃液提取物的病原学检查。

4. 诊断标准 肺结核的诊断分为疑似病例、临床诊断病例和确诊病例。

（1）疑似病例 凡符合下列项目之一者为疑似病例。

1）成年人仅有胸部影像学检查显示与活动性肺结核相符的病变，无其他临床证据。

2）5岁以下儿童，有肺结核可疑症状，同时具备肺结核患者接触史、结核菌素皮肤试验中度阳性或强阳性、γ-干扰素释放试验阳性三项之一者。

（2）临床诊断病例 经鉴别诊断排除其他肺部疾病，同时符合下列项目之一者为临床诊断病例。

1）痰涂片三次阴性，有胸部影像学检查显示与活动性肺结核相符的病变，且伴有咳嗽、咳痰、血痰或咯血等肺结核可疑症状者。

2）痰涂片三次阴性，有胸部影像学检查显示与活动性肺结核相符的病变，且结核菌素皮肤试验中度阳性或强阳性者。

3）痰涂片三次阴性，有胸部影像学检查显示与活动性肺结核相符的病变，且γ-干扰素释放试验阳性者。

4）痰涂片三次阴性，有胸部影像学检查显示与活动性肺结核相符的病变，且结核分枝杆菌抗体阳性。

5）痰涂片三次阴性，有胸部影像学检查显示与活动性肺结核相符的病变，且肺外组织病理检查证实为结核病变者。

6）痰涂片三次阴性，胸部影像学检查显示与气管、支气管结核相符的病变，且支气管镜检查可直接观察到气管和支气管病变，可诊断为气管、支气管结核。

7）痰涂片三次阴性，胸部影像学检查显示与结核性胸膜炎相符的病变，且胸腔积液为渗出液、腺苷脱氨酶升高，同时具备肺结核患者接触史、结核菌素皮肤试验中度阳性或强阳性、γ-干扰素释放试验阳性任意一项者，可诊断为结核性胸膜炎。

儿童肺结核临床诊断病例应同时具备以下2条：①有胸部影像学检查显示与活动性肺结核相符的病变，且伴有咳嗽、咳痰、血痰或咯血等肺结核可疑症状者；②具备肺结核患者接触史、结核菌素皮肤试验中度阳性或强阳性中任一项者。

（3）确诊病例 凡符合下列条件之一者为确诊病例。

1）痰涂片阳性肺结核 符合下列项目之一者：①2份痰标本直接涂片抗酸杆菌镜检阳性；②1份痰标本直接涂片抗酸杆菌镜检阳性+胸部影像学检查显示与活动性肺结核相符的病变；③1份痰标本直接涂片抗酸杆菌镜检阳性+1份痰标本分枝杆菌培养阳性，菌种鉴定为结核分枝杆菌复合群。

2）仅分枝杆菌分离培养阳性肺结核 同时符合下列两项者：①至少2份痰标本涂片阴性；②有胸部影像学检查显示与活动性肺结核相符的病变+1份痰标本分枝杆菌培养阳性，菌种鉴定为结核分枝杆菌复合群。

3）分子生物学检查阳性肺结核 胸部影像学检查显示与活动性肺结核相符的病变+结核分枝杆菌核酸检测阳性。

4）肺组织病理学检查阳性肺结核 肺或胸膜病变标本病理学诊断为结核病变者。

（四）肺结核的治疗

对肺结核患者进行及时合理的抗结核治疗是有效治愈患者、消除传染性和阻断传播的关键措施。所有被诊断为活动性肺结核的患者都是治疗的对象。肺结核的治疗包括化学治疗、对症治疗以及手术治疗等，其中化学治疗是核心。

1. 治疗原则 要对所有能够进行药敏检测的肺结核患者开展药物敏感性检测，有条件的地区，要开展分子生物学耐药检测，根据药物敏感结果对患者有针对性的开展治疗。抗结核治疗遵循"早期、联合、适量、规律、全程"的原则。整个治疗方案分强化和巩固两个阶段。

2. 抗结核药物及治疗方案 根据肺结核病情和耐药情况采取不同的治疗方式，具体如下。

（1）利福平敏感肺结核治疗 以门诊治疗为主。对一些病情复杂的患者，包括存在较重并发症或并发症者、出现较重不良反应需要住院进一步处理者、需要有创操作（如活检）或手术者、合并症诊断不明确需住院继续诊疗者和其他情况需要住院者，可采取住院治疗，出院后进行门诊治疗。对于耐药性未知的肺结核，治疗方式参照利福平敏感肺结核。常用抗结核药品按照包装类型，可分为散装药、固定剂量复合制剂。抗结核治疗用药应选择以口服用药为主。散装抗结核药品常用剂量见表5-9。目前常用抗结核固定剂量复合制剂（FDC）组合为：异烟肼(H)＋利福平(R)组合；异烟肼(H)＋利福平(R)＋吡嗪酰胺(Z)＋乙胺丁醇(E)组合。

表5-9 常用抗结核药物剂量

药名	每日疗法		
	成年人（g）		儿童（mg/kg）
	<50kg	≥50kg	
异烟肼（INH）	0.30	0.30	10~15
利福平（RFP）	0.45	0.60	10~20
利福喷丁（RFT）	—	—	—
吡嗪酰胺（PZA）	1.5	1.5	30~40
乙胺丁醇（EMB）	0.75	1.0	15~25
链霉素（SM）	0.75	0.75	20~30

注：利福喷丁，<50kg推荐剂量为0.45g；≥50kg推荐剂量为0.6g，每周2次用药，主要用于肝功能轻度受损不能耐受利福平的患者。目前无儿童用药剂量。婴幼儿及无反应能力者因不能主诉及配合检查视力慎用乙胺丁醇。

（2）利福平耐药肺结核治疗 采取住院和门诊相结合的治疗方式，推荐在首次开展耐药结核病治疗或调整治疗方案时先住院治疗，住院时间一般为2个月，可根据病情进行适当调整，但不少于2周，出院后转入门诊治疗。根据有效性与安全性，将长程方案中使用的抗结核药物可划分为A、B、C三组（表5-10、表5-11）。

表5-10 利福平耐药长程治疗方案药物剂量表

组别	药物（缩写）	剂量（体重分级）		
		<50kg（mg/d）	≥50kg（mg/d）	最大剂量（mg/d）
A	左氧氟沙星（Lfc）/莫西沙星（Mfx）*	400~750/400	500~1000/400	1000/400
	贝达喹啉（Bdq）	前2周400mg/d；之后200mg 每周3次（周一、三、五），用22周		400
	利奈唑胺（Lzd）	300	300~600	600
B	氯法齐明（Cfz）	100		
	环丝氨酸（Cs）	500	750	750
C	乙胺丁醇（E）	750	1000	1500
	德拉马尼（Dlm）	100mg 每日2次		
	吡嗪酰胺（Z）	1500	1750	2000
	亚胺培南-西司他汀（Ipm-Cln）**	1000mg 每日2次		

续表

组别	药物（缩写）	剂量（体重分级）		
		<50kg（mg/d）	≥50kg（mg/d）	最大剂量（mg/d）
C	美罗培南（Mpm）**	1000mg 每日 2 次		
	阿米卡星（Am）	400	400 ~ 600	800
	链霉素（S）	750	750	750
	卷曲霉素（Cm）***	750	750	750
	丙硫异烟胺（Pto）	600	600 ~ 800	800
	对氨基水杨酸（PAS）	8000	10000	12000

注：*左氧氟沙星与莫西沙星为同一类药物，组成方案时只能选择一种；

＊＊亚胺培南－西司他汀或美罗培南应与阿莫西林/克拉维酸（Amx－Clv）（125mg 每日 2 次）合用，视为一种药物；

＊＊＊卷曲霉素作为可选的药物。

表 5－11　利福平耐药短程治疗方案药物剂量表

药品名称	体重分级		
	<30kg	30 ~ 50kg	>50kg
左氧氟沙星	500mg	750mg	1000mg
莫西沙星（Mfx）	400mg	600mg	800mg
氯法齐明（Cfz）	50mg	100mg	100mg
乙胺丁醇（E）	750mg	1000mg	1000mg
吡嗪酰胺（Z）	1000mg	1500mg	2000mg
异烟肼（高剂量）（H）	300mg	400mg	600mg
丙硫异烟胺（Pto）	300mg	700mg	700mg
阿米卡星（Am）	400mg	400 ~ 600mg	600 ~ 800mg
贝达喹啉（Bdq）	前 2 周 200mg/d；之后 100mg 每周 3 次（周一、三、五），用 22 周	前 2 周 400mg/d；之后 200mg 每周 3 次（周一、三、五），用 22 周	

（五）肺结核的预防

肺结核预防是防止肺结核发病及传播的重要措施，主要通过控制传染源、切断传播途径和保护易感人群，以减少结核分枝杆菌在人群中的传播。主要预防措施包括接种卡介苗、推行潜伏感染者的预防性治疗和实施感染控制。

1. 接种卡介苗　卡介苗（bacillus calmette－guerin，BCG）是由减毒牛型结核杆菌悬浮液制成的活菌苗，每年全球约有 1 亿儿童接种 BCG，是目前应用最广泛的疫苗之一，属于我国免疫规划第一类疫苗。

（1）卡介苗的保护作用　卡介苗主要预防儿童肺结核，特别是血行播散性肺结核和结核性脑膜炎，对成年人肺结核预防作用有限。儿童接种卡介苗后可产生一定水平的特异性免疫力，减少感染机会或在自然感染结核杆菌时限制细菌生长繁殖，减少细菌数量，从而起到预防作用。因此，WHO 推荐在肺结核高负担国家，所有新生儿出生后应及时接种卡介苗。

（2）卡介苗接种对象　由于婴儿早期对卡介苗的耐受性更好，卡介苗越早接种效果越好。出生 3 个月以内的婴儿，无卡介苗接种禁忌证完成接种。超过 3 月龄的儿童，须做结核菌素试验（PPD），阴性者方可补种；满 4 岁及以上儿童不予补种卡介苗。

2. 肺结核预防性治疗　对结核分枝杆菌潜伏感染者进行预防性治疗能减少该人群发生肺结核的机会，是预防肺结核的重要措施之一。结核分枝杆菌潜伏感染者是机体内感染了结核分枝杆菌，但没有发生临床结核病，没有临床细菌学或者影像学方面活动结核的证据。

（1）预防性治疗对象　各地区应根据当地实际情况选择预防性治疗的对象，以下为重点对象。

1）与病原学阳性肺结核患者密切接触的 5 岁以下儿童结核潜伏感染者。

2）艾滋病毒感染者及艾滋病患者中的结核潜伏感染者，或感染检测未检出阳性而临床医生认为确有必要进行治疗的个体。

3）与活动性肺结核患者密切接触的学生等新近潜伏感染者。

其他人群为需使用肿瘤坏死因子治疗、长期应用透析治疗、准备做器官移植或骨髓移植者、硅肺患者以及长期应用糖皮质激素或其他免疫抑制剂的结核潜伏感染者。

（2）结核分枝杆菌感染的检测与判定

1）检测方法　目前常用检测方法有结核菌素试验及 γ-干扰素释放试验。

2）结果判定原则　①无卡介苗接种史者、HIV 阳性、接受免疫抑制剂 >1 个月和与病原学阳性肺结核患者有密切接触的 5 岁以下儿童，结核菌素皮肤反应硬结≥5mm 者视为结核分枝杆菌感染。②有卡介苗接种史者，结核菌素皮肤反应硬结≥10mm 者视为结核分枝杆菌感染。③γ-干扰素释放试验检测结果阳性者视为结核分枝杆菌感染。

（3）预防性治疗前准备　医务人员通过对拟进行预防性治疗的结核感染者开展症状筛查、全面体格检查和胸部影像学检查，对于排除活动性肺结核的潜伏感染者要询问其既往疾病史、用药史、药物过敏史和结核病患者接触史等，同时进行血常规、肝功能、肾功能检查，除外用药禁忌，以确定是否可以对其进行抗结核预防性治疗。医务人员在治疗前要向服药者讲解服药方法及可能出现的不良反应等内容，与其签署知情同意书后方可开始治疗。

（4）预防性治疗方案　推荐使用的结核潜伏感染者的预防性治疗方案（表 5-12）。

表 5-12　肺结核预防性治疗方案

治疗方案	药物	剂量				用法	疗程
		成年人（mg/次）		儿童			
		<50kg	≥50kg	mg/kg·次	最大剂量（mg/次）		
单用异烟肼方案	异烟肼	300	300	10	300	每天 1 次	6~9 个月
异烟肼、利福喷丁联合间歇方案	异烟肼	500	600	10~15	300	每周 2 次	3 个月
	利福喷丁	450	600	10（>5 岁）	450（>5 岁）		
异烟肼、利福平联合方案	异烟肼	300	300	10	300	每天 1 次	3 个月
	利福平	450	600	10	450		
单用利福平方案	利福平	450	600	10	450	每天 1 次	4 个月

注：如果有明确传染源且传染源确诊为耐利福平或异烟肼患者，则治疗方案应由临床专家组根据传染源的耐药谱制定，并需做详细的风险评估和治疗方案论证。

（5）治疗期间的管理　在进行治疗时，为了防止不规律用药产生耐药性和减少抗结核药物不良反应发生，应采取以下管理措施：由家人、学校的校医或社区医护人员进行督导服药；对所有接受治疗者都需要进行登记管理；在服药期间要加强不良反应的监测和处理。

（6）停药指征　出现以下任一情况者，应立即停药。完成规定的治疗疗程；治疗过程中出现严重药物不良反应导致不能继续服药；因各种原因不规律服药或不能完成整个疗程；服药期间出现身体任何部位的活动性结核病灶。

3. 感染控制

（1）组织和管理

1）成立结核感染控制技术小组。技术小组由疾病预防控制机构和结核病定点医疗机构的感染控制管理人员、临床医护人员等相关专家组成，负责本级结核感染控制的技术指导，组织专业培训，实施监控与评价等工作。

2）结核病定点医疗机构和疾病预防控制机构应组织开展本机构的感染控制工作。加强组织领导，将结核感染控制纳入本机构院内感染控制体系之中，落实机构内的感染控制经费，设专人负责结核感染控制工作，配备必要的感染控制设施和耗材。建立健全本机构内结核感染预防与控制的规章制度和工作规范。开展机构内结核感染风险评估，对整个机构以及某个或某些特定部门、区域进行结核感染风险评估。制定并落实结核感染控制计划。感染控制计划应包括：确定机构结核感染危险区域和级别；具体的感染控制干预措施；人员技术培训计划；监控和评价工作等。

3）对结核病定点医疗机构、疾病预防控制机构和基层医疗卫生机构的医务工作者开展结核病感染和患病监测，至少一年进行一次包含胸部影像学的结核病相关检查。

（2）结核感染控制措施　是防止结核分枝杆菌在医疗卫生机构、防治工作者和患者间传播的重要措施。

1）行政控制措施　结核病定点医疗机构需制定合理的诊疗流程，严格执行门诊预检分诊制度，使不同类型的患者在就诊路径上分开，肺结核可疑症状者和肺结核患者在相对独立且通风良好的候诊区候诊，保证就诊者在结核病诊室单独就诊，在室外或通风良好处留痰。需住院治疗的结核病患者应按不同类型分区管理，传染性结核病患者安置在隔离病区或单独的病房。

疾病预防控制机构和结核病定点医疗机构的结核病实验室按照保证生物安全的原则，建立健全实验室管理制度，并按照实验标准操作程序进行操作。

基层医疗卫生机构的肺结核患者督导服药室应与其他科室分开；督导患者服药时间应尽量与其他患者就诊时间分开，减少结核病患者与其他患者的时间交叉和路径交叉。

2）环境控制措施　结核病定点医疗机构需进行结核感染风险区域划分并严格区域管理，高风险区域应相对集中，处于整个建筑群的下风向并通风良好。采用适宜的通风方法使室内的每小时换气次数不少于12次，并使医务人员处于上风向；在采用紫外线照射进行空气消毒时，其安装高度和数量、辐照强度均应满足要求，并规范使用和维护。

基层医疗卫生机构在可疑者就诊和检查、进行患者管理时，需保证不同区域的布局合理、通风良好。

3）个人防护措施　医疗机构要为肺结核可疑症状者和肺结核患者提供外科口罩并要求其佩戴，与其接触的医务人员在进行适合性检测的基础上佩戴适合的医用防护口罩，在进入支气管镜检查室、结核病实验室、耐药肺结核病房等环境时，需根据操作的不同危险级别或生物安全水平使用相应防护用品。在对肺结核患者进行访视、督导服药时，访视者需佩戴适合的医用防护口罩。

二、肺结核健康教育的主要内容

肺结核患者抗结核治疗疗程较长，治疗时间至少半年，而且肺结核患者本身精神倦怠，疲乏无力，自身生活能力较差，衣食住行都不如健康人。因此，为了更好地指导患者归因治疗，正确引导患者树立战胜疾病的信心，使其尽快地康复，加强肺结核患者的健康教育显得尤为重要。

（一）肺结核的治疗疗程

利福平敏感的单纯活动性肺结核患者治疗疗程一般为6个月，结核性胸膜炎以及重症肺结核患者治疗疗程一般为9～12个月，而耐多药肺结核患者的长程治疗疗程一般为18～20个月，广泛耐药肺结核患者的治疗疗程为36个月。

（二）不规律服药的危害

肺结核患者一旦确诊，应尽早按照医嘱开始正规治疗，规律服药，治疗期间不能轻易停药或自行调换药物。肺结核患者一旦不坚持规律服药，很容易产生严重的后果。

1. 治疗难度增加 疾病治疗不彻底，体内的结核分枝杆菌会反复繁殖，形成慢性排菌，导致疾病迁延不愈，初治失败率大大增加，复治患者增多。

2. 传染期加长 患者排菌期延长，造成结核分枝杆菌传播，可传染更多的健康人。

3. 容易产生耐药性 患者本人在这种慢性过程中，其体内的结核菌很容易产生耐药，一旦演变成耐药肺结核，治疗将更加困难，治疗期延长 3 ~ 4 倍，治疗花费高 100 倍，严重者可导致治疗无效死亡。

因此，肺结核患者一旦确诊，应遵从医嘱，坚持规律治疗，力争一次性治愈疾病。如果患者需要短时间外出，应告知医生，并带够足量的药品继续按时服药，同时要注意将药品低温、避光保存；如果改变居住地，应及时告知医生，以便能够延续治疗。

（三）服药后的不良反应及处理

1. 不良反应 抗结核药物引起的不良反应不但对患者有损害甚至危及生命，同时也是影响化学疗法顺利进行和结核病控制规划实施的因素之一，因此必须予以重视，并尽力预防和减少其发生。服用抗结核药物后常见不良反应有胃肠道反应、肝损害、神经系统损害、过敏反应、血液系统损害、肾脏毒性、电解质紊乱、骨关节损害、精神症状等。

2. 处理原则

（1）在开展抗结核治疗前，要全面了解患者的药物过敏史、肝肾疾病史，对有肝肾功能障碍的患者要根据肝肾功能情况选择抗结核药物种类及剂量。

（2）用药前应当向患者详细说明服用抗结核药物可能出现的不良反应及其处理方法。

（3）治疗期间要定期对肝肾功能和血常规结果进行监测，对高危患者增加监测频次。

（4）对治疗过程中出现的不良反应，患者应及时和医生联系，不要自行停药或更改治疗方案；医生应积极处理，并详细记录在病历中。

（四）治疗期间的复诊查痰

肺结核患者治疗期间的定期复诊查痰对治疗效果的判定以及是否需要调整治疗方案具有重要的意义。利福平敏感，采用 6 个月治疗方案的患者：应在治疗开始后 2 月末、5 月末、6 月末留痰，进行结核菌随访检查，对于第 2 个月末涂片阳性的患者需在第 3 个月末增加一次痰涂片或痰培养检查；非 6 个月治疗方案患者：应在治疗开始后 2 月末、疗程结束前月末、疗程结束月末留痰，进行结核菌随访检查，依据结核菌阴转情况，判断抗结核治疗疗效。利福平耐药性未知的患者，在每个治疗月末均要进行 1 次痰涂片或痰培养检查。患者在治疗期间任何时间出现病原学阳性，都要开展耐药检测。同时，还应在治疗 2 月末和疗程结束时各进行 1 次胸部影像学检查；服药期间，每月检查血常规、肝功能、肾功能一次；对有可疑肾脏损害或方案中包括注射剂时，每个月检查 1 次尿常规；有视力受损高风险人群，在治疗过程中出现视力下降及时复查；糖尿病患者每月复查 1 次血糖或根据临床需要调整，非糖尿病患者在疗程结束时检查 1 次血糖。

利福平耐药患者在强化期每个月、继续期每 2 个月进行 1 次痰涂片和痰培养检查。同时在强化期每 3 个月、继续期每 6 个月进行 1 次胸部影像学检查。血尿常规、肝功能、肾功能、电解质、体重等在强化期每个月、继续期每 2 个月进行 1 次检查测量，必要时适当增加监测频率。对使用注射药物患者每月检查一次听力。服用贝达喹啉、莫西沙星、氯法齐明的患者需每月复查心电图，服用其他药物出现相关症状时随时检查。

复查的肺结核患者应收集两个痰标本（清晨痰、夜间痰）。清晨痰为清晨晨起立即用清水漱口后咳出的痰液，夜间痰为送痰前一日夜间咳出的痰液；在送痰进行复查时，正确留取合格的痰标本非常重要。正确的留痰方法是：在远离人群的开放空间或通风良好的留痰室内，深吸气 2 ~ 3 次，每次用力呼出，从肺部深处咳出，将咳出的痰液留置在痰盒中并拧紧痰盒盖，如果患者刚吃过东西，应先用清水漱口，装有义齿的患者在留取痰标本之前应先将义齿取出；合格的痰标本应是脓样、干酪样或脓性黏液样性质的痰液，痰量以 3~5ml 为宜。

（五）生活习惯及注意事项

患者应注意保持良好的卫生习惯，避免将疾病传染他人。最好住在单独的光线充足的房间，经常开窗通风。不能随地吐痰，也不要下咽，应把痰吐在纸中包好后焚烧，或吐在有消毒液的痰盂中；不要对着他人大声说话、咳嗽或打喷嚏；传染期内应尽量少去公共场所，如需外出应佩戴口罩。

要注意休息，避免重体力活动，加强营养，饮食以高蛋白、高热量为主，多吃奶类、蛋类、瘦肉等，以补充由于结核病所造成的蛋白损失和能量消耗，同时还应尽量多摄入蔬菜、水果以及杂粮等富含维生素和无机盐的食品，避免吃过于刺激的食物。治疗期间应戒烟禁酒，因为吸烟会加重咳嗽、咳痰、咯血等症状，大量咯血可危及生命，而抗结核药物大部分经肝脏代谢，并且对肝脏有不同程度的损害，饮酒会加重对肝脏的损害，降低药物疗效。

（六）密切接触者检查

肺结核密切接触者是指与活动性肺结核尤其是传染性肺结核患者在其确诊前 3 个月至开始抗结核治疗后 14 天内直接接触的人员。根据密切接触者的身份不同，分为家庭内密切接触者（家庭成员）和家庭外密切接触者（同事、同学等）。

密切接触者很可能在与患者的近距离接触中被感染上了较大量的结核分枝杆菌，因此比其他的人更容易发病，应该引起特别的注意。密切接触者检查包括：结核分枝杆菌感染检测，判断是否是结核杆菌潜伏感染者；胸部 X 光片检查是否有活动性病灶；症状筛查，咳嗽咳痰、咯血、发热、胸痛、乏力、盗汗等症状，一旦出现应尽快到医院进行相关的检查。

三、肺结核患者健康管理服务规范 🅔 微课4

肺结核患者治疗管理是我国结核病控制策略中非常重要的内容之一，也是结核病控制工作的重点环节。我国的肺结核患者都是以居家治疗为主，因此社区的治疗管理尤为重要。如果社区人员对肺结核患者管理到位，就可以减少中断治疗和丢失的患者，提高患者治疗依从性，加快我国结核病疫情的下降速度。为保证社区肺结核患者治疗管理各项任务的落实，确保肺结核患者全疗程规律服药，将肺结核患者健康管理纳入《国家基本公共卫生服务项目》，实施几年来，已取得了很好的效果。

（一）服务对象

辖区内确诊的肺结核患者。

（二）服务内容

1. 筛查及推介转诊　对辖区内前来就诊的居民或患者，如发现有慢性咳嗽、咳痰≥2 周，咯血、血痰，或发热、盗汗、胸痛或不明原因消瘦等肺结核可疑症状者，在鉴别诊断的基础上，填写"双向转诊单"。推荐其到结核病定点医疗机构进行结核病检查。1 周内进行电话随访，了解是否前去就诊，督促其及时就医。

2. 第一次入户随访　乡镇卫生院、村卫生室、社区卫生服务中心（站）接到上级专业机构管理肺结核患者的通知单后，要在 72 小时内访视患者，具体内容如下。

（1）确定督导人员，督导人员优先为医务人员，也可为患者家属。若选择家属，则必须对家属进行培训。同时与患者确定服药地点和服药时间。按照化疗方案，告知督导人员患者的"肺结核患者治疗记录卡"或"耐多药肺结核患者服药卡"的填写方法、取药的时间和地点，提醒患者按时取药和复诊。

（2）对患者的居住环境进行评估，告诉患者及家属做好防护工作，防止传染。

（3）对患者及家属进行结核病防治知识宣传教育。

（4）告诉患者出现病情加重、严重不良反应、并发症等异常情况时，要及时就诊。

若 72 小时内 2 次访视均未见到患者，则将访视结果向上级专业机构报告。

3. 督导服药和随访管理

（1）督导服药

1）医务人员督导　患者服药日，医务人员对患者进行直接面视下督导服药。

2）家庭成员督导　患者每次服药要在家属的面视下进行。

（2）随访评估　对于由医务人员督导的患者，医务人员至少每月记录 1 次对患者的随访评估结果；对于由家庭成员督导的患者，基层医疗卫生机构要在患者的强化期或注射期内每 10 天随访 1 次，继续期或非注射期内每 1 个月随访 1 次。

1）评估是否存在危急情况，如有则紧急转诊，2 周内主动随访转诊情况。

2）对无需紧急转诊的，了解患者服药情况（包括服药是否规律，是否有不良反应），询问上次随访至此次随访期间的症状。询问其他疾病状况、用药史和生活方式。

（3）分类干预

1）对于能够按时服药，无不良反应的患者，则继续督导服药，并预约下一次随访时间。

2）患者未按定点医疗机构的医嘱服药，要查明原因。若是不良反应引起的，则转诊；若其他原因，则要对患者强化健康教育。若患者漏服药次数超过 1 周及，要及时向上级专业机构进行报告。

3）对出现药物不良反应、并发症或并发症的患者，要立即转诊，2 周内随访。

4）提醒并督促患者按时到定点医疗机构进行复诊。

4. 结案评估
当患者停止抗结核治疗后，要对其进行结案评估，包括：记录患者停止治疗的时间及原因；对其全程服药管理情况进行评估；收集和上报患者的"肺结核患者治疗记录卡"或"耐多药肺结核患者服药卡"。同时将患者转诊至结核病定点医疗机构进行治疗转归评估，2 周内进行电话随访，确定其是否就诊及确诊结果。

（三）服务流程

肺结核患者筛查与推介转诊流程如图 5 - 5 所示，肺结核患者第一次入户随访流程如图 5 - 6 所示，肺结核患者督导服药与随访管理流程如图 5 - 7 所示。

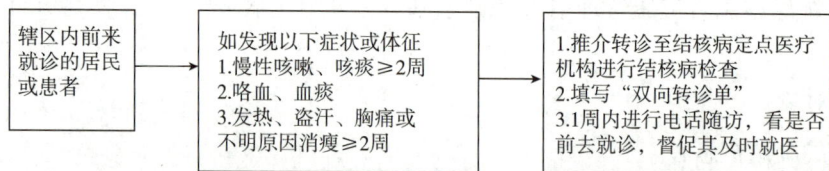

图 5 - 5　肺结核患者筛查与推介转诊流程图

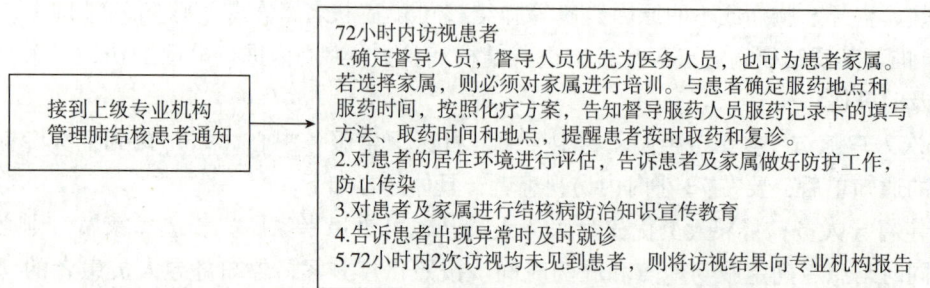

图 5 - 6　肺结核患者第一次入户随访流程

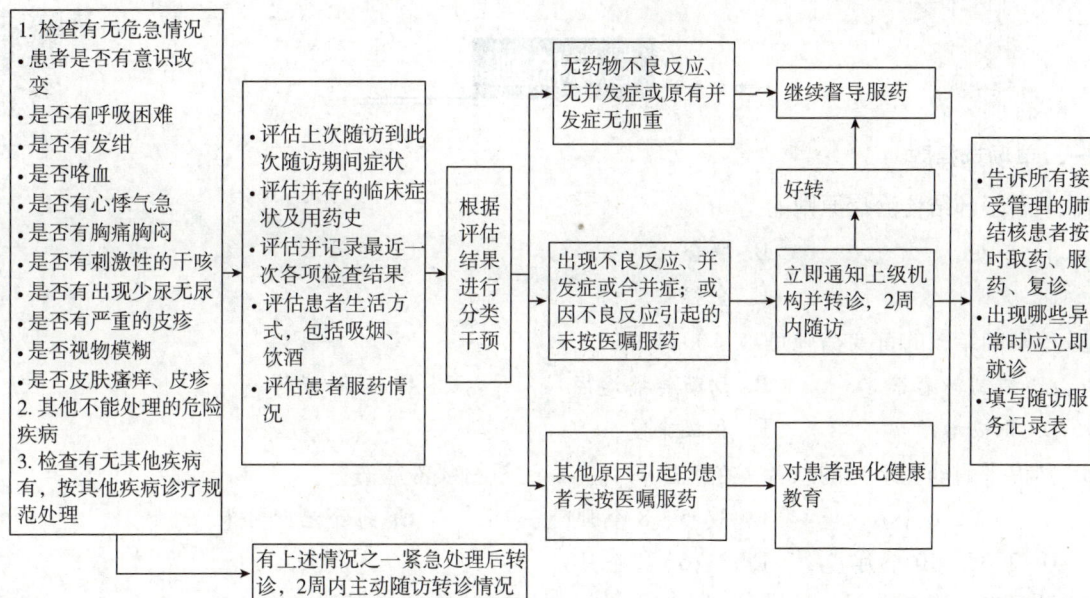

图 5 - 7　肺结核患者督导服药与随访管理流程

（四）服务要求

1. 在农村地区，主要由村医开展肺结核患者的健康管理服务。

2. 肺结核患者健康管理医务人员需接受上级专业机构的培训和技术指导。

3. 患者服药后，督导人员按上级专业机构的要求，在"肺结核患者治疗记录卡""耐多药肺结核患者服药卡"中记录服药情况。患者完成疗程后，要将"肺结核患者治疗记录卡""耐多药肺结核患者服药卡"交上级专业机构留存。

4. 提供服务后及时将相关信息记入"肺结核患者随访服务记录表"，每月记入1次，存入患者的健康档案，并将该信息与上级专业机构共享。

5. 管理期间如发现患者从本辖区居住地迁出，要及时向上级专业机构报告。

（五）工作指标

肺结核患者管理率 = 已管理的肺结核患者人数/辖区同期内经上级定点医疗机构确诊并通知基层医疗卫生机构管理的肺结核患者人数×100%

肺结核患者规则服药率 = 按照要求规则服药的肺结核患者人数/同期辖区内已完成治疗的肺结核患者人数×100%

规则服药是指在整个疗程中，患者在规定的服药时间实际服药次数占应服药次数的90%以上。

知识链接

根据案例导入中患者的情况，患者在出现肺结核可疑症状，由社区医院填写"双向转诊单"后转诊到结核病定点医疗机构进行结核病检查。结核病定点医院经相关检查确诊为涂阳肺结核，利福平敏感。给予利福平敏感肺结核抗结核方案治疗，社区卫生服务中心工作人员在接到肺结核患者管理通知单后第3天上门随访，后续应继续做好督导、健康宣传教育以及随访工作，及时发现患者停药及不规则治疗。社区医生团队应认真学习我国结核病防控策略，按照国家基本公共卫生服务项目要求落实结核病患者健康管理服务，提高结核病患者的服务质量，开展全流程、全链条、全方位的患者关怀管理，提高患者治疗依从性，降低结核病疫情，提高全民健康水平。

（许　烨　顾　涛）

目标检测

答案解析

一、单项选择题

1. 不属于肺结核治疗原则的是 （ ）

   A. 早期　　　　　　B. 联合　　　　　　C. 足量

   D. 规律　　　　　　E. 全程

2. 控制肺结核的首要措施是 （ ）

   A. 控制传染源　　　B. 切断传播途径　　C. 接种疫苗

   D. 积极治疗　　　　E. 积极康复

3. 利福平耐药性未知的患者，在治疗满 （ ） 时进行痰液检查

   A. 2、3、6 个月　　B. 3、5、8 个月　　C. 每个治疗月末

   D. 2、5、10 个月　　E. 2、6、8 个月

4. 社区卫生服务中心（站）接到上级专业机构管理肺结核患者的通知单后，要在 （ ） 内访视患者

   A. 12 小时　　　　　B. 24 小时　　　　　C. 36 小时

   D. 48 小时　　　　　E. 72 小时

5. 对于由医务人员督导服药的肺结核患者，医务人员记录随访评估结果的周期是 （ ）

   A. 每 10 天一次　　　B. 每个月一次　　　C. 每周一次

   D. 每季度一次　　　　E. 每半年一次

6. 以下关于结核病的说法正确的是 （ ）

   A. 肺结核的主要传染源是排菌的肺结核患者

   B. 肺结核的主要感染途径是血液传播

   C. 肺结核难以治愈

   D. 影响结核分枝杆菌传播的因素中接触者自身免疫功能影响较小

   E. 消化道也是感染肺结核的一种重要方式

7. 下列说法不正确的是 （ ）

   A. 肺结核患者密切接触者比其他的人更容易发病

   B. 肺结核患者传染期内应尽量少去公共场所，如需外出应佩戴口罩

   C. 肺结核患者最好住在单独的光线充足的房间，经常开窗通风

   D. 肺结核患者不要对着他人大声说话、咳嗽或打喷嚏

   E. 肺结核患者治疗期间要加强营养和休息，可以少量饮酒

8. 对于由家庭成员督导的患者，基层医疗卫生机构要在患者的强化期 （ ）

   A. 至少每月记录 2 次　　B. 每 15 天随访 1 次　　C. 至少每月记录 1 次

   D. 每 10 天随访 1 次　　E. 每 7 天随访 1 次

9. 肺结核患者查痰的目的是 （ ）

   A. 计算治疗费用

   B. 决定是否需要住院治疗

   C. 决定是否随访

   D. 决定是否需要督导管理

   E. 让医生及时了解患者的治疗状况、是否有效、是否需要调整治疗方案

二、简答题

1. 肺结核的预防措施主要有哪些？

2. 不规律服用抗结核药物的危害有哪些？

3. 肺结核患者健康管理服务的内容主要有哪些？

书网融合……

| 重点小结 | 微课1 | 微课2 | 微课3 | 微课4 | 习题 |

第六章 相关领域的健康管理服务

第一节 传染病与突发卫生公共事件报告和处理 微课1

PPT

学习目标

1. 通过本节学习，能够掌握传染病流行的关键环节及其影响因素，突发卫生公共事件的分级和处理原则。

2. 具有传染病的报告制度及突发公共卫生事件信息报告制度的具体要求、传染病的隔离和消毒办法的相关知识，具备在应对突发公共卫生事件时迅速作出反应的能力。明确在应对传染病及突发卫生公共事件过程中如何做好三级预防策略。

3. 培养尊重科学、求真务实的精神，遵循科学规律指导实践，形成全面、系统的医防协同的卫生观念，以应对各种公共卫生挑战。

案例导入

案例 2023年8月以来，某省某县某中学发现肺结核疫情，至2023年11月16日，已发现29例肺结核确诊病例和5例疑似病例，另有38名学生预防性服药，共计72名学生接受治疗和管理，对疑似及预防性服药学生的诊断待观察、复查后再予以确认。截至2023年11月24日，该中学共发现81例肺结核确诊病例和7例疑似病例。

问题 1. 该事件是否属于突发公共卫生事件？如果是，该如何定级分类？

2. 为避免类似事件的发生，应采取哪些预防和控制措施？

一、传染病

传染病（communicable diseases）是指由病原体（或它们的毒性产物）引起的能在人与人、动物与动物或人与动物之间相互传播的一类疾病。

传染病防治工作关系到人民群众的身体健康和生命安全，也关系到社会发展和国家稳定。我国政府高度重视传染病防治工作，将其纳入国民经济和社会发展规划，深入贯彻传染病防治法，传染病防治工作取得一定成效。目前，传染病依旧不断危害人类健康，加强对传染病的预防和控制，仍是我国疾病防治工作的重点。

（一）传染病的流行过程

传染病的流行过程（epidemic process）是指传染病在人群中的发生、发展和转归的过程。传染病的流行过程表现为群体现象，必须具备基本条件和三个环节，并且受两个因素的影响。掌握传染病流行过程的基本条件及其影响因素，有助于制订正确的防治措施，控制传染病的发生和蔓延。

1. 传染病发生的基本条件

（1）病原体 指能够引起宿主致病的各种生物体，包括病毒、细菌、真菌、螺旋体和寄生虫等。

病原体侵入宿主后能否引起疾病，主要取决于病原体的致病能力（侵袭力、毒力、数量、变异性和入侵门户等）。侵袭力是病原体侵入机体并在机体内生长繁殖扩散的能力；毒力指病原体感染机体后引起疾病严重程度的能力，取决于病原体释放的毒素（外毒素、内毒素）和其他毒力因子（如细菌毒素）；在同一种传染病中，数量一般与致病能力成正比，在不同传染病中，能引起疾病的最低病原体数量有较大区别，如伤寒需要 10 万个菌体，而细菌性痢疾仅需要 10 个菌体；病原体因环境条件和遗传因素的变化而发生变异，表现为耐药性变异、抗原性变异和毒力变异。

（2）宿主 指在自然条件下被病原体寄生的人或动物。机体的免疫应答对感染过程的表现和转归起着重要作用，当机体具有充分的抵抗力和免疫力时，病原体难以侵入或难以在宿主体内生存、繁殖，就不能导致感染和发病。

（3）感染过程和感染谱 感染过程指病原体进入宿主后，病原体与宿主相互作用的过程，即感染发生、发展和转归的过程。感染谱是指宿主感染病原体后，呈现出轻重程度不同的感染表现形式。感染后的主要表现取决于病原体的致病力和宿主的免疫功能，也与外界的干预（药物、营养和劳累等）有关。感染后的主要表现主要分为四种：①以显性感染为主，宿主体内有病原体并有明显的临床表现，如水痘和麻疹等；②以隐性感染为主，宿主体内有病原体，产生特异性免疫力，但没有该病的临床表现，如流行性乙型脑炎、白喉和病毒性肝炎等；③以病原携带状态为主，宿主体内有病原体并不断繁殖排出，但没有该病的临床表现，如乙型肝炎、伤寒和流行性脑脊髓膜炎等；④以潜伏性感染为主，宿主体内有病原体不繁殖且不排出，没有该病的临床表现，如结核、单纯疱疹和疟疾等。

2. 传染病流行的三个环节 传染病在人群中发生流行必须同时具备三个环节，即传染源、传播途径和易感人群，三个环节相互依赖、相互联系，三者缺一不可，否则传染病的流行就不会发生或终止。

（1）传染源（source of infection） 指体内有病原体生长、繁殖并能排出体外的宿主（人和动物）。传染源排出病原体的整个时期称传染期，传染期是决定传染源隔离期限的重要依据，也影响传染病的流行特征。传染源主要有四种：①显性感染者即患者，可借其症状（如呕吐、腹泻、咳嗽等）促进病原体的排出和播散，是最重要的传染源。②隐性感染者，因没有任何症状和体征而不易被发现。所以在某些传染病中（如脊髓灰质炎、流行性乙型脑炎）是重要传染源。③病原携带者，指外表无任何临床症状和体征，但携带并能排出病原体的人。病原携带者是重要的传染源，包括潜伏期病原携带者、恢复期病原携带者和健康病原携带者。病原携带者作为传染源意义的大小，不仅取决于排出病原体数量和携带时间长短，更重要的是取决于病原携带者的职业、个人卫生习惯以及卫生防疫措施等。④受感染的动物，传播疾病的动物为动物传染源。动物作为传染源的意义取决于人与受感染动物的接触机会与密切程度、动物传染源的种类和密度、环境条件等。

（2）传播途径（route of transmission） 指病原体从传染源排出后到侵入新的易感宿主前，在外界环境中所经历的全部过程。一种传染病可通过一种或多种途径传播，常见的传播途径有：①经空气传播，通过飞沫、飞沫核和尘埃三种形式传播，是呼吸道传染病（百日咳、麻疹、肺结核和肺炭疽）的主要传播途径。其流行特征为传播广泛迅速，发病率高；有明显的季节性，冬春季高发；儿童少年多见；受人口密度、居住条件及人群的特异性免疫性水平影响。②经食物传播，食物本身含有病原体，或食物在生产、加工、运输、贮存与销售的环节中被病原体污染，引起传染病的传播。许多肠道传染病（甲型肝炎）、某些寄生虫病（绦虫病）、个别呼吸道传染病（白喉、结核病）及人畜共患病（炭疽病）都可经食物传播。其流行特征为患者有食用某种受污染食物的历史，不食者不发病；易形成暴发，累及人数与食用污染食品的人数有关；停止供应污染食物后暴发即平息；夏秋季多见，一般不形成慢性流行。③经水传播，通过饮用或接触被病原体污染的水传播。是许多肠道传染病（霍乱）、某些人畜共患病和寄生虫病（血吸虫病、钩端螺旋体病）常见的传播途径。经饮用水传播传染病的流行特征为病例的分布与供水范围分布一致；除哺乳婴儿外，年龄、性别、职业分布差异不明显；多呈暴发流行，若水源经常受污染，病例可长年不断，发病呈地方性；停用被污染的水源后或采取净化措施后，暴发或流行即可平息。④经接触传播，包括直接接触传播和间接接触传播。直接接触传播指传染源直接与易感者接触的一种传播，例如性病、狂犬病等。间接接触传播指易感者接触被传染源排泄物或分泌物所污染的日常生活物品（如衣服、手帕、玩具等）所造成的传播，又称日常生活接触传播。例如沙眼、甲肝等。多种肠道传染病、人畜共患病、皮肤传染病等可通过间接接触传播。经接触传播传染病的流行特征为病例多呈散发，可形成家庭或室内的聚集性；流行过程缓慢，无明显的季节性；在个人卫生习惯不良和卫生条件差的情况下发病较多；加强传染源管理，严格消毒制度，注意个人卫生，可减少发病。⑤经媒介节肢动物传播，包括机械性携带传播和生物性传播。机械性携带传播指媒介生物仅起机械携带病原体传播，如苍蝇、蟑螂通过接触、反吐和粪便排出病原体（伤寒、细菌性痢疾）等方式，污染食物、餐具，使接触者感染。生物性传播指病原体进入媒介生物体内，经过发育及（或）繁殖，然后传给易感者，如鼠疫和疟疾经蚤和蚊虫传播。其流行特征为地区性和季节性分布明显；某些具有明显的职业特点，如森林脑炎多见于伐木工人；发病年龄分布，老疫区病例多见于儿童，新疫区病例无年龄差异；人与人之间一般不传播。⑥经土壤传播，易感者接触了被病原体污染的土壤所引起的传播。其流行特征为有土壤接触史；发病与病原体（蛔虫卵、破伤风杆菌、炭疽杆菌、气性坏疽杆菌）在土壤中的存活力有关；与个人卫生习惯和防护措施有关。土壤中的破伤风杆菌、炭疽杆菌可经破损的皮肤入侵。⑦医源性传播，指在医疗及预防保健服务工作中，由于没有严格执行规章制度和操作规范，人为地引起某些传染病的传播。一般分两类，一类是由于生物、血液制品等受污染或器官移植而引起的疾病传播，如艾滋病、乙型病毒性肝炎、丙型病毒性肝炎等；另一类是易感者在接受治疗、检查或预防措施时，由于应用受污染或消毒不严的针管、针头、采血器、导尿管等器械而导致疾病的传播。⑧垂直传播，病原体通过母体传给子代称为垂直传播，又称母婴传播或围生期传播。主要传播方式包括母体内的病原体经胎盘血液使胎儿遭受感染，如风疹病毒、艾滋病病毒、乙肝病毒等；病原体经妊娠期妇女阴道口上行性进入子宫到达绒毛膜或胎盘引起胎儿感染，如葡萄球菌、链球菌和白念珠菌等；分娩过程中胎儿通过严重污染的产道时受到的感染，如淋球菌和疱疹病毒等。

（3）易感人群（susceptible population）　指对某种疾病或传染病缺乏特异免疫力的人群。易感人群作为一个整体对某种传染病易感的程度称人群易感性，通常以人群中非免疫人口占全部人口的百分比表示。人群易感性是引起传染病传播的必要条件之一，在其他条件不变的情况下，易感性高，则传染病易于发生和传播，流行的可能性大。

1）影响人群易感性升高的主要因素　①新生儿增加。出生后 6 个月以上的婴儿，由于他们从母体获得的抗体逐渐消失，而自身的获得性免疫尚未形成，此时对许多传染病都是易感的。②易感人口迁入。流行区的居民，因患病或隐性感染而获得了特异性免疫力，但一旦有大量非流行区居民迁入，因其缺乏相应免疫力，可使流行区人群的易感性升高。③免疫人口免疫力的自然消退。当人群病后免疫（包括隐性感染）或人工免疫水平随着时间的推移逐渐消退时，人群易感性升高。④免疫人口死亡。免疫人口的死亡可使人群易感性相对提高。

2）影响人群易感性下降的主要因素　①计划免疫。预防接种可提高人群对传染病的特异性免疫力，是降低人群易感性的最主要因素。按免疫程序有计划地对免疫人群实施预防接种，可有效地提高特异性免疫力，降低人群易感性，阻断或预防传染病的流行。②传染病流行。一次传染病流行后，大多数易感者因发病或隐性感染而获得免疫力，使整个人群免疫力提高、易感性降低。

3. 影响传染病流行的两个因素　传染病流行过程的三个环节是传染病流行的生物基础，但流行与否以及流行的过程受到自然因素和社会因素的共同影响，这两类因素通过作用于三个基本环节而影响传染病的流行过程。

（1）自然因素 包括气候、地理、土壤、动植物等因素，以气候和地理因素影响最大。

1）对传染源的影响 对野生动物为传染源的疾病（鼠疫和流行性出血热）影响明显，自然疫源地的形成有赖于一定的地理和气候因素。

2）对传播途径的影响 以媒介节肢动物为传播途径时受自然因素影响明显。地理环境和气候条件适宜病原体的生长繁殖或媒介节肢动物的生长和活动，导致某些疾病有地区性和季节性，如乙脑和疟疾发病多在夏季、雨水充沛时，钩端螺旋体病发生在夏秋季洪水泛滥时，森林脑炎有明显地区性和季节性。

3）对易感人群的影响 自然因素能够影响宿主免疫力和受感染的机会，使得传染病呈时间分布的特点，如寒冷季节，人群室内活动多，接触密切，冷空气刺激呼吸道黏膜使血管收缩抵抗力下降，导致呼吸道疾病的季节性高峰。

（2）社会因素 包括社会制度、经济和生活条件、文化水平等因素，社会因素对传染病流行过程有着决定性的影响，社会因素既可以扩大传染病的流行，也可以阻止传染病的发生，甚至消灭传染病，社会制度是最重要的影响因素。

1）对传染源的影响 一方面实行严格的国境卫生检疫，防止检疫传染病的传入，加强对传染源的隔离治疗，消除其传染性，控制传染病的传播，另一方面抗生素滥用和病原体耐药性增强使得传染源不易被消除战争、动乱、难民潮、城市化和人口爆炸和全球旅游业的急剧发展，均可能导致传染病的蔓延和传播。

2）对传播途径的影响 开展群众性的爱国卫生运动，对饮水和食品实行卫生监督与立法，加强粪便、垃圾的卫生管理，城乡卫生面貌大大改善，许多传染病的传播途径得到控制。

3）对易感人群的影响 通过预防接种显著提高了人群免疫水平，使许多传染病得到明显的控制。如我国实施儿童计划免疫程序，使麻疹、白喉、脊髓灰质炎等传染病得到很好的控制。

充分重视社会因素的影响及作用，积极发挥社会的有利因素，控制和消除不利因素，动员社会力量是传染病防控的重要策略。

（二）传染病预防控制的策略

1. 预防为主 国家对传染病防治实行预防为主的方针，防治结合、分类管理、依靠科学、依靠群众。加强人群免疫、改善卫生条件、加强健康教育、群策群力、因地制宜、发展三级预防保健网，采取综合性防治措施是我国多年来与传染病作斗争策略的概括。

2. 加强传染病的监测 我国传染病监测包括常规报告和哨点监测，检测内容包括传染病发病、死亡情况；病原体类型、特性；媒介昆虫和动物宿主种类、分布和病原体携带状况；人群免疫水平及人口资料等。必要时还要开展对流行因素和流行规律的研究，并评价防疫措施效果。

3. 建立传染病预警制度 国家建立传染病预警制度。国务院卫生行政部门和省、自治区、直辖市人民政府根据传染病发生、流行趋势的预测，及时发出传染病预警，根据情况予以公布。县级以上地方人民政府应当制定传染病预防、控制预案，报上一级人民政府备案。

4. 加强传染病预防控制管理 传染病的预防控制措施是包括传染病报告制度和针对传染病流行过程三环节（传染源、传播途径和易感人群）采取的综合性措施。

（1）传染病报告制度 各级医疗、防疫机构按照专业分工，承担责任范围内突发传染病疫情监测、信息报告与管理工作。这是监测、控制和消除传染病的重要措施。

随着新的传染病不断出现，法定报告传染病的病种也在不断调整。2013年10月28日国家卫生计生委调整修订生效的《中华人民共和国传染病防治法》，根据传染病的危害程度和应采取的监督、监测和管理措施将法定传染病分为甲类、乙类和丙类，共 37 种。

甲类传染病（2 种）：又称强制管理传染病。对此类传染病发生后报告疫情的时限，对患者、病原携带者的隔离、治疗方式以及对疫点、疫区的处理等，均强制执行。包括鼠疫、霍乱。

乙类传染病（25 种）：又称严格管理传染病。包括传染性非典型肺炎、艾滋病、病毒性肝炎、脊髓灰质炎、人感染高致病性禽流感、麻疹、流行性出血热、狂犬病、流行性乙型脑炎、登革热、炭疽、细菌性和阿米巴性痢疾、肺结核、伤寒和副伤寒、流行性脑脊髓膜炎、百日咳、白喉、新生儿破伤风、猩红热、布鲁菌病、淋病、梅毒、钩端螺旋体病、血吸虫病、疟疾。

丙类传染病（10 种）：又称为监测管理传染病。流行性感冒、流行性腮腺炎、风疹、急性出血性结膜炎、麻风病、流行性和地方性斑疹伤寒、黑热病、棘球蚴病、丝虫病，除霍乱、细菌性和阿米巴性痢疾、伤寒和副伤寒以外的感染性腹泻病。

国务院卫生行政部门根据传染病暴发、流行情况和危害程度，可决定增加、减少或调整乙类、丙类传染病病种并予以公布。2018 年乙类传染病增加了人感染 H7N9 禽流感，丙类传染病增加了手足口病。2020 年 1 月 20 日，国家卫生健康委明确将新冠肺炎病毒感染引起的肺炎纳入传染病防治法规定的乙类传染病，并采取甲类传染病的预防、控制措施。2023 年 1 月 8 日起，国家卫生健康委对新型冠状病毒感染实施"乙类乙管"。因此，目前法定传染病包括甲类 2 种，乙类 27 种，丙类 11 种，共 40 种。

任何单位和个人发现传染病患者或者疑似传染病患者时，应及时向附近的疾病预防控制机构或者医疗机构报告。2006 年卫生部制定的《传染病信息报告管理规范》中明确规定各级各类医疗机构、疾病预防控制机构、采供血机构均为责任报告单位；凡执行职务的人员和乡村医生、个体开业医生为责任疫情报告人。传染病实行属地化管理，传染病报告卡由首诊医生或其他执行职务的人员负责填写。

责任报告单位和责任疫情报告人发现甲类传染病和乙类传染病中的肺炭疽、传染性非典型肺炎、脊髓灰质炎的患者或疑似患者时，或发现其他传染病和不明原因疾病暴发时，应于 2 小时内将传染病报告卡通过网络报告；未实行网络直报的责任报告单位应于 2 小时内以最快的通信方式（电话、传真）向当地县级疾病预防控制机构报告，并于 2 小时内寄送出传染病报告卡；对其他乙、丙类传染病患者、疑似患者和规定报告的传染病病原携带者在诊断后，实行网络直报的责任报告单位应于 24 小时内进行网络报告；未实行网络直报的责任报告单位应于 24 小时内寄送出传染病报告卡；县级疾病控制机构收到无网络直报条件责任报告单位报送的传染病报告卡后，应于 2 小时内网络直报；其他符合突发公共卫生事件报告标准的传染病暴发疫情，按《突发公共卫生事件信息报告管理规范》要求报告。

（2）针对传染源的管理措施　有效的管理传染源，能够减少传染病的发生和传播。

对于患者的管理，要做到"早发现、早诊断、早报告、早隔离和早治疗"，即"五早"措施。防止传染病在人群中的传播蔓延。患者一旦诊断为传染病或疑似传染病，按传染病防治法规定实行分级管理。

对于病原携带者，应做好登记、管理和随访至其病原体检查 2～3 次阴性后。在饮食、托幼和服务行业工作的病原携带者须暂时离开工作岗位，久治不愈的伤寒或病毒性肝炎病毒携带者不得从事威胁性职业。艾滋病、乙型和丙型病毒性肝炎、疟疾病原携带者严禁献血。

对于接触者，凡与传染源有过接触有可能感染者须接受检疫。检疫期限是以最后接触之日算起相当于该病的最长潜伏期。检疫期未发病的解除检疫，发病的按患者进行管理。传染病流行期间对于密切接触者或易感者，紧急接种疫苗或药物预防，如麻疹疫苗和抗疟疾药。

对于动物传染源，有经济价值的动物由兽医部门尽可能进行隔离治疗，对没有经济价值或虽有经济价值但患烈性传染病的感染动物如狂犬病和疯牛病等应予以杀灭，并对病畜尸体要彻底焚化或深埋。

（3）针对传播途径的措施　主要是杀灭环境中的病原体或媒介。由于各种传染病的传播途径不同，故采用的措施也各不相同，例如，对肠道传染病，重点搞好"三管一灭"，即管好饮食、饮水，管好粪便，消灭苍蝇；对呼吸道传染病，重点是空气消毒、通风换气、个人防护（如戴口罩、减少或禁止集会，少到或不到人口拥挤的场所）等措施；对病媒昆虫传播的疾病重点在于杀灭虫媒（提倡开展卫生运动、防虫、杀虫、驱虫、采取药物等措施）。某些传染病，如血吸虫病，由于传播因素复杂，应采取综合性措施才能切断传播途径。

（4）针对易感者的措施　重在提高人体对传染病的免疫力和抵抗力。如通过开展健康教育，对群众广泛开展相关传染病的知识介绍，让群众意识到严重性，了解其传播规律而获得有效的自我保护的能力，增强非特异性免疫力。也可以通过预防接种，增强人群特异性免疫力。我国有计划免疫程序。传染病流行时，对易感者进行应急的被动免疫可有效控制流行。或者开展药物预防，在某些传染病流行时，可给予药物预防。如用金刚烷胺预防流行性感冒。

（5）传染病的全球化控制　传染病全球化的流行趋势日益体现了传染病的全球化控制策略的重要性。1980年全球消灭天花，1988年WHO启动了全球消灭脊髓灰质炎行动，2001年WHO发起了全球"终止结核病"合作伙伴的一系列活动，在2003年全球通力合作战胜传染性非典型肺炎。此外，针对艾滋病、疟疾和麻风病的全球性策略也在世界各国不同程度地展开，全球化预防传染病策略的效果正日益凸显。

（三）传染病隔离

传染病隔离是将处于传染期间的传染病患者或病原携带者安置在指定的地方，集中护理和治疗，使其与健康人和传染病患者分开，目的在于管理传染源，防止传染病的扩散蔓延和医院内感染。隔离管理制度：①患者不得擅自离开病区，不同病种患者不得互相接触；②家属须按规定进行探视或陪住，甲类传染病禁止探视；③患者的用物如杂志、书信、票证等，需经消毒后方可送出；④工作人员应定期进行体检、带菌检查及预防注射；⑤患者病愈出院时应进行卫生处理，其病床、被褥、家具等须按规定进行彻底清洗消毒。

强制管理传染病（甲类传染病和乙类传染病中传染性非典型肺炎和肺炭疽）的患者、病原携带者或疑似患者，必须强制实施医院或指定场所的隔离治疗；乙类或丙类传染病的患者、病原携带者或疑似患者，根据病情采取必要的治疗或控制传播措施；传染病的接触者应根据具体情况实施留验（即隔离观察，甲类传染病接触者）和医学观察（乙类和丙类传染病接触者）。

（四）传染病消毒

消毒指用化学、物理、生物的方法消除和杀灭的病原体。目的是切断传播途径，并控制传染病的传播，防止交叉感染。

1. 消毒的分类　消毒可分为预防性消毒与疫源地消毒。

（1）预防性消毒　指对可能被病原体污染的场所和物品的消毒。例如饮水消毒、空气消毒和乳品消毒等。

（2）疫源地消毒　是对现有或曾有传染源的场所进行消毒，目的是杀灭由传染源排出的病原体。疫源地消毒又可分为随时消毒与终末消毒。①随时消毒指疫源地现有传染源存在时，随时对其排泄物、分泌物及污染的物品进行消毒。②终末消毒指传染源已迁走（住院、死亡、痊愈等）对疫源地进行一次彻底消毒，以消除遗留在外界环境中的病原体。一般针对病原体对外环境抵抗力较强的疾病进行终末消毒，如霍乱、副伤寒、鼠疫、炭疽等。

2. 消毒的方法

（1）物理消毒法　指利用物理因素作用于病原体，将其消除和杀灭。包括机械、热、光、电、微波、辐射等，既经济、又简便，已在日常生活中广泛应用。

（2）化学消毒法　指利用化学消毒剂使病原体蛋白质凝固、变性，或使病原体失去活性而将其杀灭的方法。根据化学消毒剂的消毒性能将其分为以下几种。①高效消毒剂是能杀灭芽孢、真菌孢子在内的各种微生物。如过氧乙酸、甲醛、戊二醛和2.5%碘酊等。含氯制剂和碘伏居于高效与中效消毒剂效能之间；②低效消毒剂是只能杀灭细菌繁殖体和亲脂类病毒，对真菌也有一定的作用。如氯己定、汞和某些季铵盐类消毒剂；③中效消毒剂是能杀灭细菌芽孢以外的各种病原微生物。如乙醇、氧化剂、部分含氯制剂和溴剂等。

二、突发公共卫生事件

突发公共卫生事件是一项重大的社会问题，关系到公众的健康、经济的发展和社会的安定，已日益成为社会普遍关注的热点问题。为了有效预防、及时控制和消除突发公共卫生事件的危害，国家相继颁布了突发公共卫生事件及其应急处理的相关条例和法律，如《突发公共卫生事件应急条例》《国家突发公共卫生事件应急预案》《中华人民共和国传染病防治法》《中华人民共和国食品卫生法》和《中华人民共和国职业病防治法》等，处理突发公共卫生事件必须以相应的法律和条例为依据。

（一）突发公共卫生事件概述

突发公共卫生事件（emergency public health events）是指突然发生、造成或者可能造成社会公众健康严重损害的重大传染病疫情、群体性不明原因疾病、重大食物和职业中毒以及其他影响公众健康的事件。突发公共卫生事件通常有以下特征。①突发性：指发生突然，出乎意料。它一般不具备事物发生前的征兆，留给人们的思考余地较小，要求人们必须在极短的时间内作出分析、判断。②公共属性：指事件危及的对象不是特定的人，而是不特定的群体。③非常规性：指事件超出了一般社会卫生危机的发展规律，并呈现出易变特性，有的甚至呈"跳跃式"发展。④危害性大：事件对公众健康、生命安全、社会经济发展、生态环境等已经或可能造成不同程度的危害。

（二）突发公共卫生事件的分类和分级

1. 突发公共卫生事件的分类　《突发公共卫生事件应急条例》规定，按照突发公共卫生事件成因和性质可分为以下几类。

（1）重大传染病疫情　指传染病的暴发（在一个局部地区短期内突然发生多例同一种传染病患者）和流行（一个地区某种传染病发病率显著超过该病历年的一般发病率水平），包括鼠疫、肺炭疽和霍乱的暴发、动物间鼠疫、布鲁菌病和炭疽等流行、乙丙类传染病暴发或多例死亡、罕见或已消灭的传染病、新传染病的疑似病例等。

（2）群体性不明原因疾病　指一定时间内（通常是指2周内），在某个相对集中的区域（如同一个医疗机构、自然村、社区、建筑工地、学校等集体单位）内同时或者相继出现3例及以上相同临床表现，经县级及以上医院组织专家会诊，不能诊断或解释病因，有重症病例或死亡病例发生的疾病。

（3）重大食物中毒和职业中毒　包括中毒人数超过30人或出现死亡1例的饮用水和食物中毒，短期内发生3人以上或出现死亡1例以上的职业中毒。

（4）其他严重影响公众健康的事件　包括医源性感染暴发，药品或免疫接种引起的群体性反应或死亡事件，严重威胁或危害公众健康的水、环境、食品污染和放射性、有毒有害化学性物质丢失、泄漏等事件，生物、化学、核辐射等恐怖袭击事件，有毒有害化学品生物毒素等引起的集体性急性中毒事件。有潜在威胁的传染病动物宿主、媒介生物发生异常和学生因意外事故自杀或他杀出现1例以上的死亡以及上级卫生行政部门临时规定的其他重大公共卫生事件。

2. 突发公共卫生事件的分级 根据突发公共卫生事件的性质、危害程度、涉及范围，划分为一般（Ⅳ级）、较大（Ⅲ级）、重大（Ⅱ级）和特别重大（Ⅰ级）四级。

（1）Ⅰ级 有下列情形之一的为特别重大突发公共卫生事件。

①肺鼠疫、肺炭疽在大、中城市发生并有扩散趋势，或肺鼠疫、肺炭疽疫情波及2个以上的省份，并有进一步扩散趋势。

②发生传染性非典型肺炎、人感染高致病性禽流感病例，并有扩散趋势。

③涉及多个省份的群体性不明原因疾病，并有扩散趋势。

④发生新传染病或我国尚未发现的传染病发生或传入，并有扩散趋势，或发现我国已消灭的传染病重新流行。

⑤发生烈性病菌株、毒株、致病因子等丢失事件。

⑥周边以及与我国通航的国家和地区发生特大传染病疫情，并出现输入性病例，严重危及我国公共卫生安全的事件。

⑦国务院卫生行政部门认定的其他特别重大突发公共卫生事件。

（2）Ⅱ级 有下列情形之一的为重大突发公共卫生事件。

①在一个县（市）行政区域内，一个平均潜伏期内（6天）发生5例以上肺鼠疫、肺炭疽病例，或者相关联的疫情波及2个以上的县（市）。

②发生传染性非典型肺炎、人感染高致病性禽流感疑似病例。

③腺鼠疫发生流行，在一个市（地）行政区域内，一个平均潜伏期内多点连续发病20例以上，或流行范围波及2个以上市（地）。

④霍乱在一个市（地）行政区域内流行，1周内发病30例以上，或波及2个以上市（地），有扩散趋势。

⑤乙类、丙类传染病波及2个以上县（市），1周内发病水平超过前5年同期平均发病水平2倍。

⑥我国尚未发现的传染病发生或传入，尚未造成扩散。

⑦发生群体性不明原因疾病，扩散到县（市）以外的地区。

⑧发生重大医源性感染事件。

⑨预防接种或群体预防性服药出现人员死亡。

⑩一次食物中毒人数超过100人并出现死亡病例，或出现10例以上死亡病例。

⑪一次发生急性职业中毒50人以上，或死亡5人以上。

⑫境内外隐匿运输、邮寄烈性生物病原体、生物毒素造成我国境内人员感染或死亡的。

⑬省级以上人民政府卫生行政部门认定的其他重大突发公共卫生事件。

（3）Ⅲ级 有下列情形之一的为较大突发公共卫生事件。

①发生肺鼠疫、肺炭疽病例，一个平均潜伏期内病例数未超过5例，流行范围在一个县（市）行政区域以内。

②腺鼠疫发生流行，在一个县（市）行政区域内，一个平均潜伏期内连续发病10例以上，或波及2个以上县（市）。

③霍乱在一个县（市）行政区域内发生，1周内发病10~29例，或波及2个以上县（市），或市（地）级以上城市的市区首次发生。

④一周内在一个县（市）行政区域内，乙、丙类传染病发病水平超过前5年同期平均发病水平1倍。

⑤在一个县（市）行政区域内发现群体性不明原因疾病。

⑥一次食物中毒人数超过100人，或出现死亡病例。

⑦预防接种或群体预防性服药出现群体心因性反应或不良反应。

⑧一次发生急性职业中毒10~49人，或死亡4人以下。

⑨市（地）级以上人民政府卫生行政部门认定的其他较大突发公共卫生事件。

（4）Ⅳ级　有下列情形之一的为一般突发公共卫生事件。

①腺鼠疫在一个县（市）行政区域内发生，一个平均潜伏期内病例数未超过10例。

②霍乱在一个县（市）行政区域内发生，1周内发病9例以下。

③一次食物中毒人数30~99人，未出现死亡病例。

④一次发生急性职业中毒9人以下，未出现死亡病例。

⑤县级以上人民政府卫生行政部门认定的其他一般突发公共卫生事件。

（三）突发公共卫生事件的信息报告

为进一步加强对突发公共卫生事件相关信息报告的管理，保障信息报告系统规范有效运行，及时准确掌握突发公共卫生事件相关信息，快速有效地处置各种突发公共卫生事件，国家制定了《国家突发公共卫生事件相关信息报告管理工作规范（试行)》。基层卫生人员应熟悉以下内容。并能熟练填写突发公共卫生事件相关信息报告卡。

1. 基本原则　突发公共卫生事件相关信息报告管理遵循依法报告、统一规范、属地管理、准确及时、分级分类的原则。

2. 组织机构、责任报告单位和责任报告人

（1）各级卫生行政部门　负责对突发公共卫生事件相关信息报告工作进行监督和管理，根据《国家突发公共卫生事件应急预案》要求，组织人员对本规范规定报告的突发公共卫生事件进行核实、确认和分级。具体分级标准详见《国家突发公共卫生事件应急预案》。各级卫生行政部门应指定专门机构负责突发公共卫生事件相关信息报告系统的技术管理，网络系统维护，网络人员的指导、培训。

（2）责任报告单位　县级以上各级人民政府卫生行政部门指定的突发公共卫生事件监测机构、各级各类医疗卫生机构、卫生行政部门、县级以上地方人民政府和检验检疫机构、食品药品监督管理机构、环境保护监测机构、教育机构等有关单位为突发公共卫生事件的责任报告单位。

（3）责任报告人　执行职务的各级各类医疗卫生机构的医疗卫生人员、个体开业医生为突发公共卫生事件的责任报告人。

3. 报告内容

（1）事件信息　信息报告主要内容包括：事件名称、事件类别、发生时间、地点、涉及的地域范围、人数、主要症状与体征、可能的原因、已经采取的措施、事件的发展趋势、下步工作计划等。具体内容见《突发公共卫生事件相关信息报告卡》。

（2）事件发生、发展、控制过程信息　分为初次报告、进程报告、结案报告。

1）初次报告　内容包括事件名称、初步判定的事件类别和性质、发生地点、发生时间、发病人数、死亡人数、主要的临床症状、可能原因、已采取的措施、报告单位、报告人员及通信方式等。

2）进程报告　内容包括事件的发展与变化、处置进程、事件的诊断和原因或可能因素，势态评估、控制措施等内容。同时，对初次报告的《突发公共卫生事件相关信息报告卡》进行补充和修正。重大及特别重大突发公共卫生事件至少按日进行进程报告。

3）结案报告　达到《国家突发公共卫生事件应急预案》分级标准的突发公共卫生事件结束后，由相应级别卫生行政部门组织评估，在确认事件终止后2周内，对事件的发生和处理情况进行总结，分析其原因和影响因素，并提出今后对类似事件的防范和处置建议。

4. 报告的范围与标准　突发公共卫生事件相关信息报告范围，包括可能构成或已发生的突发公共卫生事件相关信息，其报告标准不完全等同于《国家突发公共卫生事件应急预案》的判定标准。突发公共卫生事件的确认、分级由卫生行政部门组织实施。

5. 报告的方式、时限和程序　获得突发公共卫生事件相关信息的责任报告单位和责任报告人，应当在 2 小时内以电话或传真等方式向属地卫生行政部门指定的专业机构报告，具备网络直报条件的同时进行网络直报，直报的信息由指定的专业机构审核后进入国家数据库。不具备网络直报条件的责任报告单位和责任报告人，应采用最快的通信方式将《突发公共卫生事件相关信息报告卡》报送属地卫生行政部门指定的专业机构，接到《突发公共卫生事件相关信息报告卡》的专业机构，应对信息进行审核，确定真实性，2 小时内进行网络直报，同时以电话或传真等方式报告同级卫生行政部门。

接到突发公共卫生事件相关信息报告的卫生行政部门应当尽快组织有关专家进行现场调查，如确认为实际发生突发公共卫生事件，应根据不同的级别，及时组织采取相应的措施，并在 2 小时内向本级人民政府报告，同时向上一级人民政府卫生行政部门报告。如尚未达到突发公共卫生事件标准的，由专业防治机构密切跟踪事态发展，随时报告事态变化情况。

6. 突发公共卫生事件的信息发布　国务院卫生行政主管部门负责向社会发布突发事件的信息。必要时，可以授权省、自治区、直辖市人民政府卫生行政主管部门向社会发布本行政区域内突发事件的信息。

（四）突发公共卫生事件的应急反应措施

1. 突发事件应急预案的内容　①应急处理指挥部的组成和相关部门的职责；②突发事件的监测与预警；③信息的收集、分析、报告、通报制度；④应急处理技术和监测机构及其任务；⑤突发事件的分级和应急处理工作方案；⑥突发事件预防、现场控制，应急设施、设备、救治药品和医疗器械以及其他物资和技术的储备与调度。

2. 突发事件应急反应措施

（1）各级人民政府的应急反应措施　①组织协调有关部门参与突发公共卫生事件的处理；②根据突发公共卫生事件处理需要，调集本行政区域内各类人员、物资、交通工具和相关设施、设备参加应急处理工作，涉及危险化学品管理和运输安全的，有关部门要严格执行相关规定，防止事故发生；③划定控制区域；④疫情控制措施；⑤流动人口管理；⑥实施交通卫生检疫；⑦信息发布；⑧开展群防群治；⑨维护社会稳定。

（2）卫生行政部门的应急反应措施　①组织医疗机构、疾病预防控制机构和卫生监督机构开展突发公共卫生事件的调查与处理；②组织突发公共卫生事件专家咨询委员会对突发公共卫生事件进行评估，提出启动突发公共卫生事件应急处理的级别；③应急控制措施；④督导检查；⑤发布信息与通报；⑥制订技术标准和规范；⑦普及卫生知识；⑧进行事件评估。

（3）医疗机构的应急反应措施　①开展患者接诊、收治和转运工作，实行重症和普通患者分开管理，对疑似患者及时排查或确诊。②协助疾控机构人员开展标本的采集、流行病学调查工作。③做好医院内现场控制、消毒隔离、个人防护、医疗垃圾和污水处理工作，防止院内交叉感染和污染。④做好传染病和中毒患者的报告。对因突发公共卫生事件而引起身体伤害的患者，任何医疗机构不得拒绝接诊。⑤对群体性不明原因疾病和新发传染病做好病例分析与总结，积累诊断治疗的经验。重大中毒事件，按照现场救援、患者转运、后续治疗相结合的原则进行处置。⑥开展科研与国际交流。开展与突发事件相关的诊断试剂、药品、防护用品等方面的研究，开展国际合作，加快病源查询和病因诊断。

（4）疾病预防控制机构的应急反应措施　①突发公共卫生事件信息报告；②开展流行病学调查；③实验室检测；④开展科研与国际交流；⑤制订技术标准和规范；⑥开展技术培训。

（5）卫生监督机构的应急反应措施　①在卫生行政部门的领导下，开展对医疗机构、疾病预防控制机构突发公共卫生事件应急处理各项措施落实情况的督导、检查；②围绕突发公共卫生事件应急处理工作，开展食品卫生、环境卫生、职业卫生等的卫生监督和执法稽查；③协助卫生行政部门依据《突发公共卫生事件应急条例》和有关法律法规，调查处理突发公共卫生事件应急工作中的违法行为。

（6）出入境检验检疫机构的应急反应措施　①突发公共卫生事件发生时，调动出入境检验检疫机构技术力量，配合当地卫生行政部门做好口岸的应急处理工作；②及时上报口岸突发公共卫生事件信息和情况变化。

（7）非事件发生地区的应急反应措施　未发生突发公共卫生事件的地区应根据其他地区发生事件的性质、特点、发生区域和发展趋势，分析本地区受波及的可能性和程度，重点做好以下工作：①密切保持与事件发生地区的联系，及时获取相关信息；②组织做好本行政区域应急处理所需的人员与物资准备；③加强相关疾病与健康监测和报告工作，必要时，建立专门报告制度；④开展重点人群、重点场所和重点环节的监测和预防控制工作，防患于未然；⑤开展防治知识宣传和健康教育，增强公众自我保护意识和能力；⑥根据上级人民政府及其有关部门的决定，开展交通卫生检疫等。

3. 医疗卫生机构应对突发公共卫生事件责任

（1）医疗卫生机构应当对因突发公共卫生事件致病的人员提供医疗救护和现场救援。

（2）医疗卫生机构应当采取卫生防护措施，防止交叉感染和污染。

（3）医疗卫生机构应当对传染病患者密切接触者采取医学观察措施，传染病患者密切接触者应当予以配合。

（4）医疗机构收治传染病患者、疑似传染病患者，应当依法报告所在地的疾病预防控制机构。

（5）医疗卫生机构有下列行为之一的，由卫生行政主管部门进行处分或追究相应的责任：①未依照本条例的规定履行报告职责，隐瞒、缓报或者谎报的；②未依照本条例的规定及时采取控制措施的；③未依照本条例的规定履行突发事件监测职责的；④拒绝接诊患者的；⑤拒不服从突发事件应急处理指挥部调度的。

（五）传染病及突发公共卫生事件报告和处理服务规范

1. 服务对象　辖区内服务人口。

2. 服务内容

（1）传染病疫情和突发公共卫生事件风险管理　在疾病预防控制机构和其他专业机构指导下，乡镇卫生院、村卫生室和社区卫生服务中心（站）协助开展传染病疫情和突发公共卫生事件风险排查、收集和提供风险信息，参与风险评估和应急预案制（修）订。突发公共卫生事件是指突然发生，造成或者可能造成社会公众健康严重损害的重大传染病疫情、群体性不明原因疾病、重大食物和职业中毒以及其他严重影响公众健康的事件。

（2）传染病和突发公共卫生事件的发现、登记　乡镇卫生院、村卫生室和社区卫生服务中心（站）应规范填写分诊记录、门诊日志、入/出院登记本、X线检查和实验室检测结果登记本或由电子病历、电子健康档案自动生成规范的分诊记录、门诊日志、入/出院登记、检测检验和放射登记。首诊医生在诊疗过程中发现传染病患者及疑似患者后，按要求填写《中华人民共和国传染病报告卡》或通过电子病历、电子健康档案自动抽取符合交换文档标准的电子传染病报告卡；如发现或怀疑为突发公共卫生事件时，按要求填写《突发公共卫生事件相关信息报告卡》。

（3）传染病和突发公共卫生事件相关信息报告

1）报告程序与方式 具备网络直报条件的机构，在规定时间内进行传染病和（或）突发公共卫生事件相关信息的网络直报；不具备网络直报条件的，按相关要求通过电话、传真等方式进行报告，同时向辖区县级疾病预防控制机构报送《传染病报告卡》和（或）《突发公共卫生事件相关信息报告卡》。

2）报告时限 发现甲类传染病和乙类传染病中的肺炭疽、传染性非典型肺炎、埃博拉出血热、人感染禽流感、寨卡病毒病、黄热病、拉沙热、裂谷热、西尼罗病毒等新发输入传染病患者和疑似患者，或发现其他传染病、不明原因疾病暴发和突发公共卫生事件相关信息时，应按有关要求于 2 小时内报告。发现其他乙、丙类传染病患者、疑似患者和规定报告的传染病病原携带者，应于 24 小时内报告。

3）订正报告和补报 发现报告错误，或报告病例转归或诊断情况发生变化时，应及时对《传染病报告卡》和（或）《突发公共卫生事件相关信息报告卡》等进行订正；对漏报的传染病病例和突发公共卫生事件，应及时进行补报。

（4）传染病和突发公共卫生事件的处理

1）患者医疗救治和管理 按照有关规范要求，对传染病患者、疑似患者采取隔离、医学观察等措施，对突发公共卫生事件伤者进行急救，及时转诊，书写医学记录及其他有关资料并妥善保管，尤其是要按规定做好个人防护和感染控制，严防疫情传播。

2）传染病密切接触者和健康危害暴露人员的管理 协助开展传染病接触者或其他健康危害暴露人员的追踪、查找，对集中或居家医学观察者提供必要的基本医疗和预防服务。

3）流行病学调查 协助对本辖区患者、疑似患者和突发公共卫生事件开展流行病学调查，收集和提供患者、密切接触者、其他健康危害暴露人员的相关信息。

4）疫点疫区处理 做好医疗机构内现场控制、消毒隔离、个人防护、医疗垃圾和污水的处理工作。协助对被污染的场所进行卫生处理，开展杀虫、灭鼠等工作。

5）应急接种和预防性服药 协助开展应急接种、预防性服药、应急药品和防护用品分发等工作，并提供指导。

6）宣传教育 根据辖区传染病和突发公共卫生事件的性质和特点，开展相关知识技能和法律法规的宣传教育。

（5）协助宣传 上级专业防治机构做好结核病和艾滋病患者的宣传、指导服务以及非住院患者的治疗管理工作，相关技术要求参照有关规定。

3. 服务流程 传染病和突发公共卫生事件服务流程如图 6-1 所示。

4. 服务要求

（1）乡镇卫生院、村卫生室和社区卫生服务中心（站）应按照《中华人民共和国传染病防治法》《突发公共卫生事件应急条例》《国家突发公共卫生事件应急预案》等法律法规要求，建立健全传染病和突发公共卫生事件报告管理制度，协助开展传染病和突发公共卫生事件的报告和处置。

（2）乡镇卫生院、村卫生室和社区卫生服务中心（站）要配备专（兼）职人员负责传染病疫情及突发公共卫生报告管理工作，定期对工作人员进行相关知识和技能的培训。

（3）乡镇卫生院、村卫生室和社区卫生服务中心（站）要做好相关服务记录，《传染病报告卡》和《突发公共卫生事件相关信息报告卡》应至少保留 3 年。

5. 工作指标

传染病疫情报告率 = 网络报告的传染病病例数/登记传染病病例数 ×100%

传染病疫情报告及时率＝报告及时的病例数/报告传染病病例数×100%

突发公共卫生事件相关信息报告率＝及时报告的突发公共卫生事件相关信息数/报告突发公共卫生事件相关信息数×100%

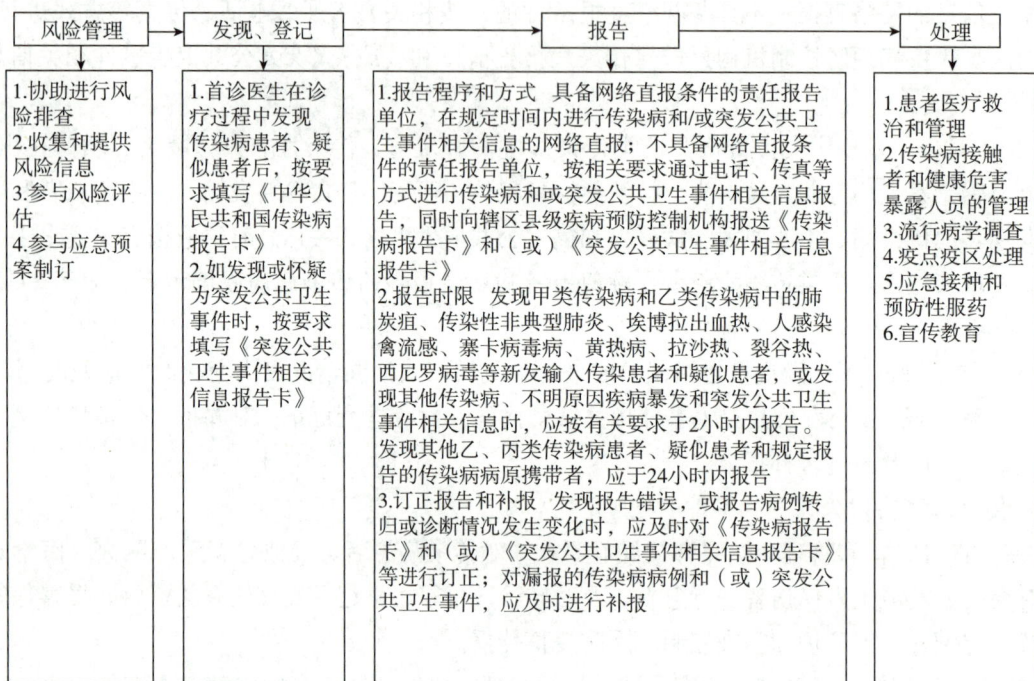

风险管理	发现、登记	报告	处理
1.协助进行风险排查 2.收集和提供风险信息 3.参与风险评估 4.参与应急预案制订	1.首诊医生在诊疗过程中发现传染病患者、疑似患者后，按要求填写《中华人民共和国传染病报告卡》 2.如发现或怀疑为突发公共卫生事件时，按要求填写《突发公共卫生事件相关信息报告卡》	1.报告程序和方式 具备网络直报条件的责任报告单位，在规定时间内进行传染病和/或突发公共卫生事件相关信息的网络直报；不具备网络直报条件的责任报告单位，按相关要求通过电话、传真等方式进行传染病和或突发公共卫生事件相关信息报告，同时向辖区县级疾病预防控制机构报送《传染病报告卡》和（或）《突发公共卫生事件相关信息报告卡》 2.报告时限 发现甲类传染病和乙类传染病中的肺炭疽、传染性非典型肺炎、埃博拉出血热、人感染禽流感、寨卡病毒病、黄热病、拉沙热、裂谷热、西尼罗病毒等新发输入传染患者和疑似患者，或发现其他传染病、不明原因疾病暴发和突发公共卫生事件相关信息时，应按有关要求于2小时内报告。发现其他乙、丙类传染病患者、疑似患者和规定报告的传染病病原携带者，应于24小时内报告 3.订正报告和补报 发现报告错误，或报告病例转归或诊断情况发生变化时，应及时对《传染病报告卡》和（或）《突发公共卫生事件相关信息报告卡》等进行订正；对漏报的传染病病例和（或）突发公共卫生事件，应及时进行补报	1.患者医疗救治和管理 2.传染病接触者和健康危害暴露人员的管理 3.流行病学调查 4.疫点疫区处理 5.应急接种和预防性服药 6.宣传教育

图6-1 传染病和突发公共卫生事件服务流程

医防融合知识拓展

本节案例导入中某省某县某中学肺结核疫情发生后，省、市、县各级卫生部门高度重视，积极处置疫情，救治患病学生，在国家和省卫生健康委督导组的指导下，疫情已得到有效控制。为及时准确掌握突发公共卫生事件相关信息，有效预防、及时控制和消除突发公共卫生事件和传染病的危害，保障公众身体健康与生命安全，根据《中华人民共和国传染病防治法》和《突发公共卫生事件应急条例》，国家卫生健康委员会制定了《突发公共卫生事件与传染病疫情监测信息报告管理办法》，国家始终坚持人民至上生命至上，坚持及时发现、快速处置、精准管控、有效救治，保障人民群众生命安全和身体健康，这充分体现了中国共产党执政为民的理念、心系人民的情怀和胸怀天下的担当。

（姚静静 杨喜艳）

目标检测

答案解析

一、单项选择题

1. 构成传染病流行过程的三个基本环节是（　　）

　　A. 传染源、传播途径和免疫者　　　　　　B. 传染源、传播途径和易感人群

　　C. 病原体、宿主和环境　　　　　　　　　D. 病原体、易感者和环境

　　E. 以上都不是

2. 能降低人群对传染病易感性因素的是（　）

    A. 免疫人口死亡　　　　B. 人群免疫力消退　　　　C. 预防接种

    D. 人群抵抗力低下　　　E. 外地人口迁入

3. 我国目前法定管理的传染病有（　）

    A. 三类 40 种　　　　　B. 三类 37 种　　　　　C. 三类 35 种

    D. 三类 36 种　　　　　E. 三类 34 种

4. 需要进行强制管理的传染病是（　）

    A. 乙肝　　　　　　　　B. 麻风病　　　　　　　C. 艾滋病

    D. 霍乱　　　　　　　　E. 血吸虫病

5. 以下不属于突发公共卫生事件的是（　）

    A. 某研究所烈性传染病菌株丢失

    B. 某城市发生甲肝暴发流行

    C. 某核电站核泄漏

    D. 某城市严重大气污染造成居民肺癌死亡率上升

    E. 某食堂食物中毒有死亡病例

6. 以下不是突发公共卫生事件报告内容的是（　）

    A. 事件名称、类别　　　B. 发病、死亡人数　　　C. 主要症状、体征

    D. 已经采取的措施　　　E. 患者姓名

7. 某镇卫生院收治了镇中心小学 30 名食物中毒的学生，在采取一系列紧急救治措施的同时，按规定的时限向县卫生行政部门做了报告。该时限是（　）

    A. 1 小时　　　　　　　B. 2 小时　　　　　　　C. 3 小时

    D. 4 小时　　　　　　　E. 5 小时

8. 负责向社会发布突发公共卫生事件信息的法定单位是（　）

    A. 县级人民政府　　　　B. 省级人民政府　　　　C. 国务院卫生行政主管部门

    D. 国务院新闻办公室　　E. 设区的市级人民政府

9. 发生突发公共卫生事件时，医疗机构的应急反应措施是（　）

    A. 评价应急处理措施效果　　　　　　　B. 组织、协调有关部门参与事件的处理

    C. 督导、检查应急处理措施的落实情况　　D. 开展患者接诊、收治和转运工作

    E. 开展突发公共卫生事件的调查与处理

10. 卫生行政部门接到传染病菌（毒）种丢失报告后向本级人民政府报告的法定时限是（　）

    A. 3 小时内　　　　　　B. 4 小时内　　　　　　C. 2 小时内

    D. 5 小时内　　　　　　E. 6 小时内

二、简答题

1. 传染病的预防和控制措施有哪些？

2. 传染病和突发公共卫生事件发生后如何处理？

三、案例解析题

针对本节案例导入，请用相关知识回答以下问题。

1. 该事件是否属于突发公共卫生事件？如果是，该如何定级分类？

2. 为避免类似事件的发生，应采取哪些预防和控制措施？

第二节　卫生健康监督协管服务

PPT

学习目标

1. 通过本节学习，重点掌握卫生健康监督协管服务概念、服务内容及服务流程；食源性疾病及相关信息的报告、饮用水卫生安全巡查、非法行医和非法采供血的报告。

2. 学会卫生健康监督协管的具体操作流程及工作指标。

3. 培养卫生健康监督协管服务工作责任感，为健康中国建设贡献力量。

案例导入

案例　某社区在 10 余天内陆陆续续出现 112 名腹泻患者，持续时间长，患病人群分散，没有明显的聚集性（各年龄、各家庭均有），患者没有明显共同食物就餐史，患者症状轻，病程短。患者无明显发热，大便无脓血，镜检偶见白细胞、动力阴性；卫生监督部门和基层卫生机构非常重视，积极调查、排查，最后确定为社区自备水源管网破裂，生活水源受到污染造成的水污染中毒事故。

问题　1. 生活饮用水水质卫生基本要求有哪些？

　　　　2. 生活饮用水卫生安全巡查包括哪些内容？

一、卫生健康监督协管服务概述

（一）卫生健康监督

1. 概念　卫生健康监督是指国家卫生行政机关或法律法规授权的组织及其工作人员执行和适用卫生法律法规和规章的规定，对公民、法人和其他组织贯彻卫生法规的情况进行督促检查，处理具体卫生行政事务的活动。

2. 内容　目前我国卫生健康监督工作的内容如下。①推行全行业监管；②深入开展法律法规监督检查；③加强医疗服务监督；④加大医疗卫生机构传染病防治和突发公共卫生事件应对监督；⑤强化公共卫生监督；⑥提升计划生育监督能力；⑦加强中医服务监督；⑧开展国家监督抽检。

3. 意义　卫生健康监督工作是依法推动健康中国建设、保障医药卫生体制改革、促进卫生健康系统法律法规有效实施、维护人民群众健康权益的有力保障。加强卫生健康监督工作是推进社会治理体系建设、全面推进卫生与健康领域法治建设的重要举措，是推进职能转变、加强事中事后监管的重要内容，对推进健康中国建设具有十分重要的意义。

（二）卫生健康监督协管

1. 概念　卫生健康监督协管是指乡镇卫生院，社区卫生服务中心（站）、村卫生室等基层医疗卫生机构及其卫生人员在基层卫生监督机构指导下，协助开展巡查、信息收集、信息报告、宣传指导以及调查处置等活动。

2. 目标　充分利用三级公共卫生网络和基层医疗卫生机构的前哨作用，解决基层卫生监督相对薄弱的问题，从而建成横向到边、纵向到底，覆盖城乡的卫生监督网络体系，及时发现违反卫生法律法规的行为，保障广大群众公共卫生安全。同时，通过对广大居民的宣传、教育，不断提高城乡基层群众健康知识和卫生法律政策的知晓率，提升人民群众疾病防控意识，切实为广大群众提供卫生健康保障。

（三）食源性疾病

1. 概念 食源性疾病是指通过摄食而进入人体的各种致病因子引起的，通常具有感染性或中毒性的一类疾病。感染性是指食物被致病微生物（包括细菌、真菌、病毒等）和（或）其毒素、寄生虫（如华支睾吸虫病、旋毛虫病等）或其虫卵污染所引起的感染性疾患；中毒性是指食品被有毒有害化学物质（如甲醇中毒、重金属中毒等）以及动植物毒素污染所致的急性或慢性中毒。食源性疾病的致病物可能是生物性的，也可能是化学性的，因此食源性疾病范围广泛、涉及疾病众多，最常见的是食物中毒。

2. 特征 食源性疾病通常具有以下三个基本特征：①食物（水）是食源性疾病暴发或传播流行的媒介；②导致食源性疾病的病原物质是摄入食物中含有的致病因子；③食源性疾病的临床特征是急性中毒性表现或感染性表现。

3. 分类 食源性疾病的致病因素和发病机制不尽相同，按致病因素性质可分为生物性、物理性和化学性三类。①生物性食源性疾病：最常见的病原包括细菌（如沙门菌、副溶血性弧菌、金黄色葡萄球菌等）、病毒（轮状病毒、甲型肝炎病毒、戊型肝炎病毒等）、真菌和寄生虫。②物理性食源性疾病：来源于放射性物质的生产和使用过程。③化学性食源性疾病：常见的包括农药、重金属、芳香烃类和 N – 亚硝基化合物污染物。

（四）饮用水卫生 📱微课2

1. 生活饮用水概念及供水方式 生活饮用水指供人生活的饮水和生活用水。供水方式如下。

（1）集中式供水 自水源集中取水，通过输配水管网送到用户或者公共取水点的供水方式，包括自建设施供水。为用户提供日常饮用水的供水站和为公共场所、居民社区提供的分散供水也属于集中式供水。

（2）二次供水 集中式供水在入户之前经再度储存、加压和消毒或深度处理，通过管道或容器输送给用户的供水方式。

（3）农村小型集中式供水 日供水在 $1000m^3$ 以下（或供水人口在 1 万人以下）的农村集中式供水。

（4）分散式供水 用户直接从水源取水，未经任何设施或仅有简易设施的供水方式。目前城市多采用二次供水的方式提供生活饮用水，而农村主要为集中式供水。

2. 生活饮用水水质卫生基本要求 为保证用户饮用安全，生活饮用水水质卫生应符合下列五项基本要求。①生活饮用水中不得含有病原微生物和寄生虫虫卵；②生活饮用水中化学物质不得危害人体健康；③生活饮用水中放射性物质不得危害人体健康；④生活饮用水的感官性状良好；⑤生活饮用水应消毒处理，并符合出厂水中消毒剂限值、出厂水和管网末梢水中消毒剂余量要求。

3. 生活饮用水水质卫生标准 中华人民共和国《生活饮用水卫生标准》（GB 5749—2022）共有 97 项指标，包括常规指标 43 项和扩展指标 54 项。

（五）非法行医和非法采供血

1. 非法行医

（1）概念 非法行医是指未取得医疗机构执业许可证开展诊疗活动和未取得医生资格的人从事医生执业活动的行为。具体是指违反《执业医师法》《母婴保健法》《医疗机构管理条例》等有关卫生健康行政法律法规的行为以及《刑法》，非法行医属于刑事犯罪。

（2）形式

1）依据《医疗机构管理条例》，非法行医主要包括下列 6 个方面。①单位或个人未取得医疗机构执业许可证从事诊疗活动的；②逾期不校验医疗机构执业许可证仍从事诊疗活动的，或者拒不校验的；③出卖、转让、出借医疗机构执业许可证的；④不按照核准登记的诊疗科目开展诊疗活动；⑤医疗机构使用非卫生技术人员从事医疗卫生技术工作的；⑥出具虚假证明文件的。

2）依据《执业医师法》，非法行医包括下列2个方面。①未经批准擅自开办医疗机构行医或者非医师行医的；②未经医师注册取得执业证书，从事医师执业活动的。

3）依据《母婴保健法》未取得国家颁发的有关合格证书的，非法行医包括下列3个方面。①从事婚前医学检查、遗传病诊断、产前诊断或者医学技术鉴定的；②施行终止妊娠手术的；③出具《母婴保健法》规定的有关医学证明的，或者出具有关虚假医学证明或者进行胎儿性别鉴定的。

4）依据《刑法》规定，非法行医主要包括下列5个方面：①未取得或以非法手段取得医生执业资格却从事医疗活动的；②个人未取得医疗机构执业许可证开办医疗机构的；③被依法吊销医生执业证书期间从事医疗活动的；④未取得乡村医生执业证书从事乡村医疗活动的；⑤家庭接生员从事家庭接生以外的医疗行为的。

2. 非法采供血

（1）概念　非法采供血是指未经国家主管部门批准或者超过批准的业务范围，进行采集、供应血液或制作、供应血液制品的行为。

（2）形式　非法采供血的常见形式包括下列方面。①非法采集血液的；②血站医疗私自出售无偿献血者血液的；③非法组织他人进行出卖血液的；④超出执业登记的项目、内容、范围开展业务活动；⑤临床用血的保障、储存、运输不符合国家卫生标准和要求。

二、卫生健康监督协管服务规范

（一）服务对象

辖区内居民。

（二）服务内容

1. 食源性疾病及相关信息报告　发现或怀疑有食源性疾病、食品污染等对人体健康造成危害或可能造成危害的线索和事件，及时报告给当地的卫生健康监督执法机构。

（1）信息来源　①诊疗医生上报的信息。要求接诊医生在诊疗过程中，发现食源性疾病患者或疑似患者后，通报当地卫生健康监督协管员；②巡查发现的信息；③食源性疾病发生单位与食品生产经营单位上报的信息；④公众举报信息；⑤媒体报告信息。

（2）信息收集　①发生食源性疾病以及食品污染事件的单位、地址、电话；②食源性疾病以及食品污染的发病时间、发病人数、死亡人数；③引发食源性疾病以及食品污染的可疑食品及进食时间、进食人数；④患者主要的症状、就诊地点、救治情况；⑤信息报告人员的姓名、联系方式，以便进一步的调查核实。

（3）信息报告　卫生健康监督协管员对事故进行初步核实后，应及时（2小时内）将事故信息通过电话等方式报告给当地的卫生行政部门，同时填写卫生健康监督协管信息报告登记表。

2. 饮用水卫生安全巡查　协助卫生健康监督执法机构对农村集中式供水、城市二次供水和学校供水进行巡查，协助开展饮用水水质抽检服务，发现异常情况及时报告，协助有关专业机构对供水单位从业人员开展业务培训。

（1）现场巡查

1）掌握供水底数　协助对辖区内的农村集中式供水、城市二次供水和城乡学校供水进行调查，准确掌握各类供水单位的底数和基本情况（数量、位置、许可等情况）。准确填写《供水单位基本情况登记表》，分类造册登记建档，建立供水单位供水情况基础档案，在需要时可协助卫生健康监督员迅速到达现场、联系各单位负责人或管理人员。

2）开展定期巡查 每年按照卫生健康监督机构的巡查安排协助对辖区内农村集中式供水单位、城市二次供水单位和城乡学校供水开展现场巡查。

3）开展水质检测 协助进行开展水质检测。对供水单位开展巡查的同时，对供水单位出厂水或供水设施出口水进行现场检测；同时按照卫生健康监督机构要求，对部分社区居民家庭用户龙头水和学校龙头水水质进行定期现场检测，并做好相关的记录工作。

（2）宣传与培训

1）宣传教育 在辖区采取固定宣传栏或流动宣传等手段，通过宣传栏、宣传板画、发放宣传材料等形式，采用通俗、直观和群众易接受的形式，宣传饮用水卫生相关的法律法规、标准等，普及饮用水卫生知识，培养居民良好的卫生习惯，提高城乡群众的饮用水卫生安全意识，掌握安全健康的饮水方式，具备常见介水传染病的患病意识。

2）培训指导 协助卫生健康监督机构组织辖区内供水单位制、管水从业人员开展饮用水卫生相关法律法规和知识的培训指导，指导供水单位合法生产经营。整理相关培训、宣传等的资料，做好相关的工作记录。

（3）信息收集与上报 对供水单位的基本信息摸底、巡查情况、发现异常情况以及开展宣传培训等服务信息收集并及时上报。①通过开展定期巡查和水质监测，做好巡查记录，将巡查结果和现场检测结果填写在《卫生健康监督协管巡查登记表》中，建立巡查档案，定期上报辖区卫生健康监督机构。②发现现场水质监测不合格、接到水质异常反映、水污染事件，发现24小时内3例以上有共同饮水史的疑似病例，填写《卫生健康监督协管信息报告登记表》，立即报告卫生健康监督机构。③协助开展辖区内供水单位从业人员饮用水卫生业务培训和知识宣传，做好相关记录，填写《卫生健康监督协管服务（宣传教育、咨询、指导）记录表》。

3. 非法行医和非法采供血信息报告 协助定期对辖区内非法行医、非法采供血开展巡访，发现相关信息及时向卫生健康监督执法机构报告。

（1）信息来源

1）定期巡查 卫生健康监督协管员通过定期巡查主动发现、收集非法行医和非法采供血信息。

2）哨点监测 社区卫生服务站或村卫生室利用其专业性和便利性，发现、收集非法行医和非法采供血信息。

3）举报投诉 卫生监督机构向社会公布举报电话，市民通过电话主动举报投诉非法行医和非法采供血信息。

（2）信息收集 ①非法行医重点收集：非法行医地点、开诊时间段、是否有诊疗行为、是否有诊疗标识等相关信息。②非法采供血重点收集：非法采供血单位、地点，非法采供血行为等信息。③其他：报告人的基本信息，接报人的基本信息。

（3）信息报告 发现非法行医和非法采供血行为时，应立即向辖区卫生健康监督机构报告，并按要求填写卫生健康监督协管信息报告登记表。

（4）查处效果监测信息报告 卫生健康监督机构查处非法行医案件后，将个案查处情况通报基层医疗卫生机构。协管员协助卫生健康监督机构张贴布告，公示查处信息，做好布告维护工作，并对被查处的非法行医点和人员进行监测并做好记录，向卫生健康监督机构报告监测信息。

发现再次非法行医的，按要求填写《卫生健康监督协管信息报告登记表》。未发现非法行医行为的，按照要求填写《卫生健康监督协管巡查登记表》。

（5）参加协查 ①参与卫生监督机构开展非法行医、非法采供血的监督检查方案制定。②配合卫生监督机构对非法行医、非法采供血的现场监督检查，对查处的医疗器械、药品等物品的保存；对不予配合或拒绝签字的非法行医、非法采供血者，协管员作为旁证人对现场检查情况予以证明。③协助卫生监督机构对非法行医和非法采供血的违法行为调查取证，巡访就医患者。④协助卫生监督机构对非法行医、非法采供血的违法行为查处后的文书送达，对不予配合或拒绝签字的非法行医、非法采供血者，协管员作为旁证人对送达情况予以证明。

（三）服务流程

卫生健康监督协管服务流程基本包括 5 个环节。

（1）信息建档 建立辖区内监管单位本底资料，并实施计算机管理。

（2）巡查记录 对巡查工作中的具体情况进行记录。

（3）信息报告 巡查工作中发现问题填写报告登记表，同时填写报告单向卫生健康监督机构报告。

（4）制订协管服务计划 协管单位根据规范确定的协管服务对象并在卫生健康监督执法机构的指导与评估下，制订协管服务计划。协管单位根据该计划开展巡查工作并做好相应记录，发现问题隐患及时报告（图 6-2）。

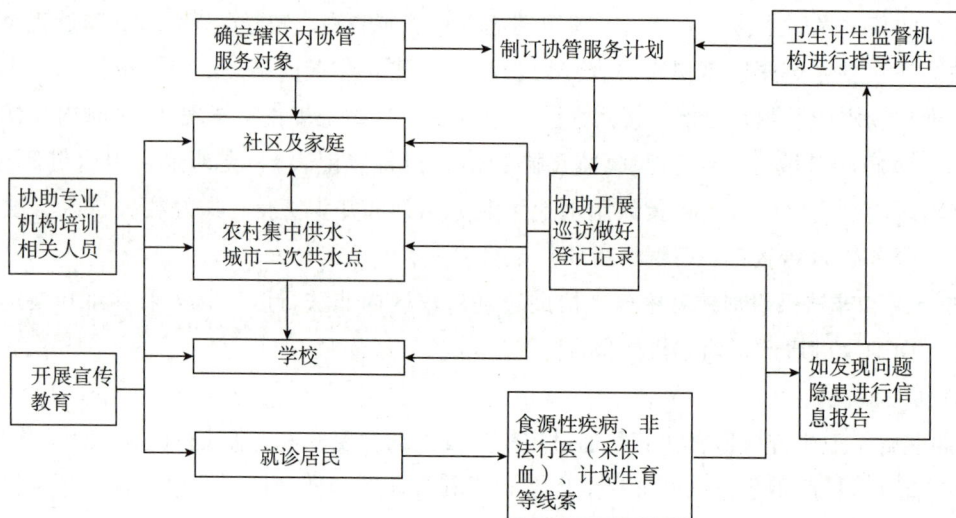

图 6-2 卫生健康监督协管服务流程

（四）服务要求

1. 县（区）级卫生行政部门要建立健全各项协管工作制度和管理规定，为基层医疗卫生机构开展卫生健康监督协管工作创造良好的条件。

2. 县（区）卫生健康监督执法机构要采用在乡镇、社区设派出机构或派出人员等多种方式，加强对基层医疗卫生机构开展卫生健康监督协管的指导、培训并参与考核评估。

3. 乡镇卫生院、社区卫生服务中心要建立健全卫生健康监督协管服务有关工作制度，配备专（兼）职人员负责卫生健康监督协管服务工作，明确责任分工。有条件的地区可以实行零报告制度。

4. 要按照国家法律法规及有关管理规范的要求提供卫生健康监督协管服务，及时做好相关工作记录，记录内容应齐全完整、真实准确、书写规范。

（五）工作指标

卫生健康监督协管信息报告率＝报告的事件或线索次数/发现的事件或线索次数×100%。报告事件或线索包括协助开展的食源性疾病、饮用水卫生安全、非法行医和非法采供血实地巡查次数。

医防融合知识拓展

本节案例导入中某社区由于本次生活水源污染而导致100余人出现轻度腹泻症状，在对患者进行积极救治的同时，做好事中事后监管工作。在日常中，相关卫生健康监督协管部门要定时开展生活饮用水卫生安全巡查，防患于未然。同时，要充分利用好三级公共卫生网络和基层医疗卫生机构的前哨作用，以解决基层卫生监督相对薄弱的问题，充分维护和保障人民群众健康权益。

（王翔宇　徐玉国）

目标检测

答案解析

一、单项选择题

1. 下列不属于卫生监督协管职能范畴的是（　　）

    A. 食源性疾病及相关信息报告　　　　B. 非法行医和非法采供血信息报告

    C. 学校卫生服务　　　　　　　　　　D. 职业卫生咨询指导

    E. 饮用水卫生安全巡查

2. 卫生健康监督协管服务规范的服务对象是（　　）

    A. 辖区儿童和老年人　　　　　　　　B. 辖区餐饮机构服务人员

    C. 辖区市场摊贩　　　　　　　　　　D. 辖区内流动人口

    E. 辖区内居民

3. 饮用水二次供水发生污染并影响人群健康的，不可能原因是（　　）

    A. 设计和建筑不合理　　　　　　　　B. 选址不当

    C. 长期不清洗消毒　　　　　　　　　D. 二次供水水箱设在建筑物内

    E. 原材料污染

4. 生活饮用水水质基本要求不包括（　　）

    A. 水中不得含有病原微生物

    B. 水中所含化学物质不得危害人体健康

    C. 含大量矿物质

    D. 感官性状良好

    E. 放射性物质不得危害人体健康

5. 食物中毒与其他传染病最重要的区别是（　　）

    A. 多人同时发病　　　　B. 时间相对集中　　　　C. 是否传染

    D. 以急性胃肠疾病为主　　　　E. 起病急

二、简答题

1. 食源性疾病有哪些特征？

2. 简述非法行医及非法采供血的概念。

三、案例解析题

请根据案例导入内容，解析提出的两个问题。

1. 生活饮用水水质卫生基本要求有哪些？
2. 生活饮用水卫生安全巡查包括哪些内容？

书网融合……

重点小结　　　　微课1　　　　微课2　　　　习题

第七章 基本公共卫生服务项目绩效评价

PPT

学习目标

1. 通过本章学习，重点掌握基本公共卫生服务项目绩效评价的方法和步骤。

2. 学会运用基本公共卫生服务项目绩效评价的政策依据、评价原则、评价对象和评价内容的知识对基本公共卫生服务项目进行绩效评价。

3. 具备制定基本公共卫生服务项目专业条线绩效评价细则的能力。

4. 培养高质量实施基本公共卫生服务项目的责任意识和严谨的职业精神，探索在基层医疗机构工作中如何运用医防融合服务模式，提高项目的实施效果。

案例导入

案例 某卫生院制定的年度基本公共卫生服务项目绩效评价方案中，按常住服务人口和综合评分结果，与村卫生室兑现年度项目补助资金；按县级绩效评价得分和排名，与卫生院内部项目管理责任人兑现绩效工资。

问题 1. 该方案与村级兑现基本公共卫生服务项目补助资金的方法有哪些不足？如何改进？

2. 该方案与卫生院项目管理责任人员兑现绩效工资的方式是否规范？如何改进？

第一节 基本公共卫生服务项目绩效评价概述

实施基本公共卫生服务项目是贯彻落实深化医药卫生体制改革有关精神，保障人民群众基本健康需求的一项重要民生工程。开展基本公共卫生服务项目绩效评价，是提高项目实施质量和水平，衡量和评估项目运行状态和服务效果，确保项目全面落实和有效实施的重要手段，是基本公共卫生服务项目实施的一项重要工作。

一、绩效评价概述

（一）绩效评价的含义

绩效是一种管理学概念，指成绩与成效的综合，是一定时期内的工作行为、方式、结果及其产生的客观影响。绩效评价选用特定的指标体系，运用一定的数理级统计方法，参照统一的评价标准，进行全面、客观、公正、准确的评价。政府项目的绩效评价是对政府相关部门履行职能确定的绩效目标的实现程度，以及为实现这一目标安排的财政预算的执行结果进行的综合性评价。绩效评价是开展绩效管理工作的前提和基础，它是绩效管理的重要组成部分，绩效评价有效与是否直接影响到绩效管理工作开展的效果。

（二）绩效评价的功能

实行科学有效的绩效评价，可以推动项目的有效执行、提高预算管理水平、增强项目单位资金支出责任、优化公共资源配置、节约公共支出成本，促进财政资金的合理配置，提高公共产品的服务质量。绩效评价具有三个方面重要的意义。

1. 为科学决策提供依据 高质量的绩效评价及其可靠的评价结果运用，有助于改进决策水平。能及时发现项目政策是否按计划实施、资源是否得到有效利用，便于制定和执行政府未来优先发展领域、工作目标、履行责任以及为独立审查提供证据，并确定是否继续给予财政投入、是否需要增加投资等，是政策周期中的关键因素。

2. 为财政预算提供导向 选择适用的评价工具、工作流程和评价模型、组织安排以及质量控制措施、数据及相关证据的来源与合法性检验措施，围绕编制财政预算确定的评价指标、工作目标，对预算资金立项、组织与管理、财务管理及合规性的检查、资金使用效率、投入产出比、项目实施产生的社会效益、环境效益、经济效益等重要环节进行评价，达到提高预算管理效率、资金使用效益和公共服务水平的目标。

3. 为部门履职提供参考 随着公共财政管理体制的日趋完善，"花钱必问效，无效必问责"的理念已经成为政府加强部门履职管理、规范预算执行的基本原则。高质量的绩效评价及其提供的可靠证据，是政府对部门、上级对下级在项目实施、预算执行和全面履职方面综合评价的重要佐证，也是对项目实施主体进行追责、问责的客观依据，有利于促进政策执行、不断提高执行力，是政策制定并有效执行的基础工作和有力工具。

二、项目绩效评价目的

基本公共卫生服务项目绩效评价目的，主要包括：规范项目服务工作、建立考评体系机制、掌握项目实施情况、发挥评价促进作用、推动全面规范实施以及加强资金监督管理等方面。

（一）规范项目服务工作

组织项目绩效评价，规范基本公共卫生服务工作流程和质量要求。通过制定项目服务标准、监督评估项目执行情况，督促各级医疗机构能够按照工作规范有序开展项目服务，提升服务质量，保障群众健康权益。

（二）建立考核体系机制

组织项目绩效评价，建立和完善项目考核体系机制，明确各级医疗机构和公共卫生服务机构在项目实施中的责任和任务。通过建立科学合理的考核指标体系和评价方法，实现对项目的量化管理和综合评价，推动项目的规范化、科学化、系统化发展。

（三）掌握项目实施情况

组织项目绩效评价，全面反映基本公共卫生服务项目的实施情况。通过对项目执行过程中各项数据的收集、整理和分析，及时发现项目执行中存在的问题和不足，为政策制定和决策提供依据，确保项目的可持续发展。

（四）发挥考核促进作用

组织项目绩效评价，能促进基本公共卫生服务项目的深入实施。通过建立评价结果反馈和奖惩机制，激励各级医疗机构和公共卫生服务机构加强项目管理，提升服务质量，进一步引导社会资源和财政投入向绩效优秀的领域和项目倾斜，形成良性循环。

（五）推动项目规范实施

组织项目绩效评价，是推动基本公共卫生服务项目全面规范实施的重要手段。通过持续的考核监督，确保项目在各级医疗机构和公共卫生服务机构中得到全面、均衡、协调的发展。同时，绩效评价还能促进项目之间的协同配合和资源共享，提升整体服务效能。

（六）加强资金监督管理

组织项目绩效评价，有助于加强基本公共卫生服务项目资金的监督管理。通过对项目资金的来源、分配和使用情况的跟踪和审计，确保项目补助资金专款专用和高效利用。同时，建立评价结果公示和追责机制，防止和打击资金挪用、浪费等违法违规行为，保障项目资金的安全性和有效性。

三、项目绩效评价依据

开展国家基本公共卫生服务项目绩效评价，是确保项目有效实施、提高服务质量和效率的重要手段。在进行绩效评价时，需要参考和依据一系列相关文件，主要包括政策文件、绩效考核文件、资金管理文件以及其他相关文件。政策文件提供了宏观指导，绩效考核文件提供了具体指导，资金管理文件规范了资金使用和管理，其他相关文件则为绩效评价提供了全面的制度保障。在开展项目绩效评价时，应认真贯彻和遵循相关文件的精神，确保评价工作的科学性、公正性和有效性。

（一）深化医药卫生体制改革政策

深化医药卫生体制改革相关文件是组织实施国家基本公共卫生服务项目的宏观指导和政策依据。

1. 2009 年 3 月，中共中央、国务院印发的《关于深化医药卫生体制改革的意见》（中发〔2009〕6 号），明确深化医药卫生体制改革的指导思想、基本原则和总体目标，以及完善医药卫生四大体系、完善体制机制等工作任务，并将"促进基本公共卫生服务逐步均等化"列为五项重点改革措施之一，提出要"逐步向城乡居民统一提供疾病预防控制、妇幼保健、健康教育等基本公共卫生服务"的工作要求。

2. 2009 年 7 月，卫生部、财政部、国家人口和计划生育委员会印发《关于促进基本公共卫生服务逐步均等化的意见》（卫妇社发〔2009〕70 号），在全国范围内组织实施国家基本公共卫生服务项目和重大公共卫生服务项目，着力解决我国面临的主要公共卫生问题，提高居民健康水平。

3. 2014 年 10 月，国家卫生计生委、中央综治办、国务院农民工办、民政部、财政部印发《关于做好流动人口基本公共卫生计生服务的指导意见》（国卫流管发〔2014〕82 号），将流动人口列入国家基本公共卫生服务项目实施对象范围。

4. 国务院办公厅每年印发的"深化医药卫生体制改革×××年重点工作任务"，进一步明确年度基本公共卫生服务经费人均财政补助标准，以及提高公共卫生服务能力、推进基层医防融合服务、开展传染病防控医防协同等工作要求。

5. 国家卫生健康委、财政部、国家中医药局、国家疾控局等部门每年下发的"关于做好×××年基本公共卫生服务工作的通知"，规定了年度国家基本公共卫生服务项目的具体任务、标准和要求，是项目绩效评价不可或缺的参考内容。

（二）基本公共卫生服务绩效评价依据

项目绩效考核文件是指导和组织开展国家基本公共卫生服务项目绩效评价的规范性文件。

1. 2010 年 12 月，卫生部、财政部印发《关于加强基本公共卫生服务项目绩效考核的指导意见》（卫妇社发〔2010〕112 号），系统明确了考核原则、考核依据、考核对象、考核内容、考核方法和考核周期、考核管理、考核结果应用等。

2. 2013 年 7 月，国家卫生计生委、国家中医药管理局发布《关于印发＜中医药健康管理服务规范＞的通知》（国卫基层发〔2013〕7 号），增加了 65 岁及以上老年人、0～36 个月儿童中医药健康管理服务项目。

3. 2015 年 6 月，国家卫生计生委办公厅、财政部办公厅、国家中医药局办公室发布《关于印发国家基本公共卫生服务服务项目绩效考核指导方案的通知》（国卫办基层发〔2015〕35 号）。

4. 2017 年 2 月，财政部、国家中医药管理局、国家卫生计生委下发了《关于印发〈国家基本公共卫生服务规范（第三版）〉的通知》（国卫基层发〔2017〕13 号），规定了项目的服务对象、服务内容、服务流程、服务要求和工作指标（工作指标根据国家和省年度通知要求动态调整）等，是乡镇卫生院、村卫生室和社区卫生服务中心（站）等基层医疗卫生机构为居民提供免费、自愿的基本公共卫生服务的参考依据，也是各级卫生健康行政部门开展基本公共卫生服务绩效考核的依据。

5. 2019 年 8 月，国家卫生健康委、财政部和国家中医药局根据国务院办公厅相关文件精神，下发了《关于做好 2019 年基本公共卫生服务项目工作的通知》（国卫基层发〔2019〕52 号），进一步将农村妇女"两癌"检查、增补叶酸预防神经管缺陷、免费孕前优生健康检查和健康素养促进等 19 项工作列入基本公共卫生服务项目管理，其中地方病防治、职业病防治和重大疾病及危害因素监测等 3 项为每年确保完成的工作，其余 16 项工作由各省结合实际实施，相关工作不限于基层医疗卫生机构开展、资金不限于基层医疗卫生机构使用。同时，以附件形式下发了《新划入基本公共卫生服务工作规范（2019 年版）》。

6. 各省、市、县根据上级年度项目实施通知和工作要求，结合本地项目实施的工作重点、存在的难点和薄弱项目，以及人口变动等实际，相应制定的年度《国家基本公共卫生服务项目实施方案》《国家基本公共卫生服务项目绩效考核方案》和《国家基本公共卫生服务项目绩效考核操作手册》等，包括项目绩效评价内容、方法、指标体系和评分标准，以及评价流程和操作方法等，既是乡镇卫生院、村卫生室和社区卫生服务中心（站）等基层医疗卫生机构为居民提供国家基本公共卫生服务的政策导向，也是各级开展项目绩效评价的具体指导和直接依据。

7. 各类疾病预防控制与管理指南，如《国家基层高血压防治管理指南》《国家基层糖尿病防治管理指南》等，这些指南为特定疾病的预防控制和管理提供了具体的操作规范，也是绩效评价的重要依据之一。

（三）项目补助资金管理相关文件

1. 2022 年 4 月，财政部、国家卫生健康委、国家医保局、国家中医药局、国家疾控局发布《关于修订基本公共卫生服务等 5 项补助资金管理办法的通知》（财社〔2022〕31 号），对基本公共卫生服务补助资金的组成、分配、管理、使用和监督等进行了规范。确保资金管理的合规性和效益性。

2. 各省、市对照国家《基本公共卫生服务补助资金管理办法》，结合本地项目实施的工作实际，制定具体的《基本公共卫生服务补助资金管理办法实施细则》，进一步细化本地项目补助资金的管理，内容具体、操作性强。

3. 在实际工作中，国家和省相关部门可能针对基本公共卫生服务项目资金管理中的问题和不足，适时印发《关于进一步加强基本公共卫生服务项目资金管理的通知》等文件，旨在进一步加强资金管理，提高资金使用效率。

（四）其他相关文件

1. 中共中央办公厅、国务院办公厅印发《关于进一步完善医疗卫生服务体系的意见》，就提高公共卫生服务能力提出了相关工作要求，是进一步促进和保障基本公共卫生服务项目实施的文件。

2. 实际工作中，国家及地方会适时下发《关于做好基本公共卫生服务项目工作的通知》《开展项目绩效评价的通知》等文件，是保障项目顺利推进、组织项目评价的具体工作要求。

四、项目绩效评价原则

（一）科学规范、公平公正

健全科学规范的管理制度，完善绩效目标、绩效监控、绩效评价、结果应用等管理流程，健全共性的绩效指标框架和分行业领域的绩效指标体系，推动绩效管理标准科学、程序规范、方法合理、结果可信。大力推进绩效信息公开透明，考核程序、内容、标准、依据及安排应当事先公布，被考核地区和机构抽取要公平合理，考核结果客观真实，并以适当形式公布，自觉接受监督。

（二）科学可行、严谨规范

考核方案应当根据当地实际调整完善，考核指标要进行严格论证，应当具有科学性和可操作性。要加强对考核组成员的培训和强化考核过程的质控，规范考核程序，不断提高考核质量。

（三）适时调整、突出重点

按照国家卫生健康委、财政部和国家中医药局制定的国家基本公共卫生服务项目内容、工作要求和当地实际情况，适时调整绩效考核内容，对当年增加的项目内容，要及时纳入本年度项目考核指标。在全面考核的基础上，要加大对重点和难点工作的考核力度。

（四）逐级考核、县级为主

各级卫生健康委员会、财政和中医药部门要切实加强对下级考核工作的指导和监管，通过对考核结果的抽查和复核，促进考核工作不断规范。要强化县级考核的主体责任，县级对基层医疗卫生机构考核的结果经复核后可计入国家及地方绩效考核的最终成绩，形成基层机构自查、县级全面考核、市级及以上抽查复核的绩效考核格局。

（五）奖罚并重、跟踪整改

实施全过程预算绩效管理，建立绩效评价结果与资金分配挂钩机制，体现优绩优酬、激励先进，从而提高资金使用效益。考核结果好的奖励，落后的适当扣减补助经费。各级卫生健康、财政部门，以及承担基本公共卫生服务的基层医疗卫生机构和其他医疗卫生机构，要根据考核发现的问题，及时整改，举一反三，持续改进项目工作。

五、项目绩效评价内容

基本公共卫生服务项目绩效评价是对项目实施过程中各项工作进行综合评估的重要手段，目的在于确保项目的顺利运行，提高服务质量，增强群众满意度，实现良好的社会效益。项目绩效评价包括组织管理、资金管理、项目执行、项目效果，具体主要从资金状况、服务覆盖、服务质量、满意度调查、社会效益、项目执行、成本控制以及可持续影响等方面进行。

（一）资金状况

资金状况是绩效评价的首要内容。这包括项目资金的筹集、分配、使用和管理等方面。需要评价资金的到位率、使用效率、是否存在挪用或浪费现象等。同时，还需关注资金使用的合规性和透明度，确保资金使用的合法性和规范性。

（二）服务覆盖

服务覆盖是评价项目效果的重要指标。需要评价项目的覆盖范围是否广泛，是否能够覆盖到目标人群，尤其是弱势群体和边远地区人群。同时，还需关注服务频率和服务时长，确保服务覆盖的充分性和有效性。

（三）服务质量

服务质量是绩效评价的核心内容。需要评价服务过程中的规范性、专业性和安全性等方面。包括服务流程是否规范、服务人员是否具备相应的专业知识和技能、服务过程中是否遵循安全操作规范等。同时，还需关注服务效果的达标率和群众满意度，确保服务质量的优质和高效。

（四）满意度调查

满意度调查是评价群众以及项目服务人员对项目服务质量、服务效果的直接反馈，需要定期对服务对象进行满意度调查，了解他们对项目服务的满意度和意见建议。满意度调查结果可以作为改进项目服务的重要依据，促进项目服务的不断完善和优化。

（五）社会效益

社会效益是评价项目长期效果的重要指标。需要评价项目对改善群众健康状况、降低疾病发生率、提高生命质量等方面的贡献。同时，还需关注项目对公共卫生体系建设、提高公共卫生服务能力等方面的推动作用，确保项目的社会效益得到充分体现。

（六）项目执行

项目执行是评价项目管理水平的重要内容。需要评价项目执行过程中是否遵循国家和省级政策要求，是否按照项目计划和任务书实施。同时，还需关注项目执行过程中是否存在延误、中断或偏离目标等问题，及时采取措施进行纠正和调整。

（七）成本控制

成本控制是评价项目经济效益的重要内容。需要评价项目成本是否控制在预算范围内，是否存在不必要的浪费或超支现象。同时，还需关注项目成本构成是否合理、是否有利于提高资金使用效率等方面的问题，确保项目成本的有效控制。

（八）可持续影响

可持续影响是评价项目长期效益和可持续发展的重要内容。需要评价项目在完成后是否能够持续发挥作用，是否能够促进公共卫生事业的持续发展。同时，还需关注项目是否建立了长效机制或后续支持措施，确保项目的可持续性和长期效益。

六、项目绩效评价对象

基本公共卫生服务项目绩效评价的对象主要包括：地方卫生健康部门、财政部门，以及基层医疗卫生机构和专业公共卫生机构。通过明确和细分绩效评价对象，可以更加全面、准确地评价项目的实施效果和管理水平，为项目的持续发展和改进提供有力支持。

（一）卫生健康部门

卫生健康部门作为国家基本公共卫生服务项目的主管部门，对其开展绩效评价是确保项目顺利推进和有效实施的关键。对卫生健康部门的绩效评价主要包括项目规划与管理能力、政策支持与指导、项目效果与成效。

（二）财政部门

财政部门在国家基本公共卫生服务项目中承担着资金筹措、分配、监督和管理的重要职责。对财政部门的绩效评价主要包括资金筹措与使用、预算管理、资金管理效果等。

（三）基层医疗机构

基层医疗机构主要包括城市社区卫生服务机构、乡镇卫生院、村卫生室，是国家基本公共卫生服务项目实施的主要场所，其绩效评价是确保项目服务质量和效果的关键。对基层医疗机构的绩效评价主要包括服务能力、服务质量、服务效果等。

（四）专业公共卫生机构

专业公共卫生机构当前主要包括疾病控制、卫生监督、妇幼保健、精神疾病防治、职业病防治等机构，在国家基本公共卫生服务项目中扮演着重要的技术支持和指导角色。对专业公共卫生机构的绩效评价主要包括技术支持与指导、监测与评估、公共卫生事件应对等。

（五）其他医疗卫生机构

主要是各级、各类社会办医的医疗机构，根据当地项目实施方案和政府购买服务的安排，重点承担与其能力匹配的基本公共卫生服务任务。

第二节 基本公共卫生服务项目绩效评价方式、方法、步骤和结果应用

一、项目绩效评价方式

（一）分级评价

1. 国家级实施抽查考核，根据项目工作重点、难点和上年度考核情况，从指标体系中选择部分指标进行抽样考核，并对地方考核结果进行复核。

2. 省、市、县级卫生健康委员会、财政部门根据国家指导方案，结合本地实际，制订辖区内基本公共卫生服务项目绩效评价方案，分级组织评价，具体明确负责绩效评价的机构和人员，充分发挥专业公共卫生机构及其他项目指导机构的作用，积极推进建立第三方考核机制。

3. 承担基本公共卫生服务项目的基层医疗卫生机构应当进一步健全内部绩效评价制度，卫生院和社区卫生服务中心要加强对村卫生室和社区卫生服务站的考评，形成有效的激励约束机制，促进项目工作任务落实。

（二）项目绩效评价的范围和频次

省级对地市级、地市级对县级的年度绩效评价均应当覆盖100%的辖区。省级评价时，对每个被考评市至少抽查2个县区，对每个被评价县区至少抽查2个基层医疗卫生机构。地市级评价时，对每个县区至少抽查2个基层医疗卫生机构。省级、地市级评价每年至少开展1次，省级考核工作应当在每年5月底前完成，考核结果应当及时报送国家卫生健康委员会和财政部。

县级对基层医疗卫生机构绩效评价年度覆盖面应当达到100%，并按照指标体系进行全面评估，在农村至少抽查20%的村卫生室。县级评价每半年开展1次，考核结果应当及时报送上级卫生健康

委员会、财政部门。

（三）绩效评价的具体方法

现场评价一般采取听取汇报、查阅资料、现场考核、问卷调查、电话访谈、入户访谈等形式进行。电话调查可委托第三方开展，也可以根据实际情况，由现场考核组同步实施。

二、项目绩效评价方法

1. 定量评价　通过收集和分析项目相关的数据和信息，运用统计学方法进行量化分析，如指标评分法、比率分析法等。

2. 定性评价　通过专家咨询、案例分析、现场观察等方式，对项目进行描述和解释，了解项目的实际情况和效果。

3. 综合评价　结合定量评价和定性评价的结果，对项目进行全面、综合的评价，确保评价结果的准确性和可靠性。

三、项目绩效评价步骤 微课

基本公共卫生服务项目的绩效评价是确保项目有效实施和持续改进的关键环节。通过制定评价方案、确定评价样本、组织评价人员、收集评价资料、实施现场评价、分析总结、结果应用以及通报评价结果等步骤，可以全面、客观、公正地评价项目的实施效果和服务质量，有助于发现问题、优化资源配置、提高服务质量和效率，推动基本公共卫生服务项目的健康发展。

（一）制定评价方案

在制定评价方案时，需明确评价的目的、范围、方法、指标体系及评价标准等。评价方案应综合考虑项目的特点、政策要求以及评价资源的实际情况，确保评价工作具有针对性和可行性。现场评价分值可实行百分制，组织管理、资金管理、项目执行和项目效果等参考分值省市级分别为15分、15分、45分和25分，县（区）级分值分别为10分、10分、55分和25分。各地可根据工作实际，针对重点、难点和薄弱环节，适当增加三级考核指标，适度调整各部分和各指标的分值。

（二）确定评价样本

根据评价方案，确定评价样本。样本应具有代表性，能够反映项目整体的实施情况。样本的选取应遵循随机抽样或分层抽样的原则，确保评价结果的科学性和准确性。

（三）组织评价人员

组织具有专业知识和丰富经验的评价人员参与评价工作。评价人员应了解项目背景、熟悉评价方法，具备独立、客观、公正的工作态度。同时，应建立评价人员培训和监督机制，确保评价人员具备必要的专业素养和道德水平。

（四）收集评价资料

收集与项目相关的评价资料，包括项目计划、实施方案、工作记录、统计数据等。同时，可通过问卷调查、访谈、现场观察等方式获取一手资料，全面了解项目的实施情况和效果。

（五）实施现场评价

按照评价方案，对样本进行现场评价，一般包括现场抽样、现场核查、考核评分、反馈交流和质量控制等步骤。现场评价应综合运用定量评价和定性评价方法，对项目的投入、过程、产出和效果进行全面、深入的评价。评价过程中，应注重与项目相关人员的沟通与交流，确保评价结果的客观性和准确性。

（六）分析总结报告

运用统计学方法和专业知识，对收集到的评价资料进行整理、分析和总结，对项目的实施情况、存在问题及改进方向进行深入剖析。同时，将评价结果与年度工作目标进行对比分析，明确年度项目实施的优缺点和改进空间。

（七）通报评价结果

将评价结果以适当的方式向社会公布，提高项目的透明度和公信力。通报评价结果有助于社会各界了解项目的实施情况和效果，促进项目的持续改进和发展。同时，也可通过通报评价结果，激发公众对项目的关注和参与热情。

在基本公共卫生服务项目绩效评价中，应切实加强经费等各项保障措施的落实，健全工作监督机制，确保项目绩效评价工作的顺利实施。

四、项目绩效评价结果应用

（一）及时公布绩效评价结果

建立健全绩效评价结果通报制度，及时向上级卫生健康和财政部门报送评价结果和应用情况，并及时向被评价地区或机构通报评价结果。国家卫生健康委、财政部向各省（区、市）卫生健康委员会、财政厅（局）通报国家级评价结果，并抄送各省级医改办。

（二）评价结果与补助经费挂钩

各地应当建立将评价结果与补助经费挂钩的奖惩机制，对结果优秀的地区及基层医疗卫生机构给予奖励，对成绩不合格的相应扣减补助经费。要合理确定奖惩分数线，原则上奖励分数线应当不低于95分，具体标准各地可结合评价实际情况确定。中央财政将国家级评价结果作为奖励或扣减补助经费的重要依据，对绩效评价优秀的省份予以奖励，对不合格的按比例扣减补助经费，扣减部分由各省地方财政补足。

（三）落实和跟踪问题整改

卫生健康委员会和财政部门应当建立对项目绩效评价发现问题的整改机制，深入分析问题产生的原因，采取有效措施，规范项目管理和实施，防止类似问题再度出现，切实发挥绩效考核对项目实施的促进作用。

医防融合知识拓展

随着深化医药卫生体制改革的深入推进，中共中央办公厅国务院办公厅印发《关于进一步完善医疗卫生服务体系的意见》提出：创新医防协同、医防融合机制。国务院办公厅关于印发《深化医药卫生体制改革2024年重点工作任务》的通知要求：推进基层多病共防、多病共管和医防融合服务。

在基本公共卫生服务项目绩效评价中，应围绕孕产妇、婴幼儿、65岁及以上老年人等重点人群健康管理，以及高血压、糖尿病、脑卒中、慢性阻塞性肺病等重点疾病管理，针对医防协作机制建设、管理职责和责任落实、医防融合服务成效等重点，逐步提高医防融合在项目绩效评价中的权重，切实加大医防融合评价工作力度，推动医防融合服务措施落地见效，进一步提高全体居民的健康水平。

（徐玉国　王翔宇）

·····目标检测

答案解析

一、单项选择题

1. （　　）不是基本公共卫生服务项目绩效评价的主要指标

　　A. 覆盖率　　　　　　　　B. 满意度　　　　　　　　C. 经济效益

　　D. 服务质量　　　　　　　E. 资金按时预拨

2. （　　）不适用于基本公共卫生服务项目的绩效评估

　　A. 问卷调查　　　　　　　B. 定量分析　　　　　　　C. 专家评审

　　D. 实地考察　　　　　　　E. 项目服务能力测试

3. 基本公共卫生服务项目绩效评价内容不包括（　　）

　　A. 组织管理　　　　　　　B. 资金管理　　　　　　　C. 项目执行

　　D. 项目效果　　　　　　　E. 以上都不是

4. 基本公共卫生服务项目绩效评价对象不包括（　　）

　　A. 各级卫生健康委员会　　B. 各类专业公共卫生机构　　C. 城市社区卫生服务机构

　　D. 乡镇卫生院　　　　　　E. 以上都不是

5. 基本公共卫生服务项目现场评价的步骤有（　　）

　　A. 现场抽样与核查　　　　B. 考核评分　　　　　　　C. 反馈交流

　　D. 质量控制　　　　　　　E. 以上都不是

6. 以下描述不正确的是（　　）

　　A. 基本公共卫生服务项目评价需科学规范、公开公平公正

　　B. 基本公共卫生服务项目评价结果不能与资金分配挂钩

　　C. 基本公共卫生服务项目评价指标应具有科学性和可操作性

　　D. 基本公共卫生服务项目评价要结合当地情况适时调整

　　E. 基本公共卫生服务项目评价实行逐级考核，以县为主

二、简答题

1. 简述国家基本公共卫生服务项目绩效评价的目的。

2. 在进行国家基本公共卫生服务项目绩效评价时，应注意哪些事项？

三、案例解析题

根据本章案例导入，请回答下列问题。

1. 该绩效评价方案与村级兑现基本公共卫生服务项目补助资金的方法有哪些不足？如何改进？

2. 该绩效评价方案与卫生院项目管理责任人员兑现绩效工资的方式是否规范？如何改进？

书网融合……

重点小结　　　　　　　　微课　　　　　　　　习题

实　训

实训一　预防接种的不良反应及处理

一、实训目标

通过本次实训，掌握预防接种不良反应的识别、评估和处理方法。提高应对预防接种不良反应的应急处理能力。了解预防接种过程中可能出现的不良反应及其原因。

二、实训内容

1. 接种前健康状况询问与接种禁忌核查。
2. 签署接种疫苗知情同意书。
3. 陪同儿童接受接种。
4. 接种后观察儿童反应并和家长沟通、给予建议。
5. 做好儿童疫苗接种档案记录。
6. 预防接种不良反应案例展示。
7. 预防接种不良反应案例分析。

三、实训步骤

（一）实训前的准备

1. 教师准备

（1）提前1月联系社区实践基地，确定下月社区疫苗接种的日期安排，预期来社区接种疫苗的儿童数量及其接种疫苗的种类。按照每6~8名学生1名儿童的比例，并获得儿童家长的知情同意。提前熟悉预期接种儿童的接种记录，评估其健康状况、既往接种中观察情况等。

（2）提前1周将学生按6~8人分组，每组任命1名组长，负责本组实训的组织与实施。与学生交流实训安排，告知实训目标、重点与难点，指导学生复习接种前、接种中、接种后的注意事项。

2. 学生准备

（1）提前熟悉社区实践基地疫苗接种的场所布局，接种流程。

（2）疑似预防接种异常反应（AEFI）的识别、报告和处置流程。

（3）准备接种疫苗知情同意书等。

3. 场地与用具准备

（1）社区实践基地选择环境相对安静、宽敞的空间。

（2）准备好不良反应救治物品、药品、设备等。

（二）儿童疫苗接种服务实践

实践儿童接种全程，记录接种流程中的问题和处置方式。

1. 接种前健康状况询问与接种禁忌核查　由各组长牵头组织，接种前做好充足准备工作。了解疫苗相关知识包括疫苗的种类、适用人群、接种程序以及可能产生的副作用等。需要评估儿童健康状况，确认是否适合接种疫苗。核对接种者身份和疫苗接种史。询问接种者健康状况和过敏史。检查疫苗质量、有效期和冷链管理情况。

2. 签署接种疫苗知情同意书　发放并解释疫苗接种知情同意书，确保接种者充分理解并签署同意书。

（1）将前来疫苗接种儿童随机分到各组学生，根据儿童接种疫苗种类选择适宜的知情同意书。

（2）由组长牵头组织向儿童家长告知知情同意内容，明确接种的疫苗品种，说明该疫苗的作用，讲述不良反应的具体情况，确认没有接种禁忌情况，告知注意事项。教师跟组核实信息，及时补充指导。

3. 陪同儿童接受接种　在接种过程中，协助家长安慰儿童保持放松，不要过度紧张或恐慌。配合医生操作，确保疫苗能够准确地注射到体内。接种操作按照《预防接种工作技术规范》要求进行接种操作。接种过程中注意观察接种者反应，如有异常及时处理。

4. 接种后观察儿童反应并和家长沟通、给予建议　接种后要求接种者在观察区停留30分钟，以便观察不良反应的发生。密切观察儿童表现，是否有严重不良反应表现。如出现疑似预防接种异常反应（AEFI），立即启动应急预案，进行初步评估和处理。

如无不良反应表现，询问有无不适症状如发热、头痛、肌肉疼痛等。告知建议接种后需要注意生活细节。接种部位应保持清洁干燥，避免感染。合理安排饮食和休息，避免剧烈运动和过度劳累。继续保持良好的卫生习惯如勤洗手、戴口罩等，以减少病毒传播的风险。

5. 做好儿童疫苗接种档案记录。

6. 预防接种不良反应案例展示　选择3个典型预防接种不良反应案例，通过现场模拟方式进行展示。案例应包括患者基本信息、疫苗接种史、不良反应发生时间、症状表现、处理措施及结果等内容。

（1）局部反应案例如接种部位出现红肿、疼痛、硬结等，给予相应处置措施。

（2）全身反应案例如发热、红肿等，给予相应处置措施。

（3）过敏反应案例如过敏性休克、喉头水肿等，快速给予相应处置措施。

7. 预防接种不良反应案例分析

（1）局部反应案例分析

案例描述：接种后，接种部位出现红肿、疼痛、硬结等现象。

分析：这些反应通常是由疫苗成分刺激局部组织引起的，一般会在数天内自行消退。处理方法包括局部热敷、保持干燥清洁等。

（2）全身反应案例分析

案例描述：接种后出现发热、头痛、乏力等全身症状。

分析：这些反应可能是由于疫苗刺激免疫系统引起的。轻微症状可通过休息、多喝水等方式缓解，如症状严重，可咨询医生使用解热镇痛药。

（3）过敏反应案例分析

案例描述：接种后出现皮疹、呼吸急促、喉头水肿等过敏症状。

分析：这些反应属于严重不良反应，需要立即进行急救处理。首先要确保接种者安全，然后进行抗过敏治疗，并尽快联系医疗机构和区疾控中心进行后续处理。

四、总结与讨论

（一）讨论

围绕预防接种不良反应的预防、早期识别和快速应急处置，讨论本次实训课的收获与不足，确保预防接种安全。

（二）总结

1. 对学生的实训表现进行评价，以鼓励、表扬为主。
2. 针对本次实训课，以小组为单位，撰写一份总结。

健康状况询问与接种禁忌核查表（参考格式）

姓名_____

以下问题可帮助确定受种者本次是否可以接种本疫苗。如果对任何问题的回答为"是"，并不表示受种者不应接种本疫苗，而只是表示还需要询问其他问题。如果对有些问题不清楚，请要求医务人员说明。（请在方框内打"√"，选"是"请在备注中注明）

健康状况	是或否		备注
1. 近几天有发热、腹泻等不舒服吗	是	否	
2. 是否对药物、食物等过敏	是	否	
3. 是否对疫苗成分过敏或曾经在接种疫苗后出现过严重反应	是	否	
4. 是否有癫痫、惊厥、脑病或其他神经系统疾病	是	否	
5. 是否患有癌症、白血病、艾滋病或其他免疫系统疾病	是	否	
6. 在过去 3 个月内，是否使用过可的松、泼尼松、其他类固醇或抗肿瘤药物，或进行过放射性治疗	是	否	
7. 有哮喘、肛周脓肿、肠套叠、肺部疾病、心脏疾病、肾脏疾病、代谢性疾病（如糖尿病）或血液系统疾病吗	是	否	
8. 在过去的 1 年内，是否接受过输血或血液制品或使用过免疫球蛋白	是	否	
9. 在过去 1 个月内是否接种过减毒活疫苗	是	否	
10. 是否怀孕或有可能 3 个月内怀孕	是	否	
11. 其他：	是	否	

医学建议：1. 建议接种　　2. 推迟接种　　3. 不宜接种
对于不宜接种者，具体建议：_____

医疗卫生人员（签名）：　　　　　　　　　　　　　　　　日期：___年___月___日

本人已接受健康询问，同意医学建议。
监护人/受种者（签名）：　　　　　　　　　　　　　　　日期：___年___月___日

接种疫苗知情同意书（参考格式）

受种者姓名：
SM NO. 0425951

接种 xx 市麻疹、腮腺炎、风疹减毒活疫苗知情同意书

麻疹、流行性腮腺炎（简称腮腺炎）、风疹都是由病毒引发的急性传染病。病毒主要由空气飞沫经呼吸道传播，可引发一系列疾病及并发症，无免疫力的儿童及成年人普遍易感。麻疹、腮腺炎、风疹减毒活疫苗（简称麻风腮疫苗）可以有效地预防麻疹、风疹、流行性腮腺炎。麻风腮疫苗是国家免疫规划规定要给儿童接种的疫苗。

【疫苗品种】麻疹、腮腺炎、风疹减毒活疫苗。
【作用】预防麻疹、腮腺炎、风疹三种传染病。
【不良反应】注射后一般无局部反应。在 6~12 天内，个别人可能出现一过性发热反应以及散在皮疹，一般不超过 2 天可自行缓解。可有轻度腮腺和唾液腺肿大，一般在 1 周内自行好转，必要时可对症治疗。
【接种禁忌】已知对该疫苗所含任何成分，包括辅料以及抗生素过敏者；患急性疾病、严重慢性疾病、慢性疾病的急性发作期和发热者；妊娠期妇女；免疫缺陷、免疫功能低下或正在接受免疫抑制剂治疗者；患脑病、未控制的癫痫和其他进行性神经系统疾

病者。

【注意事项】接种后留观30分钟。与其他疫苗一样，接种本疫苗可能无法对所有受种者产生100%的保护效果。以上内容可详见疫苗说明书。如接种疫苗后诊断为异常反应，由保险公司进行补偿。

请您认真阅读以上内容，如实提供受种者的健康状况和是否有接种禁忌等情况。

本栏由受种者或监护人填写
本人对上述信息已了解，提供资料属实
受种者/监护人：＿＿＿＿＿＿＿＿＿＿＿＿＿　　　　　　　　　填表日期：＿＿年＿＿月＿＿日
监护人与受种者的关系：□母亲　□父亲　□其他（请注明）＿＿＿＿＿＿＿＿＿

为了保证安全有效地接种，医护人员将询问以下健康信息并提出医学建议。

发热	□是　　□否
已知对疫苗任何成分，包括辅料以及抗生素过敏	□是　　□否
患急性疾病、严重慢性疾病或处于慢性疾病发作期	□是　　□否
有免疫功能缺陷、免疫功能低下、使用免疫抑制剂或免疫球蛋白等药物	□是　　□否
患未控制的癫痫或其他进行性神经系统疾病	□是　　□否
处于妊娠期或哺乳期（成年人接种询问）	□是　　□否
家族和个人有惊厥史*	□是　　□否
患慢性疾病*	□是　　□否
过敏体质者*	□是　　□否

*号表示本疫苗接种慎用情况

医学建议：您此次麻风腮疫苗接种　□建议接种　□推迟接种　□不宜接种

医护人员：＿＿＿＿＿＿＿＿＿＿＿＿＿　　　　　　　　　日期：　　　年　　　月　　　日

联系电话：＿＿＿＿＿＿＿＿＿＿＿＿＿　　　　　　　　接种单位（盖章）：

本人已接受健康询问，同意医学建议。

受种人/监护人：＿＿＿＿＿＿＿＿＿＿＿＿＿　　　　　　　日期：＿＿＿年＿＿＿月＿＿＿日

本知情同意书一式两份（受种者或监护人1份、接种单位1份），请妥善保存5年

xx市疾病预防控制中心统一印制

预防接种档案（参考格式）

受种者编码：＿＿＿＿＿＿＿＿＿＿＿＿　　　身份证号码：＿＿＿＿＿＿＿＿＿＿＿＿＿
出生证号码：＿＿＿＿＿＿＿＿＿＿＿＿　　　受种者姓名：＿＿＿＿＿＿＿＿　　　性别：＿＿＿＿＿＿
出生医院：＿＿＿＿＿＿＿＿＿　　　　　　　出生时间：＿＿＿年＿＿＿月＿＿＿日＿＿＿时
出生体重：＿＿＿克　　　　　　　　　　　　出生孕周：＿＿＿周
父亲姓名：＿＿＿＿＿＿＿＿＿　　　　　　　联系电话：＿＿＿＿＿＿＿＿＿
母亲姓名：＿＿＿＿＿＿＿＿＿　　　　　　　联系电话：＿＿＿＿＿＿＿＿＿
母亲乙肝病毒表面抗原检测结果：　□阴性　□阳性　□未检测或不详
家庭住址：＿＿＿省＿＿＿市＿＿＿县＿＿＿乡（镇、街道）＿＿＿村（居委会）
户籍地址：＿＿＿省＿＿＿市＿＿＿县＿＿＿乡（镇、街道）＿＿＿村（居委会）
预防接种异常反应史：＿＿＿＿＿＿＿＿＿＿＿＿＿　　接种禁忌：＿＿＿＿＿＿＿＿＿
传染病史：＿＿＿＿＿＿＿＿＿　　　　　　　迁入时间：＿＿＿年＿＿＿月＿＿＿日
迁出时间：＿＿＿年＿＿＿月＿＿＿日　　　　迁出原因：＿＿＿＿＿＿＿＿＿
建档日期：＿＿＿年＿＿＿月＿＿＿日　　　　建档人：＿＿＿＿＿＿＿＿＿
疫苗接种记录

疫苗与剂次		接种日期	疫苗批号	追溯码	有效期	生产企业	接种部位	接种人员	接种单位	备注
乙肝疫苗	1									
	2									
	3									
卡介苗										

续表

疫苗与剂次		接种日期	疫苗批号	追溯码	有效期	生产企业	接种部位	接种人员	接种单位	备注
脊灰疫苗	1									
	2									
	3									
	4									
百白破疫苗	1									
	2									
	3									
	4									
白破疫苗										
麻腮风疫苗	1									
	2									
A群流脑多糖疫苗	1									
	2									
A群C群流脑多糖疫苗	1									
	2									
乙脑减毒活疫苗	1									
	2									
乙脑灭活疫苗	1									
	2									
	3									
	4									
甲肝减毒活疫苗	1									
甲肝灭活疫苗	1									
	2									

备注：在上述内容基础上，各地可根据工作实际，适当调整格式、增添内容。

（马涵英　史卫红）

实训二　高血压患者的健康管理服务

一、实训目标

通过本次实训，能够把握高血压患者的健康管理服务内容、服务流程和工作要求，提高对医防融合工作特点、优势与重要性的认识，强化在高血压患者健康管理中对医防融合理念与服务模式的运用。

二、实训内容

（1）高血压的筛查。
（2）高血压的随访评估。
（3）高血压的分类干预。
（4）高血压的健康体检。

三、实训步骤

（一）实训前的准备

1. 教师准备

（1）提前3天联系社区实践基地，安排组织一次本辖区内35岁以上部分常住居民免费测量血压的体检活动。按照每6~8名学生1名患者的比例，预约高血压患者若干名，并获得患者知情同意。提前熟悉预约患者的健康档案，评估其健康状况、生活方式—心理—社会因素，提出医防融合干预计划。

（2）提前2~3天将学生按6~8人分组，每组任命1名组长，负责本组实训的组织与实施。与学生交流实训安排，告知实训目标、重点与难点，指导学生复习高血压患者健康管理服务的相关资料，查阅相关文献。

2. 学生准备

（1）提前熟悉高血压患者的健康管理服务规范、三级预防措施和健康教育内容。
（2）准备软尺、听诊器、血压计、随访记录表等。

3. 场地与用具准备

（1）选择环境相对安静、整洁的会议室，或教学门诊、示教室，有电教设备。
（2）准备好身高体重秤、血糖仪、患者的健康档案资料等。

（二）高血压患者健康管理服务实践

1. 高血压的筛查

（1）将前来体检的居民随机分到各组学生，规范测量血压（非同日血压可参考前期的2次测量结果），筛查出高危人群和高血压患者。

（2）由组长牵头组织对高危人群进行生活方式指导，教师巡回，及时补充指导。

2. 高血压的随访评估

（1）由组长牵头组织，通过小组讨论，在掌握患者健康问题基础上，确定随访评估内容，实施随访评估。

（2）为高血压患者建立SOAP健康档案。

3. 高血压的分类干预

（1）根据患者血压控制情况和疾病状态，做好分类干预。

（2）运用三级预防策略，各小组对患者组织一次个体化健康教育，根据患者病情，与患者一起制定生活方式改进目标，并预约下一次随访时间。

4. 高血压的健康体检

（1）各小组对本组的高血压患者，进行1次全面体检，内容包括生命体征、身高、体重、腰围、皮肤、浅表淋巴结、心脏、肺部、腹部、双下肢等。

（2）对患者的口腔、眼底、视力、听力和运动功能等进行检查判断。

四、总结与讨论

1. 围绕高血压患者的医防融合举措，各小组讨论本次实训课的收获与不足，提出改进建议。

2. 针对本次实训课，以小组为单位，撰写一份总结。

个人基本信息表

姓名：　　　　　　　　　　　　　　　　　　　　　　　　　　　　　　　　　　编号：

性别	1 男　2 女　9 未说明的性别　0 未知的性别　□	出生日期	
身份证号		工作单位	
本人电话		联系人姓名	联系人电话
常住类型	1 户籍　2 非户籍　　　　　　□	民族	01 汉族　99 少数民族　□
血型	1A 型　2 B 型　3 O 型　4 AB 型　5 不详/ RH：1 阴性 2 阳性 3 不详　□/□		
文化程度	1 研究生　2 大学本科　3 大学专科和专科学校　4 中等专业学校　5 技工学校　6 高中　7 初中 8 小学　9 文盲或半文盲　10 不详　□		
职业	0 国家机关、党群组织、企业、事业单位负责人　1 专业技术人员　2 办事人员和有关人员 3 商业、服务业人员　4 农、林、牧、渔、水利业生产人员　5 生产、运输设备操作人员及有关人员 6 军人　7 不便分类的其他从业人员　8 无职业　□		
婚姻状况	1 未婚　2 已婚　3 丧偶　4 离婚　5 未说明的婚姻状况　□		
医疗费用 支付方式	1 城镇职工基本医疗保险　2 城镇居民基本医疗保险　3 新型农村合作医疗 4 贫困救助　5 商业医疗保险　6 全公费　7 全自费　8 其他＿＿＿＿＿　□/□/□		
药物过敏史	1 无　2 青霉素　3 磺胺　4 链霉素　5 其他＿＿＿＿＿　□/□/□		
暴露史	1 无　2 化学品　3 毒物　4 射线　□/□/□		

既往史	疾病	1 无　2 高血压　3 糖尿病　4 冠心病　5 慢性阻塞性肺疾病　6 恶性肿瘤＿＿＿＿　7 脑卒中 8 严重精神障碍　9 结核病　10 肝炎　11 其他法定传染病　12 职业病　13 其他＿＿＿＿ □确诊时间　年　月/□ 确诊时间　年　月/□确诊时间　年　月 □确诊时间　年　月/□ 确诊时间　年　月/□确诊时间　年　月	
	手术	1 无　2 有：名称①＿＿＿＿＿　时间＿＿＿＿/名称②＿＿＿＿＿　时间＿＿＿＿	□
	外伤	1 无　2 有：名称①＿＿＿＿＿　时间＿＿＿＿/名称②＿＿＿＿＿　时间＿＿＿＿	□
	输血	1 无　2 有：原因①＿＿＿＿＿　时间＿＿＿＿/原因②＿＿＿＿＿　时间＿＿＿＿	□

家族史	父亲　□/□/□/□/□/□	母亲　□/□/□/□/□/□＿＿＿＿
	兄弟姐妹　□/□/□/□/□	子女　□/□/□/□/□/□＿＿＿＿
	1 无　2 高血压　3 糖尿病　4 冠心病　5 慢性阻塞性肺疾病　6 恶性肿瘤　7 脑卒中 8 严重精神障碍　9 结核病　10 肝炎　11 先天畸形　12 其他＿＿＿＿＿	

遗传病史	1 无　2 有：疾病名称＿＿＿＿＿＿＿＿＿＿　□		
残疾情况	1 无残疾　2 视力残疾　3 听力残疾　4 言语残疾　5 肢体残疾 6 智力残疾　7 精神残疾　8 其他残疾＿＿＿＿＿＿＿＿　□/□/□/□/□/□		

生活环境*	厨房排风设施	1 无　2 油烟机　3 换气扇　4 烟囱	□
	燃料类型	1 液化气　2 煤　3 天然气　4 沼气　5 柴火　6 其他	□
	饮水	1 自来水　2 经净化过滤的水　3 井水　4 河湖水　5 塘水　6 其他	□
	厕所	1 卫生厕所　2 一格或二格粪池式　3 马桶　4 露天粪坑　5 简易棚厕	□
	禽畜栏	1 无　2 单设　3 室内　4 室外	□

填表说明

（1）本表用于居民首次建立健康档案时填写。如果居民的个人信息有所变动，可在原条目处修改，并注明修改时间或重新填写。若失访，在空白处写明失访原因；若死亡，写明死亡日期和死亡原因。若迁出，记录迁往地点基本情况、档案交接记录。0 ~ 6 岁儿童无须填写该表。

（2）性别：按照国标分为男、女、未知的性别及未说明的性别。

（3）出生日期：根据居民身份证的出生日期，按照年（4位）、月（2位）、日（2位）顺序填写，如19490101。

（4）工作单位：应填写目前所在工作单位的全称。离退休者填写最后工作单位的全称；下岗待业或无工作经历者需具体注明。

（5）联系人姓名：填写与建档对象关系紧密的亲友姓名。

（6）民族：少数民族应填写全称，如彝族、回族等。

（7）血型：在前一个"□"内填写与ABO血型对应编号的数字；在后一个"□"内填写与"RH"血型对应编号的数字。

（8）文化程度：指截至建档时间，本人接受国内外教育所取得的最高学历或现有水平所相当的学历。

（9）药物过敏史：表中药物过敏主要列出青霉素、磺胺或者链霉素过敏，如有其他药物过敏，请在其他栏中写明名称。

（10）既往史

1）疾病：填写现在和过去曾经患过的某种疾病，包括建档时还未治愈的慢性病或某些反复发作的疾病，并写明确诊时间，如有恶性肿瘤，请写明具体的部位或疾病名称，如有职业病，请填写具体名称。对于经医疗单位明确诊断的疾病都应以一级及以上医院的正式诊断为依据，有病史卡的以卡上的疾病名称为准，没有病史卡的应有证据证明是经过医院明确诊断的。可以多选。

2）手术：填写曾经接受过的手术治疗。如有，应填写具体手术名称和手术时间。

3）外伤：填写曾经发生的后果比较严重的外伤经历。如有，应填写具体外伤名称和发生时间。

4）输血：填写曾经接受过的输血情况。如有，应填写具体输血原因和发生时间。

（11）家族史：指直系亲属（父亲、母亲、兄弟姐妹、子女）中是否患过所列出的具有遗传性或遗传倾向的疾病或症状。有则选择具体疾病名称对应编号的数字，可以多选。没有列出的请在"其他"中写明。

（12）生活环境：农村地区在建立居民健康档案时需根据实际情况选择填写此项。

高血压患者随访服务记录表

姓名：　　　　　　　　　　　　　　　　　　　　　　　　　　　　　　　　　　　编号□□□－□□□□□

随访日期		年　月　日	年　月　日	年　月　日	年　月　日
随访方式		1门诊2家庭3电话 □	1门诊2家庭3电话 □	1门诊2家庭3电话 □	1门诊2家庭3电话 □
症状	1 无症状 2 头痛头晕 3 恶心呕吐 4 眼花耳鸣 5 呼吸困难 6 心悸胸闷 7 鼻衄出血不止 8 四肢发麻 9 下肢水肿	□/□/□/□/□/□/□/□/□ 其他：	□/□/□/□/□/□/□/□/□ 其他：	□/□/□/□/□/□/□/□/□ 其他：	□/□/□/□/□/□/□/□/□ 其他：
体征	血压（mmHg）				
	体重（kg）	/	/	/	/
	体质指数（BMI）	/	/	/	/
	心率（次/分）				
	其他				
生活方式指导	日吸烟量（支）	/	/	/	/
	日饮酒量（两）	/	/	/	/
	运动	次/周　　分钟/次 次/周　　分钟/次	次/周　　分钟/次 次/周　　分钟/次	次/周　　分钟/次 次/周　　分钟/次	次/周　　分钟/次 次/周　　分钟/次
	摄盐情况（咸淡）	轻/中/重/轻/中/重	轻/中/重/轻/中/重	轻/中/重/轻/中/重	轻/中/重/轻/中/重
	心理调整	1良好2一般3差 □	1良好2一般3差 □	1良好2一般3差 □	1良好2一般3差 □
	遵医行为	1良好2一般3差 □	1良好2一般3差 □	1良好2一般3差 □	1良好2一般3差 □
辅助检查					
服药依从性		1规律2间断3不服药 □	1规律2间断3不服药 □	1规律2间断3不服药 □	1规律2间断3不服药 □
药物不良反应		1无　2有　　　　□	1无　2有　　　　□	1无　2有　　　　□	1无　2有　　　　□

续表

此次随访分类	1 控制满意 2 控制不满意 3 不良反应 4 并发症　□		1 控制满意 2 控制不满意 3 不良反应 4 并发症　□		1 控制满意 2 控制不满意 3 不良反应 4 并发症　□		1 控制满意 2 控制不满意 3 不良反应 4 并发症　□	
用药情况 药物名称1								
用法用量	每日　次	每次	每日　次	每次	每日　次	每次	每日　次	每次
药物名称2								
用法用量	每日　次	每次	每日　次	每次	每日　次	每次	每日　次	每次
药物名称3								
用法用量	每日　次	每次	每日　次	每次	每日　次	每次	每日　次	每次
其他药物								
用法用量	每日　次	每次	每日　次	每次	每日　次	每次	每日　次	每次
转诊 原因								
机构及科别								
下次随访日期								
随访医生签名								

填表说明

（1）本表为高血压患者在接受随访服务时由医生填写。每年的健康体检后填写健康体检表。若失访，在随访日期处写明失访原因；若死亡，写明死亡日期和死亡原因。

（2）体征：体质指数（BMI）＝体重（kg）/身高的平方（m²），体重和体质指数斜线前填写目前情况，斜线后填写下次随访时应调整到的目标。如果是超重或是肥胖的高血压患者，要求每次随访时测量体重并指导患者控制体重；正常体重人群可每年测量一次体重及体质指数。如有其他阳性体征，请填写在"其他"一栏。

（3）生活方式指导：在询问患者生活方式时，同时对患者进行生活方式指导，与患者共同制定下次随访目标。

日吸烟量：斜线前填写目前吸烟量，不吸烟填"0"，吸烟者写出每天的吸烟量"××支"，斜线后填写吸烟者下次随访目标吸烟量"××支"。

日饮酒量：斜线前填写目前饮酒量，不饮酒填"0"，饮酒者写出每天的饮酒量相当于白酒"××两"，斜线后填写饮酒者下次随访目标饮酒量相当于白酒"××两"（啤酒/10＝白酒量，红酒/4＝白酒量，黄酒/5＝白酒量）。

运动：填写每周几次，每次多少分钟。即"××次/周，××分钟/次"。横线上填写目前情况，横线下填写下次随访时应达到的目标。

摄盐情况：斜线前填写目前摄盐的咸淡情况。根据患者饮食的摄盐情况，按咸淡程度在列出的"轻、中、重"之一上划"√"分类，斜线后填写患者下次随访目标摄盐情况。

心理调整：根据医生印象选择对应的选项。

遵医行为：指患者是否遵照医生的指导去改善生活方式。

（4）辅助检查：记录患者上次随访到这次随访之间在各医疗机构进行的辅助检查结果。

（5）服药依从性："规律"为按医嘱服药，"间断"为未按医嘱服药，频次或数量不足，"不服药"即为医生开了处方，但患者未使用此药。

（6）药物不良反应：如果患者服用的降压药物有明显的药物不良反应，具体描述哪种药物，何种不良反应。

（7）此次随访分类：根据此次随访时的分类结果，由随访医生在4种分类结果中选择一项在"□"中填上相应的数字。

"控制满意"是指血压控制满意，无其他异常。

"控制不满意"是指血压控制不满意，无其他异常。

"不良反应"是指存在药物不良反应。

"并发症"是指出现新的并发症或并发症出现异常。

如果患者同时并存几种情况，填写最严重的一种情况，同时结合上次随访情况确定患者下次随访时间，并告知患者。

（8）用药情况：根据患者整体情况，为患者开具处方，并填写在表格中，写明用法、用量。同时记录其他医疗卫生机构为其开具的处方药。

（9）转诊：如果转诊要写明转诊的医疗机构及科室类别，如××市人民医院心内科，并在原因一栏写明转诊原因。

（10）下次随访日期：根据患者此次随访分类，确定下次随访日期，并告知患者。

（11）随访医生签名：随访完毕，核查无误后随访医生签署其姓名。

（任天成　钱晓娟）

实训三　末梢血糖检测及糖耐量试验

一、实训目标

通过本次实训，能够熟练为患者测量末梢血糖及做糖耐量实验，提高学生对血糖异常、糖尿病进一步认识及诊断，强化学生在糖尿病患者管理中的认知及运用，增强糖尿病防治意识，培养实训操作技能和团队协作精神。

二、实训内容

（1）末梢血糖检测仪器的使用与维护。

（2）血糖检测结果的解读与分析。

（3）糖耐量实验操作步骤。

（4）糖耐量实验结果解读及相应干预措施。

三、实训步骤

（一）末梢血糖检测

1. 步骤及内容

（1）实训准备　①确保实训场地干净、整洁，并配有足够的操作台和光源。②准备末梢血糖检测仪器、采血装置、消毒棉球、酒精棉片、一次性手套、废物容器等。③检查试剂和试纸的有效期和完整性。④分配实训小组，并确保每个小组都有足够的材料和设备。

（2）理论讲解　①讲解血糖检测的重要性及血糖与糖尿病之间的关系。②介绍末梢血糖检测的原理，包括酶反应法、电化学法等。③详细说明末梢血糖检测的操作流程和注意事项。

（3）操作演示　①演示如何正确佩戴手套和消毒手指。②展示如何使用采血装置采集微量血液样本。③演示如何正确将血液样本放置在试纸上，并插入血糖检测仪器。④展示如何读取和记录血糖检测结果。

（4）分组实训　①学生按照分组进行实际操作，每个小组有一台末梢血糖检测仪器。②学生在小组内轮流扮演操作者和被检测者。③指导学生正确执行每一个步骤，包括消毒、采血、上机检测和结果记录。

2. 案例展示

（1）病例介绍　患者，男，45岁，患有2型糖尿病8年，平素予口服降糖药物控制血糖（具体不详），最近血糖控制不佳，时而感头晕、心悸、大汗，时而感口干、口苦，此次因突发意识障碍2小时就诊。

（2）实践操作步骤　①取患者手指末梢进行血液采集，一般选取示指远心端作为采血部位。若不能选用示指进行采血的，则选用中指远心端进行采血。②开始采血前对患者手指进行摩擦以实现局部充血的情况。其后对患者手指进行消毒处置，使用一次性采血针刺入患者食指，控制刺入深度介于2~3cm。③等待患者血液流出后，使用棉签将第一次自然出血的血液擦去，随后将安装有血糖试纸的血糖仪靠近皮肤吸取自然流出的血液，5分钟后观察结果。

3. 结果分析 ①指导学生如何正确读取和解释血糖检测数据。②讨论可能影响血糖水平的因素，如饮食、运动、压力、药物等。③分析异常血糖结果的可能原因和应对策略。

（二）糖耐量试验

1. 步骤与内容

（1）实训准备 ①提前熟悉糖尿病及糖耐量试验相关内容。②提前3天联系社区实践基地，确保实训场地的干净、整洁，并有足够宽敞明亮的场地提供给学生培训；并准备实训相应的糖精、饮用水及相关静脉抽血用品。③提前2~3天将学生进行5~6人分组，每组任命1名组长，负责本次实训的组织与实施。与学生沟通交流实训安排，告知实训目的、重点与难点，指导学生复习糖尿病及糖耐量实验的相关资料，查阅相关文献。

（2）理论讲解 ①讲解糖耐量实验对糖尿病诊断的意义；②讲解糖耐量实验的原理；③讲解糖耐量实验的操作流程及注意事项；④讲解糖耐量试验的适应证。

（3）操作演示 ①演示如何配置糖水。②演示如何采集血液标本。③展示如何喝糖水及喝糖水后多少时间应该抽血。④展示如何评估相关时间段血糖的正常值。

（4）分组实训 ①学生按照分组进行实际操作，每个小组配备相应的糖水和血液采集器。②学生在小组内轮流扮演操作者和被检测者。③指导学生正确执行每一个步骤，包括如何配糖水、采血、上机检测和结果记录。

2. 案例展示

（1）病例介绍 患者，男，45岁，患者近半年来食欲亢进，每日进食量较以往明显增加，但体重却持续下降。同时，患者自觉口渴，饮水量较前增加，每日尿量也相应增多，夜间需多次起夜排尿。无发热、咳嗽、腹痛、腹泻等伴随症状。此次以体重下降就诊。

（2）实践操作步骤 ①告知患者实验目的、过程及注意事项。询问患者是否有糖尿病、高血压、心脏病等慢性疾病史，以及是否正在服用可能影响血糖的药物。②嘱咐患者在实验前三天保持正常饮食，每天摄入足够的碳水化合物（150~300g），避免过度节食或食用低热量食物。嘱咐患者在实验前一天晚上10点后禁食，但可以适量饮水，避免饮用含糖饮料、咖啡、茶等。第二天早晨空腹到医院。③遵医嘱将75g葡萄糖粉加入300ml温水中，搅拌均匀后让患者在5分钟内喝完。从患者喝第一口糖水开始计时，分别在60分钟和120分钟时采集静脉血样本，用于检测血糖水平。

3. 结果分析 ①根据采集的血糖样本，使用血糖仪或实验室设备检测血糖水平。②空腹血糖正常值为$3.9 \sim 6.1 mmol/L$，餐后两小时血糖正常值为$7.8 mmol/L$以下。③若患者空腹血糖$\geq 7.0 mmol/L$或餐后两小时血糖$\geq 11.1 mmol/L$，可初步诊断为糖尿病。

若患者血糖水平介于正常与糖尿病之间，可能处于糖尿病前期，需进一步检查和评估。

（三）血糖异常处理

（1）教授学生如何根据血糖检测结果采取相应的行动，如调整饮食、增加运动、按时用药等。

（2）必要时需要寻求医疗帮助，以及如何与医疗专业人员沟通血糖问题。

（四）糖尿病防治知识普及

（1）讲解糖尿病的预防措施，包括健康饮食、适量运动、体重管理等。

（2）介绍糖尿病的治疗方法，包括药物治疗、生活方式干预等。

（3）讨论糖尿病的并发症和如何进行自我管理。

四、总结与讨论

1. 总结 围绕本次末梢血糖检测及糖耐量试验实训，各小组总结本次实训课的收获与不足。

2. 讨论　在实训过程中，可能出现的操作不规范、检测结果异常等问题。针对这些问题，教师引导学生进行分析讨论，找出原因，提出改进措施。

（范腾阳　钱晓娟）

实训四　新生儿家庭访视服务流程

一、实训目标

通过本次实训，能够把握新生儿家庭访视服务内容、服务流程和工作要求，提高对新生儿保健工作特点与重要性的认识，强化在新生儿健康管理中对医防融合理念与服务模式的运用。

二、实训内容

（1）访视前准备工作及访视人员注意事项。

（2）健康检查及评价。

（3）访视指导。

（4）新生儿常见问题（正常及异常情况）及处理及预防。

三、实训步骤

（一）实训前的准备

1. 教师准备

（1）提前3天联系社区实践基地，获取社区新生儿访视安排名单。按照每6~8名学生1名新生儿的比例，提前与新生儿家庭取得联系，并获得新生儿家庭同意。提前熟悉新生儿的出生档案，评估其健康状况、做好访视重点内容标记，提出访视重点问题的处理计划。

（2）提前2~3天将学生按6~8人分组，每组任命1名组长，负责本组实训的组织与实施。与学生交流实训安排，告知实训目标、重点与难点，指导学生复习新生儿家庭访视服务流程的相关资料，查阅相关文献。

2. 学生准备

（1）提前熟悉新生儿家庭访视服务流程。

（2）准备卷尺、体重仪，听诊器、体温计、随访记录表等。

3. 场地与用具准备

（1）选择环境相对安静、整洁的会议室，或教学门诊、示教室，有电教设备。

（2）准备好身高体重秤、软尺、新生儿出生档案等。

（二）新生儿家庭访视服务实践

1. 访视前准备工作及访视人员注意事项

（1）新生儿访视人员应经过专业技术培训。访视时应携带新生儿访视包，出示相关工作证件。

（2）注意医疗安全，预防交叉感染。检查前清洁双手，检查时应注意保暖，动作轻柔，使用杠杆秤时注意不要离床或地面过高。

2. 健康检查及评价

（1）由组长牵头组织，通过小组讨论，在掌握新生儿基本信息的基础上，确定随访评估内容，实施随访评估包括了解母亲妊娠期情况、身体数据评估、面色及皮肤黏膜、喂养及大小便、脐部等。

（2）为新生儿建立健康档案。

3. 访视指导

（1）根据新生儿基本情况，进行分类指导，包括居住环境、母乳喂养、护理、疾病预防、伤害预防、母婴交流。

（2）各小组对新生儿家庭组织一次个体化健康教育，根据新生儿情况，与家长一起制定科学喂养方案，并预约下一次随访时间。

4. 新生儿常见问题（正常及异常情况）及处理

（1）各小组对本组的新生儿进行1次全面体检，内容包括生命体征、身高、体重、脐部、皮肤、浅表淋巴结、心脏、肺部、腹部等。

（2）对新生儿可能遇到的问题进行评估并迅速做出检查判断，如确实存在病理情况需判断是否需要转诊及对转诊的时机进行评估。

四、总结与讨论

1. 围绕新生儿访视的服务流程，各小组讨论本次实训课的收获与不足，提出改进建议。

2. 针对本次实训课，以小组为单位，撰写一份总结。

新生儿家庭访视记录表

姓名：　　　　　　　　　　　　　　　　　　　　　　　　　　　　　编号□□□－□□□□□

性别	1 男　2 女　9 未说明的性别 0 未知的性别		□	出生日期	□□□□ □□ □□	
身份证号				家庭住址		
父亲	姓名	职业		联系电话	出生日期	
母亲	姓名	职业		联系电话	出生日期	
出生孕周	周		母亲妊娠期患病情况 1 无　2 糖尿病　3 妊娠期高血压　4 其他			
助产机构名称			出生情况　1 顺产　2 胎头吸引　3 产钳　4 剖宫 5 双多胎　6 臀位　7 其他			□/□
新生儿窒息　1 无　2 有		□	畸形 1 无　2 有_____			□
新生儿听力筛查　1 通过　2 未通过　3 未筛查　4 不详						□
新生儿疾病筛查　1 未进行　2 检查均阴性　3 甲状腺功能减低　4 苯丙酮尿症　5 其他遗传代谢病						□/□
新生儿出生体重	kg	目前体重	kg	出生身长		cm
喂养方式 1 纯母乳　2 混合　3 人工	□	吃奶量	mL/次	吃奶次数		次/日
呕吐　1 无　2 有	□	大便　1 糊状　2 稀　3 其他　□		大便次数		次/日
体温	℃	心率	次/分	呼吸频率		次/分
面色 1 红润　2 黄染　3 其他_____	□	黄疸部位 1 无　2 面部　3 躯干　4 四肢　5 手足				□/□/□/□
前囟_____ cm×_____ cm 1 正常　2 膨隆　3 凹陷　4 其他_____						□
眼睛　1 未见异常　2 异常	□	四肢活动度　1 未见异常　2 异常				□
耳外观　1 未见异常　2 异常	□	颈部包块　1 无　2 有				□
鼻　1 未见异常　2 异常	□	皮肤　1 未见异常　2 湿疹　3 糜烂　4 其他				□
口腔　1 未见异常　2 异常	□	肛门　1 未见异常　2 异常				□
心肺听诊　1 未见异常　2 异常	□	胸部　1 未见异常　2 异常				□
腹部触诊　1 未见异常　2 异常	□	脊柱　1 未见异常　2 异常				□
外生殖器　1 未见异常　2 异常	□					

续表

脐带　1 未脱　2 脱落　3 脐部有渗出　4 其他_____	□

转诊建议：1 无　　2 有　　原因：_____　　机构及科室：_____ 指导　1 喂养指导　2 发育指导　3 防病指导　4 预防伤害指导　5 口腔保健指导　6 其他	

本次访视日期　　　年　月　日	下次随访地点
下次随访日期　　　年　月　日	随访医生签名

填表说明

（1）姓名：填写新生儿的姓名。如没有取名则填写母亲姓名＋之男或之女。若不是以新生儿的身份纳入管理，则填写该表至"出生情况"一栏后，按照对应月龄填写其他的检查记录表。

（2）出生日期：按照年（4 位）月（2 位）（2 位）顺序填写，如 20080101。

（3）身份证号：填写新生儿身份证号，若无，可暂时空缺，待户口登记后再补填。

（4）父亲、母亲情况：分别填写新生儿父母的姓名、职业、联系电话、出生日期。

（5）出生孕周：指新生儿出生时母亲怀孕周数。

（6）助产机构名称：对于非住院分娩的情况写无。

（7）新生儿听力筛查：询问是否做过新生儿听力筛查，将询问结果相应在"通过""未通过""未筛查"上划"√"。若不清楚在"不详"上划"√"。

（8）新生儿疾病筛查：询问是否做过新生儿甲状腺功能减低、新生儿苯丙酮尿症及其他遗传代谢病的筛查，筛查过的在相应疾病上面划"√"；若进行了其他遗传代谢病检查，将筛查的疾病名称填入。可多选。

（9）喂养方式：将询问结果在相应方式上画"√"。

纯母乳喂养指只给婴儿喂母乳，而不给其他任何的液体和固体食物。但允许在有医学指征的情况下，加喂药物、维生素和矿物质。

混合喂养指婴儿喂母乳同时，喂其他乳类及乳制品。

人工喂养指无母乳，完全给婴儿喂其他乳类和代乳品。

（10）吃奶量和吃奶次数：纯母乳或混合喂养儿童不必填写吃奶量。

（11）黄疸部位：可多选。

（12）查体：眼睛：婴儿有目光接触，眼球能随移动的物体移动，结膜无充血、溢泪、溢脓时，判断为"未见异常"，否则为"异常"。

耳外观：当外耳无畸形、外耳道无异常分泌物，无外耳湿疹，判断为"未见异常"，否则为"异常"。

鼻：当外观正常且双鼻孔通气良好时，判断为"未见异常"，否则为"异常"。

口腔：当无唇腭裂、高腭弓、诞生牙、口炎及其他口腔异常时，判断为"未见异常"，否则为"异常"。

胸部：当未闻及心脏杂音，心率和肺部呼吸音无异常时，判断为"未见异常"，否则为"异常"。腹部：肝脾触诊无异常时，判断为"未见异常"，否则为"异常"。

四肢活动度：上下肢活动良好且对称，判断为"未见异常"，否则为"异常"。

颈部包块：触摸颈部是否有包块，根据触摸结果，在"有"或"无"上划"√"。

皮肤：当无色素异常，无黄疸、发绀、苍白、皮疹、包块、硬肿、红肿等，腋下、颈部、腹股沟部、臀部等皮肤皱褶处无潮红或糜烂时，判断为"未见异常"，可多选。

肛门：当肛门完整无畸形时，判断为"未见异常"，否则为"异常"。

外生殖器：当男孩无阴囊水肿、鞘膜积液、隐睾，女孩无阴唇粘连，外阴颜色正常时，判断为"未见异常"，否则为"异常"。

（13）脐带：可多选。

（14）指导：做了哪些指导请在对应的选项上划"√"，可以多选，未列出的其他指导请具体填写。

（15）下次随访日期：根据儿童情况确定下次随访的日期，并告知家长。

（温　芬　钱晓娟）

实训五　老年人健康管理服务流程

一、实训目的

通过本次实训，能够把握老年人健康管理服务的内容、服务流程和服务要求，提高对医防融合工作特点、优势与重要性的认识，强化在老年人健康管理中对医防融合理念与服务模式的运用。

二、实训内容

（1）老年人健康评估。

（2）老年人健康的分类处理。

（3）老年人健康指导。

三、实训步骤

（一）实训前的准备

1. 教师准备

（1）提前3天联系社区实践基地，预约本辖区内65岁以上部分常住居民至实践基地。按照每6~8名学生1名患者的比例，预约65岁居民若干名，并获得其知情同意。

（2）提前2~3天将学生按6~8人分组，每组任命1名组长，负责本组实训的组织与实施。与学生交流实训安排，告知实训目标、重点与难点，指导学生复习老年人健康管理服务的相关资料，查阅相关文献。

2. 学生准备

（1）提前熟悉老年人的健康管理服务内容、要求、健康指导方法等。

（2）准备软尺、听诊器、血压计、评估表等。

3. 场地与用具准备

（1）选择环境相对安静、整洁的会议室，或教学门诊、示教室，有电教设备。

（2）准备好身高体重秤、血糖仪、患者的健康档案资料等。

（二）老年人健康管理服务实践

1. 老年人健康评估

（1）将预约好的居民随机分到各组学生，规范进行体格检查，包括询问慢性疾病常见症状、健康状态自评、生活自理能力评估、测量身高、体重、血压等、口腔视力听力和活动能力的粗测判断。

（2）监测预约好居民的血常规、尿常规、空腹血糖、心电图、肝功能、肾功能。

（3）询问生活方式和健康状况：吸烟、饮酒、体育锻炼、饮食、所患疾病、治疗情况、目前用药情况。

2. 老年人健康的分类处理

（1）由组长牵头组织，通过小组讨论，对各个老年人的健康状况进行评估，并总结出评估结果。

（2）对所有老年人的健康状况进行分类：①针对既往确诊高血压或糖尿病疾病的，纳入相应疾病管理；②针对存在危险因素的，进行有针对性的健康教育，定期复查；③无异常发现。

3. 老年人健康指导

（1）告知每位老年人健康体检结果。

（2）进行健康指导：生活方式、疫苗接种、骨质疏松预防、预防意外伤害等。

（3）告知下次健康管理服务时间。

四、总结与讨论

1. 围绕老年人的医防融合举措，各小组讨论本次实训课的收获与不足，提出改进建议。

2. 针对本次实训课，以小组为单位，撰写一份总结。

老年人生活自理能力评估表

评估事项、内容与评分	程度等级				
	可自理	轻度依赖	中度依赖	不能自理	判断评分
进餐：使用餐具将饭菜送入口、咀嚼、吞咽等活动	独立完成	—	需要协助，如切碎、搅拌食物等	完全需要帮助	
评分	0	0	3	5	
梳洗：梳头、洗脸、刷牙、剃须、洗澡等活动	独立完成	能独立地洗头、梳头、洗脸、刷牙、剃须等；洗澡需要协助	在协助下和适当的时间内，能完成部分梳洗活动	完全需要帮助	
评分	0	1	3	7	
穿衣：穿衣裤、袜子、鞋子等活动	独立完成	—	需要协助，在适当的时间内完成部分穿衣	完全需要帮助	
评分	0	0	3	5	
如厕：小便、大便等活动及自控	不需协助，可自控	偶尔失禁，但基本上能如厕或使用便具	经常失禁，在很多提示和协助下尚能如厕或使用便具	完全失禁，完全需要帮助	
评分	0	1	5	10	
活动：站立、室内行走、上下楼梯、户外活动	独立完成所有活动	借助较小的外力或辅助装置能完成站立、行走、上下楼梯等	借助较大的外力才能完成站立、行走，不能上下楼梯	卧床不起，活动完全需要帮助	
评分	0	1	5	10	
总得分					

填表说明

该表为自评表，根据下表中5个方面进行评估，将各方面判断评分汇总后，0~3分者为可自理；4~8分者为轻度依赖；9~18分者为中度依赖；≥19分者为不能自理。

（庞姗姗　钱晓娟）

实训六　基层实用个人防护

一、实训目的

基层公共卫生服务人员在日常传染病疫情和突发公共卫生事件处置过程中可通过标准化个人防护免受病原体污染。通过本节实训，了解个人防护用品的概念，熟练掌握个人防护用品的分级水平、不同传染病处置时的个人防护选择和正确的穿脱流程。

二、实训内容

（一）个人防护装备

个人防护装备是指人们在生产和生活中为防御各种职业毒害和伤害而在劳动过程中穿戴和配备的各种用品的总称，亦称为个人劳动防护用品或个体劳动保护用品。

在传染病疫情和突发公共卫生事件处置中，使用的个人防护装备包括防护服、隔离衣、医用防护口罩、医用外科口罩、防护眼镜（眼罩）/防护面罩、一次性帽子、医用外科手套、一次性鞋套等，以保护现场处置人员免受物理、化学和生物等有害因素对人体的伤害。

1. 防护服　防护服是防御物理、化学和生物等外界因素伤害人体的工作服。防护服由上衣、裤子、围裙和帽子组成，可以是连身式结构，也可以是分体式结构。临床医务人员在接触甲类或按甲类传染病管理的传染病患者时，或者工作人员接触经空气传播或飞沫传播的传染病患者，可能受到患者血液、体液、分泌物、排泄物喷溅时也需使用医用防护服。

2. 隔离衣　隔离衣用于保护医护人员避免受到血液、体液和其他感染性物质污染，或用于保护患者避免感染的防护用品。医护人员在接触感染性疾病患者如传染病患者、多重耐药菌感染患者等时；或对患者实行保护性隔离时，如大面积烧伤患者、骨髓移植患者等患者的诊疗、护理时；或可能受到患者血液、体液、分泌物、排泄物喷溅时，需要穿隔离衣。

3. 防护眼镜（眼罩）/防护面屏（面罩）

（1）防护眼镜（眼罩）/防护面屏　是防止患者的血液、体液等具有感染性物质到人体眼部的用品，防护面屏（面罩）是防止患者的血液、体液等具有感染性物质到人体面部的用品。

（2）佩戴场景　工作人员在现场有潜在眼睛伤害时，必须佩戴防护眼镜（眼罩）/防护面屏（面罩）。

4. 医用口罩

（1）一次性使用医用口罩　是指用于覆盖使用者的口、鼻及下颌，用于普通医疗环境中佩戴，阻隔口腔和鼻腔呼出或喷出污染物的一次性口罩。

（2）医用外科口罩　用于覆盖住使用者的口、鼻，为防止病原体微生物、体液、颗粒物等的直接透过提供物理屏障。一般适用于临床医务人员在有创操作等过程中佩戴，防止血液、体液、飞溅物喷至口、鼻，也可以用于普通人群经飞沫传播疾病的防护。

（3）医用防护口罩　适用于医疗工作环境下，过滤空气中的颗粒物，阻隔飞沫、血液、体液、分泌物等的自吸式过滤器。医用防护口罩可以持续应用6~8小时，遇到以下情况应及时更换：呼吸阻抗明显增加、口罩有破损或毁坏、口罩与面部无法密合、口罩受污染。

5. 手套　为一次性乳胶手套或橡胶手套。佩戴前检查有无破损和漏气。

6. 鞋套　防水、防污染鞋套。

7. 帽子　使用医用一次性帽子。

（二）防护水平分级

1. 一级防护水平

（1）着装标准　穿工作服、戴一次性使用帽子戴医用外科口罩/医用防护口罩（有气溶胶或呼吸道传染风险时，使用医用防护口罩）、穿一次性使用隔离衣、戴一次性使用手套。

（2）适用人群　①标本运送送检人员；②密切接触者（医学观察人员）预检分诊与发热门诊医务人员。

2. 二级防护水平

（1）着装标准　穿工作服、戴医用防护口罩（N95及以上）一次性使用帽子、护目镜或防护面罩、一次性使用乳胶手套、穿防护服、防护鞋或一次性使用鞋套。

（2）适用人群　①对出现症状的密切接触者、疑似或确诊病例的流调人员。②对疑似或确诊病例家庭或可能污染场所的消毒人员。③对出现症状的密切接触者，疑似或确诊患者进行转运的医务人员和司机。④进入隔离留观室、隔离病房或隔离病区进行诊疗、清洁消毒的人员。

3. 三级防护水平

（1）着装标准　在二级防护的基础上，防护眼镜外加戴面罩，或将医用防护口罩、护目镜或防护面罩换为全面具或带电动送风过滤式呼吸器。

（2）适用人群　①对出现症状的密切接触者、疑似或确诊病例进行样本采集的人员。②对疑似病例或确诊病进行近距离治疗操作的医务人员。③处理患者血液、分泌物、排泄物和死亡患者尸体的工作人员。

（三）个人防护用品的穿戴

1. 口罩的佩戴方法

（1）医用外科口罩的佩戴方法　①将口罩罩住鼻、口及下巴。若为系带式外科口罩，下方带系于颈后，上方带系于头顶中部；若为挂耳式，则将两侧挂耳松紧带挂在耳侧。②将双手指尖放在鼻夹上，从中间位置开始，用手指向内按压，并逐步向两侧移动，根据鼻梁形状塑造鼻夹。③调整系带的松紧度。

（2）医用防护口罩的佩戴方法　①一手托住防护口罩，有鼻夹的一面背向外。②将防护口罩罩住鼻、口及下巴，鼻夹部位向上紧贴面部。③用另一只手将下方系带拉过头顶，放在颈后双耳下。④再将上方系带拉至头顶中部。⑤将双手指尖放在金属鼻夹上，从中间位置开始，用手指向内按鼻夹，并分别向两侧移动和按压，根据鼻梁的形状塑造鼻夹。

（3）摘口罩方法　①如为系带式医用外科口罩，须先解开下面的系带，再解开上面的系带；如为挂耳式医用外科口罩，则双手分别捏住口罩带，摘下口罩。对于医用防护口罩，先用一只手摘下头颈部的下方口罩带，向下拉住固定，防止口罩外层与面部接触；另一只手摘下头部的上方口罩带，摘除口罩。手不要接触口罩前部（朝外的污染面）。②用手捏住口罩带系带放入医疗废弃物专用袋内。

（4）注意事项　①不应一只手捏鼻夹。②医用外科口罩和防护口罩均只能一次性使用。③口罩潮湿后、受到患者血液和（或）体液污染后，应及时更换。④每次佩戴医用防护口罩进入工作区域之前，应进行气密性检查。检查方法：将双手完全盖住防护口罩，快速呼气，若鼻夹附近有漏气应调整鼻夹，若漏气位于四周，应调整到不漏气为止。

2. 防护眼镜（罩）/面罩的戴摘方法

（1）戴的方法　戴上防护眼镜（罩）/面罩，调节舒适度。

（2）摘的方法　捏住防护眼镜（罩）/面罩靠近头部或耳朵的一边的带子，摘掉，注意手及防护眼镜（罩）/面罩均不能触碰面部，放入回收或医疗废物袋内。

3. 一次性乳胶手套戴脱方法

（1）戴手套方法　①检查一次性乳胶手套气密性，选择完整无损的分别戴上。②双手手套戴好后，将手套腕口部套在隔离衣或防护服衣袖口外面。

（2）脱手套的方法　①用戴着手套的手捏住另一只手套污染面的边缘将手套脱下。②戴着手套的手握住脱下的手套，用脱下手套的手捏住另一只手套清洁面（内面）的边缘，将手套脱下。③用手捏住手套的里面丢入医疗废物袋内。

4. 一次性隔离衣穿脱方法

（1）穿隔离衣方法　①穿前检查隔离衣有无破损。右手提衣领，左手伸入袖内，右手将衣领向上拉，露出左手。②换左手持衣领，右手伸入袖内，露出右手，勿触及面部。③两手持衣领，由领子中央顺着边缘向后系好颈带。④再扎好袖口。⑤将隔离衣一边（约在腰下5cm）处渐向前拉，见到边缘捏住，同法捏住另一侧边缘。⑥双手在背后将衣边对齐。⑦向一侧折叠，一手按住折叠处，另一手将腰带拉至背后折叠处。⑧将腰带在背后交叉，回到前面将带子系好。一次性隔离衣系带方式有不同，如果隔离衣的系带均在背后，⑤~⑧的步骤根据隔离衣实际情况进行调整。

（2）脱隔离衣方法　①解开腰带，在前面打一活结（如果隔离衣没有腰带，则跳过该步骤）。②解开袖带，塞入袖口内（如果隔离衣袖口为松紧口，没有袖带，则跳过该步骤），充分暴露双手，进行手消毒。③解开颈后带子，双手持带将隔离衣从胸前向下拉。④右手捏住左衣领内侧清洁面脱去左袖。左手握住右侧衣领内侧下拉脱下右袖，将隔离衣污染面向里，衣领及衣边卷至中央，放入医疗废物袋内。

5. 防护服穿脱方法

（1）穿防护服　①穿前检查防护服有无破损。②应遵循先穿下衣，再穿上衣，然后戴好帽子，最后拉上拉链的顺序。如果防护服前部有密封条，还须撕开密封条，贴住拉链缝隙。

（2）脱防护服　脱连体防护服时，先将拉链拉到底。向上提拉帽子，使帽子脱离头部，脱袖子；由上向下边脱边卷，污染面向里直至全部脱下后放入医疗废物袋内。

三、实训步骤

（一）实训前准备

按照参加实训人数，提前准备好各类个人防护用品，包括一次性防护服、一次性医用隔离衣、一次性帽子、医用外科口罩、医用防护口罩、一次性鞋套、医用防护鞋套、一次性手套、一次性面屏等，供学生选择使用。

（二）案例展示

对呼吸道传染病的疑似、确诊病例和无症状感染者及疫区内发热患者进行现场流行病学调查，宜选择几级防护，并按穿脱顺序进行正确的个人防护用品穿脱。

（三）步骤及内容

两人一组开展实训，互相配合进行个人防护用品的穿脱。根据给定案例情境，宜选择二级个人防护，穿工作服、一次性工作帽、一次性手套、防护服、N95口罩、防护面屏、一次性鞋套、防护靴套等。具体的穿脱步骤及顺序如下。

（1）穿戴防护用品顺序　①手卫生，更换个人衣物穿工作服，穿工作鞋或胶靴，戴一次性工作帽。②戴医用防护口罩，做气密性检查。③戴内层手套（进行易导致手套破损或严重污染的操作时）做气密性检查。④穿防护服，确保防护服袖口覆盖内层手套袖口。⑤穿防水靴套，防水靴套套在防护服外面。⑥戴防护面屏。⑦戴外层手套（覆盖防护服或防水隔离衣袖口），手套做气密性检查。

（2）摘脱顺序　①个人防护装备外层有肉眼可见污染物时，应擦拭消毒。②消毒外层手套。③脱外层手套，消毒内层手套。④摘防护面屏，消毒内层手套。⑤脱防护服，同时脱下防水靴套，消毒内层手套。⑥脱内层手套，手消毒，更换新的内层手套。⑦消毒并更换工作鞋或胶靴，消毒内层手套。⑧摘医用防护口罩和一次性工作帽，消毒内层手套。⑨脱内层手套，洗手，手消毒；及时佩戴新的外科口罩。

四、总结与讨论

（1）每组成员互相考评，防护等级选择是否正确，防护用品选择是否符合相应级别要求，防护用品的穿戴和摘脱顺序是否正确，摘脱过程中是否出现了暴露。通过互相考评与讨论，掌握本节实训课程的知识要点。

（2）根据工作实际，提出个人防护问题和疑问，在讨论环节进行解答。

基层实用个人防护实训记录表

姓名 　　编号

项目	实训记录	操作评价
防护水平选择（20分）	□一级　　□二级　　□三级	
防护用品选择（20分）	□一次性防护服　　□一次性隔离衣　　□N95口罩 □医用外科口罩　　□防护面屏　　　　□一次性帽子 □医用外科手套　　□一次性鞋套　　　□防护靴套 □工作服　　　　　□其他	
个人防护用品穿戴顺序 （30分）	1. 手卫生，更换个人衣物穿工作服，穿工作鞋或胶靴，戴一次性工作帽 2. 戴医用防护口罩，做气密性检查 3. 戴内层手套（进行易导致手套破损或严重污染的操作时）做气密性检查 4. 穿防护服，确保防护服袖口覆盖内层手套袖口 5. 穿防水靴套，防水靴套套在防护服外面 6. 戴防护面屏 7. 戴外层手套（覆盖防护服或防水隔离衣袖口），手套做气密性检查	
个人防护用品摘脱顺序 （30分）	1. 个人防护装备外层有肉眼可见污染物时，应擦拭消毒 2. 消毒外层手套 3. 脱外层手套，消毒内层手套 4. 摘防护面屏，消毒内层手套 5. 脱防护服，同时脱下防水靴套，消毒内层手套 6. 脱内层手套，手消毒，更换新的内层手套 7. 消毒并更换工作鞋或胶靴，消毒内层手套 8. 摘医用防护口罩和一次性工作帽，消毒内层手套 9. 脱内层手套，洗手，手消毒；及时佩戴新的外科口罩	

（徐玉国　史卫红）

附　录

附录

参考文献

[1] 健康中国研究网络专家组，梁万年.创新医防融合共筑健康中国：2023年健康中国研究网络专家共识 [J].中国全科医学，2024，27（22）：2685-2688.

[2] 林梓，顾海.数智赋能视域下医共体医防融合的创新机制与实现路径 [J].南京社会科学，2024，（06）：47-54.

[3] 汪洋，金花，袁蓓蓓，等.社区导向的医防融合：理论基础和当代实施路径探析 [J].中国全科医学，2024，27（22）：2689-2699.

[4] 赵琳琳，邵爽，罗琪，等.国内家庭医生团队医防融合实践策略研究 [J].中国全科医学，2023，26（22）：2715-2719.

[5] 胡美丽，张倩，申斗，等.整合型服务体系构建背景下医防融合实现机制研究 [J].中国全科医学，2024，27（22）：2706-2713.

[6] 闫宣辰，路杰，胡晓斌，等.大数据背景下疾病监测及预警体系的构建与设计 [J].中国公共卫生管理，2024，40（02）：155-159+312.

[7] 王丽，张云兰，翟向明.滨州市基层医防融合探索与成效分析 [J].中国公共卫生管理，2024，40（02）：297-300.

[8] 王洪艳，李环，曲莉，等.基于医防融合预防医学专业临床课程的教学改革 [J].吉林医药学院学报，2024，45（01）：74-77.

[9] 朱忠军，张金.创新服务模式强化慢病全周期健康管理 [J].中国农村卫生，2023，15（09）：52-53.

[10] 郭佳，孙华君，陈营，等.基层医疗卫生机构慢性病医防融合服务质量现场评价指标体系构建 [J].中国全科医学，2023，26（28）：3489-3495.

[11] 杨辉.合作与分工：关于"医防融合"的思考 [J].中国全科医学，2023，26（22）：2711-2714.

[12] Ian Renwick McWhinney，Thomas R. Freeman.麦克温尼家庭医学 [M].南京：江苏凤凰科学技术出版社，2019.

[13] 李长明，董燕敏.国家基本公共卫生服务规范（第三版）操作手册 [M].北京：金盾出版社，2017.

[14] 章岚，毛萌.常见免疫接种禁忌证及早产儿接种注意事项 [J].中华儿科杂志，2019，57（8）：654-656.

[15] 楼妍.居家养老服务与管理 [M].杭州：浙江大学出版社，2017.

[16] 马联华，张立峰.新概念老年医学 [M].北京：北京大学医学出版社，2015.

[17] 郝秋奎，李俊，董碧蓉，等.老年患者衰弱评估与干预中国专家共识 [J].中华老年医学杂志，2017，31（3）：251-255.

[18] 杨柳清，代爱英，刘明清，等.基本公共卫生服务实务 [M].北京：北京大学医学出版社，2021.

[19] 中华医学会精神科分会.CCMD-3中国精神障碍分类与诊断标准 [M].3版.济南：山东科学技术出版社，2001.